De verpleegkundige in de AGZ

Specialistische verpleegkundige zorg

Basiswerken Verpleging en Verzorging
onder hoofdredactie van:
Drs. J.H.J. de Jong MHA
Drs. IJ.D. Jüngen
Drs. J.A.M. Kerstens
S. van der Meijden-Meijer
E.M. Sesink

De verpleegkundige in de AGZ

Specialistische verpleegkundige zorg

Werkredactie:
E.M. Sesink
Drs. IJ.D. Jüngen
Drs. J.A.M. Kerstens

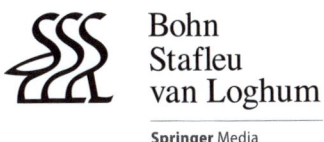

Bohn
Stafleu
van Loghum

Springer Media

Houten 2011

© 2011 Bohn Stafleu van Loghum, onderdeel van Springer Media
Alle rechten voorbehouden. Niets uit deze uitgave mag worden verveelvoudigd, opgeslagen in een geautomatiseerd gegevensbestand, of openbaar gemaakt, in enige vorm of op enige wijze, hetzij elektronisch, mechanisch, door fotokopieen of opnamen, hetzij op enige andere manier, zonder voorafgaande schriftelijke toestemming van de uitgever.

Voor zover het maken van kopieën uit deze uitgave is toegestaan op grond van artikel 16b Auteurswet j° het Besluit van 20 juni 1974, Stb. 351, zoals gewijzigd bij het Besluit van 23 augustus 1985, Stb. 471 en artikel 17 Auteurswet, dient men de daarvoor wettelijk verschuldigde vergoedingen te voldoen aan de Stichting Reprorecht (Postbus 3060, 2130 KB Hoofddorp). Voor het overnemen van (een) gedeelte(n) uit deze uitgave in bloemlezingen, readers en andere compilatiewerken (artikel 16 Auteurswet) dient men zich tot de uitgever te wenden.

Samensteller(s) en uitgever zijn zich volledig bewust van hun taak een betrouwbare uitgave te verzorgen. Niettemin kunnen zij geen aansprakelijkheid aanvaarden voor drukfouten en andere onjuistheden die eventueel in deze uitgave voorkomen.

ISBN 978 90 313 7945 3
NUR 897

Ontwerp omslag: Bottenheft, Marijenkampen
Ontwerp binnenwerk: Studio Bassa, Culemborg
Automatische opmaak: Crest Premedia Solutions (P) Ltd, Pune, India

Bohn Stafleu van Loghum
Het Spoor 2
Postbus 246
3990 GA Houten

www.bsl.nl

Inhoud

	Woord vooraf	14
	Redactionele verantwoording	16
	Redactie	20
	Auteurs	22
1	**Ademhaling**	24
1.1	COPD	24
1.1.1	Inleiding	24
1.1.2	COPD en longemfyseem	25
1.1.3	Behandeling van COPD	29
1.1.4	Multidisciplinaire behandeling van COPD, opname in een astmacentrum	39
1.1.5	Psychosociale en lichamelijke gevolgen van COPD	43
1.2	Longtumoren	46
1.2.1	Inleiding	46
1.2.2	Diagnostische fase	48
1.2.3	Behandelfase	52
1.3	Longcarcinoom in de palliatieve fase	54
1.3.1	Pijn bij gemetastaseerd longcarcinoom in de palliatieve fase	55
1.3.2	Dyspneu bij longcarcinoom in de palliatieve fase	57
1.3.3	Hoesten	60
1.3.4	Angst	62
1.3.5	Lichamelijke en psychische uitputting	64
1.3.6	Afscheid nemen	64
1.3.7	Palliatieve sedatie	65
	Literatuur	66

2		**Circulatie**	**68**
2.1		Acuut coronair syndroom	68
2.1.1		Inleiding	68
2.1.2		Acuut coronair syndroom	71
2.1.3		Verpleegproblemen	74
2.1.4		Revalidatie	80
2.2		Hartfalen	81
2.2.1		Inleiding	81
2.2.2		Klachten en symptomen bij hartfalen	82
2.2.3		Verschillende vormen van hartfalen	83
2.2.4		Specifiek onderzoek naar hartfalen	85
2.2.5		Prevalentie en prognose hartfalen	86
2.2.6		Behandeling bij hartfalen	86
2.2.7		Verpleegkundige begeleiding	90
2.2.8		Cardiogene shock	102
2.2.9		Eindstadium hartfalen	103
2.3		Hartoperaties	105
2.3.1		Inleiding	105
2.3.2		Preoperatieve onderzoeken	106
2.3.3		Redenen voor een hartoperatie	107
2.3.4		Hartoperaties	109
2.3.5		Preoperatieve fase	112
2.3.6		Postoperatieve fase	112
2.3.7		Postoperatieve complicaties	115
2.3.8		Medicijnen postoperatief	123
2.3.9		Ontslag uit het ziekenhuis	124
2.4		Vaataandoeningen en vaatoperaties	125
2.4.1		Inleiding	125
2.4.2		Perifere vaatvernauwingen	125
2.4.3		Opname en verpleegkundige anamnese	131
2.4.4		De patiënt met een aneurysma van de abdominale aorta	136
2.4.5		Amputatie	142
2.5		Hematologie	146
2.5.1		Inleiding	146
2.5.2		Hematologie	146
2.5.3		Acute lymfatische leukemie	146
2.5.4		Chronische myeloïde leukemie	151
2.5.5		(Non-)hodgkinlymfoom	153
2.5.6		Benigne hematologie	156
		Literatuur	159

3	**Spijsvertering**	**162**
3.1	Oesofaguscarcinoom	162
3.1.1	Inleiding	162
3.1.2	Opname en preoperatieve fase	163
3.1.3	Postoperatieve fase	163
3.2	Maagcarcinoom	166
3.2.1	Inleiding	166
3.2.2	Diagnostiek	167
3.2.3	Behandeling	167
3.2.4	Complicaties	168
3.2.5	Opname en preoperatieve zorg	168
3.2.6	Postoperatieve zorg	169
3.2.7	Voorbereiding op ontslag	173
3.2.8	Kwaliteit van leven	173
3.3	Pancreatitis	174
3.3.1	Inleiding	174
3.3.2	Symptomen	175
3.3.3	Diagnostiek	175
3.3.4	Behandeling	175
3.3.5	Acute behandelfase	176
3.3.6	Psychosociale aspecten	180
3.4	Pancreascarcinoom	180
3.4.1	Inleiding	180
3.4.2	Verschijnselen	181
3.4.3	Verpleegkundige zorg bij opname	182
3.4.4	Onderzoeken en behandeling	185
3.4.5	Ontslag	189
3.5	Galblaasoperaties	189
3.5.1	Galstenen	189
3.5.2	Symptomen	190
3.5.3	Diagnostiek	191
3.5.4	Behandeling	191
3.5.5	Postoperatieve zorg	193
3.5.6	Ontslag	194
3.6	Stoma	194
3.6.1	Inleiding	194
3.6.2	Preoperatief gesprek	196
3.6.3	Plaatsbepaling van de stoma	198
3.6.4	Gevolgen van een stoma	200
3.6.5	Begeleiding en hulp	203
	Literatuur	203

4	**Metabool en endocrien systeem**	**205**
4.1	Diabetes mellitus	205
4.1.1	Inleiding	205
4.1.2	Diabetes mellitus	206
4.1.3	Behandeling van diabetes mellitus	208
4.1.4	Complicaties van diabetes mellitus op langere termijn	211
4.1.5	Verpleegkundige diagnoses, verpleegproblemen en interventies	213
4.2	Schildklierziekten	217
4.2.1	Inleiding	217
4.2.2	Hyperthyreoïdie en thyreotoxicose	218
4.2.3	Diagnostiek	220
4.2.4	Behandeling	220
4.2.5	Verpleegkundige diagnoses, verpleegproblemen en interventies	223
4.3	Hypothyreoïdie	225
4.3.1	Inleiding	225
4.3.2	Bespreking en diagnostiek	226
4.3.3	Behandeling	228
4.3.4	Follow-up	229
4.3.5	Verpleegkundige diagnoses en belangrijkste principes van verplegen	229
4.3.6	Mogelijke ernstige gevolgen van hypothyreoïdie	231
4.4	Schildkliercarcinoom	231
4.4.1	Inleiding	231
4.4.2	Diagnostiek	233
4.4.3	Behandeling	234
4.4.4	Follow-up	236
4.4.5	Verpleegkundige zorg bij patiënten met een papillair schildkliercarcinoom	238
4.5	Schildklieroperatie	240
4.5.1	Inleiding	240
4.5.2	Schildklieroperatie, indicaties en voorbereiding	241
4.5.3	Opname van een patiënt voor een schildklieroperatie	243
4.5.4	Complicaties na de operatie	245
4.5.5	Postoperatieve zorg	248
	Literatuur	250

5	**Nieren en urinewegen**	251
5.1	Chronische nierschade (CNS)	251
5.1.1	Inleiding	251
5.1.2	Fysiologie van de nieren	253
5.1.3	Diagnostiek bij nierschade	254
5.1.4	Acute en chronische nierschade	256
5.1.5	Van diabetes naar diabetische nefropathie	258
5.1.6	Kenmerken en behandeling bij chronische nierschade	259
5.1.7	Predialysepolikliniek	261
5.1.8	Nierfunctievervangende therapieën	262
5.1.9	Verpleegkundige diagnoses	264
5.1.10	Verpleegkundige aspecten	266
5.2	Blaascarcinoom	270
5.2.1	Inleiding	270
5.2.2	Niet-invasief blaascarcinoom	270
5.2.3	Diagnostische fase	272
5.2.4	Behandeling van blaascarcinoom	275
5.2.5	Postoperatieve fase	277
5.2.6	Postoperatieve complicaties na de TURB	279
5.3	Transurethrale resectie van de prostaat (TURP)	281
5.3.1	Inleiding	281
5.3.2	Benigne prostaathyperplasie	282
5.3.3	TURP	285
5.4	Nierstenen	290
5.4.1	Inleiding	290
5.4.2	Niersteenziekte	291
5.4.3	Verpleegkundige zorg na niersteeningrepen	298
5.5	Stressincontinentie bij vrouwen	300
5.5.1	Inleiding	300
5.5.2	Vormen van urine-incontinentie	301
5.5.3	Diagnostiek	302
5.5.4	Niet-operatieve behandelingen	306
5.5.5	Stressincontinentieoperatie, TVT	309
5.5.6	Verpleegkundige zorg bij opname, operatie en ontslag	310
	Literatuur	314
6	**Mammacarcinoom**	318
6.1	Inleiding	318
6.2	Medische behandeling van het mammacarcinoom	319
6.2.1	Incidentie en risicofactoren	319

6.2.2	Diagnostiek	319
6.2.3	Behandeling van borstkanker	321
6.2.4	Borstreconstructie	323
6.2.5	PA-uitslag	324
6.2.6	Borstkanker en erfelijkheid	324
6.2.7	Psychosociale aspecten	325
6.3	Preoperatieve fase	325
6.3.1	Mammapolikliniek	325
6.3.2	Verpleegkundige diagnoses preoperatieve fase	326
6.4	Postoperatieve fase	328
6.4.1	Ziekenhuisopname	328
6.4.2	Verpleegkundige diagnoses	330
6.5	Adjuvante fase	334
6.5.1	Adjuvante medische behandeling	334
6.5.2	Prognose	334
6.5.3	Radiotherapie bij borstkanker	336
6.5.4	Chemotherapie bij borstkanker	337
6.5.5	Hormonale therapie bij borstkanker	337
6.5.6	Immunotherapie bij borstkanker	338
6.6	Herstelfase na borstkanker	339
6.6.1	Inleiding	339
6.6.2	Verpleegkundige diagnoses	341
6.7	Gemetastaseerde borstkanker	345
	Literatuur	345
7	**Hiv en aids**	**347**
7.1	Inleiding	347
7.2	Hiv	347
7.3	Aids	349
7.3.1	Viral load	351
7.4	Diagnose van een hiv-infectie	351
7.5	Behandeling van hiv	352
7.5.1	Wanneer beginnen met anti-hiv-behandeling?	352
7.5.2	Behandeling met hiv-remmers	353
7.5.3	Hoe vaak CD4-cellen bepalen?	354
7.5.4	Diagnostische fase	355
7.6	Pneumocystis jiroveci-pneumonie (PJP)	355
7.6.1	Verschijnselen van PJP	356
7.6.2	Diagnostiek	356
7.6.3	Medische voorschriften	356

7.6.4	Verpleegkundige interventies	357
7.6.5	Angst	358
7.6.6	Gewichtsverlies	359
7.6.7	Verpleegkundige interventies	360
	Literatuur	362
8	**Huidaandoeningen**	**363**
8.1	Constitutioneel eczeem	363
8.1.1	Inleiding	363
8.1.2	Eczeem	363
8.1.3	Diagnose van eczeem	365
8.1.4	Oorzaken en verschijnselen van constitutioneel eczeem	366
8.1.5	Gevolgen van eczeem	368
8.1.6	Behandeling van constitutioneel eczeem	369
8.1.7	Verpleegkundige zorg	374
8.2	Psoriasis	377
8.2.1	Inleiding	377
8.2.2	Kenmerken van psoriasis	377
8.2.3	Behandeling van psoriasis	380
8.2.4	Verpleegkundige zorg	383
	Literatuur	385
9	**Hoofd-halschirurgie**	**388**
9.1	Inleiding	388
9.2	Maligne tumoren in het hoofd-halsgebied	388
9.2.1	Diagnostiek	390
9.2.2	Behandeling	390
9.2.3	Gevolgen van de behandeling	391
9.3	Multidisciplinaire behandeling	392
9.4	Opname en preoperatieve fase	393
9.5	Postoperatieve fase	395
9.5.1	Verpleegkundige diagnoses, verpleegproblemen en interventies	395
9.5.2	De zorg en de zelfzorg voor de tracheacanule	399
9.6	Tracheotomie	401
9.6.1	Inleiding	401
9.6.2	Tracheotomie	401
9.6.3	Gevolgen van en beperkingen na een tracheotomie	402
9.6.4	Postoperatieve zorg	404

9.6.5	Tracheacanules	406
	Literatuur	409
10	**Neurologie**	**410**
10.1	Multiple sclerose	410
10.1.1	Inleiding	410
10.1.2	Ziektebeeld	411
10.1.3	Diagnostische fase	414
10.1.4	Behandeling van MS	415
10.1.5	Verpleegkundige diagnoses, verpleegproblemen en interventies	418
10.1.6	Verpleegproblemen in een later stadium van MS	420
10.1.7	Continuïteit van zorg	429
10.2	Ziekte van Parkinson	429
10.2.1	Inleiding	429
10.2.2	Verschijnselen van de ziekte van Parkinson	430
10.2.3	Verpleegkundige interventies	435
10.2.4	Verloop van het ziekteproces	440
10.3	Schedeltrauma en hersenletsel	441
10.3.1	Inleiding	441
10.3.2	Hersentrauma's	441
10.3.3	Verpleegkundige interventies	446
	Literatuur	449
11	**Bewegingsstelsel**	**451**
11.1	Fracturen	451
11.1.1	Inleiding	451
11.1.2	Onderverdeling	451
11.1.3	Diagnostiek en behandeling	452
11.1.4	Complicaties van fracturen	454
11.1.5	Verpleegkundige zorg bij een femurfractuur	455
11.2	Gewrichtsvervangende operaties	458
11.2.1	Belangrijke verpleegkundige aandachtsgebieden	458
11.3	Heupprothese	459
11.3.1	Pathologie	460
11.3.2	Opname	460
11.3.3	Operatie	461
11.3.4	Postoperatieve fase	465
11.3.5	Voorbereiden op ontslag	466
11.4	Knieprothese	467

11.4.1	Inleiding	467
11.4.2	Pathologie	467
11.4.3	Opname	468
11.4.4	Operatie	470
11.4.5	Postoperatieve fase	472
11.4.6	Voorbereiden op ontslag	473
11.5	Schouderprothese	473
11.5.1	Inleiding	473
11.5.2	Pathologie	473
11.5.3	Opname	474
11.5.4	Operatie	475
11.5.5	Postoperatieve fase	477
11.5.6	Voorbereiden op ontslag	478
	Literatuur	478
	Register	**479**

Woord vooraf

In algemene ziekenhuizen, universitaire medische centra en categorale ziekenhuizen wordt gespecialiseerde curatieve medische zorg verleend. Dat gebeurt door medisch specialisten in multidisciplinaire teams. De verpleegkundige maakt deel uit van deze teams en heeft een groot aandeel in de zorg voor patiënten die medische onderzoeken en veelal ingrijpende medische behandelingen ondergaan.

Dit basiswerk, *De verpleegkundige in de AGZ, Specialistische verpleegkundige zorg*, gaat over de klinische zorg voor patiënten in de verschillende ziekenhuizen en medische centra. Het gaat in deze settings om patiënten met ziektes die ernstige lichamelijke en psychosociale gevolgen kunnen hebben. De verpleegkundige zorg is daarbij gericht op nauwkeurige observatie, intensieve begeleiding en voorlichting, het toedienen van medicijnen, de uitvoering van verpleegtechnische handelingen en persoonlijke verzorging. De verpleegkundige heeft niet alleen kennis nodig van de directe complicaties en gevolgen van de ziekte, maar ook inzicht in hoe iemand leert omgaan met de gevolgen, beperkingen en leefregels die ziekte en behandeling met zich meebrengen. Tevens heeft de verpleegkundige de verantwoordelijkheid kwalitatief goede zorg te verlenen aan patiënten met ernstige ziektes en risicovolle ingrepen. Dit vergt niet alleen medische kennis en inzicht in de fysiologie en anatomie, maar ook kennis en vaardigheden op het gebied van complexe verpleegkundige zorg.

De keuze voor de onderwerpen in dit boek is vooral bepaald door het gegeven dat veel ziekenhuizen verregaand gespecialiseerd zijn in medische vakgebieden, zoals hoofd-halschirurgie, mammacarcinoom, gastro-intestinale chirurgie, cardiologie en cardiochirurgie. Klinische zorgsituaties van patiënten die grote en risicovolle behandelingen ondergaan, komen dan ook ruim aan bod. De redactie is zich ervan bewust dat niet alle ziektebeelden aan bod komen, er is voor dit boek gekozen om een geselecteerd aantal patiëntensituaties binnen de medisch specialismen te beschrijven.

De student hbo-verpleegkunde met de uitstroomdifferentiatie Algemene Gezondheidszorg kan zich met dit basiswerk verdiepen in de specifieke praktijksituaties, die via casuïstiek aangeboden worden. Aan de hand van deze casuïstiek wordt het medische traject van de patiënt en de klinische verpleegkundige zorg beschreven. Hiermee kan de student verpleegkunde na bestudering de transfer maken naar patiëntensituaties die niet voorkomen in dit boek.

Het boek *Specialistische verpleegkundige zorg* sluit zeer goed aan op het basiswerk *De verpleegkundige in de AGZ, Algemene verpleegkundige zorg*, dat de basiskennis biedt voor het werken in verschillende ziekenhuissettings. Dit boek biedt de basiskennis over onder andere kwaliteitszorg, pijn en pijnbestrijding, pre- en postoperatieve zorg, wonden en wondverzorging, oncologie en palliatieve zorg.

Het boek is tot stand gekomen met medewerking van verpleegkundigen uit verschillende ziekenhuizen. De redactie heeft gezocht naar gespecialiseerde verpleegkundigen en nurse-practitioners/verpleegkundig specialisten. Zij hebben de teksten geschreven aan de hand van voorbeelden uit de eigen praktijk. Er is veel aandacht besteed aan de theoretische onderbouwing van het verpleegkundig handelen. Hierdoor is de inhoud up-to-date en gericht op de actuele complexe klinische zorg in de verschillende ziekenhuissettings.

E.M. Sesink, drs. IJ.D. Jüngen en drs. J.A.M. Kerstens

Redactionele verantwoording

Binnen het verpleegkundig en verzorgend beroepsonderwijs gaan de ontwikkelingen snel. Zo zien we onder andere:
- een aanpassing van de kwalificatiestructuur die gebaseerd is op (beroeps)competenties; centraal daarbij staat de vraag: welke kennis, vaardigheden en attitudes zijn noodzakelijk om binnen de verpleegkundige beroepscontext de juiste taken en de daaruit voortvloeiende acties uit te voeren met een effectief resultaat;
- een centrale plaats voor de beroepspraktijk (de praktijk als krachtige leeromgeving);
- een scherpere profilering van de verzorgende en verpleegkundige functies/rollen en de daaraan gerelateerde functie-eisen;
- een toenemende aandacht voor flexibele leerwegen in het onderwijs;
- een toenemende aandacht voor het gebruik van elektronische leeromgevingen en leermiddelen die gebruikmaken van de computer;
- een toenemende zelfstandigheid en eigen verantwoordelijkheid van de student binnen het leerproces;
- een nieuwe rol voor de docent;
- een andere organisatie van het onderwijs en andere toetsvormen.

Deze ontwikkelingen in het verpleegkundig en verzorgend beroepsonderwijs vragen om leermiddelen die op deze ontwikkelingen aansluiten.

Curriculummodel

Voor de ontwikkeling van de basiswerken is het curriculummodel van de reeks leerboeken *Bouwstenen voor het gezondheidszorgonderwijs* gehandhaafd. Het model sluit aan bij de kwalificatiedossiers voor de verpleegkundige en verzorgende beroepen op mbo-niveau, de diverse beroepsprofielen op hbo-niveau en het rapport *Met het oog op de toekomst; beroepscompetenties van hbo-verpleegkundigen*.

Bij de ontwikkeling van het curriculummodel waren twee uitgangspunten belangrijk.
1 Een theoretisch uitgangspunt waarbij het beroepsopleidingsprofiel centraal staat: de competenties en eindtermen voor de onderscheiden kwalificatieniveaus.
2 Een praktisch uitgangspunt waarin de beroepsprofielen en de daarvan afgeleide functie- en taakprofielen in de verschillende beroepscontexten centraal staan. Belangrijk is daarbij de vraag welke kennis, vaardigheden en attitude nodig zijn om in een gegeven beroepscontext de vereiste taken, het adequate gedrag en het effectieve resultaat te bereiken.

De eindtermen gerelateerd aan de taakprofielen en de competenties (algemeen, algemeen professioneel en beroepsspecifiek) zijn richtinggevend voor de invulling van de leer- en vormingsgebieden verpleegkunde, ziekteleer, gezondheidsleer en methoden en technieken. Centraal daarin staat de verpleegkunde. In de verpleegkunde leert de verpleegkundige competent te worden in belangrijke beroepssituaties/verpleegsituaties afgeleid uit de zorgsituaties (multidisciplinair aandachtsgebied). Evidence-based werken, klinisch redeneren en reflectie op de beroepspraktijk (ontwikkelen van professioneel gedrag) zijn belangrijke pijlers om in de verpleegsituatie elementen uit de andere leer- en vormingsgebieden toe te passen en te integreren.
In de verpleegsituatie heeft de beroepsbeoefenaar te maken met gezondheid en gezondheidsproblematiek. In het kader van gezond gedrag heeft hij te maken met zorgvragen vanuit het zelfzorgproces dat gericht is op het in stand houden en/of ondersteunen van het gezond functioneren van de mens. In het kader van gezondheidsproblematiek heeft hij te maken met zorgvragen van het patiëntenzorgproces. Uiteraard hebben beide processen een nauwe relatie met elkaar.
Schematisch ziet het curriculummodel voor de opleiding tot verpleegkundige (kwalificatieniveau 4 en 5) er als volgt uit.

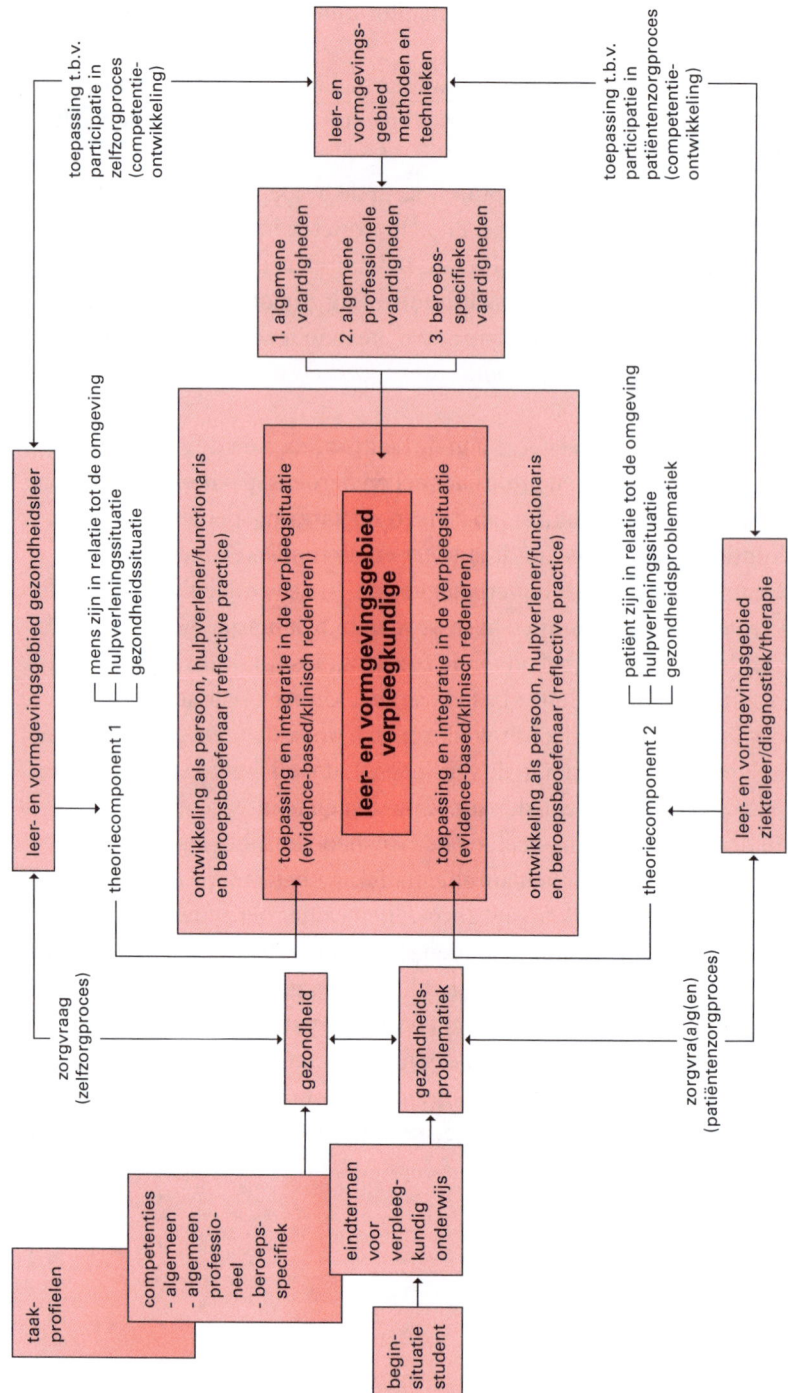

Curriculummodel voor de opleiding tot verpleegkundige op kwalificatieniveau 4 en 5.

Didactisch concept Basiswerken

Uitgangspunt voor de inhoud van de basiswerken zijn de beroepsprofielen (verpleegkundige en verzorgende) en de taakprofielen (competenties) binnen de algemene en geestelijke gezondheidszorg en de verzorgings- en verpleeghuizen (intramurale en extramurale zorg) en de thuiszorg.

In de beroepsuitoefening van de verpleegkundige en verzorgende zijn generieke en specifieke elementen op respectievelijk hbo- en mbo-niveau te onderscheiden.

Een belangrijke overweging bij het concept van de basiswerken is dat de student de 'grammatica' van de diverse vakken goed leert beheersen. Om competent te kunnen functioneren in de beroepspraktijk zal de beroepsbeoefenaar verpleegsituaties moeten kunnen beoordelen vanuit medische en psychosociale vakgebieden en de juiste vaardigheden moeten kunnen toepassen: de leer- en vormingsgebieden gezondheidsleer en ziekteleer, diagnostiek en therapie.

In de basiswerken is ervoor gekozen om de algemeen geldende structuur van het vak te volgen. Ieder vak(gebied) kent zijn eigen systematiek.

Er wordt een basispakket kennis en vaardigheden aangereikt waarmee de transfer naar andere en meer specifieke beroepscontexten gerealiseerd kan worden. Verdieping kan plaatsvinden via internet, elektronische leeromgeving, specifieke stages, aanvullende reeks op de basiswerken (verdieping, specifieke onderwerpen), digitale bibliotheek enzovoort.

Hoe het opleidingsprofiel eruit moet zien, wordt niet bepaald door de basiswerken. Op basis van de gekozen onderwijsvorm(en) kan iedere opleiding de leermiddelen naar eigen inzicht toepassen. Bij de opleidingsinstelling ligt de verantwoordelijkheid voor de organisatie van het leerproces.

Doelstellingen, opdrachten en toetsen zijn niet in de basiswerken opgenomen, omdat niet gekozen is voor een methode. Dit is het domein van de opleidingsinstelling zelf.

De hoofdredactie

Redactie

E.M. *Sesink* volgde de A-opleiding in het Wilhelmina Gasthuis in Amsterdam. Ze heeft daarna als verpleegkundige op de operatieafdeling van verschillende ziekenhuizen gewerkt. Ze deed als specialisatie de cursus Intensive Care, volgde de docentenopleiding Verpleegkunde in Amsterdam en de tweedegraads lerarenopleiding Gezondheidskunde in Tilburg. Zij werkte als docent verpleegkunde in het mbo-onderwijs Eindhoven. Zij was redactielid van het tijdschrift *Verpleegkundig Perspectief*. Als auteur en redacteur is zij betrokken bij diverse uitgaven in de gezondheidszorg van uitgeverij Bohn Stafleu van Loghum. E.M Sesink heeft een tekst- en scholingsbureau voor de Zorgsector.

IJ.D. *Jüngen* studeerde na het behalen van het gymnasium-β-diploma aan het Woltjergymnasium te Amsterdam geneeskunde aan de Vrije Universiteit. Al voor het behalen van het artsexamen (1985) was zij als docent geneeskunde verbonden aan de opleiding tot A-verpleegkundige in Zaandam. Sinds 1995 was zij als docent geneeskunde, opleidingscoördinator en geneeskundig ontwikkelaar aan een hogeschool verbonden. Tevens was zij als docent geneeskunde betrokken bij de specialistenopleiding Bigra en bij het ontwikkelen van bijscholing op vele fronten. Vanaf 2001 was zij docent klinische vaardigheden aan de masteropleiding (ANP en later ook PA). Sinds 2006 werkt ze als artsdocent en onderwijscoördinator coschappen bij het directoraat teaching Hospital van het OLVG te Amsterdam.

Drs. J. *Kerstens* is verpleegkundige en onderwijskundige. Hij was ruim 45 jaar werkzaam in de geestelijke gezondheidszorg als hoofd opleiding en manager. Hij heeft veel publicaties op zijn naam staan, onder meer artikelen over het verpleegkundig beroep en over onderwijsontwikkeling. Hij is ook auteur en hoofdredacteur van de reeks Basiswerken, een serie leerboeken voor het gezondheidszorgonderwijs. Hij heeft momenteel een eigen adviespraktijk (Kerstens Training & Opleiding) die zich richt op training en opleiding van en consultatie aan medewerkers en managers in gezondheidszorginstellingen en opleidingsinstituten (ROC's en hbo-instellingen) voor verpleegkundige en verzorgende beroepen. Kernactiviteiten zijn het coachen en trainen van teams bij het vormgeven van behandelmilieus, vanuit een milieutherapeutisch concept.

Auteurs

C.C.M. Acosta-van der Griendt, MANP, verpleegkundig specialist oesofagus- en maagchirurgie.
E.R. Baldal, verpleegkundig consulent hoofd-halsoncologie, UMC Groningen.
C. Bonsen, diëtist, Sint Lucas Andreas Ziekenhuis Amsterdam.
I.L. van den Bos, research/oncologieverpleegkundige, longoncologie, Amphia Ziekenhuis, Breda.
N.W.L. Botterblom, oncologieverpleegkundige, longoncologie Amphia Ziekenhuis, Breda.
M. den Breejen, MANP, verpleegkundig specialist acute en chronische pijn.
A.W. van Driel- Rooks, MA ANP, nurse-practitioner, Maasstad Ziekenhuis, Rotterdam.
Drs. P.C.M. Eland-de Kok, unithoofd poliklinieken dermatologie/allergologie/reumatologie, UMC Utrecht.
W. Geilvoet, MANP, verpleegkundig specialist endocrinologie.
P.J. Gundlach, verpleegkundig specialist (MANP) dialyse, interne geneeskunde, Maasstad Ziekenhuis, Rotterdam.
M.G.G. Habraken-van Schijndel, research/oncologieverpleegkundige, longoncologie, Amphia Ziekenhuis, Breda.
C.M. Harrison-Hilhorst, MANP, verpleegkundig specialist neurologie, Tergooiziekenhuizen, Blaricum.
H. Hauer, MA ANP, verpleegkundig specialist mammachirurgie Nederlands Kanker Instituut/Antoni van Leeuwenhoek Ziekenhuis Amsterdam.
N.M.F. Heuwekemeijer, fysiotherapeut.
Drs. J. Huizinga, dermatologieverpleegkundige.
Drs. IJ.D. Jüngen, zie onder Redactie.
P.B.M. Kommeren, oncologieverpleegkundige, longgeneeskunde, Amphia Ziekenhuis, Breda.
E. Lemmens, MANP, verpleegkundig specialist orthopedie.

E.A.H.I. Lugtmeier-Skotarczak, verpleegkundig specialist cardiologie, Kennemer Gasthuis, Haarlem.

A. Mastenbroek, senior neuroverpleegkundige, afdeling neurologie van het Meander Medisch Centrum, Amersfoort.

C.J. Pek, RN, MN, verpleegkundig specialist, gastro-intestinale chirurgie.

E.J. van de Kraats, MA ANP, nurse-practitioner cardiothoracale chirurgie, St. Antonius Ziekenhuis, Nieuwegein.

J.M. van der Putten-van Gils, verpleegkundige, Leids Universitair Medisch Centrum (LUMC).

F.H.H. Rieke, verpleegkundig specialist.

J. Roeleveld, MANP, nurse-practitioner vaatchirurgie, heelkunde UMC St Radboud, Nijmegen.

E.M. Sesink, zie onder Redactie.

J.P. van der Spek, verpleegkundig klinisch opleider, overleden 14-9-2010.

M. van Trigt, MA ANP, nurse-practitioner kinderhematologie, UMC Utrecht.

N. Westra-Vinken, longfunctieanalist, St. Lucas Andreas Ziekenhuis, Amsterdam.

S. Wijnands, verpleegkundig specialist hiv/aids, interne geneeskunde, OLVG, Amsterdam.

F.F. Wittermans, longverpleegkundige, Sint Lucas Andreas Ziekenhuis, Amsterdam.

Ademhaling

F.F. Wittermans, C. Bonsen, N. Westra-Vinken, N.M.F. Heuwekemeijer, IJ.D. Jüngen, E.M. Sesink, I.L. van den Bos, M.G.G. Habraken-van Schijndel, P.M.B.Kommeren en N.W.L. Botterblom

1.1 COPD

1.1.1 INLEIDING

COPD is de internationaal gangbare term voor chronische bronchitis en longemfyseem, een onomkeerbare ziekte die gepaard gaat met ernstige ademnood. COPD ontwikkelt zich langzaam. Vaak wordt de ziekte laat ontdekt. De schade aan het longweefsel is dan al vergevorderd. In Nederland hebben ongeveer 1 miljoen mensen COPD, meer dan de helft van hen weet dit echter niet. Longziekten, zoals COPD maar ook longcarcinoom, staan momenteel op de derde plaats als het gaat om doodsoorzaken in Nederland. Roken is in 90% van de gevallen de belangrijkste oorzaak van COPD.

Goede zorg voor COPD-patiënten is veelomvattend en eist veel kennis en vaardigheden van verpleegkundigen. Van groot belang is dat de verpleegkundige op de hoogte is van de behandelwijze van patiënten met COPD, teneinde goede zorg te kunnen verlenen. Zowel klinisch als poliklinisch hebben gespecialiseerde longverpleegkundigen een groot aandeel in de zorg die COPD-patiënten nodig hebben. Ze maken deel uit van multidisciplinaire COPD-teams en stemmen in de onderzoeks- en behandelfase de zorg af met andere hulpverleners. Ze hebben een directe rol bij de informatie, educatie en instructie omtrent de ziekte, de behandeling en de leefstijladviezen die COPD met zich meebrengt. In een aantal ziekenhuizen zijn ook verpleegkundig specialisten op het gebied van longziekten werkzaam (voorheen *nurse-practitioners*; zie ook www.longverpleegkundigen.venvn.nl).

Mevrouw De Boer (56) komt op consult bij de longarts op de polikliniek. Zij is erg kortademig, zelfs bij een klein stukje lopen. Zij heeft een blauwe gelaatskleur en de handen en vingers zijn cyanotisch. Aan haar houding valt op dat zij de schouders erg optrekt. Mevrouw ademt vrij hoog met kleine korte teugjes. Ze vertelt doodmoe te zijn. Door de benauwdheid slaapt ze 's nachts slecht. Platliggen op een kussen houdt zij niet vol. Zij hoest veel en geeft daarbij taai slijm op dat moeilijk te evacueren is. Dat maakt haar nog benauwder. Ook heeft mevrouw De Boer het gevoel koorts te hebben, maar ze heeft dit niet gemeten.

Mevrouw De Boer is gehuwd en heeft drie volwassen kinderen. Zij heeft COPD, GOLD-klasse III. Ze rookt 25 sigaretten per dag. Ze is wel eens gestopt met roken, maar toen was ze erg humeurig. De laatste tijd is zij somber. Ze kan niet meer doen wat zij vroeger kon. De inspanningstolerantie is duidelijk verminderd. Zij is de laatste tijd vaak verdrietig en kan niet accepteren dat het leven anders geworden is. Dit heeft ook zijn weerslag op haar echtgenoot, die tevens mantelzorger is. Hij is momenteel overbelast door de zorg voor zijn vrouw. Hij doet de boodschappen en neemt veel huishoudelijke taken over.

Mevrouw De Boer neemt de inhalatiemedicijnen niet trouw in. Vaak vergeet ze dat en neemt ze ze pas in op het moment dat het nodig is. Ook heeft ze veel last van vastzittend slijm. Ze hoest niet goed door en weet niet hoe zij dit wel moet doen. Mevrouw De Boer is de laatste tijd erg moe en ook het eten komt in gedrang. Ze is in de laatste maanden flink afgevallen. Haar BMI is nu 18, haar VVMI 14. Vaak is ze te moe om te eten. Ze sport niet en ze is ook niet echt gemotiveerd om dit te gaan doen, ondanks herhaaldelijk aandringen van de longarts en longverpleegkundige.

Mevrouw De Boer gebruikt de volgende medicijnen:
– Salmeterol/fluticason, dosisaerosol 25/250 µg, 2 × 2 inh. dd (gebruik met voorzetkamer).
– Salbutamol dosisaerosol 100 µg, zo nodig 2-4 × dd 1-2 inh.
– Tiotropiumbromide 5 µg 1 × dd.
– Acetylcysteine 1 × 600 mg bruistablet.
– Actonel.

1.1.2 COPD EN LONGEMFYSEEM

COPD is de Engelse afkorting van *chronic obstructive pulmonary diseases*. De letterlijke vertaling is chronisch obstructief longlijden (hieronder vallen chronische bronchitis en longemfyseem). Longemfyseem wordt gekenmerkt door het ontstaan van abnormale, blijvende vergroting van de luchthoudende ruimten distaal van de bronchioli terminalis, (laatste generatie van bronchioli voor de bronchioli respiratorii). Dit gaat gepaard met destructieve veranderingen in de wanden van de alveoli. De diagnostiek wordt gesteld door een HRCT-scan (hogeresolutiecomputertomografiescan), een techniek waarmee dwarsdoorsnedefoto's van de longen gemaakt kunnen worden.

Oorzaak

Longemfyseem komt eigenlijk alleen voor op oudere leeftijd. In vrijwel alle gevallen is er tijdens het leven sprake geweest van langdurige inwerking van irriterende prikkels, waardoor de balans is verstoord tussen stoffen die normaal in de longfysiologie zijn opgenomen, zoals enzymen (proteasen), die de afbraak van eiwitstructuren bevorderen en enzymen (antiproteasen) die de proteasen remmen. Er is dus een balansverstoring tussen eiwitopbouw en eiwitafbraak. Ook bestaat er een disbalans tussen stoffen die de lichaamscellen via binding met zuurstof (oxidanten, vrije radicalen) beschadigen en stoffen die het effect van de oxidanten (antioxidanten) neutraliseren. Te grote hoeveelheden van proteasen en oxidanten (dit is de disbalans) leiden tot afbraak van longweefsel.

Bij COPD-patiënten komen in de neutrofiele cellen veel eiwitsplitsende enzymen voor, zoals trypsine, die het elastische weefsel in de longen negatief beïnvloeden. De long verliest op den duur een deel van zijn stevigheid, waardoor hij slapper wordt en minder vormvast. Dit proces tast ook de luchtwegen aan in vormvastheid en op deze manier ontstaat de luchtwegvernauwing (bronchoconstrictie).

Oorzaken van balansverstoring

Roken (of gerookt hebben), vooral van sigaretten, is een belangrijke oorzaak. Roken leidt tot ontstekingen in de kleinere luchtwegen, het slijmvlies wordt dikker. Het aantal slijmbekercellen en daarmee de slijmproductie neemt toe. Het trilhaarepitheel raakt beschadigd en wordt omgezet (transformeert) naar plaveiselepitheel. De natuurlijke zuivering van slijm neemt af. Het sputum blijft hangen, wat weer tot ontstekingen kan leiden. De neutrofielen en macrofagen die daarbij betrokken zijn, geven onder andere elastase af, een eiwitsplitsend enzym dat elastische vezels afbreekt. Ook komen zuurstofradicalen (oxidanten) vrij. Tabaksrook op zich geeft ook een toename van oxidanten in longweefsel.

Nu is het zo, dat slechts 15% van de rokers COPD krijgt. Blijkbaar zijn nog andere factoren medebepalend. Deze andere factoren zijn: mannelijk geslacht (alhoewel vrouwen een inhaalslag maken), leeftijd, aanwezige bronchiale hyperreactiviteit, luchtverontreiniging, sociaal-economische status, dieet (weinig fruit, veel alcohol), en waarschijnlijk nog andere factoren. Van passief roken is niet aangetoond dat het COPD veroorzaakt. Wel raken de luchtwegen erdoor geïrriteerd. Ook andere ziektes van de longen en luchtwegen kunnen COPD veroorzaken, zoals astma, cystic fibrose (taaislijmziekte) en bronchiëctasie (plaatselijke verwijdingen van de bronchiën).

Een alfa-1-antitrypsine(antiprotease)deficiëntie is een erfelijk bepaalde aandoening met een sterk verhoogd risico op het ontstaan van longemfyseem, vaak al tussen het 35ste en 45ste levensjaar

De ernst van de COPD wordt volgens de GOLD-criteria ingedeeld (GOLD: *global initiative for obstructive lung disease*; zie tabel 1.1).

Tabel 1.1	GOLD-richtlijnen.
ernst	GOLD
stadium 0: loopt risico	normale spirometrie, hoesten en opgeven sputum
stadium 1: licht	$FEV_1/FVC < 70\%$ en $FEV_1 > 80\%$ van voorspeld
stadium 2: matig	$FEV_1/FVC < 70\%$ en FEV_1 50-80% van voorspeld
stadium 3: ernstig	$FEV_1/FVC < 70\%$ en FEV_1 30-50% van voorspeld
stadium 4: zeer ernstig	$FEV_1/FVC < 70\%$ en $FEV_1 < 30\%$ van voorspeld, of $FEV_1 < 50\%$ van voorspeld met tekenen van respiratoir falen of rechtsdecompensatie

Spirometrie

Dit is een longfunctieonderzoek dat wordt gebruikt bij het bepalen van de COPD volgens de GOLD-criteria. Dit onderzoek kan plaatsvinden bij de huisarts of op een longfunctieafdeling van het ziekenhuis. Tijdens de spirometrie wordt de patiënt gevraagd zo krachtig en ver mogelijk uit te blazen na een maximale inspiratie. Er worden nu diverse parameters gemeten. De belangrijkste voor het vaststellen van COPD zijn het FEV_1, de FVC, de tiffeneau-index en de reversibiliteit.

– FEV_1: de hoeveelheid lucht uitgeblazen in de eerste seconden van de test.
– FVC: de maximale in- en uitademing tijdens de geforceerde manoeuvre.
– *Tiffeneau-index*: verhouding tussen het FEV_1 en de FVC.
– *Reversibiliteit*: mate van verbetering van de longfunctie na snel werkende luchtwegverwijdende medicatie (salbutamol of ipatropium). Bij COPD zal de mate van verbetering door de medicatie gering zijn

(< 12%). Bij verbeteringen boven de 12% moet gedacht worden aan een astmatische component.

Met de tiffeneau-index wordt de mate van obstructie bepaald. Lager dan 70% is afwijkend. Daarnaast wordt elk stadium van COPD volgens de GOLD-criteria bepaald door het FEV_1 (zie tabel 1.1).

Symptomen en onderzoek

De belangrijkste klacht bij longemfyseem is het optreden van kortademigheid bij inspanning, vaak met cyanose. Dit is chronisch progressief over de jaren. Hiernaast zijn ook andere respiratoire symptomen aanwezig, zoals hoesten en het opgeven van sputum. Op den duur zijn er ook extrapulmonale verschijnselen aanwezig, zoals afname van het lichaamsgewicht, verandering in de lichaamssamenstelling en verandering in de skeletspieren. Onbedoeld gewichtsverlies heeft een negatief effect op het beloop van de ziekte. Aangenomen wordt dat een significant gewichtsverlies ongeveer drieënhalf jaar voor de dood begint. Ondergewicht wordt in verband gebracht met een significante verlaging van de gezondheidstoestand en de kwaliteit van leven, stoornissen in de functie van de ademhalings- en skeletspieren en een grotere kans op opname in een ziekenhuis.

Gewichtsverlies en ondergewicht (BMI < 21) zijn het gevolg van een langdurige negatieve energiebalans. Bij patiënten met COPD is het energieverbruik verhoogd en kan de energie-inname verlaagd zijn, onder andere door moeheid en doordat kauwen en slikken resulteren in een ander adempatroon en hypoxie. De veranderingen in de spieren leiden tot spierzwakte, versnelde vermoeibaarheid en verminderde inspanningstolerantie. De spierzwakte is vooral te zien in de bovenbeenspieren. Vaak treden er ook psychische verschijnselen op, zoals angst en depressie.

De thorax staat in inspiratiestand (vat- of tonvormig). De hulpademhalingsspieren zijn vaak sterk aangespannen. Er is een buikademhaling, de thorax beweegt in zijn geheel op en neer, bewegingen naar opzij ontbreken. De patiënt heeft vaak een cyanotisch uiterlijk en hij kan trommelstokvingers en horlogeglasnagels hebben. Bij percussie worden laagstaande longgrenzen vastgesteld die bovendien slecht bewegen. Er is een kleine hartfiguur omdat er zich longweefsel tussen het hart en de voorste thoraxwand bevindt. Bij auscultatie is heel zacht ademgeruis te horen en een verlengde uitademing. De harttonen zijn zacht. Op de thoraxfoto valt de grote diameter van de thorax op. Het middenrif is sterk afgeplat en de longvelden zijn opvallend helder door de grotere luchthoudendheid van de longen. Bij longfunctiemeting valt een vergrote totale longcapaciteit (tlc) op en een toegenomen residu. Het FEV_1 is sterk gestoord (het FEV_1 is het volume dat in de eerste seconde kan worden uitgeademd tijdens een geforceerde uitademingsmanoeuvre begonnen na een maximale inademing). Met een HRCT-scan kunnen de ernst en de verdeling van de aangedane longvelden bepaald worden. Ook een ergometrie kan een belangrijke bijdrage leveren aan het objectiveren en onderbouwen van de beperkingen die de patiënt ervaart.

Bij de aanwezigheid van complicerende factoren kan heel snel een hypoxemie en hypercapnie ontstaan en acidose dreigen (bloedgasanalyse). Vaak hebben longemfyseempatiënten een hoge hemoglobineconcentratie. Door de lage zuurstofspanning in het bloed wordt de nier gestimuleerd om erytropoëtine te maken. Hierdoor wordt het rode beenmerg aangezet tot de vorming van meer erytrocyten.

Naast lengte en gewicht (BMI) wordt ook de VVMI (vetvrije-massa-index) bepaald. De VVMI bij mannen is > 16 en bij vrouwen > 15. De bepaling van de VVMI vindt plaats door vetplooimeting of bio-impedantie. Bio-impedantie is gebaseerd op de elektrische geleiding van een wisselstroom door het lichaam, dan wel het bieden van weerstand daartegen. Weefsels met veel water en elektrolyten, zoals bloed en spieren, geleiden goed. Vetmassa, lucht of bot daarentegen geleiden nauwelijks stroom. Tijdens de meting worden elektroden op handen en voeten bevestigd. Via deze elektroden wordt een wisselstroom met verschillende frequenties door het lichaam gestuurd. De methode is niet invasief en doet geen pijn.

Complicaties COPD
Frequent voorkomende complicaties zijn:
– respiratoire insufficiëntie;
– cor pulmonale;
– pneumothorax;
– bij mensen met COPD GOLD-stadium 3 en 4 kan osteoporose voorkomen (bron: CBO).

1.1.3 BEHANDELING VAN COPD
Stoppen met roken
Stoppen met roken is de basis van de behandeling. Bij onvoldoende motivatie, als het de patiënt niet lukt om te stoppen, moeten de motivatie en de barrières die het stoppen moeilijk maken, op een later tijdstip besproken worden. Stoppen met roken zorgt ervoor dat de (verdere) achteruitgang van de longfunctie beperkt blijft.

Bij COPD-patiënten vertraagt stoppen met roken de progressie van de ziekte en de vermindering van de longfunctie. Hierdoor zal voor de patiënt de prognose van de COPD en de kwaliteit van leven verbeteren. Bij patiënten met lichte COPD zal de longfunctie verbeteren. Bij patiënten met matig tot ernstig COPD zal de longfunctie niet significant verbeteren, maar het beloop van de achteruitgang loopt parallel aan dat van niet-rokers.

Stoppen met roken is door het verslavende effect van sigaretten voor veel rokers een hele opgave. Hulp bij het stoppen kan de slagingskans verhogen. COPD-patiënten met een doorverwijzing naar de longpolikliniek van een ziekenhuis kunnen terecht op 'de rookstoppoli' van het ziekenhuis. Het begeleidingstraject kan individueel zijn of in groepsverband. Rokers die willen stoppen, kunnen ook terecht bij de huisarts, de GGD en bij thuiszorginstellingen. Stichting Volksgezondheid en Roken/Stivoro biedt via internet ook hulp bij stoppen aan. Persoonlijke telefonische gesprekken met een coach kunnen hier deel van uitmaken.

Minimale interventiestrategie voor longpatiënten (L-MIS)

De L-MIS is bedoeld voor rokende longpatiënten en met name COPD-patiënten. Het is een stappenplan waarbij longverpleegkundigen en longarts samen de longpatiënt begeleiden bij het stoppen met roken. Alleen het advies van de longarts om te stoppen met roken, is meestal niet voldoende om de patiënt ook daadwerkelijk te laten stoppen. De roker moet voldoende gemotiveerd zijn en voldoende kennis hebben om zijn verslaving succesvol te kunnen bestrijden. Na het stopadvies zal de longverpleegkundige samen met de patiënt een stappenplan opstellen dat erop is gericht de motivatie te verhogen en het stoppen voor te bereiden. Stoppen is een intensief proces, waarin nazorg een belangrijk onderdeel vormt. De totale behandeling zal ongeveer twaalf maanden duren. De L-MIS kan door ziekenhuizen op maat aangepast worden aan de patiënt.

Onderdelen van de L-MIS

Consult longarts
Doel: de patiënt informeren over de gevolgen van roken voor de longziekte. Vervolgens een dringend stopadvies geven, verwijzen naar de longverpleegkundige en een korte uitleg geven over het begeleidingstraject.
– Stap 1: stopadvies door de longarts.

Eerste consult longverpleegkundige (35-45 minuten)
Doel: vaststellen van het rookprofiel, peilen van de motivatie om te stoppen, verhogen van de motivatie en barrières in kaart brengen. Hulpmiddel L-MIS interventiekaart (zie: www.stivoro.nl).
- Stap 2: rookprofiel afnemen.
- Stap 3: motivatie verhogen.
- Stap 4: barrières inventariseren en bespreken.
- Stap 5: stopafspraak maken, informatiemateriaal meegeven, vervolgafspraak maken.

Tweede consult longverpleegkundige na twee weken (30 minuten)
Doel: bespreken van het plan van aanpak om met roken te stoppen, bespreken van nicotinevervangende middelen en bupropion, de experimenteerfase bespreken en een stopdatum afspreken.
- Stap 3: motivatie verhogen.
- Stap 4: barrières inventariseren en bespreken.
- Stap 5: stopafspraak maken.
- Stap 6: hulpmiddelen bespreken.

Stopdag en stopweek: de longverpleegkundige neemt telefonisch contact op met de patiënt
Doel: het voornemen om te stoppen een bindend karakter geven en de kans vergroten dat de patiënt daadwerkelijk stopt.
- Stap 5: stopafspraak maken.
- Stap 6: hulpmiddelen bespreken.
- Stap 7: nazorg bieden.

De longverpleegkundige motiveert de patiënt om door te gaan. In de stopweek maakt de verpleegkundige ook een afspraak voor op het spreekuur. Dit heeft hetzelfde doel: navragen hoe het gaat en motiveren om vol te houden.

Nazorgafspraken
- Twee weken na stopdatum telefonisch.
- Drie maanden na stopdatum poliklinisch.
- Zes maanden na stopdatum poliklinisch.
- Twaalf maanden na stopdatum telefonisch.

Voor patiënten die niet gestopt zijn, bestaat ook nazorg in de vorm van telefonisch contact of tijdens polikliniekbezoek.

Bron: Stivoro.

Interventiekaart L-MIS

```
Consult longarts
Datum:                    arts:
STAP 1: stopadvies                          0 ja    0 nee
```

```
1ste consult longverpleegkundige
Datum:          verpleegkundige:

STAP 2 rookprofiel afnemen
Hoeveel rookt u per dag?
Rookt u de eerste sigaret binnen het half uur na het opstaan:  0 ja   0 nee
Bent u wel eens eerder gestopt:                                 0 ja   0 nee
Heeft u er wel eens aan gedacht om te stoppen met roken:        0 ja   0 nee
Zo ja, op welke termijn zou u willen stoppen met roken:
0 binnen een maand         > sterk gemotiveerd
0 binnen een halfjaar:     > redelijk gemotiveerd
0 niet binnen een halfjaar: > niet gemotiveerd

STAP 3 motivatie verhogen
Belangrijkste reden om te stoppen met roken:
-------------------------------------------------------------
-------------------------------------------------------------
Voordelen van stoppen en nadelen van roken besproken?    0 ja   0 nee
```

```
STAP 4 barrières
Wat lijkt u moeilijk aan het stoppen met roken?    0 stress
0 geen barrières                                    0 er wordt thuis gerookt
0 mislukte vorige stoppogingen                      0 er wordt op het werk gerookt
0 gewichtstoename                                   0 anders:..................................
```

Afbeelding 1.1 Interventiekaart L-MIS.

Medicamenteuze behandeling bij COPD

De meeste medicatie wordt per inhalatie gegeven. Het behandelen van COPD is in eerste instantie gericht op symptoombestrijding. Er is nog niet bewezen dat een medicamenteuze behandeling de progressie van

COPD afremt. Doordat de ziekte een chronisch karakter heeft, zal de patiënt voor de rest van zijn leven medicijnen moeten gebruiken. Niet voor elke patiënt is die therapietrouw op te brengen. Wat in de praktijk vaak gezien wordt, is dat de patiënt een poosje trouw de medicatie inneemt. Echter als de klachten verminderen, zijn zij snel geneigd om het medicijn te laten staan. Het stimuleren van therapietrouw is een belangrijk aandachtspunt.

Het omgekeerde, overmatig gebruik van inhalatiemedicijnen, komt in de praktijk ook veelvuldig voor. Er zijn talloze gevallen bekend van overdosering van bijvoorbeeld salbutamol met het risico op hartritmestoornissen, of zelfs een arrest. Een belangrijke taak is weggelegd voor de praktijkassistent en de apothekersassistent, die misbruik moeten monitoren en registreren. Verder is regelmatige controle van het gebruiksklaar maken en de inhalatietechniek van belang. Er worden veel fouten gemaakt bij het inhaleren. Hierdoor komt een groot deel van de medicatie niet in de luchtwegen terecht en heeft dus geen effect. Wanneer de medicatie met de juiste techniek geïnhaleerd wordt, wordt de behandeling geoptimaliseerd en krijgt de patiënt vertrouwen in het medicijn, waardoor ook de therapietrouw zal verbeteren.

Het doel van de medicamenteuze behandeling is:
- verlichten van de symptomen (hoesten, dyspneu);
- voorkomen van exacerbaties;
- verbeteren van de inspanningstolerantie;
- verbeteren van de kwaliteit van leven;
- verminderen van vroegtijdige sterfte.

Tabel 1.2 Voor- en nadelen van inhalatiemedicatie.

voordelen van inhalatiemedicatie	nadelen van inhalatiemedicatie
snelle werking (inhalatie salbutamol werkt al na enkele minuten, inname per os werkt na 30 tot 60 minuten)	gebruiksonvriendelijke devices
lagere dosis mogelijk (inhalatie salbutamol 200 µg, inname per os 4 mg)	patiënten met reuma kunnen de devices niet goed bedienen door krachtsvermindering van de handen
minder systemische bijwerkingen	patiënt moet altijd de medicatie bij zich hebben
	bijwerkingen, zoals droge mond (soms), schimmelinfectie in de mond

Bronchusverwijders
Middelen die zorgen voor bronchusverwijding zijn:
- β_2-sympathicomimetica, zoals het kortwerkende salbutamol (Ventolin®).
- Terbutaline (Bricanyl®), als snelwerkend β_2-sympathicomimeticum.

Als regel geeft men deze middelen per inhalatie. De bijwerkingen zijn afhankelijk van de dosis en de individuele gevoeligheid: irritatie van de mond en keel, fijne tremor van handen en vingers, zweten en rusteloosheid.
- Theofyllinepreparaten. Voorbeelden zijn Theolin Retard® en Theolair Retard®. Theofylline werkt effectief vanwege de smalle therapeutische breedte, maar er kan echter vrij snel intoxicatie optreden (aritmieën). De toediening is oraal; aminofylline wordt bij acute benauwdheid per infuus toegediend. Theofyllinepreparaten worden niet vaak meer voorgeschreven, vanwege de goede alternatieven die er zijn.
- Anticholinergica. Hiermee wordt het effect van de parasympathicus (nervus vagus), die tot bronchusvernauwing aanleiding geeft, geblokkeerd. De belangrijkste vertegenwoordigers uit deze groep zijn ipratropium (Atrovent®) en tiotropium (Spiriva®). Alleen per inhalatie toe te dienen. De bijwerkingen zijn hoest en een droge mond. Goede gebitshygiëne is dus gewenst.

Ook kunnen medicijnen per verneveling toegediend worden, bijvoorbeeld met de Porta-Neb/de Pari-boy. Veelal worden combinatiepreparaten gebruikt, zoals Ipramol® of Combivent®. Vernevelen van medicatie komt zeer regelmatig voor bij ernstige COPD-patiënten.

Corticosteroïden
Inhalatiecorticosteroïden (ontstekingsremmende medicijnen) zoals budesonide (Pulmicort®) en fluticason (Flixotide®) vormen de hoeksteen voor de behandeling van astma. Op het gebied van COPD is het effect minder goed te noemen. Er is slechts een gering effect op het niveau van het FEV_1 en deze middelen hebben geen effect op de achteruitgang van de longfunctie. Echter uit verschillende studies komt naar voren dat een onderhoudsbehandeling met deze medicatie een afname laat zien van de exacerbatiefrequentie. Ook zal er per patiënt gekeken moeten worden of inhalatiecorticosteroïden helpen, want niet bij iedereen is het effect merkbaar. Een proefbehandeling kan van de behandeling deel uitmaken.

Bijwerkingen ontstaan door lokaal effect. Ongeveer 5% van de patiënten krijgt een orale candida-infectie, ook kan heesheid optreden. Daarom is het van groot belang om na elke inhalatie zorgvuldig de mond te spoelen met water en de vloeistof uit te spugen om schimmelinfectie in de mond te voorkomen.

Een (korte) orale stootkuur (7-14 dagen) is geïndiceerd bij een ernstige of aanhoudende exacerbatie van COPD.

Combinatiepreparaten

Doordat combinatiepreparaten eenvoudiger in gebruik zijn, waarbij in één keer alle benodigde medicijnen geïnhaleerd worden, kunnen ze een positief effect hebben op de therapietrouw. Voorbeelden zijn: salbutamol/ipratropium (Combivanet®), formoterol/budesonide (Symbicort® en salmeterol/fluticason (Seretide®).

Influenzavaccinatie

Het influenzavirus (griepvirus) kan net als elke andere infectie de luchtwegen prikkelen en leiden tot een exacerbatie. Patiënten met COPD komen daarom in aanmerking voor de jaarlijkse vaccinatie (griepprik). Er is een kleine kans op bijwerkingen (een griepachtig beeld en op de injectieplaats onder andere roodheid, zwelling, pijn eventueel een blauwe plek). De verschijnselen verdwijnen meestal binnen 1-2 dagen. Door de vaccinatie zullen complicaties doorgaans minder heftig zijn.

Antibiotica

Met antibiotica wordt gestart bij patiënten met een exacerbatie die gepaard gaat met koorts.

Inhalatie-instructie

Een goede inhalatie-instructie voldoet aan enkele voorwaarden. Een aparte ruimte om instructie te geven is zeer aan te bevelen. Zo worden de patiënt en de hulpverlener/verpleegkundige niet afgeleid. Neem de tijd voor de patiënt, want er moeten verschillende handelingen aangeleerd worden.
- *Beginsituatie van de patiënt.* Begrijpt de patiënt waarom hij moet inhaleren, dat wil zeggen: zijn de diagnose en de therapie bekend? Verduidelijk een en ander, indien nodig, met foldermateriaal. Heeft de patiënt wel eens eerder geïnhaleerd, of is dit voor de eerste keer? Wat waren eerdere ervaringen? Ga hier kort op in en stem de instructie af op het niveau van de patiënt.

- *Oudere patiënt.* Is er voor de oudere, hulpbehoevende patiënt voldoende hulp aanwezig bij het inhaleren? Bied mantelzorgers/verzorgenden aan om de techniek ook te leren.
- *Keuze van een device.* Kies zoveel mogelijk samen met de patiënt een device dat aansluit op zijn situatie. Heeft de patiënt reuma of artritis/artrose aan de handen, kies dan met zorg een goed te bedienen device uit, dat zo min mogelijk pijnklachten geeft. Pijnklachten bij het bedienen van de inhalator kan therapieontrouw in de hand werken. Een Handihaler bij de Turbuhaler kan dan uitkomst bieden, evenals een Haleraid, een apparaat dat de kracht bij een dosisaerosol beter verdeelt waardoor de patiënt minder hard hoeft te knijpen.
- *Inspiratoire flow.* Hoe groot is de inspiratoire flow? Kies bij patiënten met een lage inspiratoire flow voor een device dat inhaleren zo makkelijk mogelijk maakt, zoals een dosisaerosol met voorzetkamer of eventueel de Turbuhaler. Oefen met diverse devices, zodat de patiënt het juiste apparaat heeft en goed kan inhaleren.
- *Oefenen met de inhalator.* Met oefenapparaten met placebo's kan de patiënt de handelingen een aantal keren oefenen zonder dat hij het medicijn binnenkrijgt. Geef de patiënt ook de tijd om te oefenen. Neem stap voor stap de inhalatietechniek door, gebruik daarbij zo nodig een folder met afbeeldingen, een filmpje of internetinstructies (zie: www.astmafonds). Let op de juiste lichaamshouding bij het inhaleren: rechtop zitten of staan en het hoofd licht omhoog houden, zodat er meer ruimte in de keelholte ontstaat. Geef voldoende feedback tijdens het oefenen, blijf echter altijd positief. Gebruik bij allochtone patiënten die de Nederlandse taal niet goed machtig zijn, bijvoorbeeld videomateriaal of handleiding met plaatjes, of schakel een tolk in. Schakel altijd in overleg met de patiënt een tolk in, dat kan bijvoorbeeld ook een familielid zijn. Laat zo min mogelijk onduidelijkheden bestaan over het inhaleren. Sommige farmaceutische bedrijven hebben instructiefilmpjes op internet en folders in diverse talen voor hun devices (zie: www.astmafonds.nl).
- *Werking van medicijnen.* Vertel duidelijk wat de werking van de medicijnen is, zodat de patiënt weet wat hij gebruikt en ook mogelijke bijwerkingen kan onderkennen. Neem de volgorde van de medicatie door. Eerst de luchtwegverwijder (bijvoorbeeld salbutamol, terbutaline), wacht enkele minuten en dan de inhalatiecorticosteroïden. Deze medicijnen komen op deze manier dieper in de luchtwegen. COPD-patiënten zijn vaak *slow starters*. De ochtendroutine kost veel energie. Adviseer zo'n patiënt om de medicatie op bed in te nemen, nog even rustig te blijven liggen en dan te starten met de ADL.

- *Schimmelinfectie in de mond voorkomen.* Van belang bij gebruik van inhalatiecorticosteroïden (ics) is om na de inhalatie de mond te spoelen met water en dit uit te spugen. Controleer regelmatig of de patiënt geen orale schimmelinfectie van de medicatie heeft. Is dit wel het geval, onderneem dan stappen om dit te laten behandelen. Kies, indien dit vaker voorkomt, voor een andere optie van de ics. Bijvoorbeeld een device met een fijne nevel zoals beclometason of ciclesonide. Bij het laatste medicijn is er geen lokale bijwerking. Het medicijn begint te werken op het moment dat het met de enzymen in de luchtwegen in aanraking komt.
- *Bewaren van het medicijn.* Voor de meeste inhalatiemedicijnen geldt dat ze bewaard moeten worden op een koele, droge plaats. Niet in de koelkast, badkamer of in de zon.
- *Schoonmaken van de inhalator.* De wijze en de frequentie van schoonmaken hangt af van de soort inhalator en het medicijn en staat in de gebruiksinstructie van de leverancier.

Motiveer de patiënt die al jaren de medicatie gebruikt, toch om een controle te ondergaan. De ervaring leert dat patiënten door de jaren heen de inhalatoren vaak toch niet meer op de juiste manier gebruiken, waardoor de medicatie onvoldoende kan werken. Dit kan mogelijk een exacerbatie in de hand kan werken.

Niet-medicamenteuze behandeling bij COPD
Zuurstoftherapie bij COPD

Het geven van zuurstoftherapie thuis, kent voor- en nadelen. Een van de voordelen is dat de patiënt beter geoxygeneerd is en minder vermoeidheidsklachten heeft. De inspanningstolerantie kan belangrijk verhogen door een onderhoudsbehandeling met zuurstof thuis.
Ten aanzien van de levensverwachting zijn de cijfers het hardst. Bij onderzoek in een geselecteerde COPD-populatie bleek dat langdurige zuurstoftherapie, waarbij patiënten vijftien uren zuurstof per dag kregen toegediend, de vijfjaarsoverleving toenam van 25% (groep zonder zuurstof) naar 40%. Ander onderzoek wees uit dat de overleving na twee jaar 78% was bij patiënten die negentien uur per etmaal (in ieder geval gedurende de nacht) zuurstof kregen. In de vergeleken onderzoeksgroep die slechts twaalf uur zuurstof kreeg, overleefde 59%. Het toedienen van extra zuurstof gedurende zeven uur resulteerde bij dit onderzoek dus vrijwel in een halvering van de sterfte (van 41 naar 22%) (Richtlijn COPD).

Doel van zuurstoftherapie

Het doel is de acute hypoxemie opheffen:
- hypoxie voorkomen en zodoende de levensduur verlengen;
- de kwaliteit van leven verhogen;
- de inspanningstolerantie verhogen.

De indicatie voor zuurstoftherapie wordt bepaald aan de hand van de arteriële bloedgasanalyse door middel van een arteriepunctie.

Voorwaarden voor zuurstoftherapie

Er is een aantal voorwaarden waaraan de patiënt moet voldoen. Zuurstoftherapie moet gezien worden als het laatste medicijn waarvan gebruikgemaakt gaat worden. De COPD-patiënt heeft ten eerste een optimale behandeling ondergaan voordat met zuurstoftherapie wordt begonnen. De patiënt moet tevens de griepprik gehad hebben. Zuurstoftherapie kent ook diverse nadelen: het tillen van zuurstoftankjes kan belastend zijn, evenals het urenlang dragen van een zuurstofbril of -kapje. Verder is het van belang dat de patiënt niet, of niet meer rookt. Ook van de directe omgeving thuis moet gevraagd worden niet in de nabijheid van de zuurstof te roken of om open vuur te maken. Mocht de patiënt nog roken, dan is het volgens de richtlijnen van de NVALT (Nederlandse vereniging van artsen voor longziekten en tuberculose) niet zinvol om zuurstoftherapie thuis te regelen. Tijdens het koken zal de patiënt de zuurstof moeten afsluiten. Verder is het zaak om de techniek van de apparatuur goed aan de patiënt en zijn/haar partner/mantelzorger/huisgenoten uit te leggen, zodat ze adequaat kunnen reageren bij eventuele calamiteiten. De patiënt moet gemotiveerd zijn om deze therapie te volgen en zal dan ook goed moeten worden begeleid.

Bijwerkingen

Een van de meest gemelde bijwerkingen van zuurstoftherapie is uitdroging of irritatie van de slijmvliezen van neus en mond. Hierdoor kunnen neusbloedingen ontstaan. De verpleegkundige interventie hierbij is voldoende drinken, goede mondhygiëne en eventueel op snoepjes zuigen om de speekselklier goed te activeren. Via de zuurstofleverancier kan ook een zuurstofbevochtiger geplaatst worden, zodat de slijmvliezen minder uitdrogen.

Bij ernstige COPD-patiënten met een verhoogd CO_2 en een ademprikkel op O_2 (dat wil zeggen dat het ademcentrum alleen nog gevoelig is voor daling van het O_2-gehalte in het bloed) is het geven van zuurstof riskant. Doordat er extra zuurstof gegeven wordt, kan er depressie van het ademcentrum ontstaan met vermindering van de ademha-

lingsfrequentie, met als gevolg retentie van CO_2. Wanneer dit gepaard gaat met een pH-daling (respiratoire acidose), moet de zuurstofflow worden aangepast. Van belang is dat de zuurstoftherapie nooit zomaar gestaakt mag worden, ook al is er sprake van een stabiele situatie.
Een bekende vraag van patiënten die zuurstoftherapie gaan krijgen, is of dit verslavend gaat werken. Dit is niet het geval. Wel is het duidelijk dat de patiënt de zuurstof nodig heeft, omdat er een betere oxygenatie moet ontstaan voor belangrijke organen, zoals het hart en de hersenen.

Diverse zuurstofbronnen

- *Zuurstofcilinders.* Hierbij is de zuurstof onder hoge druk samengeperst. Een nadeel is dat de draagcilinder 5 kg weegt, wat voor sommige COPD-patiënten te zwaar is.
- *Zuurstofconcentrator.* Hierbij worden stikstof en koolzuur uit de omgevingslucht geabsorbeerd en wordt zuurstof aan de patiënt afgegeven. Dit systeem vereist behalve elektriciteit een schone en goed geventileerde ruimte. Een extra cilinder is nodig voor het geval dat de elektriciteit uitvalt.
- *Vloeibare zuurstof.* Hierbij krijgt de patiënt een moedervat met vloeibare zuurstof (−183 °C), dat met enige regelmaat bijgevuld wordt. Het systeem is met name geschikt voor de ambulante patiënt, omdat het draagvat lichter is dan het systeem met de zuurstofcilinders.

Chirurgische behandeling

Er bestaan mogelijkheden om de COPD-patiënt chirurgisch te behandelen. Na een uitgebreide selectie kan de patiënt in aanmerking komen voor longtransplantatie, longvolumereductie of excisie van ruimte-innemende bullae (grote blazen). Longvolumereductiechirurgie is gunstig voor sommige groepen patiënten. Een methode voor bulleus longweefsel bij emfyseem is VATS (*video-assisted thoracic surgery*). Via drie endoscopische buizen kan er een resectie van de long plaatsvinden. Voor longvolumereductiechirurgie is de voorkeursbehandeling de incisie boven het borstbeen, de mediane sternotomie.

1.1.4 MULTIDISCIPLINAIRE BEHANDELING VAN COPD, OPNAME IN EEN ASTMACENTRUM

Al gedurende een ruim aantal jaren bestaat de mogelijkheid van multidisciplinaire behandeling in de vorm van longrevalidatieprogramma's. Voor zowel astma- als COPD-patiënten zijn er diverse instellingen in Nederland die de patiënt verschillende behandeltrajecten kunnen aanbieden, bijvoorbeeld kortdurende dagopname, of een intensieve revalidatieperiode. Patiënten worden behandeld en begeleid door een team dat bestaat uit: longarts, gespecialiseerde longverpleegkundige, fysiotherapeut, diëtist, psycholoog en maatschappelijk werkende. Onderdelen van de behandeling kunnen zijn: gezondheidsvoorlichting en zelfmanagement (zie kader), bewegingstherapie en conditieopbouw, beroepsbegeleiding en leren reageren op de klachten. Het doel is om optimaal om te leren gaan met de beperkingen die COPD met zich meebrengt. De uitgebreide multidisciplinaire behandeling moet ervoor zorgen dat de patiënt zijn grenzen weer kan verleggen, waardoor de kwaliteit van leven kan verbeteren.

De behandelend longarts verwijst door, waarna een intakegesprek plaatsvindt. Na deze intake krijgt de patiënt een behandelvoorstel.

Zelfmanagement bij chronische ziekte

Een chronische ziekte zoals COPD vraagt veel aanpassingen van een patiënt. Zo kunnen de gevolgen van de ziekte beperkingen geven in het dagelijks leven door ziekteklachten als kortademigheid en energieverlies. Het juiste gebruik van medicijnen vergt kennis en discipline en het tijdig opmerken en handelen bij exacerbaties is van groot belang. De patiënt krijgt tevens veel informatie en leefstijladviezen om verdere achteruitgang van de gezondheid tegen te gaan. Tot voor kort lag de nadruk bij de chronische patiënt op het bevorderen van de therapietrouw/compliance door educatieve voorlichting en motivatie. Nieuw in de gezondheidszorg is het bevorderen van het zelfmanagement van de chronische patiënt. Het streven is dat de patiënt de regie neemt over zijn eigen situatie. Het gaat daarbij onder meer om zelfbehandeling, zelfmonitoring en het coördineren van de zorgverlening. De eisen die zelfmanagement stelt aan de patiënt, vergen deskundige ondersteuning door de zorgverleners. Afspraken tussen zorgverleners over wie daarin waarvoor verantwoordelijk is, is van groot belang. De KNMG heeft hiervoor een Handreiking verantwoordelijkheidsverdeling bij samenwerking in de zorg opgesteld (www.knmg-arstennet.nl).

Verschillende organisaties in de gezondheidszorg ontwikkelen, ondersteunen of onderzoeken projecten op het gebied van zelfmanagement. Zie hiervoor www.zelfmanagement.nl, www.zonmw.nl/diseasemanagement en www.nivel.nl.

Voeding en COPD

Bij patiënten met COPD komt gewichtsverlies zeer vaak voor (20% van de stabiele poliklinische patiënten, 50% van de klinische patiënten). Naast een verhoogde voedingsbehoefte bestaat er een verlaagde voedselinname. Depletie van de vetvrije massa is een frequent voorkomende complicatie bij patiënten met COPD en een belangrijke factor bij de bepaling van de kwaliteit van leven en de mortaliteit. Bij ongeveer 20% van stabiele, tweedelijns-COPD-patiënten wordt een tekort aan vetvrije massa gevonden en zelfs bij 35% van de stabiele COPD-patiënten die geëvalueerd werden voor een eventuele longrevalidatie.

Onbedoeld gewichtsverlies heeft een negatief effect op het beloop van de ziekte. Aangenomen wordt dat een significant gewichtsverlies ongeveer drieënhalf jaar voor de dood begint. Ondergewicht wordt in verband gebracht met een significante verlaging van de gezondheidstoestand en de kwaliteit van leven, stoornissen in de functie van de ademhalings- en skeletspieren en een grotere kans op opname in het ziekenhuis.

Gewichtsverlies en ondergewicht (BMI < 21) zijn het gevolg van een langdurig negatieve energiebalans. Bij patiënten met COPD is het energieverbruik verhoogd en kan de inname verlaagd zijn, onder andere door moeheid en doordat kauwen en slikken resulteren in een ander adempatroon en hypoxie.

Oorzaken van een verminderde voedselinname bij COPD

Kortademigheid speelt een grote rol bij de verminderde voedselinname. De patiënt is te benauwd om een volwaardige maaltijd te nuttigen of het eten zelf kost te veel energie. Bij patiënten met een chronische hypoxemie in rust kan een acute daling van de O_2-verzadiging in het bloed optreden tijdens het eten. Dit gaat gepaard met een toename van de kortademigheid. Deze maaltijddesaturatie is groter bij een warme maaltijd dan bij een broodmaaltijd (Schols).

De ontstekingsactiviteit kan invloed hebben op de eetlust en dus ook op de voedselinname. Ook sociale aspecten kunnen een rol spelen bij een verminderde voedselinname. Door immobiliteit kan een patiënt niet of nauwelijks zelf boodschappen doen. Een patiënt kan onvoldoende in staat zijn om zelf de maaltijden te bereiden. Daarnaast kunnen angst en depressie een rol spelen bij een verminderde voedselinname (Schols).

Verhoogde energiebehoefte

Bij 25% van de COPD-patiënten is het energieverbruik in rust verhoogd. Factoren die hieraan kunnen bijdragen, zijn: een verhoogde

O_2-consumptie in de ademhalingsspieren, een verminderde ademhalingsefficiëntie, luchtwegverwijdende medicamenten, zoals β2-sympathicomimetica, en lokale systemische inflammatie (Schols). Bij COPD-patiënten is er sprake van een veranderde substraatstofwisseling, namelijk een verhoogde aanmaak en afbraak van lichaamseiwitten. Deze verhoogde eiwitturn-over gaat gepaard met een verhoogd energieverbruik. Ook kan een metabole en mechanische inefficiëntie van het spiermetabolisme bijdragen aan een verhoogd dagelijks energieverbruik (Schols).

Ondervoeding beïnvloedt de functie van de longen door verzwakking van de ademhalingsspieren. Ondervoeding kan ook leiden tot verminderde afweer met grotere kans op infecties. De laatste jaren is er daarom steeds meer aandacht voor voeding bij de behandeling van COPD.

Voedingstherapie

De voedingsinterventie dient gericht te zijn op het herstellen van de energiebalans, het voorkomen van en corrigeren van ondergewicht en op het verbeteren van de functionele toestand. Mogelijkheden om de voedingstoestand te verbeteren zijn:
– aanpassen van het voedingspatroon;
– voedingssuppletie in de vorm van aanvullende drinkvoeding;
– starten met sondevoeding.

Adviezen bij het aanpassen van het voedingspatroon:
– meer kleine, frequente maaltijden verdelen over de dag;
– gebruik blijven maken van melkproducten. Indien dit een slijmvormend gevoel geeft, kan de mond gespoeld worden met een slokje water of sap;
– gebruik van volle producten in plaats van de magere producten;
– besmeer broodproducten dik met margarine of boter en doe er dubbel beleg op;
– maak gebruik van makkelijk te bereiden producten indien er nog zelf wordt gekookt; indien dit niet of nauwelijks haalbaar is, kan een maaltijdvoorziening een oplossing zijn.

Daarnaast kunnen er adviezen gegeven worden om goed uitgerust aan tafel te gaan en een juiste houding aan te nemen bij het eten. Bij zuurstoftherapie is het belangrijk om de zuurstof tijdens de maaltijden in te houden.

Voedingstherapie dient indien mogelijk altijd gepaard te gaan met lichamelijke training. De combinatie verbetert het functioneren van de patiënt door gunstige effecten op de respiratoire en perifere skeletspierfunctie. Bij een patiënt met een geringe lichamelijke inspanning worden de extra energie en het eiwit mogelijk niet benut voor verbetering van de spiermassa, maar zal de vetmassa erdoor toenemen. Eenvoudige adviezen over aanpassing van het voedings- en activiteitenpatroon kunnen door een longarts of verpleegkundige gegeven worden. Voor een uitgebreid en individueel voedingsadvies met eventueel gebruik van supplementen is de diëtist de aangewezen persoon.

Fysiotherapie bij excacerbatie van COPD

Via een anamnese, onderzoek, en de eventuele hulpvraag van de patiënt wordt de ziektelast bepaald. Vervolgens worden er een fysiotherapeutisch behandeldoel en een behandelplan opgesteld. De ziektelast wordt bepaald door de klachten die de patiënt ervaart, zoals:
- sputumretentie;
- dyspneu/vermoeidheid/verminderde inspanningstolerantie;
- verminderde ADL-zelfstandigheid/kwaliteit van leven;
- depressie.

Bij sputumretentie wordt er gebruikgemaakt van verschillende ademhalingsoefeningen. Het doel van deze oefeningen is om de patiënt te helpen het sputum te evacueren en dyspneu te verminderen. Het is van groot belang de patiënten ADL-zelfstandig te houden, te krijgen en om angst te reduceren. Dit ter preventie van verdere deconditionering. Bij het begeleiden van de klinische COPD-patiënt heeft de fysiotherapeut ook een rol als coach. Hij informeert de patiënt en begeleidt hem in het managen van zijn chronische ziekte.

1.1.5 PSYCHOSOCIALE EN LICHAMELIJKE GEVOLGEN VAN COPD

Leven met COPD is goed mogelijk. Het is voor iedere patiënt anders. Een andere leefwijze zal nodig zijn om de kwaliteit van leven te waarborgen. Echter, niet elke COPD-patiënt is te motiveren tot andere leefregels. De rol van de longverpleegkundige of de praktijkondersteuner is daarbij van groot belang. Zij kunnen de patiënt in dit moeilijke proces begeleiden en op een rustige manier motiveren voor ander leefgedrag.
Naast de wat moeilijk te begeleiden COPD-patiënt die zijn leefstijl liever niet verandert, zijn er ook de patiënten die ziektewinst kunnen en willen behalen. Zij gaan de strijd aan met de sigaret, doen mee met een beweegprogramma (longrevalidatie) en zien in dat het leven met COPD wel beperkingen kent, maar dat er, door veranderingen in de manier van leven, goed met COPD valt te leven. Vrijwel iedere patiënt

doorloopt een rouwproces, waarbij het besef doordringt dat zij nu niet meer in staat zijn datgene te doen, wat zij vroeger wel konden. Dat is in het begin vaak moeilijk te accepteren. De patiënt wordt dagelijks, soms op harde wijze, geconfronteerd met zijn beperkingen ten gevolge van COPD. Hierdoor kunnen patiënten depressief, angstig of somber worden en in een sociaal isolement terechtkomen.

De COPD-patiënt die moeite heeft met het accepteren van de aandoening kan vervolgens een inadequate coping ontwikkelen. De verpleegkundige moet in staat zijn om dit gedrag te herkennen en bespreekbaar te maken.

Gedragskenmerken:
- verhoogde angst, depressie, boosheid (> 6 maanden);
- hulpverlener overvragen, of zijn bijdrage bagatelliseren;
- geringe probleemoplossende vaardigheden.

Sociale kenmerken:
- instabiele leefsituatie/levensfase (lage sociaaleconomische status);
- zwak sociaal netwerk;
- gebrekkige sociale vaardigheden;
- isolement.

Gevolgen van lichamelijke beperkingen

Patiënten worden dagelijks geconfronteerd met klachten, dyspneu, hoesten en opgeven van sputum. Hierdoor kan in belangrijke mate de ADL gestoord worden. Sommige patiënten ervaren het opstaan als een drama en voelen zich rond 11.00 uur pas weer een beetje beter. Hierdoor is het lastig om in de vroege ochtend activiteiten te plannen. Hierdoor kan een sociaal isolement ontstaan. Ook huishoudelijke taken kosten steeds meer moeite. Vermoeidheid speelt veel patiënten parten. Dit komt doordat ook een diffusiestoornis ontstaan is, zodat de O_2-opname gestoord is. De beperkte inspanningstolerantie zorgt niet alleen voor problemen in de thuissituatie, maar ook op het werk. COPD-patiënten zijn vaak niet meer in staat hun oude werktempo te handhaven. Vervelende bijkomstigheid is dat niet bij iedere collega/werkgever het duidelijk is wat COPD met het leven doet en er soms weinig begrip wordt getoond. Echter, met een aantal aanpassingen op het werk en heldere informatie aan collega's zou het mogelijk moeten zijn om aangepast werk te doen. Helaas komt het ook voor dat de patiënt arbeidsongeschikt wordt verklaard en thuis komt te zitten.

In de praktijk zien we ook dat de aanbevolen leefregels (niet roken, goede voeding, longrevalidatie, therapietrouw) niet altijd stipt worden opgevolgd. De lange duur van de therapie en de complexiteit ervan kunnen dit in belangrijke mate bemoeilijken. Vaak zien COPD-patiënten de leefregels als beperkend voor hun sociale leven.

Gevolgen op het gebied van emotie en cognitie

COPD-patiënten voelen zich vaak overvallen door hun aandoening. Zo kan een exacerbatie soms in korte tijd ontstaan en tot heftige dyspneu leiden. De onvoorspelbaarheid roept bij patiënten gevoelens van boosheid en machteloosheid op. Zij voelen zich onzeker worden. Een bekende reactie is vaak: Ik heb er toch echt alles aan gedaan, en nu dit. De patiënt verliest de controle over zijn eigen lichaam en merkt dat hij steeds meer afhankelijk wordt van anderen. Al deze gevoelens kunnen nog sterker worden als er neuropsychologische problemen ontstaan. Zeker bij een gevorderd stadium van COPD kan chronische afname van het zuurstofgehalte leiden tot neuropsychologische klachten zoals geheugenklachten en concentratieverlies.

Veelvoorkomende emoties bij COPD zijn angst, met name angst om te stikken, en depressie. Hierdoor kan er paniek ontstaan die ertoe kan leiden dat de patiënt zo min mogelijk activiteiten onderneemt uit angst om benauwd te worden en te stikken. Door achteruitgang van de conditie en afbraak van de spieren zal hij uiteindelijk geen enkele activiteit meer durven ondernemen. De dyspneu zal in ernst toenemen en hij komt in een vicieuze cirkel terecht, waarin sociaal isolement dreigt. De longarts zal in zijn gesprekken de angst om te stikken moeten bespreken en de patiënt hierin moeten begeleiden. Ook de longverpleegkundige kan in deze problematiek een rol spelen.

Informatievoorziening

Vraag aan de patiënt of hij voldoende informatie over de aandoening heeft gekregen. Informatie kan niet begrepen (vakjargon), niet onthouden of niet verteld zijn. De patiënt heeft er over het algemeen baat bij precies te weten wat hem nu eigenlijk mankeert. Leg de patiënt uit wat de behandelmogelijkheden zijn en wat hij daarvan kan verwachten (bijvoorbeeld longrevalidatie, inhalatietherapie). Bij de informatievoorziening is het ook belangrijk aandacht te schenken aan de wijze waarop iemand omgaat met zijn COPD. De patiënt kan:
- een afwachtende houding aannemen of vermijdingsgedrag tonen;
- heftig zijn emoties uiten;
- depressief reageren;
- een rouwproces doormaken.

1.2 Longtumoren

1.2.1 INLEIDING

Meer dan 85% van de longtumoren wordt veroorzaakt door roken, vooral van sigaretten. Sigarettenrook bevat diverse carcinogene stoffen. Zij binden zich aan het DNA in de kern van de slijmvliescellen van de bronchi. Deze bindingen geven aanleiding tot mutaties in oncogenen en inactivering van genen die coderen voor gecontroleerde celgroei, de zogenoemde tumorsuppressorgenen. Na een interval van tien tot vijftien jaar ontstaat een premaligne laesie, die op haar beurt kan ontaarden in een invasieve tumor. Longcarcinoom is verantwoordelijk voor 29% van de kankersterfte in de wereld. Longcarcinoom is in bijna alle geïndustrialiseerde landen de meest voorkomende tumor bij de man, de jaarlijkse groei bij de vrouw neemt steeds meer toe. Longcarcinoom wordt op basis van microscopisch voorkomen ingedeeld in:
- kleincellig: *small cell lung cancer* of SCLC, ♂ 17%, ♀ 21%;
- niet-kleincellig: *non-small cell lung cancer* of NSCLC, ♂ 71%, ♀ 65%;
  - plaveiselcellig, ♂ 37%, ♀ 19%;
  - adenocarcinoom, ♂ 20%, ♀ 31%;
- grootcellig/ongedifferentieerd carcinoom, ♂ 14%, ♀ 15%;
- niet nader in te delen, 12-14%.

Bron: RIVM, 2007.

Klinische verschijnselen
De klinische verschijnselen zijn zeer uiteenlopend. Meer dan de helft van de patiënten is bij de diagnose 60 tot 75 jaar oud. Bij de meeste patiënten zijn symptomen aanwezig en is de ziekte in een vergevorderd stadium. Slechts bij een klein percentage wordt per toeval een afwijkende X-foto gevonden. Symptomen kunnen het gevolg zijn van de tumor zelf, van metastasen of van paraneoplastische syndromen. De verschijnselen kunnen als volgt ingedeeld worden.
1 *Algemene verschijnselen*. Algemene malaise, anorexie en vermagering.
2 *Lokalisatie*. Perifeer gelegen tumoren geven meestal laat verschijnselen, hoesten en dyspneu kunnen bij grotere tumoren optreden. Centraal gelegen tumoren veroorzaken een verandering van het hoest- en sputumopgeefpatroon, hemoptoë (draadjes tot duidelijk bloed) en dyspneu. Ook kunnen zij leiden tot de ontwikkeling van een obstructiepneumonie.
3 *Doorgroei van de tumor:*
   - pijn ontstaat door doorgroei in pleura/borstwand;

- heesheid ontstaat door ingroei in de nervus laryngeus recurrens (een tak van de nervus vagus, die de stembanden innerveert);
- dyspneu ontstaat door pleuravocht of ingroei in de nervus phrenicus (innervatie van het diafragma) met verlamming van het diafragma als gevolg;
- pijn in de schouder en arm ontstaat doordat een tumor in de longtop ingroeit in de plexus brachialis (syndroom van Pancoast);
- ptosis (omlaaghangend ooglid), miosis (vernauwde pupil), anhidrosis (ontbreken van zweet), enoftalmie (naar achteren verplaatste oogbol) ontstaat door ingroei in de cervicale grensstreng (dit wordt het syndroom van Horner genoemd);
- dysfagie (problemen met het slikken) ontstaat door compressie van de oesofagus;
- het vena cava superior syndroom met zwelling van het hoofd en de hals, cyanose en eventueel zichtbare collateralen op borst en bovenbuik ontstaat door ingroei/compressie van de vena cava superior door de tumor;
- ritmestoornissen, decompensatio cordis en pericarditis carcinomatosa kunnen ontstaan door ingroei van de tumor in het pericard/myocard.

4 *Metastasering.* De metastasering vindt eerst lymfogeen plaats naar de longhilus, het mediastinum en later supraclaviculair. Hematogeen vindt de metastasering plaats via het vena pulmonalis type en kunnen in principe de uitzaaiingen overal terechtkomen met een voorkeur voor:
- hersenen: met verschijnselen van een tumor cerebri zoals hoofdpijn, epileptische insulten, gedragsveranderingen, afasie, dysartrie, motorische uitval, enzovoort (50% van de hersentumoren wordt gevormd door metastasen uit de longen);
- botten: pijn, spontane fracturen;
- lever: vage abdominale klachten, vaak symptoomloos.

5 *Endocriene activiteit.* Sommige longtumoren scheiden stoffen af, bijvoorbeeld de hormonen ADH, ACTH, calcitonine, parathormoon, HCG, prolactine of groeihormoon. Hierdoor kunnen verschijnselen ontstaan als:
- hypercalciëmie met ontkalking van de botten door productie van het parathormoon;
- gynaecomastie (borstvorming bij mannen) door productie van HCG;
- syndroom van Cushing: productie ACTH;

- waterintoxicatie: door productie van ADH, hierdoor ontstaat het zogenoemde SIADHS (syndrome of inappropriate ADH secretion).
6 *Paraneoplastische verschijnselen (tumorbegeleidende)*:
- trommelstokvingers;
- gewrichtsklachten;
- tromboflebitis.

> Meneer Van Dijk (47) is gehuwd en heeft een dochter van twaalf en een zoon van acht. Hij is werkzaam in de bouw. Sinds vier weken heeft hij aanhoudende hoestklachten. Met deze klachten gaat hij naar de huisarts. Hij heeft twintig jaar gerookt en is twaalf jaar geleden gestopt. Hij maakt zich zorgen, omdat zijn vader dertien jaar geleden aan longcarcinoom is overleden. De huisarts besluit om een longfoto te maken. Deze is afwijkend. De huisarts stuurt hem door naar de longarts.
> Meneer Van Dijk komt in het diagnostische traject. Dit houdt in dat hij een aantal onderzoeken moet ondergaan. De longarts stelt als eerste een bronchoscopie voor. Hierbij wordt getracht weefsel te verkrijgen voor histologisch/cytologisch onderzoek. Er werd niet voldoende materiaal verkregen om een juiste diagnose te stellen. Meneer Van Dijk moet daarom op de röntgenafdeling een CT-geleide longpunctie ondergaan.
> Wanneer hij later samen met zijn echtgenote voor de uitslag op de polikliniek komt, blijkt het om een niet-kleincellig longcarcinoom te gaan. Beiden zijn erg ontdaan.
> De longarts wil nu onderzoeken of er metastasen aanwezig zijn. Daarom wordt er een PET/CT-scan afgesproken. Deze zal binnen enkele dagen plaatsvinden. Uit dit onderzoek blijkt dat er pathologische lymfeknopen/metastasen zijn gevonden in het mediastinum.

1.2.2 DIAGNOSTISCHE FASE

In de diagnostische fase kan een aantal onderzoeken gedaan worden.

Bronchoscopie

Bij bronchoscopie wordt een bronchoscoop via de mond of de neus en de trachea ingebracht in de bronchiën. Op deze manier kan men de binnenkant van de bronchiën bekijken en weefsel of sputum verzamelen voor onderzoek naar infecties of maligniteit. Soms is het doel slijm wegzuigen uit de kleinere bronchiën.

Voorbereiding op het onderzoek

Het onderzoek is vrij belastend voor de patiënt. Het duurt ongeveer drie kwartier tot een uur. De keelholte wordt plaatselijk verdoofd, hetgeen de slikreflex onderdrukt en een onaangenaam gevoel geeft. De patiënt mag minstens vier uur voorafgaande aan het onderzoek niets eten en drinken. Vaak krijgt de patiënt een kalmerend middel voor het onderzoek. Een ontspannen houding vergemakkelijkt het onderzoek. Tijdens het onderzoek brengt de arts zo nodig via de bronchoscoop medicijnen in die de hoestprikkel onderdrukken. Het onderzoek kan benauwdheid veroorzaken, omdat door het inbrengen van de bronchoscoop de luchtweg een stuk smaller wordt.

Verpleegkundige aandachtspunten

Voor het onderzoek:
- uitleg geven over het onderzoek en de folder over het onderzoek geven;
- bespreekbaar maken van angst voor benauwdheid;
- medicatie voor en tijdens het onderzoek, nuchter zijn;
- instructies over ontspanning en de juiste ademhalingstechniek; dit houdt in dat de patiënt rustig door de neus moet inademen en rustig (vier tellen) door de mond uitademen.

Na het onderzoek:
- de patiënt geruststellen en zo nodig negatieve ervaringen bespreekbaar maken;
- de ademhaling, pols en bloeddruk controleren;
- de patiënt adviseren om goed rechtop in bed te gaan zitten met de bel binnen handbereik en regelmatig de algemene toestand van de patiënt controleren;
- aangeven dat ophoesten van een beetje bloed normaal is (dit wordt meestal veroorzaakt door het wegnemen van weefsel voor onderzoek);
- aangeven dat de patiënt last kan hebben van een pijnlijke keel (dit kan veroorzaakt worden door irritatie van de scoop; dit verdwijnt vanzelf na enkele uren);
- de patiënt erop attenderen dat hij de eerste twee uur na de bronchoscopie niet mag eten of drinken in verband met het risico van verslikken door de keelverdoving;

- na circa twee uur controleren of de slikreflex weer hersteld is. Hiervoor wordt de slikproef gedaan met een klein slokje water. Is de slikfunctie weer hersteld, dan mag de patiënt weer eten en drinken);
- bij dyspneu de zuurstofsaturatie meten. Eventueel zuurstof toedienen in overleg met de arts. Bij aanhoudende dyspneu zal in overleg met de arts een bloedgasanalyse worden afgenomen.

CT-geleide longpunctie

Een longpunctie is een onderzoek waarbij een dunne naald van buitenaf in de long wordt ingebracht om een heel klein stukje weefsel weg te halen. Dit wordt gedaan als er bij de bronchoscopie onvoldoende weefsel verkregen is voor de patholoog-anatoom. Dit onderzoek wordt verricht door de longarts en de radioloog. Meestal vindt de punctie plaats onder geleide van een CT-scan, soms via doorlichting (soort X-thorax). Over het algemeen veroorzaakt de punctie weinig ongemak. Met behulp van een röntgenapparaat wordt gekeken waar precies geprikt moet worden. De arts geeft een plaatselijke verdoving op de plek van de afwijking. Soms wordt er een klein sneetje gemaakt op de plek waar geprikt gaat worden. In sommige gevallen zal de arts een aantal keren prikken om weefsel op verschillende plaatsen weg te halen. Het verkregen weefsel wordt vervolgens onder de microscoop onderzocht. Bij ongeveer twee van de tien mensen gebeurt het dat de long na dit onderzoek lucht lekt. Dan kan een pneumothorax ontstaan, waarbij de long inklapt, de patiënt is dan erg benauwd en heeft vaak veel pijn. Als het een kleine pneumothorax is, gaat het met bedrust vanzelf weer over. Als het een grotere klaplong is, zal de arts een slangetje (thoraxdrain) in de borstholte inbrengen, waardoor de lucht kan ontsnappen en de long weer kan terugplooien. In beide gevallen moet de patiënt in het ziekenhuis blijven.

Verpleegkundige aandachtspunten

Voor het onderzoek:
- voor dit onderzoek wordt de patiënt enkele uren opgenomen;
- uitleg geven over het onderzoek en de folder over het onderzoek geven;
- bespreekbaar maken van angst en eventuele risico's;
- de patiënt mag van tevoren normaal eten/drinken.

Na het onderzoek:
- de patiënt moet een uur plat blijven liggen, en daarna nog enkele uren in bed blijven totdat de controlefoto van de long gemaakt is;

- gedurende deze tijd de bloeddruk/pols en het wondje van de punctie regelmatig controleren;
- de patiënt geruststellen en zo nodig negatieve ervaringen bespreekbaar maken;
- na de punctie kan de patiënt enkele malen wat bloed ophoesten (dit verdwijnt doorgaans vrij snel);
- de patiënt mag normaal eten en drinken.

PET/CT-scan

De PET-scan (positronemissietomografie) is een nucleair geneeskundig onderzoek waarbij veranderingen in de stofwisseling van cellen in beeld worden gebracht met behulp van een kleine hoeveelheid radioactieve glucose die intraveneus wordt toegediend. Kankercellen delen zich sneller dan gezonde cellen. Daarbij is ook de celstofwisseling versneld. De radioactieve glucose gaat op die plaatsen zitten waar de celstofwisseling versneld is. Dit kan een ontstekingsproces zijn of een maligne proces.

In moderne centra wordt de PET-scan aangevuld met een CT-scan. Hierdoor kunnen kwalitatief betere beelden gemaakt worden. Er zijn geen bijwerkingen bekend van dit onderzoek.

De PET-scan wordt gedaan om te bepalen in welk stadium de ziekte verkeert.

Voorbereiding op het onderzoek

Lang stil moeten liggen in een kleine ruimte kan belastend zijn voor de patiënt. Men moet minimaal zes uur voor aanvang van het onderzoek nuchter zijn. Koffie en thee mag, maar zonder suiker, melk of zoetjes. Ongeveer een uur voordat men op de afdeling Nucleaire Geneeskunde arriveert, is het de bedoeling dat men een liter water, thee of koffie drinkt. Doordat men veel drinkt, zullen de nieren minder oplichten op de scan. Een volle blaas is niet noodzakelijk, de patiënt moet gewoon uitplassen. Patiënten moeten vooraf doorgeven als ze diabetes mellitus hebben. Ze mogen de diabetesmedicijnen (metformine) voorafgaand het onderzoek niet gebruiken. Als deze wel gebruikt zijn, krijgen ze een aangepaste voorbereiding.

Verpleegkundige aandachtspunten

Voor het onderzoek:
- uitleg geven over het verloop van het onderzoek;
- bespreken van eventuele angst voor het onderzoek;
- verwijderen van sieraden of andere metalen voorwerpen, uitdoen van gebitsprothese(n).

Na het onderzoek:
- de patiënt attenderen op veel drinken, dit bespoedigt de uitscheiding van de kleine hoeveelheid radioactieve stof.

1.2.3 BEHANDELFASE

Als behandeling voor meneer Van Dijk wordt chemotherapie voorgesteld. Tijdens het intakegesprek krijgt hij van de verpleegkundige uitleg over de chemotherapie en de mogelijke bijwerkingen.
- *Misselijkheid en braken*. Hiervoor krijgt hij anti-emetica. Het nadeel van alle anti-emetica is dat men hiervan obstipatie kan krijgen. Patiënten krijgen vaak een recept mee voor Primperan© en Movicolon©. Zij moeten deze bij de thuisapotheek halen, zodat zij ze al in huis hebben voordat de behandeling start.
- *Verminderde weerstand*. Dit komt doordat de chemotherapie op sneldelende cellen werkt en dus ook op de aanmaak van leukocyten. Dit is vooral in de middelste week. Patiënten wordt geadviseerd zich goed te beschermen. Contact met zieke mensen en een drukke omgeving worden afgeraden.
- *Verhoogde bloedingsneiging*. Dit komt doordat de chemotherapie op sneldelende cellen werkt en dus ook op de aanmaak van trombocyten. Bij langdurige bloedneuzen die langer dan een halfuur aanhouden, spontane hematomen, bloed in urine of ontlasting en het langdurig bloeden van een wondje luidt het advies om contact op te nemen met het ziekenhuis.
- *Bloedarmoede*. Dit komt doordat de chemotherapie op sneldelende cellen werkt en dus ook op de aanmaak van erytrocyten. Verschijnselen hiervan zijn toenemende vermoeidheid, bleek uiterlijk, hartkloppingen, dyspneu, duizeligheid. Als het hemoglobinegehalte erg laag is, kan dit worden behandeld met een erytropoëtine of een bloedtransfusie.
- *Haaruitval*. Patiënten krijgen het advies als het haar met plukken tegelijk uitvalt, het dan gelijk met de tondeuse helemaal af te scheren. Het is erg verdrietig en pijnlijk om steeds haren te vinden. Ook wordt geadviseerd om een hoofddeksel te dragen. Dit omdat via een kaal hoofd veel warmte verloren gaat en om de hoofdhuid te beschermen.
- *Vermoeidheid*. Dit wordt veroorzaakt door verschillende omstandigheden. De bloedarmoede, de afbraakproducten van de chemotherapie, het psychische aspect en natuurlijk het longcarcinoom zelf kunnen bij elkaar opgeteld een intense vermoeidheid veroorzaken. Patiënten krijgen het advies om toch een ritme in de dag te houden

en vooral niet de hele dag in bed te gaan liggen. Dit heeft juist een averechts effect.
- *Smaakverandering.* Het kan dat alles naar karton, metaal of niets gaat smaken. Het wordt dan erg moeilijk om goed te blijven eten. Dit is echter wel gewenst. Patiënten mogen zeker niet afvallen.
- *Verminderde eetlust.* Patiënten krijgen het advies om in plaats van drie keer per dag zes keer per dag kleine hoeveelheden te eten. De maaltijden moeten wel calorierijk en eiwitrijk zijn. Dus: roomboter, vollemelkproducten, slagroom enzovoort.
- *Huidveranderingen.* Patiënten krijgen het advies zich goed in te smeren met bodylotion of bodymilk. Deze moet niet geparfumeerd zijn. Overmatig zonlicht moet worden vermeden omdat men snel verbrandt.
- *Irritatie van het mondslijmvlies.* Het advies luidt om na iedere maaltijd de tanden te poetsen met een zachte tandenborstel en de mond goed te spoelen.
- *Verandering van het ontlastingspatroon.* Dit kan zowel diarree als obstipatie inhouden. Bij langdurige waterdunne diarree langer dan 24 uur is de kans op uitdroging erg groot. Er moet dan contact worden opgenomen met het ziekenhuis. Datzelfde geldt bij obstipatieklachten langer dan 48 uur.
- *Mogelijk doofheid en neuropathische klachten.* Deze kunnen soms optreden bij bepaalde cytostatica. Als men deze klachten heeft, moeten ze gelijk bij de arts gemeld worden, zodat hij de medicatie kan aanpassen.

Alle informatie over chemotherapie staat ook beschreven in het voorlichtingsboekje dat meneer Van Dijk meekrijgt. Hij krijgt ook het advies om dit steeds mee te nemen. Bij deze informatie worden ook folders over longcarcinoom, chemotherapie en medisch wetenschappelijk onderzoek gestopt. Voor verdere informatie wordt verwezen naar internet: www.kwf.nl, www.kwfkankerbestrijding.nl en www.longkanker.info.nl. Ook wordt met het echtpaar Van Dijk besproken dat alle excreta (urine, feces, speeksel, transpiratievocht, sperma, lichaamsvocht, bloed, braaksel) kleine hoeveelheden van het cytostaticum bevatten, dus besmet zijn. De mate van besmetting is voor elk cytostaticum verschillend. De duur van de besmetting kan variëren van enkele dagen tot twee weken. Meneer Van Dijk krijgt het advies om zittend te plassen, tweemaal het toilet door te spoelen en de toiletbril schoon te maken met een desinfecterend doekje. Het toilet is dan voor iedereen veilig. Kleding hoeft niet gescheiden gewassen te worden.

Sperma kan ook kleine sporen cytostatica bevatten, daarom wordt het advies gegeven bij seksueel verkeer een condoom te gebruiken.
Tot slot wordt nog besproken dat er verschillende disciplines, zoals diëtist, maatschappelijk werker, pastoraal werker, transferverpleegkundige, geraadpleegd kunnen worden indien dit noodzakelijk is.

1.3 Longcarcinoom in de palliatieve fase

> Mevrouw Mol (62) is gehuwd. Ze heeft sinds haar veertigste een matige COPD (GOLD-2) en is hiervoor altijd door de huisarts behandeld. Vorig jaar is bij haar een niet operabel, kleincellig bronchuscarcinoom vastgesteld. Mevrouw Mol is hiervoor met chemotherapie behandeld.
>
> Na onderzoek in verband met pijnklachten bleek mevrouw Mol ook een heupmetastase rechts te hebben. Hiervoor heeft ze vijf bestralingen gehad, om de pijnklachten te verminderen. Een maand geleden kwam naar voren dat er flinke progressie van de tumor was. Behalve symptoombestrijding is er niets meer voor haar te doen.
>
> Mevrouw Mol wordt opgenomen op de longafdeling in verband met dyspneuklachten en hoesten, waarbij ze ook regelmatig donkerrood bloed ophoest. Daarnaast heeft ze veel pijn in de heup uitstralend naar het rechterbeen en 38,9 °C koorts. Bij binnenkomst op de afdeling heeft ze een lage saturatie van 80%, met twee liter zuurstof stijgt deze naar de 91%. Vanwege haar COPD kan ze echter niet meer zuurstof verdragen door de stijging van de pCO_2. Toch blijft ze erg veel last houden van dyspneuklachten en dit neemt bij geringe inspanning flink toe. Het toedienen van medicatie via verneveling heeft maar even effect.
>
> In verband met de koorts wordt gestart met antibiotica en een infuus met twee liter NaCl 0,9% per 24 uur. Daarnaast wordt de pijnbestrijding aangepast. Mevrouw Mol kreeg 4 maal daags 1 gram paracetamol met een Durogesic-100-pleister. Dit blijkt echter niet voldoende, er wordt gestart met 4 tot 6 maal daags 5 mg morfine subcutaan, naast de andere medicatie.
>
> De verpleegkundige zorg bij mevrouw Mol is in deze fase gericht op pijn, dyspneu en hoesten.

1.3.1 PIJN BIJ GEMETASTASEERD LONGCARCINOOM IN DE PALLIATIEVE FASE

Wanneer het longcarcinoom gemetastaseerd is, krijgt de patiënt vaak met pijnklachten te maken. Als de tumor zich alleen nog in de longen bevindt, geeft dit meestal geen tot weinig pijnklachten. Pas wanneer de tumor ingroeit in de thoraxwand of pleura treedt er pijn op. Een longtumor kan zich lymfogeen metastaseren via de longhilusklieren naar de klieren in het mediastinum en naar de supraclaviculaire klieren. Dit geeft weinig tot geen pijnklachten. Daarnaast kan een longtumor hematogeen metastaseren naar botten, lever, hersenen, bijnieren en de andere long.

Botmetastasen zoals bij mevrouw Mol geven vaak ernstige pijnklachten. Radiotherapie kan pijnvermindering geven. Als dit niet of onvoldoende werkt, zal er ook met pijnstilling gestart moeten worden. Als de botmetastase dermate groot is, dat het een groot deel van het bot beslaat, is er kans op het ontstaan van een spontane fractuur. Ter voorkoming van een fractuur zal er dan gekozen worden voor bestraling, operatie (plaatsing van een pen in het desbetreffende bot) of immobilisatie van het betreffende bot. Als er toch een fractuur ontstaat en er kan geen pen geplaatst worden, kan er niet veel meer dan pijnbestrijding worden toegepast.

Metastasering naar de lever en bijnier geven meestal minder pijn, al kan een grote metastase wel pijn veroorzaken. In de palliatieve fase kan hiervoor alleen pijnbestrijding gegeven worden. Hersenmetastasen kunnen voor ernstige hoofdpijn zorgen. Als radiotherapie geen optie meer is, zal vaak alleen pijnbestrijding nog helpen. In sommige gevallen zal met radiotherapie de tumor wat kleiner worden, waardoor de hoofdpijnklachten kunnen afnemen (zie ook: Klaren & Van der Meer, 2004).

Pijnanamnese en pijnbestrijding

Bij mevrouw Mol is er al pijnmedicatie volgens de WHO-ladder gestart. Ze krijgt bij opname de pijnmedicatie volgens stap 3. Dit blijkt echter niet voldoende te zijn, dus wordt de pijnmedicatie na het afnemen van de pijnanamnese aangepast. De al gebruikte medicatie wordt niet gestopt, want dan bestaat de kans dat de pijn alleen maar toeneemt (zie afb.1.2).

De pijnanamnese van mevrouw Mol ziet er als volgt uit:
– *Duur van de pijn.* Sinds een maand toegenomen.
– *Beloop van de pijn.* Continu aanwezig, bij geringe beweging neemt de pijn toe.
– *Plaats van de pijn.* Rechterheup, uitstralend naar rechterbeen.

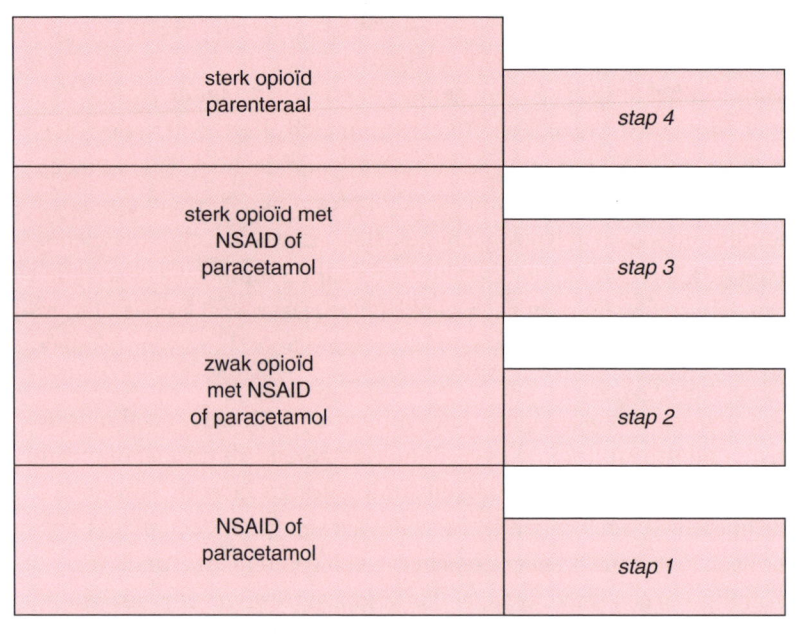

sterk opioïd parenteraal	stap 4
sterk opioïd met NSAID of paracetamol	stap 3
zwak opioïd met NSAID of paracetamol	stap 2
NSAID of paracetamol	stap 1

Afbeelding 1.2 WHO-ladder voor de behandeling van pijn.

- *Omschrijving van de pijn.* Drukkend, hardnekkig, scherp.
- *Verergerende of verlichtende factoren van de pijn.* Beweging van het been, lang in dezelfde houding liggen en op de rechterzijde liggen verergeren de pijn. Patiënt kan geen verlichtende factoren bedenken.
- *Effect van de pijn op slaap, stemming, eetlust en activiteit.* Slapen gaat met tussenpozen. Stemming daalt. De eetlust verandert niet door de pijn. Activiteiten zijn door de pijn zeer beperkt.
- *Bijwerkingen van de al gegeven pijnmedicatie.* Patiënt wordt suffer van de pijnmedicatie, maar ervaart dit niet als hinderlijk.
- *Pijngedrag.* Patiënt geeft aan als de pijn toeneemt. Daarnaast begint ze meer te kreunen en onrustig te bewegen in bed.
- *Medicatiegebruik.* Viermaal daags 1 gram paracetamol en een Durogesic-100-pleister bij opname. Bij opname is er vier- tot zesmaal daags morfine subcutaan gestart.

Met deze pijnanamnese worden de verschillende aspecten van de pijn goed weergegeven. Om vervolgens de pijn zo goed mogelijk onder controle te houden, moet er meerdere keren per dag (op vaste tijden) een pijnscore worden afgenomen. Hierbij geeft mevrouw Mol op een schaal van één tot en met tien een cijfer aan voor de pijn die zij op dat moment ervaart. Een tien geeft de meest denkbare pijn aan en een één is geen pijn. Als blijkt dat mevrouw Mol een paar keer hoger dan vijf scoort, zal de pijnanamnese opnieuw worden afgenomen en moet de pijnmedicatie worden aangepast.

Naast medicamenteuze behandeling van pijn zijn er nog andere manieren om pijnklachten te verminderen. Deze interventies vallen onder complementaire zorg. Hieronder vallen de volgende interventies.
- *Toepassen van warmte.* Zoals een warme kruik op een pijnlijke plek.
- *Klassieke massage.* Kan veelal door een fysiotherapeut gegeven worden.
- *Toepassen van etherische oliën.* Het gebruik van rustgevende oliën kan de patiënt ontspannen maken, waardoor de pijn tijdelijk wat minder ervaren wordt.
- *Luisteren naar muziek.* Dit heeft vooral een ontspannende werking, waardoor de patiënt de pijn tijdelijk minder kan ervaren.
- *Relaxatie.* Hieronder vallen ontspanningsoefeningen en ademhalingsoefeningen waardoor de patiënt rustiger wordt.

Niet alle patiënten en verpleegkundigen staan open voor deze interventies. Ze worden in de praktijk dan ook niet vaak toegepast. Toch kunnen ze bij sommige mensen naast de medicamenteuze pijnbestrijding een verlichting van de pijnklachten geven (De Graeff, Verhagen & Eliel).

Niet alle pijn is onder controle te krijgen. Er is dan zo veel pijnstilling nodig om de pijn onder controle te krijgen, dat de bijwerkingen het leven van de patiënt te veel beïnvloeden. Het kan zijn dat de patiënt heel erg suf wordt en uiteindelijk meer slaapt dan wakker is door de medicatie en als hij wakker is amper meer in staat is te communiceren. Het is dan belangrijk dat de verpleegkundige signaleert wat voor de patiënt het belangrijkste is: de pijn helemaal onder controle krijgen of met pijn nog in staat zijn tot een gesprek en wat dagelijkse activiteiten. Als blijkt dat de pijn dusdanig overheerst en niet meer goed onder controle te krijgen is en er geen behandelingen meer zijn, kan gekozen worden voor palliatieve sedatie. De keuze voor palliatieve sedatie gebeurt altijd in overleg met de arts.

1.3.2 DYSPNEU BIJ LONGCARCINOOM IN DE PALLIATIEVE FASE

Dyspneu is een veelvoorkomend probleem, tot 70% van de longcarcinoompatiënten krijgt ermee te maken. Het klinische beeld van dyspneu bestaat uit vier stappen: normale ademhaling, tachypneu, dyspneu en respiratoire insufficiëntie. Wanneer een patiënt met longcarcinoom dyspneuklachten heeft, kan dit verschillende oorzaken hebben.

Dyspneu is een onaangenaam maar vooral ook een angstig gevoel dat de ademhaling tekortschiet. Veel patiënten zullen bang zijn om te stikken. Er is geen duidelijke relatie tussen het (subjectieve) gevoel van dyspneu en objectieve parameters zoals zuurstofgehalte van het bloed of prestatievermogen. De patiënt kan ondanks een goede saturatie een hoge mate van dyspneu ervaren. De situatie is vergelijkbaar met die bij pijn: de patiënt is zo dyspnoïsch als hij zelf zegt te zijn.

Het is belangrijk dat naast de angst andere oorzaken worden achterhaald voordat met een effectieve behandeling gestart kan worden. Dyspneuklachten kunnen veroorzaakt worden door hypoxie ((zuurstoftekort in de weefsels en door hypoxemie (zuurstoftekort in het bloed). Als dit de oorzaak is van de dyspneuklachten is zuurstoftoediening vaak erg effectief.

Naast hypoxie en hypoxemie zijn er nog andere oorzaken van dyspneu.

- *Pleuravocht.* Een veelvoorkomend verschijnsel bij longcarcinoom. Vaak wordt het pleuravocht door een eenmalige punctie of plaatsing van een pleuradrain verwijderd. Dit is echter vaak tijdelijk, regelmatig komt het pleuravocht weer terug. Er kan dan soms gekozen worden voor talkose. Dit is het onder epidurale anesthesie inspuiten van steriele talk op de plaats waar het pleuravocht telkens terugkomt. Dit veroorzaakt een steriele ontsteking waardoor de pleurabladen tegen elkaar plakken. Hierdoor kan minder of geen nieuw pleuravocht ontstaan. Talkage heeft niet altijd het gewenste resultaat. Wanneer bij een patiënt steeds opnieuw pleuravocht optreedt, kunnen de patiënt en zijn naasten hier erg moedeloos van worden. Ook omdat het dan meestal met steeds kortere tussenperioden plaatsvindt. De patiënt kan door de toegenomen dyspneu ook steeds minder en zal dus steeds meer activiteiten moeten laten of door anderen moeten laten doen.
- *Pneumonie.* Wordt in de palliatieve fase vaak veroorzaakt door verminderde mobiliteit en weerstand. Wanneer een patiënt erg bedlegerig wordt, is de kans op een pneumonie reëel aanwezig. Naast behandeling met antibiotica zal er veelal zuurstof worden toegediend. Niet elke patiënt zal van de antibiotica opknappen, soms is een patiënt te veel uitgeput en is het lichaam niet meer in staat om hiervan op te knappen. In de palliatieve fase wordt daarom soms in samenspraak met de patiënt afgezien van antibiotica. Wanneer wel gekozen wordt voor antibiotica bij pneumonie, knapt de patiënt vaak heel langzaam op. Het is van belang dan goed te letten op verschijnselen van uitputting en verergering van de dyspneu. Meer zuurstof toedienen heeft niet altijd effect, omdat de longen door de ontsteking niet in staat zijn dit op te nemen. Wanneer een patiënt

uitgeput raakt, bespreekt de verpleegkundige dit met de patiënt, zijn naasten en de arts. Als blijkt dat er geen andere behandeling gestart kan worden, kan de keuze zijn om de dyspneu te verminderen, veelal wordt dit met morfine behandeld. Als blijkt dat de patiënt steeds vaker een hogere dosering morfine nodig heeft, kan er uiteindelijk voor palliatieve sedatie gekozen worden.
- *Luchtwegobstructie.* Ontstaat door ingroei van de tumor in de trachea. Door plaatsing van een stent of door radiotherapie kan geprobeerd worden de obstructie te verminderen. Hierna nemen de dyspneu en verslikkingsklachten meestal snel af. Dit is echter niet altijd effectief of mogelijk en dan zijn er naast dyspneuvermindering door morfinetoediening vaak geen andere behandelingen meer mogelijk. Hierbij is het belangrijk als verpleegkundige om in overleg met de arts de morfinetoediening te optimaliseren, zodat de patiënt zo min mogelijk hinder, angst en paniek ondervindt van de dyspneu.
- *Longembolieën, anemie en decompensatio cordis.* Deze aandoeningen zijn vaak goed te behandelen en geven na behandeling vaak weinig tot geen dyspneuklachten. Wanneer tijdens de behandeling de patiënt ernstige dyspneu ervaart, geeft het verminderen van activiteiten al een verbetering voor de klachten (zie ook: De Jong e.a. en www.oncoline.nl).

Verpleegkundige interventies bij dyspneu

Het doel van de medische behandeling en de verpleegkundige interventies is vermindering van de dyspneuklachten in de palliatieve fase. Het is erg belangrijk dat de verpleegkundige goed nagaat of de dyspneuklachten daadwerkelijk verminderen. Bij elke oorzaak van dyspneu kunnen verpleegkundige interventies de dyspneu zoveel mogelijk beperken of voorkomen.
- Geef goede voorlichting over de mogelijke oorzaken van de dyspneu. Onwetendheid veroorzaakt vaak angst en dit kan de dyspneu of de beleving ervan verergeren.
- Bespreek de angst voor stikken met de patiënt en zijn naasten. Veel patiënten zijn hier bang voor, vooral omdat niet goed bekend is dat dit met morfine veelal voorkomen kan worden.
- Probeer lichamelijke inspanning voor de patiënt zoveel mogelijk te beperken. Hierdoor zal de dyspneu minder snel toenemen. Ook hoeft de patiënt dan niet telkens te herstellen van een dyspneu-aanval, hetgeen erg veel energie, kracht en uithoudingsvermogen van de patiënt vraagt.
- Een goede houding is van essentieel belang. Wanneer de patiënt onderuit gezakt zit of ligt, kan hij zijn longcapaciteit veel minder goed

gebruiken. Half rechtop zitten met eventueel wat kussens in de nek of onder de armen is een goede houding.
- Ook patiënten bij wie geen sprake is van hypoxemie kunnen baat hebben bij de toediening van zuurstof. Overleg dit met de arts.
- Frisse lucht is bevorderlijk voor vermindering van dyspneu. Vaak zijn er veel naasten bij een patiënt in de laatste fase, iedereen wil graag afscheid nemen van de patiënt. Vraag het bezoek om elkaar af te wisselen en als het kan niet te lang achter elkaar te blijven. Dit kan de patiënt erg uitputten waardoor de dyspneu kan toenemen of als erger ervaren worden.
- De dagelijkse verzorging bij flinke dyspneuklachten zullen door de verpleegkundige geheel of gedeeltelijk overgenomen moeten worden. Soms is het zelfs noodzakelijk om de zorg in etappes te doen en met twee verpleegkundigen, zodat de patiënt niet te veel uitgeput raakt. Veel patiënten hebben er grote moeite mee om dit uit handen te geven. Besteed hier aandacht aan. Laat de patiënt zijn frustraties en boosheid wegens de dyspneu uiten.

1.3.3 HOESTEN

Hoesten zorgt ervoor dat de luchtwegen gereinigd worden. De patiënt kan last hebben van een droge (kriebel)hoest of een productieve hoest waarbij hij sputum ophoest. Hoesten komt in de palliatieve fase bij ongeveer 80% van de patiënten voor. Veel patiënten hebben in deze fase last van een hardnekkige hoest. Dit is erg vermoeiend voor de patiënt en kan ook slapeloosheid veroorzaken (Klaren & Van der Meer).
Soms is er sprake van hemoptoë. Dit kan uit kleine spoortjes oud (donkerbruin) bloed bestaan, maar kan zich ook in grote stolsels vers (helderrood) bloed uiten. De patiënt kan soms zoveel hemoptoë hebben, dat een medicamenteuze behandeling met stollingsfactoren nodig is. Het is belangrijk om als verpleegkundige de hoeveelheid, frequentie en kleur van de hemoptoë te observeren en te rapporteren aan de behandelend arts. Leg ook uit aan de patiënt dat het doorslikken van hemoptoë vaak misselijkheidsklachten veroorzaakt en dat het uitspugen van het sputum dit kan voorkomen.
Hoesten kan op verschillende medicamenteuze manieren geprobeerd worden te bestrijden, maar dit helpt niet altijd. Leg dit altijd uit wanneer een patiënt medicijnen krijgt tegen de hoest(buien). Daarnaast kan de fysiotherapeut hulp bieden bij het aanleren van de juiste hoesttechniek. Vaak is 'huffen' minder vermoeiend en effectiever dan hoesten bij vastzittend sputum. De patiënt ademt dan krachtig uit met een open glottis. Vernevelen van fysiologisch zout of koude stoom (ultra-

sonore verneveling) kan helpen bij vastzittend sputum (Baas, Zylicz & Hesselmann).

Verpleegkundige interventies bij hoesten

Mevrouw Mol heeft een hardnekkige hoest waarbij ze af en toe wat hemoptoë heeft. Om haar zo min mogelijk last te laten ondervinden van het hoesten zijn de volgende verpleegkundige interventies te hanteren.
- Een goede halfzittende houding (in bed) is erg belangrijk bij een hardnekkige hoest. Het kan de hoest verminderen en/of kan het sputum hierdoor beter loskomen.
- Observeer of de gegeven medicijnen effect hebben. Indien dit niet het geval is, kan in overleg met de arts andere medicatie voorgeschreven worden.
- Zorg voor voldoende vochtintake, een ijsklontje in de mond kan soms wat helpen.

Probeer ervoor te zorgen dat de nachtrust zo optimaal mogelijk blijft.

Mevrouw Mol blijft na drie dagen aanhoudende hoge koorts houden, ondanks het toedienen van antibiotica. De dyspneu verergert nog steeds. Ze kan alleen nog maar in halfzittende houding in bed liggen, elke beweging geeft toename van de dyspneu en hoestbuien. Ook de pijn neemt voortdurend toe, ondanks dat de morfine naar 4 tot 6 maal daags 10 mg subcutaan is verhoogd. Ze kan hierdoor amper meer een houding in bed vinden.
Mevrouw Mol is erg angstig en uitgeput. Haar echtgenoot is continu bij haar aanwezig en blijft ook slapen. Ze heeft nu een verblijfskatheter gekregen, zodat ze niet meer op het schuitje hoeft om te urineren, dit is te inspannend voor haar. De lichamelijke verzorging wordt volledig door twee verpleegkundigen met tussenpozen gedaan, anders wordt de dyspneu te heftig.
Mevrouw Mol en haar echtgenoot laten de verpleegkundige weten dat dit zo geen acceptabele situatie meer is voor haar. Haar kracht en wil zijn op. De verpleegkundige regelt een gesprek met de behandelende longarts. De longarts vertelt het echtpaar Mol dat er eigenlijk geen behandelmogelijkheden meer zijn. Mevrouw Mol geeft bij de arts nogmaals aan dat ze zo niet meer wil leven en dat ze moe en uitgeput is. Ze wil alleen maar slapen en geen pijn en dyspneuklachten meer hebben. De longarts legt uit dat palliatieve sedatie dan een optie is voor haar. Ze kan als ze eraan toe is, zelf aangeven wanneer dit gestart wordt. Mevrouw Mol zal dan door

middel van een morfine- en dormicuminfuus in slaap gebracht worden. De morfine zorgt er tevens voor dat de pijn verlicht wordt en het gevoel van dyspneu wordt ermee verminderd. Mevrouw Mol beslist dat ze eerst van iedereen afscheid wil nemen en daarna aan de palliatieve sedatie wil. Haar echtgenoot is het hiermee eens.

Na het gesprek laat mevrouw Mol iedereen komen van wie ze afscheid wil nemen. Dit is erg emotioneel voor haar. Vooral het afscheid van haar zus valt haar erg zwaar. Ze wil dat na het aansluiten van de morfine en het dormicum alleen haar man bij haar is. Nadat ze van iedereen afscheid heeft genomen, sluit de verpleegkundige in overleg met het echtpaar Mol het infuus aan. Na een halfuur valt mevrouw Mol in een rustige slaap. Ze oogt erg rustig, hapt niet meer naar adem en lijkt geen pijn te ervaren. Vier uur na het aansluiten van het morfine-dormicuminfuus overlijdt ze (zie ook: Sesink & Jüngen, *De verpleegkundige in de AGZ, algemene verpleegkundige zorg*, par. 9.4.1).

De verpleegkundige zorg in de hierboven beschreven fase is gericht op angst, uitputting (lichamelijke en psychische), afscheid nemen en palliatieve sedatie.

1.3.4 ANGST

'Bezorgd', 'zenuwachtig', 'gespannen', 'bang', 'geschrokken' en 'eng' zijn termen die iemand gebruikt als hij een bepaalde mate van angst ervaart. In de palliatieve fase worden patiënten geconfronteerd met onzekerheden en existentiële vragen. Het is normaal dat dit gepaard gaat met gevoelens van verdriet, somberheid, boosheid en angst. Deze angst is veelal gericht op te verwachten omstandigheden, zoals het komende lijden, onzekerheid, controleverlies, verlies van waardigheid, verlies van autonomie, afscheid nemen, het sterven en de dood. Veelal vinden patiënten en hun naasten zelf de goede manier om met deze vormen van angst om te gaan. Met elkaar de zorgen bespreken, voorbereidingen treffen op het naderende einde, zaken regelen en aan artsen en verpleegkundigen uitleg vragen over de mogelijkheden van symptoombestrijding kunnen tot geruststelling en afname van de angst leiden (Vos & Seerden).

De angst om te stikken is aanwezig bij een groot deel van de patiënten die in de terminale fase verkeren. Daarbij komt dat ook pijn, angst veroorzaakt, die weer aanleiding kan geven tot dyspneu. De reacties versterken elkaar, waardoor er een vicieuze cirkel ontstaat (Vos &

Seerden). Patiënten die in deze vicieuze cirkel terechtkomen, hebben ondersteuning nodig om met deze angst om te kunnen te gaan en zo mogelijk de angst te reduceren. Het is belangrijk dat de verpleegkundige ondersteuning biedt en de angst van de patiënt serieus neemt. Het is belangrijk dat de patiënt vertrouwen krijgt in het behandelteam. De communicatie hierover tussen verpleegkundige en patiënt speelt hierbij een belangrijke rol. Is er sprake van angst om te stikken? Zijn er ervaringen uit het verleden die meespelen? Is het de pijn die dyspneu oproept (De Graeff et al.)?

Angst, zich zorgen maken en piekeren gaan vaak samen. Wanneer een patiënt negatieve ervaringen heeft opgedaan bij een overlijden van een dierbare of een ernstig ziekbed heeft meegemaakt van iemand die veel heeft moeten lijden, kunnen gedachten hierover gaan overheersen bij het eigen ziekbed. Dit kunnen reële, maar ook irreële gedachten zijn die angstgevoelens tot gevolg hebben en het functioneren beïnvloeden. Die gedachten kunnen uiten en beïnvloeden kan heel nuttig zijn om angst te reduceren.

Zo kan een patiënt in de laatste fase van zijn ziekte nog tal van zorgen en angstige gevoelens hebben over de ziekte, het beloop ervan, de achterblijvers en de naderende dood. Deze zorgen kunnen deels berusten op irreële gedachten. Door de juiste vragen te stellen en de gedachten van de patiënt te peilen, krijgt de patiënt vaak meer inzicht in hoe hij over bepaalde dingen denkt en hoe hij zich daarbij voelt. Veelal leidt het tot meer rust en ruimte en minder angst bij de patiënt als irreële gedachten worden weggenomen en het probleemoplossende vermogen van de patiënt wordt vergroot (Vos & Seerden).

Patiënten die veel sociale steun ervaren, kunnen over het algemeen beter omgaan met hun angstgevoelens. Het is daarom ook van belang om anderen uit de directe omgeving hierbij te betrekken. Behalve aan de familiekring van de patiënt kan binnen het ziekenhuis ook gedacht worden aan een maatschappelijk werkende, een pastoraal werkende of een psycholoog. Indien er sprake is van meerdere hulpverleners, bespreek dan wie voor de continuïteit kan zorgen en een vertrouwensrelatie kan opbouwen.

Draag te allen tijde zorg voor een goede afstemming en overdracht tussen de verschillende hulpverleners, vooral tussen ziekenhuis, verpleeghuis, hospice en thuiszorg. Zorg ervoor dat naasten van de patiënt weten hoe ze de hulpverleners kunnen bereiken als de angst niet onder controle te krijgen is (Vos & Seerden).

1.3.5 LICHAMELIJKE EN PSYCHISCHE UITPUTTING

Kankergerelateerde vermoeidheid is een subjectief gevoel van uitputting dat aanhoudend aanwezig is. Het is gerelateerd aan kanker of aan de behandeling ervan en interfereert met het dagelijkse functioneren (National Comprehensive Cancer Network Fatigue Practice Guidelines).

Mevrouw Mol geeft aan dat de situatie waarin zij verkeert geen acceptabele situatie meer is. Ondanks de morfine die zij krijgt toegediend tegen de pijn, wordt de hele situatie haar te veel. Mevrouw Mol is niet meer in staat enige lichamelijke inspanning te verrichten. Ze kan het emotioneel ook niet langer opbrengen om op deze manier verder te gaan. Zij geeft aan dat haar kracht en wil op zijn en dat ze moe en uitgeput is.

De arts en de verpleegkundige kunnen in deze palliatief-terminale fase alleen nog ondersteuning bieden aan mevrouw Mol en haar naasten door gehoor en uitvoering te geven aan haar wensen.

1.3.6 AFSCHEID NEMEN

Afscheid nemen bij een naderend overlijden is een soort van afronden. Het is een intense beleving omdat het onomkeerbaar is. Op een goede manier afscheid nemen van dierbaren, kan rust geven. Mevrouw Mol heeft de arts verteld dat de situatie voor haar niet meer acceptabel is. De arts heeft haar uitgelegd dat er geen behandelmogelijkheden meer zijn en dat in deze situatie de mogelijkheid bestaat om haar met morfine en een dormicum in diepe slaap te brengen waarin zij geen pijn, vermoeidheid en angst meer voelt. Mevrouw Mol stemt in met palliatieve sedatie. De arts legt uit dat ze in comateuze toestand zal komen. Gezien haar lichamelijke toestand is de verwachting van de arts dat ze vervolgens zal komen te overlijden. Wanneer dit zal zijn, kan de arts niet uitspreken.

Mevrouw Mol geeft aan dat zij afscheid wil nemen van haar dierbaren voordat wordt overgegaan tot palliatieve sedatie. De verpleegkundige heeft hierin tot taak dat dit naar wens van mevrouw Mol verloopt en dat zij en haar dierbaren alle tijd krijgen om afscheid te nemen. Mevrouw Mol heeft hierbij zelf de regie in handen, de verpleegkundige heeft tot taak haar hierin te ondersteunen. Belangrijk is dat de verpleegkundige mevrouw Mol ook geestelijke ondersteuning aanbiedt, bijvoorbeeld door de mogelijkheden te bespreken om een pastorale hulpverlener in te schakelen. Geestelijke verzorging biedt dan deskundige begeleiding. Een geestelijk verzorger begeleidt en verleent hulp gebaseerd op een geloofs- of levensovertuiging. De geestelijk verzorger kan de familie in tijd van rouw ook begeleiding bieden.

1.3.7 PALLIATIEVE SEDATIE

Onder palliatieve sedatie wordt verstaan het opzettelijk verlagen van het bewustzijn van een patiënt in de laatste levensfase. Sedatie kan worden toegepast in de terminale fase met als doel het verlichten van ernstig lijden. Sedatie kan continu, kortdurend (uren tot een dag) of intermitterend worden toegepast. De mate van bewustzijnsverlies die noodzakelijk is om het lijden te verlichten, kan variëren van oppervlakkig tot diep. Juist toegepaste sedatie verkort het leven niet (www.oncoline.nl).

Sedatie is nooit een alternatief voor euthanasie. Deze twee handelingen zijn van een verschillende orde. Sedatie past bij symptoombestrijding en valt daarom onder normaal medisch handelen.

Er zijn echter wel medische voorwaarden waaraan voldaan moet worden.
- Het lijden is op een andere manier niet voldoende te verlichten.
- Bij continue, diepe sedatie is de verwachting dat de patiënt nog maar heel kort te leven heeft.
- Palliatieve sedatie is géén euthanasie (het sterven is niet het gevolg van de toegediende medicijnen).
- Zorgvuldig en tijdig overleg tussen arts, patiënt, naasten en verzorgenden is zeer wenselijk.

Voor de verpleegkundige zijn de volgende punten belangrijk.
- De echtgenoot van mevrouw Mol duidelijk maken hoe de sedatie ongeveer zal gaan verlopen.
- Het zal voor de echtgenoot lijken alsof zijn vrouw slaapt.
- Mevrouw Mol kan snurken of reutelen, maar ze is in die situatie niet benauwd en zal zich ook niet benauwd voelen.
- Vertel de echtgenoot dat als hij denkt dat zijn vrouw wat minder comfortabel is, er signalen kunnen zijn die dat bevestigen: grimassen maken, pijngeluiden maken, onrustig worden.
- Verzeker de echtgenoot ervan dat mevrouw Mol geen honger of dorst heeft gedurende de sedatie.
- Doe geen uitspraken over de duur van de sedatie.

Literatuur

Astmafonds. Verpleegkundig diagnosticeren bij mensen met COPD. Amersfoort, 2004.

Baas AAF, Zylicz Z, Hesselmann GM. Landelijke Richtlijn Hoesten. Utrecht: Vereniging van Integrale Kanker Centra, 2010.

Bindels PJE, Lammers JWJ. Longziekten. Houten: Bohn Stafleu van Loghum, tweede druk, 2009.

Boot BS, Kerstjens HAM. Zorg rondom COPD. Houten: Bohn Stafleu van Loghum, 2006.

Burgers JA, Wouters M. Longcarcinoom en andere thoracale tumoren in beeld. Houten: Bohn Stafleu van Loghum, 2009.

Conceptrichtlijn Ketenzorg COPD. Richtlijn Diagnostiek en behandeling van COPD Actualisatie maart 2010. Utrecht: Kwaliteitsinstituut voor de Gezondheidszorg CBO, 2010.

Dekhuijzen PNR (red). COPD - Chronisch obstructief longlijden. Alphen a/d Rijn: Van Zuiden Communications, 2009.

Delhaas E. Basiscursus medicamenteuze behandeling bij chronische en oncologische pijn. Breda: Amphia Ziekenhuis, 2006.

Graeff A de, Verhagen EH, Eliel MR. Oncologieboek richtlijnen palliatieve zorg. Laren: Integraal Kankercentrum Midden Nederland, derde druk, 2003.

Jong JTE de, Zaagman-Buuren MJ van, Vries DJM de, Jüngen, IJD. Interne Geneeskunde. Houten: Bohn Stafleu van Loghum, 2007.

Kanter-Koppenol W de, Dekker P. Nederland stopt! Met roken. Amsterdam: Thoeris, 2008.

Klaren AD, Meer CA van der. Oncologie Handboek voor verpleegkundigen en andere hulpverleners. Houten: Bohn Stafleu Van Loghum, 2004.

Kwaliteitsinstituut voor de Gezondheidszorg CBO. Richtlijn Tabaksverslaving. Utrecht: CBO, herziening 2009.

Loenen AC van, Sitsen JMA. Farmacotherapeutisch kompas 2010. Diemen: College voor Zorgverzekeringen, 2010.

Nederlandse Vereniging van Artsen voor Longziekten en Tuberculose. Richtlijn Voeding en COPD. Alphen a/d Rijn: Van Zuiden Communications B.V, 2002.

Richtlijn Diagnostiek en behandeling van COPD. Actualisatie maart 2010. Utrecht: Kwaliteitsinstituut voor de Gezondheidszorg CBO, 2010.

Rijt CCD van der, Vrehen H, Krol RJA. Landelijke Richtlijn: Vermoeidheid bij kanker in de palliatieve fase. Utrecht: Vereniging van Integrale Kanker Centra, 2006.

Schols AM, Gosker HR. The pathophysiology of cachexia in chronic obstructive pulmonary disease. Curr Opin Support Palliat Care 2009;3(4):282-7.

Schols AMWJ. Voeding bij chronische longziekten. In: Former-Boon M, Asseldonk GAEG van, Duinen JJ van, Nuland R van, editors. Informatorium voor Voeding en Diëtetiek. Houten: Bohn Stafleu van Loghum, 1999.

Sesink EM, Jüngen IJD. De verpleegkundige in de AGZ, Algemene Verpleegkundige zorg. Houten: Bohn Stafleu van Loghum, 2010.

Vos MS, Seerden P. Landelijke richtlijn Angst. Utrecht: Vereniging van Integrale Kanker Centra, 2010.

Zorgstanddaard COPD. Amersfoort: Long Alliantie Nederland, 2010.

Websites

www.fk.cvz.nl (Farmacotherapeutisch Kompas)
www.cbo.nl (Kwaliteits Instituut voor de Gezondheidszorg)
www.astmafonds.nl
www.kwf.nl (Nederlandse kankerbestrijding)
www.longalliantie.nl
www.longkanker.info (van longartsen voor patiënten met longkanker)
www.oncoline.nl (Richtlijnen voor de oncologie)
www.pallialine.nl (Richtlijnen voor palliatieve zorg)
www.zonmw.nl/diseasemanagement (Zorgonderzoek Nederland en Medische Wetenschap)
www.ikcnet.nl (Vereniging van Integrale Kankercentra)
www.longverpleegkundigen.venvn.nl
www.nvalt.nl (Nederlandse Vereniging van Artsen voor Longziekten en Tuberculose)

Circulatie

J.P. van der Spek, E.A.H.I. Lugtmeier-Skotarczak, E.J. van de Kraats, J. Roeleveld, M. van Trigt, IJ.D. Jüngen en E.M. Sesink

2.1 Acuut coronair syndroom

2.1.1 INLEIDING

Hoewel in het voorjaar van 2009 hart- en vaataandoeningen door kanker van de eerste plaats van meest voorkomende ziektes werd verdrongen, kan nog steeds van een volksziekte worden gesproken. Op 1 januari 2007 waren er ongeveer 648.300 mensen met een coronaire hartziekte: 50,1 per 1000 mannen en 29,4 per 1000 vrouwen. In 2007 kwamen er ongeveer 82.100 nieuwe patiënten met een coronaire hartziekte bij. Dit brengt het totaal aantal mensen met gediagnosticeerde coronaire hartziekte op ongeveer 730.400.

In 2007 overleden 11.876 personen (6.759 mannen en 5.117 vrouwen) met een coronaire hartziekte als primaire doodsoorzaak (Nationaal Kompas Volksgezondheid). De sterfte aan hart- en vaatziekten is dalende, in 1996 stierven hieraan nog 51.313 mensen in 2009 waren dat er 38.897. Naarmate we ouder worden, neemt de kans op een hartaanval toe. De kans op een hartaanval is bij mannen drie tot vier keer zo groot als bij vrouwen. Vrouwen hebben een grotere kans om te overlijden aan een hartaanval dan mannen (afb. 2.1). Dit kan deels liggen aan het te laat opmerken van de symptomen. Bij mannen zijn de klachten vaak een drukkende pijn op de borst met uitstraling naar de linkerschouder. Maar bij vrouwen zijn de symptomen anders: zij hebben vaak last van oververmoeidheid, kortademigheid en pijn in hun schouders. Veel vrouwen herkennen deze symptomen niet en weten evenmin dat ze meer kansen op een hartinfarct hebben na de overgang.

Ook zijn sommige diagnostische tests minder gevoelig bij vrouwen en is er soms sprake van onderbehandeling: voornamelijk statines (cholesterolsyntheseremmers, middelen tegen een hoog cholesterol) worden minder vaak voorgeschreven. Bovendien komt een hartinfarct

bij vrouwen vaker op een gemiddeld hogere leeftijd voor dan bij mannen. In dat geval zijn ook vaak al andere ziektes en klachten aanwezig, waardoor de prognose minder goed is vanwege comorbiditeit.
De meeste hart- en vaatziekten ontstaan door het dichtslibben van bloedvaten door atherosclerose. Hierdoor wordt de bloeddoorstroming door de bloedvaten achter de afsluiting belemmerd en kan er door zuurstofgebrek weefselschade optreden. Het dichtslibben van een coronairarterie veroorzaakt hartproblemen en een hartinfarct.

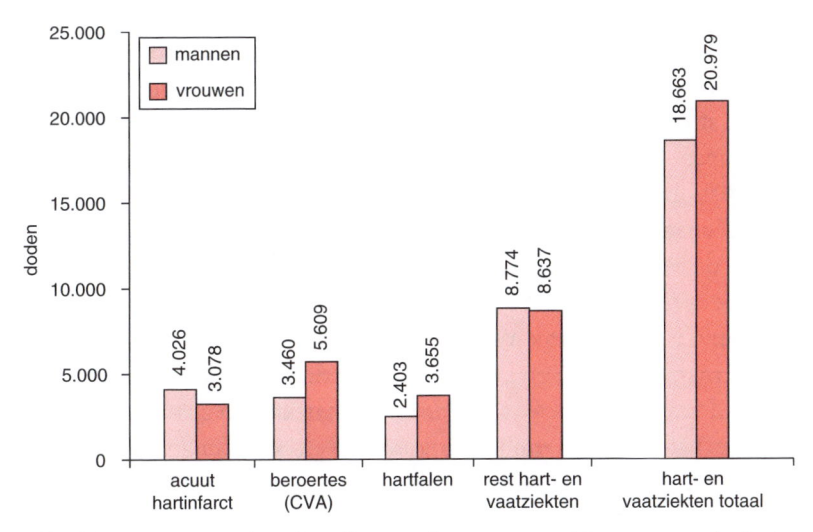

Afbeelding 2.1 *Aantal sterfgevallen aan hart- en vaatziekten naar geslacht in Nederland in 2009 (bron: CBS).*

Risicofactoren

De kans op het ontstaan van atherosclerose ligt in wat we een ongezonde leefstijl noemen (of ook wel het metabolisch syndroom of syndroom X): weinig lichaamsbeweging, vet eten, overgewicht en een (daardoor) verhoogde cholesterolspiegel. Roken en een stressvol bestaan vergroten de kans op het ontstaan van de aandoening. Diabetes mellitus is een andere grote predisponerende factor. Als in de familie al hart- en vaataandoeningen voorkomen, wordt de kans op coronairlijden nog groter.
In het geval van het acuut coronair syndroom gaat het om de presentatie van een patiënt met angina pectoris (AP), die een uiting kan zijn van een volledige afsluiting van de kransslagader of waarbij de verdenking daarvan groot is. In veel gevallen is de instabiele angina pectoris (IAP) een eerste teken van coronairlijden zonder dat de patiënt al eerder

klachten had. Net zo goed kan het gaan om iemand die al eerder een hartinfarct heeft gehad of die al werd behandeld voor coronairlijden. Op de hartbewaking komt het nogal eens voor dat de patiënt vlak na het optreden van een acuut myocardinfarct (AMI) periodes van IAP voorkomen. Er wordt dan wel gesproken van een dreigende uitbreiding van het infarct. Meestal ontstaat AP of IAP op zichzelf.

> Seyhan Kaya is een actieve veertiger met een drukke baan op een reclamebureau. Hij is gewend aan deadlines en kan uren achter elkaar aan de computer zitten werken. Omdat het werk druk is en veel stress oplevert, lukt het Seyhan maar slecht om met roken te stoppen. Omdat het hem laatst overkwam dat hij halverwege de trap moest uithijgen en een beklemd gevoel op de borst hem het traplopen steeds vaker belet, heeft Seyhan een afspraak gemaakt met de huisarts. Die druk op de borst vertrouwt Seyhan niet.
> In de spreekkamer is het vooral het verhaal van Seyhan dat maatgevend is voor de arts. Wanneer de klachten optreden, de aard en ernst van de pijn en benauwdheid en de leefstijl worden uitgebreid besproken. Ook vraagt de arts of hartkwalen en suikerziekte in Seyhans directe familie voorkomen. Een oom van hem is op jonge leeftijd aan een hartkwaal overleden. Daarna beluistert de arts het hart en de longen. Zijn er souffles die passen bij kleplijden, is er pericardwrijven passend bij een pericarditis met kleplijden of zijn crepitaties over de longen te horen. De bloeddruk is in ieder geval te hoog voor een man van rond de veertig: 165/110 mm Hg bij een regelmatig hartritme van rond de 90 slagen per minuut. Op grond van Seyhans verhaal en de verhoogde bloeddruk besluit de arts met de polikliniek van het ziekenhuis te bellen en te vragen om een plekje op de afdeling Cardiologie.
> Die mededeling is voor Seyhan een geruststelling: kennelijk is hij op tijd met het artsenbezoek. Aan de andere kant schrikt hij erg. Kennelijk zijn z'n klachten van dien aard, dat ze direct en diepgaand zullen worden onderzocht. Omdat Seyhan niet bekend is met een bestaande allergie voor aspirine, krijgt hij 160 mg acetylsalicylzuur en een tablet metoprolol van 25 mg, om respectievelijk trombocytenaggregatie te voorkomen en de bloeddruk en het hartritme wat te verlagen. Seyhan gaat naar huis om daar spullen voor een overnachting in het ziekenhuis te halen. Een halfuur later meldt hij zich op de spoedeisende hulp met een verwijsbrief van zijn huisarts voor de dienstdoende cardioloog.

2.1.2 ACUUT CORONAIR SYNDROOM

Het acuut coronair syndroom is een verzameling aandoeningen die worden veroorzaakt door afwijkingen aan of afsluiting van de kransslagaders van het hart. Volgens het Nederlands Genootschap van Huisartsen (NHG) gaat het bij het acuut coronair syndroom (ACS) om zowel het acute myocardinfarct (AMI) als instabiele angina pectoris (IAP).

Bij een acuut myocardinfarct (AMI) wordt een kransslagader/coronairarterie plotseling afgesloten door een bloedstolsel, waardoor een deel van het hart geen zuurstofrijk bloed krijgt. Dat deel van het hart sterft af als de circulatie niet binnen zeer afzienbare tijd wordt hersteld. Bij een complete stop van de bloedcirculatie ontstaat na twintig minuten necrose en binnen zes uur kan irreversibele schade optreden. Behoud van myocardweefsel hangt dus sterk af van een snel herstel van de bloedcirculatie en het besparende effect is het grootst als dit herstel binnen twee uur plaatsvindt.

De verschijnselen zijn:
- beklemmende pijn midden op de borst (angina pectoris), achter het borstbeen, vaak uitstralend naar de onderkaak of linkerarm (olifant op de borst, bandgevoel);
- doodsangst;
- misselijkheid;
- shockverschijnselen;
- ritmestoornissen.

Bij diabetespatiënten, bij patiënten op oudere leeftijd en bij vrouwen kunnen de verschijnselen milder van aard zijn en op griep lijken: benauwdheid, spierpijn en een gevoel van onbehagen.

Instabiele angina pectoris (IAP) betekent dat er verschijnselen zijn van pijn op de borst, angina pectoris (AP) in rust. Het kan in dit geval ook betekenen dat er heviger pijn is die korter dan twee maanden bestaat, of waarbij de klachten duidelijk vaker, heviger en langer en zelfs bij het leveren van minder inspanning voorkomen dan voorheen. Het kan ook betekenen dat er AP ontstaat binnen twee weken na een AMI of binnen twee weken na interventie na een AMI. De New York Heart Association (NYHA) heeft een pijnschaal ontwikkeld die inzicht geeft in het optreden en de mate van AP (zie kader).

> **AP-pijnschaal van de NYHA**
> - Klasse I: geen pijn op de borst, bij welke inspanning dan ook.
> - Klasse II: bij hevige inspanning ontstaat pijn op de borst, die overgaat in rust.
> - Klasse III: pijnklachten die optreden bij geringe inspanning, maar met rust overgaan.
> - Klasse IV: klachten die spontaan en in rust optreden (wordt ook wel instabiele angina pectoris ofwel IAP genoemd).

In het algemeen gaat het om een samenspel van de vaatwandbeschadiging in de coronairarterie, de ontsteking daardoor en de stolling als gevolg daarvan. Het door de atherosclerose gezwollen gebied in de wand van een slagader kan gemakkelijk scheuren, een dissectie. Het onderliggende weefsel komt nu bloot te liggen. Dat veroorzaakt plaatselijke stolling. Dit proces kan het bloedvat prikkelen tot samentrekking. De combinatie van deze factoren kan de kransslagader bedreigen met gedeeltelijke of zelfs totale afsluiting.

Diagnostische fase

> Enigszins timide en geschrokken meldt meneer Kaya zich bij de inschrijfbalie van de spoedeisende hulp (SEH). Na inschrijving komt er een SEH-medewerker die de brief van de huisarts nog eens doorleest, vragen stelt over huidige klachten, allergie, medicijngebruik, wanneer hij het laatst heeft gegeten en hoe het op dit moment met hem gaat. Op dit moment zijn er geen klachten van benauwdheid of van pijn op de borst.
> De bloeddruk wordt opgemeten. Die is, zeker door die ene pil die de huisarts hem heeft gegeven, al een stukje gezakt, maar nog zeker te hoog: 145/100 mm Hg. De hartslag is regelmatig en zo rond de 85/min.
> Bij het luisteren naar hart en longen worden geen souffles gehoord en ook het ademgeruis is helder. De saturatie aan de vinger is 97%.
> De SEH-medewerker neemt ook een aantal buisjes bloed af. Om te zien of er schildklierlijden (TSH, vrij T4) is vast te stellen, sprake is van diabetes mellitus (HbA1c en bloedsuikers) en een eventuele bloedarmoede (Hb/Ht) en om enzymen te kunnen bepalen die een indicatie zijn voor eventuele hartschade (ASAT/

ALAT/CK-Mb en Trop-T) en het voorkomen van een te hoog cholesterolgehalte (LDL/HDL). Uit de bloedafname worden ook CRP en leukocyten bepaald om te zien of er sprake van een infectieuze oorzaak voor de klachten kan zijn. Bovendien wordt een elektrocardiogram (ecg) gemaakt. Hierop zijn geen afwijkingen te zien. In afwachting van de laboratoriumuitslagen wordt meneer Kaya naar de afdeling Cardiologie gebracht. Op de verpleegafdeling wordt afgesproken dat er driemaal daags controles worden gedaan van pols en bloeddruk. Maar bovenal wordt hem verteld toch vooral te waarschuwen als de pijnklachten zich weer voordoen. Als medicatie wordt 300 mg carbasalaatcalcium (Ascal Cardio®) gegeven, fondaparinux 2,5 mg subcutaan en clopidogrel (Plavix™) 300 mg om het samenklonteren van bloedplaatjes te voorkomen. De metoprolol (Selokeen®) 25 mg wordt herhaald en een statine of cholesterolsyntheseremmer (Lipitor®) gegeven, een cholesterolverlagend medicament (dit heeft tevens een ontstekingsremmende werking).

Op deze eerste dag van de opname wordt een röntgenfoto van hart en longen gemaakt. Op deze X-thorax zijn geen afwijkingen te zien: een normale hartfiguur, geen transpositie van de grote vaten en geen aanleiding voor verdenking van afwijkingen van het longbeeld.

Na terugkomst van de afdeling Radiologie besluit meneer Kaya naar het ziekenhuiswinkeltje te gaan om wat lectuur te kopen. Daar staat hij zich flink te ergeren aan het gedrag van een stel kinderen die zich nogal onbeleefd tegen het personeel gedragen. Hij besluit ze te negeren en er niets van te zeggen. Op de terugweg naar de afdeling begint hij een vaag aansnoerend gevoel op de borst te voelen. Op de afdeling maakt hij daar direct melding van. De verpleegkundige vraagt hem naar zijn kamer te gaan en alvast op bed te gaan liggen en het shirt open te maken, zodat hij direct een hartfilmpje kan maken.

Op de kamer neemt de verpleegkundige direct de bloeddruk en de pols op en stelt een aantal vragen.
- Wanneer is de pijn is opgetreden?
- Wat was u aan het doen?
- Waar zit de pijn precies, kunt u dat aanwijzen?
- Is de pijn gerelateerd aan een bepaalde houding?
- Was er een af- of toename van de pijn bij de ademhaling?

2.1.3 VERPLEEGPROBLEMEN

De actuele zorg-/hulpvraag is gericht op de lichamelijke klachten: pijn op de borst en de psychische klachten: angst en ongerustheid.

Pijn

Aanvankelijk moet er een onderscheid worden gemaakt tussen pijn veroorzaakt door een proces intrathoracaal of extrathoracaal. De oorzaak kan ook in de buik (denk aan galblaas- of pancreaslijden) liggen. Ook hyperventilatie kan een oorzaak van de pijn zijn, gelet op de angst en onrust van de patiënt (zie tabel 2.1).

Tabel 2.1 Kenmerken van verschillende vormen van pijn op de borst.

pijnervaring	bijzonderheden	begin pijn	duur	diagnose
drukkend snoerend gevoel alsof er iets heel zwaars op de borst rust	moe	niet plotseling vaak in rust	minder dan twintig minuten	instabiele angina pectoris
heftig drukkend beangstigend met transpireren	misselijkheid en braken	plotseling, meestal in rust	uren	myocardinfarct
brandend gevoel op de borst	houdingsafhankelijk	bouwt geleidelijk op	enkele dagen	pericarditis
scheurend en heftig, naar de rug uitstralend	polsverschil aandrang tot defecatie	plotseling	minuten tot uren	aneurysma dissecans
zeurderig	zuurbranden en houdingsafhankelijk (bij bukken)	langzaam opkomend	wisselend	hiatus hernia
drukkend	ademnood en prikkelend gevoel in vingers/rond mond	niet acuut	wisselend	hyperventileren
als een messteek	ademnood en pijn voornamelijk bij ademhaling	plotseling	direct tot uren	pneumothorax
drukkend	houding en ademhalingsafhankelijk	direct	uren tot dagen	ribfracturen
pijn op de borst naast het borstbeen	ademhalingsafhankelijk	ontstaat geleidelijk	dagen tot weken	costochondritis of syndroom van Tietze

Verpleegkundige interventies

Na het navragen van de klachten en het stellen van de medische diagnose: angina pectoris (AP) op basis van vaatlijden, wordt een interventieplan opgesteld. Op de korte termijn is de verpleegkundige zorg gericht op het reduceren van de pijn en de angst. In overleg met de arts wordt een medisch interventieplan gemaakt. Dat zal gericht zijn op eventuele interventie, afhankelijk van de uitkomst van de directe verpleegkundige actie. In verband met een interventieplan van andere hulpverleners moet nu al worden gedacht aan de beleving van de patiënt tijdens en na een dergelijk gezondheidsfalen.

Meneer Kaya kan alleen aangeven dat de pijn een drukkend karakter heeft en niet is weg te zuchten of te verminderen door een andere houding aan te nemen. De pijn ontstond terwijl hij van het winkeltje terug naar de lift liep. Op basis van de verkregen informatie zal de verpleegkundige meneer Kaya zoveel mogelijk geruststellen door uit te leggen wat er aan de hand is en hoe er gehandeld moet worden.

De volgende aandachtspunten zijn daarbij van belang:
– bedrust nemen;
– direct waarschuwen bij optreden van pijnklachten;
– de patiënt geruststellen;
– de arbeidsintensiteit van het hart verminderen;
– de doorbloeding van de kransslagaders verbeteren;
– de pijn wegnemen en eventueel pijnstillers inzetten om de pijn te verminderen;
– overleg met de arts over directe verdere interventie.

Omdat ervan uitgegaan wordt dat de klacht het gevolg is van een vernauwde kransslagader, is het belangrijk om de controles van hartritme en -frequentie en de bloeddruk te meten. De pijnbeleving wordt vastgesteld door middel van de VAS-score (*visual analogue scale*), zodat na de interventie de mate van pijn en pijnvermindering kan worden gemeten. Meneer Kaya wordt gevraagd hoe zijn beleving van de pijn is op een schaal van 0 (geen pijn) tot en met 10 (ondraaglijke pijn). De pijn is wel uit te houden maar op een schaal van 0 tot 10 scoort hij toch 6. De bloeddruk is hoog, 160/110 mm Hg, bij een pols van 85/min regulair en equaal. Op het ecg ziet de verpleegkundige wat hoge spitse T-toppen in de afleidingen V1 tot en met V4.

Meneer Kaya krijgt een pufje nitroglycerinespray onder de tong. Dat medicijn moet de bloedvaten iets verwijden, waardoor aanvoer van bloed naar het hart en uitstroom iets verlaagd wordt. Het hart hoeft dan minder arbeid te verrichten waardoor de zuurstofbehoefte van het hart wat zal afnemen.

Risico bij bloeddrukdaling

Nitroglycerine moet niet gegeven worden bij een aortaklepstenose. De bloeddruk is dan zo hoog omdat het hart moeite heeft het bloed uit het linkerventrikel te pompen. Wanneer door het geven van de nitrospray de bloeddruk ongecontroleerd zal zakken, zal de oxygenatie van het hart zelf gevaar lopen. De kransslagaders worden dan direct ook verminderd doorbloed.

Pijnanamnese bij pijn op de borst (POB)

De verpleegkundige observeert de pijn aan de hand van de volgende criteria.
1 Oorzaak: inspanning/emotie.
2 Plaats van de pijn.
3 Karakter van de pijn:
   – bewegen;
   – in- en uitademen;
   – houding;
   – opwekbaar (drukken op de thoraxwand).
4 Duur van de pijn.
5 Herkenbaar als POB. Zo ja, pijnschaal (VAS 1-10) hanteren.

Meneer Kaya krijgt 2 l O_2 via een nasale zuurstofcanule. Hem wordt nadrukkelijk gevraagd direct te bellen als de pijnklachten verergeren. De verpleegkundige vertelt hem dat ze het ecg direct aan de arts zal voorleggen. In vergelijking met het ecg van de opname is te zien dat de spitse T-toppen op de voorwandafleidingen nieuw zijn. De verpleegkundige overlegt telefonisch met de arts over te nemen maatregelen. De afspraak wordt gemaakt om te zien of de klachten afnemen na het toedienen van nitroglycerinespray. Als de klachten niet direct afnemen, moet dit herhaald worden. Het inbrengen van een infuusnaald om eventueel intraveneus nitroglycerine te geven en het toedienen van extra zuurstof is goed. De arts zal de hartbewaking vragen een plaats te reserveren voor het geval de klachten niet op de spray alleen verdwijnen. Hij zal direct naar de afdeling komen om meneer Kaya zelf te zien.

Op de kamer van meneer Kaya sprayt de verpleegkundige een tweede maal nitrospray onder de tong van de patiënt. De pijn was na de eerste maal niet of nauwelijks gezakt, reden om de toediening te herhalen. Terwijl de verpleegkundige wacht tot de tweede toediening spray eventueel gaat werken, brengt hij een infuusnaald in om medicatie direct toe te kunnen dienen. Ook de tweede dosis nitrospray mist zijn uitwerking. Kennelijk is de dosis die via de slijmvliezen wordt opgenomen onvoldoende om de preload, het aanbod van veneus bloed aan het hart zodanig te verminderen dat de zuurstofbehoefte van het hart voldoende afneemt.

In overleg met de arts start de verpleegkundige nitroglycerine via het infuus. Meneer Kaya wordt nu ook onder voortdurende ecg-bewaking en met frequente bloeddrukcontroles (in verband met de intraveneuze nitroglycerinetoediening) naar de hartbewaking overgeplaatst. Omdat de afwijkingen op het ecg niet of nauwelijks afnemen, wordt besloten om meneer Kaya direct naar de hartkatheterisatiekamer te brengen zodra daar plaats is. De vernauwing van de kransslagader moet nu worden behandeld.

Intussen worden regelmatig controles van bloeddruk en hartritme en -frequentie gedaan. Op geleide van de pijn en deze controles kan de intraveneuze toediening van de nitroglycerine worden opgehoogd. Ondanks die toediening wordt de drukkende pijn niet minder. Er wordt gevreesd voor een acute afsluiting van de linker kransslagader. Dat vermoeden wordt gevoed door de afwijkingen in juist de voorwandafleidingen V1 tot en met V4. Die zijn specifiek voor de voorwand van het hart omdat die afleidingen als het ware van bovenop naar het hart kijken. De slagader die daar loopt, is de *left anterior descending coronary artery*, kortweg de LAD.

Voor meneer Kaya kan het allemaal niet snel genoeg gaan. Gaandeweg voelt hij zich beroerder worden. Naast de pijn begint hij zich ook flink misselijk te voelen en door de nitroglycerine komt een akelige hoofdpijn opzetten. Zo langzamerhand begint hij zich ernstig zorgen te maken. De interventies op dit moment zijn voornamelijk gericht op het geruststellen van de patiënt en het bestrijden van de pijn en misselijkheid.

Inmiddels komt de CCU-verpleegkundige vertellen dat de hartkatheterisatiekamer vrij is en dat hij daar heen gaat voor een percutane coronaire interventie (PCI), ook nog wel percutane transluminale coronaire angioplastiek (PTCA) of dotteren genoemd (afb. 2.2). Via de arterie femoralis of de arteria radialis wordt een katheter naar het hart gebracht. Met contrastvloeistof en doorlichting kunnen de coronairen zichtbaar worden gemaakt en dus ook de eventuele vernauwingen of afsluitingen. Een ballon wordt ter hoogte van de vernauwing opgeblazen. Hierdoor wordt de atheroscleruze plaque weggeperst. Dat kan voor de patiënt een tijdelijke verheviging van de pijn op de borst veroorzaken. Meestal wordt ter plaatse een stent geplaatst. Het doel daarvan is het wegnemen van de vernauwingen van de kransslagader. Het gebeurde nogal eens dat zo'n stent opnieuw dichtgroeide. Dit kwam door een ontstekingsreactie als gevolg van schade aan het bloedvat tijdens het aanbrengen van de stent. Hierdoor werd de stent ingekapseld door de bloedcellen die zich bij de ontsteking op de stent nestelen. Dit zorgde opnieuw voor een vernauwing. Sinds 2001 wordt de stent van een medicijnlaagje voorzien, waardoor het risico van opnieuw dichtgroeien kleiner wordt. Dit worden *drug eluting stents* genoemd.

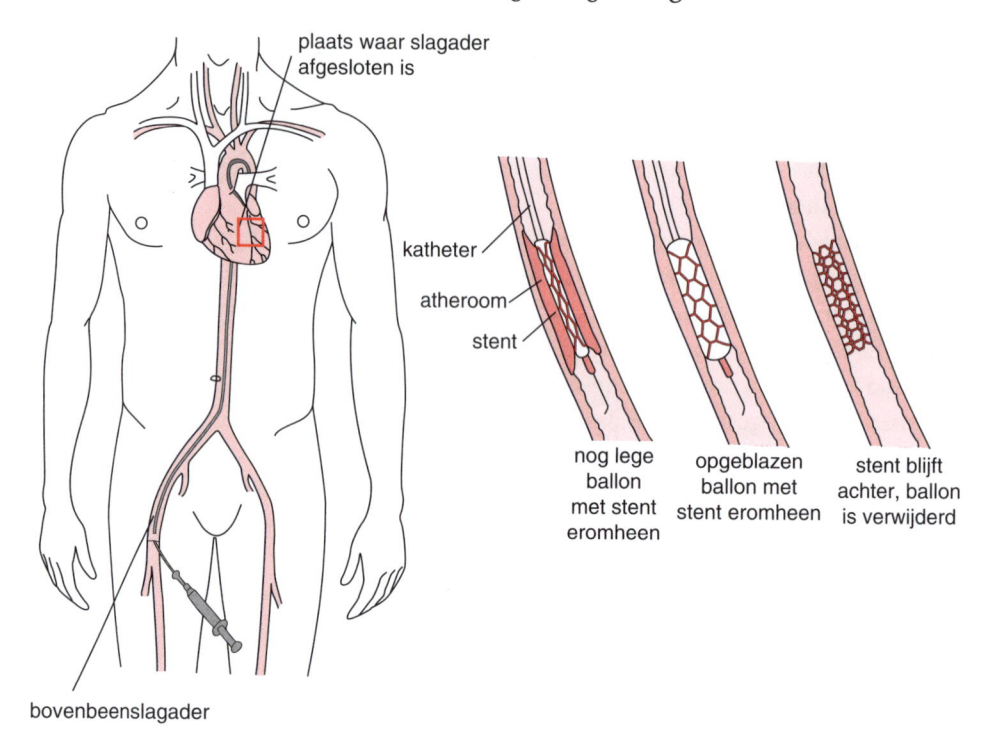

Afbeelding 2.2 Dotterbehandeling met stentplaatsing bij een vernauwde coronairarterie. Via een katheter met ballon wordt een stent ingebracht. Het opgeblazen ballonnetje drukt het atheroom tegen de vaatwand. De katheter wordt verwijderd en de stent blijft op zijn plaats en houdt de slagader open.

Op de hartkatheterisatiekamer ligt de patiënt op een behandeltafel en wordt hij afgedekt met steriele lakens. De plaats waar de katheter wordt ingebracht in de lies wordt plaatselijk verdoofd. Als de arterie is aangeprikt, wordt een zogenoemde *sheath* op de aanprikplaats in de arterie geplaatst. Dat is een metalen buisje waardoor de verschillende katheters naar het hart kunnen worden opgevoerd. Tijdens het opschuiven vindt röntgendoorlichting plaats. Zo kan de interventiecardioloog op de monitor zien of de katheter de goede kant op gaat. Hiervan voelt de patiënt vrijwel niets. Doordat de röntgenbuis tijdens het onderzoek rond de patiënt draait, kunnen kransslagaders vanuit verschillende posities worden bekeken. Het effect van de contrastmiddelen kan een warmtesensatie veroorzaken die ook heel snel verdwijnt. Ook kan de patiënt het gevoel hebben dat hij moet plassen.

Na afloop van de PCI wordt de aanprikplaats dichtgedrukt, totdat het wondje dicht is. Als drukverband wordt voor de lies meestal een spicaverband aangelegd. Na een angiografie via de lies heeft een patiënt met dit spicaverband in totaal vijf uur bedrust, na vier uur wordt het verband verwijderd en dan volgt nog een uur bedrust. Ook kan het bloedvat worden gesloten met een angioseal, een soort plug bestaande uit een ankertje, een bindweefselsponsje en een hechting. Dit plugje wordt door het lichaam binnen negentig dagen opgelost. Bij een angioseal wordt een uur bedrust gehouden. Na een katheterisatie via de arteria radialis is de patiënt direct weer mobiel. De arteria radialis wordt afgedrukt met een TR-bandje™, een plastic doorzichtig drukverband dat met lucht op druk is gebracht en wat de verpleegkundige gedurende enkele uren stapsgewijs laat leeglopen.

Na ongeveer een uur komt meneer Kaya terug van de hartkatheterisatie naar de hartbewaking. Hij heeft nog wel wat pijn op de borst, maar dat is niets vergeleken met de pijn die hij voor de dotterprocedure had. In de LAD is bij de ingreep ook direct een stent geplaatst.

In de nazorg ligt op dit moment, naast het controleren van de vitale functies, het accent op het geruststellen van de patiënt. Vanuit het niets is meneer Kaya 'hartpatiënt' geworden en met zijn sterfelijkheid geconfronteerd. Nu al wordt een begin gemaakt met de zogenoemde hartrevalidatie. Onderwerpen die in het hartrevalidatieprogramma uitgebreid aan de orde komen, zijn: verbeteren van ziekte-inzicht, informatie geven over leefstijl en herstellen van het zelfvertrouwen.

In de navolgende uren worden de enzymen in het bloed gecontroleerd. Elke zes uur worden markers afgenomen die kunnen duiden op schade aan de hartspier; Troponine (binnen twee tot vier uur na een hartinfarct tot twee weken later kan troponine verhoogd zijn) en CK-mb (verhoogd na vier tot zes uur).

Wanneer die niet verhoogd zijn, en er dus géén sprake is van een myocardinfarct, kan de patiënt voor vervolgbehandeling naar de verpleegafdeling. In het geval van meneer Kaya is de interventie op tijd uitgevoerd en is er geen sprake van hartspierschade. Omdat van een infarct geen sprake is, hoeft er ook geen telemetrische bewaking te worden ingezet. Telemetrie is een bewakingsmethode waarbij de patiënt een zender bij zich draagt die het hartritme en een afleiding van het ecg naar een centrale post op de hartbewaking stuurt.

2.1.4 REVALIDATIE

Op de verpleegafdeling begint ook direct de revalidatie. Die bestaat uit rustig mobiliseren, wat wandelen op de gang. De verpleegkundige zorg richt zich nu op de klinische nazorg en op het signaleren van eventuele pijn of kortademigheid als uiting van een hernieuwde afsluiting of zogenoemde 'in-stent stenose', waarbij de stent opnieuw dichtslibt. Ook is er aandacht voor de zelfredzaamheid en het zelfvertrouwen van de patiënt. De verpleegkundige doet aanbevelingen over leefstijl, dieet en roken. Ten slotte wordt een programma hartrevalidatie aangeboden.

De hartrevalidatie is multidisciplinair en bestaat uit een viertal modules.

1. *Voorlichtingsbijeenkomsten:*
   - medisch, gericht op de fysiologie, ziekte en medicatie;
   - diëtetiek, leefregels en aanbevelingen over gezond eetgedrag;
   - maatschappelijk werk (film plus discussie): beleving en omgaan met angst;
   - psycholoog: groepsgesprek in kleine kring over ziektebeleving.
2. *Bewegingsprogramma.* FIT-module onder begeleiding van fysiotherapeut zes weken training, tweemaal per week twee uur lichamelijke training gericht op:
   - het herkennen van lichamelijke signalen;
   - overwinnen van angst;
   - verbeteren van de lichamelijke conditie.
3. *Ontspanningsprogramma.* Vier bijeenkomsten van een uur: aanleren van ontspanningstechnieken.
4. *Leefstijlprogramma.* Bijeenkomsten (ongeveer zeven personen) met als doelstelling:
   - leren omgaan met stress (door psycholoog/mental coach);
   - omgaan met hartziekte;
   - herstellen van emotioneel evenwicht;
   - leefwijze en risicofactoren.

Ontslag uit het ziekenhuis

Om eventuele afwijkingen aan de werking van het hart en de hartkleppen vast te stellen wordt een echo van het hart gemaakt. Om te zien of de belastbaarheid van het hart voldoende is voor ontslag en om aan de hartrevalidatie mee te doen, moet meneer Kaya een inspanningstest doen: er wordt een ecg gemaakt tijdens een inspanningstest op een hometrainer. Voordat meneer Kaya ontslagen wordt, wordt er ook nog een zogenoemde nitroproef gedaan. Om in een geval van herkenbare pijn op de borst de zuurstofbehoefte van het hart te kunnen verminderen, krijgt de patiënt nitroglycerinespray mee. De werking daarvan wordt eerst goed doorgenomen en er wordt getest of de bloeddruk niet te hevig reageert. Duidelijk worden de werking en relevantie van de medicijnen doorgenomen. Op het naleven van het medicatieregime en een gezonde leefstijl wordt in de aanloop naar het ontslag en tijdens het ontslaggesprek nadruk gelegd.

In het geval van meneer Kaya zal het niet veel problemen opleveren om zich aan de aanbevolen leefregels te houden. Afhankelijk van ziekte-inzicht en de intelligentie zal de gemiddelde patiënt zich realiseren dat een dergelijke gezondheidsbedreiging ook een aanmoediging kan zijn om gezonder te gaan leven. Helaas komt het maar al te vaak voor dat een relatie met ongezond gedrag onvoldoende wordt onderkend, of dat verslavend gedrag wordt goedgesproken met magere excuses. De kunst is om de patiënt duidelijk mee te geven dat een overwinning op ongezond gedrag een groot gevoel van eigenwaarde kan opleveren. Ten slotte worden er afspraken voor bezoek aan de polikliniek gemaakt. Vanaf nu is meneer Kaya hartpatiënt en zal hij op regelmatige basis de cardioloog bezoeken voor een gezondheidsevaluatie.

2.2 Hartfalen

2.2.1 INLEIDING

Hartfalen is een complex van klachten en verschijnselen die ontstaan door onherstelbare schade aan het hart. Een belangrijk symptoom van hartfalen is een verminderde inspanningstolerantie, zich uitend in klachten van kortademigheid en vermoeidheid, of vocht vasthouden. Hartfalen kan onderverdeeld worden in verschillende fasen, van acuut tot chronisch, en kunnen in het verloop van het ziekteproces door elkaar heen lopen.

Hartfalen is een veel voorkomende opnamediagnose binnen het aandachtsgebied cardiologie. Hierbij spelen frequente heropnamen bij verergering van hartfalen een grote rol. De vele klachten bij hartfalen beïnvloeden de kwaliteit van leven. Een goede begeleiding via een hartfalenzorgprogramma kan niet alleen de patiënt helpen een balans te vinden in het leven met een chronisch, progressief ziektebeeld, maar kan ook daadwerkelijk opnames voorkomen of verkorten en mortaliteit verminderen. Verpleegkundigen spelen een belangrijke rol in deze begeleiding.

De basis van een hartfalenzorgprogramma bestaat veelal uit patiënteducatie, bespreken van zelfzorggedrag, gestructureerde follow-up, optimaal instellen en indien nodig bijstellen van medicatie, psychosociale ondersteuning en een laagdrempelige toegang tot zorg. Een belangrijk deel van de zorg in de chronische fase kan in de thuissituatie gerealiseerd worden door huisarts, thuiszorgverpleegkundigen en andere disciplines. In een acute fase is de patiënt veelal aangewezen op ziekenhuiszorg. Hiernaast biedt een groot aantal ziekenhuizen nazorg via een polikliniek hartfalen. De komende jaren verwacht men een stijging van het aantal mensen met hartfalen. De ontwikkelingen in de gezondheidszorg zijn gericht op het verschuiven van chronische zorg van de tweede lijn naar de eerste lijn. Op deze manier wordt ingespeeld op de toenemende vraag en komt de zorg dichter bij huis en blijft betaalbaar. Een goede organisatie van de samenwerking, ketenzorg of transmurale zorg, is hierbij van belang. Belangrijk voor goede ketenzorg zijn onderlinge afspraken over wie welke zorg verleent.

2.2.2 KLACHTEN EN SYMPTOMEN BIJ HARTFALEN

Hartfalen is geen ziekte maar een klinisch syndroom, waarbij er structurele of functionele afwijkingen van het hart bestaan die leiden tot een complex van klachten en verschijnselen. De oorzaak van de klachten bij hartfalen is terug te vinden in een neurohormonale ontregeling van het lichaam. De ontregeling ontstaat doordat onder andere baroreceptoren en de nieren opmerken dat het normale aanbod van bloed en voedingsstoffen tekortschiet, waarna gecompenseerd wordt met verschillende mechanismen om een betere doorbloeding van de organen te verkrijgen. Er wordt vocht vastgehouden, de hartslag versnelt en er vindt vaatvernauwing plaats. Het hart raakt hierdoor overbelast en hartspiercellen worden hypertrofisch en gaan minder goed functioneren. Dit leidt tot een algemene achteruitgang van zowel het hart als het hele lichaam. Uiteindelijk leidt dit tot toenemende klachten voor de patiënt, zoals kortademigheid en vermoeidheid. Voor het graderen van de ernst van hartfalen wordt vaak de classificatie van de New York Heart Association (NYHA-classificatie) gebruikt.

NYHA-classificatie van hartfalen
- Klasse I: geen klachten (bij gediagnosticeerd hartfalen).
- Klasse II: klachten tijdens forse inspanning.
- Klasse III: klachten tijdens matige inspanning.
- Klasse IV: klachten tijdens rust of lichte inspanning.

2.2.3 VERSCHILLENDE VORMEN VAN HARTFALEN

Een verminderde pompfunctie van het hart kan verschillende oorzaken hebben, maar uiteindelijk blijkt een groot deel veroorzaakt te worden door ischemische hartziekten, zoals een hartinfarct en hypertensie. Andere mogelijke oorzaken zijn klepafwijkingen, hartritmestoornissen en cardiomyopathie. Een belangrijke indeling betreft de ontstaanswijze van hartfalen.

> **Indeling hartfalen**
> – Nieuw ontstaan hartfalen: acuut of geleidelijk ontstaan.
> – Tijdelijk hartfalen: eenmalig of recidiverend.
> – Chronisch hartfalen: stabiel, (langzaam) progressief of acuut exacerberend.

Bij nieuw ontstaan hartfalen is er sprake van een eerste presentatie. Dit kan acuut zijn, bijvoorbeeld op een hartbewaking, maar ook geleidelijk, bijvoorbeeld op het spreekuur van de huisarts. Bij tijdelijk hartfalen kan men denken aan stuwing in de (sub)acute fase van een acuut coronair syndroom of aan kortademigheidsklachten bij een behandelbaar klepprobleem of bij een ritmestoornis. Chronisch hartfalen wordt omschreven als stabiele klachten en/of verschijnselen die veelal (langzaam) progressief zijn. Men spreekt ook van chronisch hartfalen bij een acute exacerbatie.

Naast de NYHA-klasse IV bestaat er geen aparte classificatie voor het eindstadium van hartfalen. Patiënten in deze fase worden vaak gekenmerkt door een zeer slechte pompfunctie van het hart, klachten van benauwdheid en vermoeidheid tijdens rust of lichte inspanning, een lage bloeddruk, frequente heropnamen en symptomen die samenhangen met orgaanfalen door hypoperfusie. Bij dit ziektebeeld hoeft er nog geen sprake te zijn van een terminale fase. Tussen deze fase en de terminale fase kunnen soms nog enkele maanden liggen. Een onzekere periode voor de patiënt en zijn naasten, die wordt gekenmerkt door een zeer matige kwaliteit van leven.

Binnen de geneeskunde worden verschillende onderverdelingen voor hartfalen gebruikt, ook worden er vaak verschillende termen door elkaar heen gebruikt. Het onderscheid tussen acuut hartfalen en chronisch hartfalen is een van de belangrijkste onderverdelingen, en hier vallen verschillende presentaties van klachten en verschijnselen onder.

Acuut hartfalen

Bij acuut hartfalen ontstaan de klachten en symptomen binnen 24 uur of verergeren duidelijk. Acuut hartfalen kan zich presenteren als een asthma cardiale, waarbij er acuut longoedeem ontstaat als gevolg van stuwing in de circulatie ofwel acute links decompensatio cordis. Daarnaast kan acuut hartfalen zich presenteren als een cardiogene shock bij een verlaagd hartminuutvolume, waarbij een bedreigde circulatie bestaat door ernstige forward failure. De circulatie faalt. Er wordt onvoldoende bloed rondgepompt om aan de behoefte van het lichaam te voldoen. Deze vorm van hartfalen kan leiden tot multi-organ failure.

Kenmerkend voor acuut hartfalen is een snel begin of snelle toename van verschijnselen. De situatie heeft een spoedeisend karakter. In de acute fase moet niet alleen adequaat behandeld worden met medicamenten als diuretica of inotropica, maar is soms ook invasieve behandeling noodzakelijk. Denk hierbij aan mitralisklepvervanging bij een chordaeruptuur of revascularisatie bij een acuut hartinfarct. In de verpleegkundige begeleiding zullen niet alleen technische vaardigheden centraal staan, maar juist ook communicatieve vaardigheden om in staat te zijn om in een dergelijke stressvolle situatie goede begeleiding te geven.

Chronisch hartfalen

Chronisch hartfalen ontstaat wanneer het hart niet aan de vraag naar zuurstof kan voldoen. In eerste instantie zal de veneuze terugvloed naar het hart normaal zijn. Als het hartminuutvolume eenmaal afneemt, kan zich vervolgens chronische backward- en forward failure ontwikkelen. Voor de patiënt ontstaan kenmerkende klachten. Bij backward failure ontstaat overvulling, pulmonaal of perifeer. Het wordt ook wel onderverdeeld in linkszijdige decompensatie, waarbij stuwing in de longcirculatie ontstaat met longoedeem, wat de patiënt vooral kortademig maakt. Bij rechtszijdige decompensatie ontstaan gestuwde halsvenen, enkeloedeem, oedeem in de onderbenen, leverstuwing en mogelijk ascites.

Andere onderverdelingen binnen hartfalen zijn de verminderde systolische functie en de behouden systolische functie. In het eerste geval kan er bijvoorbeeld sprake zijn van doorgemaakt hartinfarct waardoor de pompfunctie achteruitgaat. Bij de laatste is sprake van een gestoorde vulling van het hart, wat bij een gehele of gedeeltelijke verdikking van de hartspier wordt gezien. Een verdikte hartspier kan onder meer veroorzaakt worden door langdurige hypertensie. Ook worden onderscheiden een tekortschietende systolische functie, zoals bij anemie, en apart rechtszijdig hartfalen, zoals bijvoorbeeld gezien wordt bij COPD. De oorzaak van hartfalen is uiteindelijk vaak een structurele afwijking, er zijn zeer veel verschillende oorzaken mogelijk en dus ook onderverdelingen.

2.2.4 SPECIFIEK ONDERZOEK NAAR HARTFALEN

De eerste verdenking op hartfalen bij klachten van kortademigheid, vermoeidheid of vochtophoping, is gebaseerd op de anamnese aangevuld met informatie uit de voorgeschiedenis en het lichamelijk onderzoek. Er wordt een algoritme gebruikt om te bepalen of aanvullend onderzoek noodzakelijk is. In de beslisboom staan eenvoudige onderzoeken als ecg, bloedafname voor het (NT-pro)BNP en een X-thorax bovenaan. Deze zijn, net zoals de anamnese en het lichamelijk onderzoek, eenvoudig uit te voeren. Indien deze eerste onderzoeken afwijkend zijn, wordt een echo van het hart gemaakt.

Elektrocardiogram (ECG)

Registratie van de elektrische activiteit van de hartspier die voorafgaat aan de mechanische activiteit. Het ecg geeft veel informatie over de werking van de hartspier. Het geeft met name informatie over ritme- en geleidingsstoornissen en de zuurstofvoorziening van de hartspier. Over de pompwerking geeft het alleen op indirecte informatie. Er wordt gekeken naar tekenen van een oud myocardinfarct, ritmestoornissen, linkerventrikelhypertrofie, en ST-T-afwijkingen passend bij ischemie.

Het bloedonderzoek dat als eerste wordt gedaan, is het brain natriuretisch peptide (NT-pro BNP). Deze marker wordt uitgescheiden als de linkerkamer wordt opgerekt als gevolg van hemodynamische druk. Het hormoon fungeert om de symptomen te verlichten die gepaard gaan met verhoogd volume en drukoverbelasting door het bevorderen van natriurese, diurese, vaatverwijding en onderdrukking van het renine-angiotensine-aldosteronsysteem (RAAS). Verhoogde concentraties worden geassocieerd met hartfalen. De test heeft een hoge negatief voorspellende waarde. Een normaal (NT-pro)BNP sluit hartfalen vrijwel uit. Naast diagnostisch hulpmiddel wordt (NT-pro)BNP ook gebruikt als marker om het effect van medicamenteuze therapie te evalueren. Bij een eerste afwijkende (NT-pro) BNP-waarde, bij verdenking op hartfalen, zal aanvullend onderzoek plaatsvinden.

Een X-thorax röntgenopname vindt plaats bij voorkeur in twee richtingen, achter/voorwaarts en zijdelings. Er wordt gekeken naar pulmonale/intrathoracale pathologie zoals pneumonie, COPD of longmaligniteit, en de cardiothoracale ratio (CTR), de verhouding tussen hartgrootte en thoraxgrootte. Het hart mag niet breder zijn dan de helft van de breedte van de borstkas, een CT-ratio van 50% of kleiner is normaal. Hiernaast wordt specifiek voor hartfalen gekeken naar vocht in de longen en stuwing in de longvaten.

Met een echocardiografie worden door middel van geluid met een zeer hoge frequentie bewegende beelden van het hart gemaakt. Hierdoor is de functie van het hart goed te beoordelen. De functie en het volume van de hartkamers is goed te zien, en ook de hartkleppen kunnen worden beoordeeld op functioneren. Als uit deze eerste diagnostiek blijkt dat de klachten van de patiënt berusten op hartfalen, zal een traject worden ingezet waarbij medicamenteuze behandeling gestart wordt. Hiernaast zal verder aanvullende diagnostiek verricht worden naar eventueel te behandelen oorzaken. Bijvoorbeeld radionuclideonderzoek voor het bepalen van de pompkracht en ejectiefractie van het hart, de hoeveelheid bloed die per hartslag uit de linkerkamer wordt weggepompt. Bijvoorbeeld myocardperfusiescintigrafie voor informatie over ischemie of infarcering, en hartkatheterisatie voor onder meer kennis over de doorgankelijkheid van de kransslagaders rond het hart. Ook een MRI van het hart of een CT-scan van het hart behoren tot de mogelijkheden maar zijn minder gebruikelijk en worden hier verder niet besproken. Afhankelijk van de ernst van de ziekteverschijnselen, acuut, subacuut of chronisch, en afhankelijk van de behandelmogelijkheden, zal de patiënt klinisch, poliklinisch of in de eerste lijn begeleid gaan worden.

2.2.5 PREVALENTIE EN PROGNOSE HARTFALEN

Hartfalen is een progressief ziektebeeld met een hoge morbiditeit en mortaliteit, afhankelijk van de ernst van het hartfalen. Hartfalen wordt veel gezien bij patiënten ouder dan zeventig jaar. Binnen deze groep oudere patiënten is hartfalen de meest voorkomende ontslagdiagnose na ziekenhuisopname. De verwachting is dat de prevalentie van hartfalen verder zal stijgen door veroudering van de bevolking en dankzij de succesvolle behandeling van coronaire hartziekten. Hartfalen heeft een slechte prognose. De gemiddelde vijfjaarsoverleving is ongeveer 45%. De prognose is individueel echter moeilijk te voorspellen en afhankelijk van meerdere factoren, zoals de leeftijd van de patiënt, comorbiditeit of reeds gebleken snelheid van verslechtering van het ziektebeeld.

2.2.6 BEHANDELING BIJ HARTFALEN

Als eerste wordt gekeken of de oorzaak van hartfalen te achterhalen is, en indien mogelijk, te behandelen. Voorbeelden zijn een bypassoperatie bij hartfalen ten gevolge van ischemie bij coronairlijden, of het behandelen van een ritmestoornis bij een tachycardiomyopathie. Lang niet altijd is het mogelijk de oorzaak te achterhalen of, indien het wel mogelijk is, deze te behandelen. Ten tweede bestaat de behandeling uit medicamenteuze therapie en leefstijladvies. Doel is het verminderen van mortaliteit, het verminderen van ziekenhuisopnamen en het verbeteren van klachten en kwaliteit van leven. Ongeveer de helft van de patiënten met hartfalen overlijdt aan een plotselinge hartdood. Het voorkomen van een plotselinge hartdood ten gevolge van een aritmie is een belangrijk onderdeel in de behandeling van hartfalen en kan zowel met behulp van medicijnen als met hulp van een inwendige defibrillator (ICD) plaatsvinden (zie ook de CBO-irichtlijn hartfalen 2010).

Medicijnen bij hartfalen
Hartfalenpatiënten krijgen standaard medicijnen voorgeschreven. Door het combineren van deze verschillende middelen wordt het vasthouden van vocht tegengegaan, wordt de hartslag vertraagd, vaatvernauwing tegengegaan en hypertrofie van de hartspiercellen teruggedrongen. De werklast van het hart wordt zo verlaagd en de kracht en effectiviteit van de hartspiercontracties verhoogd.

ACE-remmer
Zorgt voor een afname van het angiotensine converting enzyme (ACE): het remt de vorming van angiotensine 2 en zorgt voor toename van renine en afname van aldosteron. Het effect is vaatverwijdend en antihypertensief. Alle functionele klassen hebben baat bij een behandeling met ACE-remmers, zo hoog mogelijk gedoseerd. Uit wetenschappelijk onderzoek blijkt een afname van de morbiditeit en mortaliteit. Bij ernstig hartfalen zorgen ACE-remmers voor een afname van progressieve decompensatio cordis. Voorbeelden zijn Enalapril®, Fosinopril® en Lisinopril®. De meest voorkomende bijwerking (5-10%) is prikkelhoest. Een angiotensine-2-receptorblokker (ARB) onderdrukt vooral de effecten van angiotensine 2 op de bloeddruk, de bloeddoorstroming in de nieren en de aldosteronafgifte. ARB werkt vaatverwijdend en antihypertensief. In tegenstelling tot ACE-remmers treedt prikkelhoest als bijwerking niet op. Voorbeelden zijn Candesartan®, Valsartan® en Losartan®.

Bètablokker
Een bètablokker vermindert de invloed van adrenerge prikkels op het hart. Het hartminuutvolume en het zuurstofgebruik van het hart nemen af. Tevens wordt de AV-geleiding vertraagd en treedt een antihy-

pertensief effect op. Bijwerkingen kunnen zijn: bradycardie, hypotensie, moeheid, duizeligheid en koude, cyanotische extremiteiten. Ook overgevoeligheid van de huid, verergeren van psoriasis, depressie en impotentie komen voor. Voorbeelden zijn Bisoprolol (Emcor deco®), Metoprolol en Eucardic®.

Diuretica

De water- en zoutuitscheiding door de nieren neemt toe onder invloed van diuretica. Het plasmavolume zal hierdoor afnemen. Diuretica zijn effectief bij stuwingsverschijnselen, zowel acuut als chronisch. Bij milde symptomen van hartfalen zijn thiaziden voldoende, anders kan men overgaan op lisdiuretica. Bij gevorderd hartfalen kan een lisdiureticum, Furosemide® of Bumetanide® eventueel intraveneus gegeven worden. Kaliumsparende diuretica als Triamtereen® worden niet vaak voorgeschreven gezien het kaliumsparende effect, wat ook al aanwezig is bij ACE-remmers of aldosteronantagonisten.
Belangrijke bijwerkingen zijn hypokaliëmie, hyponatriëmie en kans op jicht. Indien patiënten ondanks hoge dosering blijven neigen naar vochtretentie, spreekt men van diureticaresistentie. Diverse oorzaken zijn mogelijk: onvoldoende therapietrouw, nierfunctiestoornis, interactie met comedicatie als bijvoorbeeld NSAID's en corticosteroïden.

Aldosteronantagonist

Spironolacton, Aldactone® remt de uitwisseling van natrium in de niertubulusvloeistof en kaliumionen uit de tubuluscellen, natriumionen worden versterkt door de nieren uitgescheiden en kaliumionen minder. Het heeft een zwakke diuretische werking. Toevoeging van Spironolacton aan ACE-remmers, diuretica en digoxine verlengt de overlevingsduur en geeft minder kans op ziekenhuisopname. Bijwerkingen kunnen zijn hyperkaliëmie of gynaecomastie. In het laatste geval kan eplerenon, Inspra®, gegeven worden. Dit middel is nu alleen geregistreerd bij hartfalen na een acuut hartinfarct, en geeft minder klachten van gynaecomastie.

Digoxine

Wordt vooral toegepast bij hartfalenpatiënten met boezemfibrilleren. Het werkt zwak positief inoptroop, negatief chronotroop en geeft onderdrukking van de perifere sympathische activiteit. Het middel heeft een smalle therapeutische breedte met snel kans op bijwerkingen, zoals hartritmestoornissen, verschillende gradaties van AV-blok, misselijkheid, buikpijn en visusstoornissen, fotofobie en bij intoxicatie kleursensaties.

Leefstijladviezen

Naast de medicatiebehandeling wordt de patiënt geadviseerd bewust om te gaan met hartfalen. Ter ondersteuning krijgt de patiënt leefstijladviezen die gericht zijn op werken aan een optimale lichamelijke conditie, vermijden van gedrag dat de ziekte nadelig kan beïnvloeden en het opmerken van vroege symptomen van verslechtering. Voorbeelden van leefstijladviezen zijn:
- enige mate van natriumbeperking, bij voorkeur vermijden van piekinnames;
- vochtbeperking bij patiënten in NYHA-klasse III-IV van 1,5-2 liter per dag;
- alcoholinname beperken tot 1-2 eenheden per dag (bij verdenking op alcoholgeïnduceerde cardiomyopathie totale abstinentie van alcohol aanbevelen);
- aandacht voor voedingstoestand bij cardiale cachexie (onbedoeld gewichtsverlies met 6% van het uitgangsgewicht in zes tot twaalf maanden);
- jaarlijkse griepvaccinatie halen;
- vermijden van het gebruik van NSAID's;
- regelmatige lichaamsbeweging (na diagnose professionele begeleiding adviseren);
- bewust worden van signalen die kunnen duiden op verergering van hartfalen in kader van dit advies dagelijkse controle van lichaamsgewicht;
- laagdrempelig contact hulpverlener bij signalen verslechtering hartfalen.

De verpleegkundig specialist of gespecialiseerd verpleegkundige speelt een belangrijke rol bij de medicamenteuze en niet-medicamenteuze interventies en kan leefstijlinterventies toepassen ter verbetering van het zelfmanagement. Ter ondersteuning kan in diverse regio's inmiddels telemonitoring worden toegepast. Dit is een systeem waarbij via een speciaal ICT-programma de patiënt in de thuissituatie via de computer voorlichting en controles kan krijgen. In geval van afwijkende waarden, zoals een snel stijgend lichaamsgewicht, kan het systeem waarschuwen en contact met een hulpverlener in gang zetten.

Aanvullende behandelingen

De laatste jaren heeft de ontwikkeling van devicetherapie een vlucht genomen. Er zijn verschillende soorten devicetherapie mogelijk, afhankelijk van de ernst van het hartfalen en het mogelijk onderliggende ritme- en/of geleidingsprobleem. De verschillende soorten zijn geschikt voor een selecte patiëntengroep (zie ook de CBO-richtlijn hartfalen, 2010). De gebruikte afkortingen voor deze devices zijn CRT-P, CRT-D en ICD. De CRT-P is een pacemaker die de beide hartkamers tegelijk pacet. Het doel is de hartkamers synchroon te laten functioneren waardoor de pompfunctie kan verbeteren. Dit type device is geschikt voor de groep hartfalenpatiënten waarbij de hartkamers niet meer gelijktijdig bewegen door een vertraging in de prikkelgeleiding. De CRT-D is eenzelfde type device, maar dan met inwendige defibrillatorfunctie. Bij de ICD is er sprake van uitsluitend een inwendige defibrillatorfunctie. Het doel is plotseling overlijden als gevolg van een ernstige ritmestoornis te voorkomen.

Tot slot is er de mogelijkheid van harttransplantatie. Dit is mede door de beperkte beschikbaarheid van donorharten en strenge selectiecriteria slechts voor een zeer selecte groep patiënten mogelijk. Bij deze behandeling is er de mogelijkheid van een steunhart of een kunsthart als overbrugging naar harttransplantatie.

2.2.7 VERPLEEGKUNDIGE BEGELEIDING
Diagnostische fase

De verpleegkundige informeert de hartfalenpatiënt over de verschillende onderzoeken en voert sommige onderzoeken zelf uit, zoals het ecg of mogelijk bloedafname. Enkele aandachtspunten:
- Het gevoelsmatige aspect van het onderzoek. Denk aan het beschrijven van het lawaai en de kleine ruimte waarin de patiënt ligt tijdens een MRI van het hart.
- ECG's worden veelvuldig gemaakt, en vaak door verpleegkundigen. Zorg voor een geruststellende houding en zie erop toe dat de patiënt niet afkoelt. Dit is niet alleen belangrijk voor het comfort van de patiënt, maar zorgt ook voor een betere kwaliteit van het ecg. De kwaliteit zal zeker niet goed zijn bij een trillerige patiënt die het koud heeft of angstig is en een hoge spierspanning heeft.
- Wijs tijdig op mogelijke maatregelen die aan het onderzoek vooraf moeten gaan, zoals bepaalde medicatie niet innemen voor een myocardperfusiescintigrafie of geen koffie, thee of chocola gebruiken in de periode voor het onderzoek.
- Geef globaal de duur van het onderzoek aan.
- Achterhaal wanneer de patiënt de uitslag van het onderzoek kan verwachten en adviseer hem iemand mee te nemen bij de bespreking van de resultaten.

Behandelfase

In de behandelfase kan de verpleegkundig specialist of gespecialiseerd verpleegkundige een belangrijke bijdrage leveren aan het optimaal instellen van de medicatie. Het is belangrijk dat zij aanvullend lichamelijk onderzoek kan verrichten en in staat is bloeduitslagen te interpreteren, zoals elektrolyten en nierfuncties.

Communicatieve vaardigheden

Voorlichting over de werking van medicatie, het bespreken van mogelijke weerstanden bij het innemen van medicatie en het bespreken en motiveren van zelfzorg staan centraal. Om hartfalenpatiënten goed te kunnen begeleiden heeft de verpleegkundige niet alleen kennis over hartfalen in huis en technische vaardigheden, maar zeker ook communicatieve vaardigheden. Bijscholing in vaardigheden als counseling en motiverende gespreksvoering kan bijdragen aan het verlenen van goede verpleegkundige zorg.

Aandacht voor de anamnese en nazorgmogelijkheden

Afhankelijk van de fase van het hartfalen, acuut, subacuut of chronisch, zal de verpleegkundige een beknopte of uitgebreide anamnese afnemen. Bij elke opname in het kader van hartfalen wordt met de patiënt gekeken of er reeds een zorgprogramma hartfalen in beeld is. Er zijn dan vaste afspraken over het verzamelen van gegevens en de overdracht hiervan. De medicamenteuze behandeling en de leefregels hebben hoe dan ook impact op het leven van hartfalenpatiënten, ze dragen bij aan de kwaliteit van leven, maar kunnen ook als belastend ervaren worden. Op vaste tijden de medicatie innemen, op tijd rust nemen, voldoende beweging nemen, een gezond gevarieerd en zoutarm dieet gebruiken, dagelijks wegen, regelmatig controle laten uitvoeren, aan de bel trekken bij toename van klachten, al deze maatregelen vallen onder zelfzorg of zelfmanagement. Zelfmanagement is het individuele vermogen om te gaan met symptomen, behandeling, lichamelijke en psychosociale consequenties en leefstijlveranderingen inherent aan het leven met een chronisch gezondheidsprobleem. Door gestructureerd de gezondheid en gezond gedrag in kaart te brengen, zoals via een anamnese volgens de functionele gezondheidspatronen van Gordon, krijgt de verpleegkundige een goed beeld van de huidige leefgewoonten en de mate van zelfzorg, en kan de voorlichting over hartfalen en zelfmanagement hierop worden aangepast. Als er geen sprake is van een zorgprogramma, kan tijdens de opname gekeken worden of nazorg mogelijk is. Vooral die patiënten van wie verwacht wordt dat er regelmatig episodes van verslechtering kunnen optreden, zullen baat hebben bij een zorgprogramma hartfalen. Gestructureerde follow-up na ontslag leidt tot een langere overleving met minder ernstige hartfalensymptomen dan standaardzorg.

Voorlichting

Van de verpleegkundige wordt een actieve bijdrage aan de voorlichting rond hartfalen verwacht. De bekende handvatten bij het geven van voorlichting gelden ook nu: een rustige ruimte en informatie zowel mondeling als schriftelijk aanbieden. Begrijpelijk taalgebruik dat aansluit bij de beleving van de patiënt. Er kan gebruik worden gemaakt van een checklist voorlichting hartfalen, zodat de informatie en de herhaling ervan, gestructureerd plaats kan vinden. Het heeft de voorkeur de partner, familie of iemand die dicht bij de patiënt staat te betrekken bij de voorlichting. Voor informatiemateriaal kan men terecht bij de Nederlandse Hartstichting. Veel hartfalenzorgprogramma's hebben een individuele patiëntenfolder ontwikkeld waarin alle informatie terug te lezen is.

Negatieve invloed op zelfzorg

Psychische stoornissen zoals depressie en angst kunnen een negatieve invloed hebben op zelfzorg en therapietrouw. Depressie en angst bij hartfalen hebben beide een prevalentie van 20-30%. Het is zinvol bij een vermoeden van deze problematiek een gevalideerde vragenlijst als de Hospital Anxiety and Depression Scale (HADA) en de Beck Depression Inventory (BDI) te gebruiken. Voor het welbevinden van de patiënt is het van belang deze stoornissen vroegtijdig te herkennen en te behandelen. Informeer de patiënt hierover bij een sterke verdenking op depressie of angst en adviseer deskundige hulp in te schakelen. Overigens zijn de stoornissen slechts ten dele toe te schrijven aan de ernst van hartfalen, de persoonlijkheid speelt eveneens een grote rol.
Ook cognitieve stoornissen kunnen de mate van zelfzorg negatief beïnvloeden. Cognitieve stoornissen lijken veelvuldig voor te komen bij patiënten met hartfalen, bij de patiënten van 85 jaar en ouder is bij ruim 20% sprake van dementie. Cognitieve stoornissen lijken toe te nemen met de ernst van hartfalen. Gezien het complexe medicamenteuze regime en de vele leefregels is het belangrijk cognitieve stoornissen tijdig te herkennen. De verpleegkundige of arts kan hiervoor een MMSE-test gebruiken. Bij vermoeden op cognitieve stoornissen kan overwogen worden de patiënt te verwijzen naar geriater, neuroloog of psychiater voor evaluatie. Bij cognitieve problemen kan het noodzakelijk zijn extra zorg in te schakelen om de patiënt te ondersteunen het medicamenteuze regime en de leefregels goed toe te passen.

Herkennen van symptomen van verslechtering

Binnen zelfzorg neemt het herkennen van symptomen van verslechtering een belangrijke plaats in. Het is zinvol patiënten aan te leren wanneer het tijd is medisch advies in te winnen. Uit onderzoek blijkt dat er nogal wat tijd verstrijkt tussen het optreden van de eerste symptomen en het daadwerkelijk actie ondernemen op deze symptomen. Mogelijk wachten patiënten als ze last hebben van veel voorkomende symptomen bij hartfalen als kortademigheid en oedeem, omdat ze het als onderdeel van de chronische ziekte beschouwen waarmee ze moeten leren leven. Ook kunnen mensen hulpvragen uitstellen omdat ze bang zijn voor een ziekenhuisopname. Wanneer men echter op tijd bij een hulpverlener aan de bel trekt, kan het mogelijk zijn door medicatieaanpassing een ziekenhuisopname te voorkomen. Indien mogelijk wordt de patiënt aangeleerd zelf de diureticadosering aan te passen bij overvulling of ondervulling. Dit laatste kan op basis van instructies over diureticadosering en symptomen, zoals: dosering verdubbelen gedurende drie dagen bij snelle toename lichaamsgewicht, of: dosering halveren bij afname lichaamsgewicht, overmatig transpireren en warmte. Vaak zal tegelijkertijd ook een afspraak gemaakt worden over controle van labwaarden als elektrolyten en nierfuncties. Met de patiënt zal besproken worden welke hulpverlener gebeld kan worden bij problemen en hoe te handelen buiten kantoortijden.

Wanneer contact opnemen?
Klachten en verschijnselen van verslechtering waarbij de patiënt contact op moet nemen met de behandelend arts:
- toenemende (of onverwachte) kortademigheid;
- onverwachte toename in gewicht (meer dan 2 kg in drie dagen) of zichtbare tekenen dat het lichaam vocht vasthoudt, zoals een broek die niet goed meer past, of schoenen die strakker zitten;
- toenemende vermoeidheid;
- aanhoudende of terugkerende duizeligheid;
- agitatie of cognitieve veranderingen, verwardheid;
- hartkloppingen;
- slaapproblemen als gevolg van nachtelijke benauwdheid;
- plotselinge onverklaarbare problemen met mobiliteit;
- buikpijn, vol gevoel hebben, verlies van eetlust;
- vaker moeten plassen, 's nachts vaker moeten plassen.

Verpleegproblemen

De werkgroep verpleegkundigen en hartfalen van de NVHVV heeft een inventarisatie gemaakt van de gewenste verpleegkundige zorg aan patiënten met hartfalen (zie ook: www.hartfalenpoli.nl). In dit hoofdstuk is ervoor gekozen enkele belangrijke aspecten in de verpleging bij hartfalen in de chronische en in de acute fase uit te werken.

Verpleegkundige observaties

De symptomen van verslechtering van hartfalen, decompensatio cordis, forward failure enzovoort worden meegenomen in de observatie en rapportage, vooral de observatie of de klachten en verschijnselen verbeteren na het starten van de (diuretica)therapie is belangrijk. Hiernaast zullen in het verpleegplan vaste controles worden afgesproken van: bloeddruk, pols, temperatuur, lichaamsgewicht, intake en urineproductie. Ook wordt afgesproken op welke dagen elektrolyten en nierfuncties worden gecontroleerd, wanneer aanvullend laboratoriumonderzoek wordt uitgevoerd, of het hartritme bewaakt moet worden en of het regelmatig meten van de zuurstofsaturatie noodzakelijk is. Comorbiditeit kan een belangrijke rol spelen bij een plotselinge verslechtering van hartfalen. Comorbiditeit wordt veelvuldig gezien bij vooral de oudere patiënt. Denk hierbij aan diabetes mellitus, COPD, anemie, coronairlijden, nierfunctiestoornissen of depressie en hiermee gepaard gaande klachten. De verpleegkundige zorg besteedt aandacht aan mogelijke comorbiditeit en controleert op symptomen die duiden op verslechtering en die daarmee een plotselinge verslechtering van hartfalen kunnen uitlokken.

Belangrijke verpleegproblemen en interventies

Vermoeidheid en verminderd inspanningsvermogen

Vermoeidheid is een sterk, aanhoudend gevoel van uitputting in samenhang met een verminderd vermogen om lichamelijk of verstandelijk werk te verrichten waarin door rust geen verbetering optreedt. De vermoeidheid kan niet opgeheven worden en is overheersend aanwezig. Het streven is de hartfalenpatiënt met vermoeidheid leren om te gaan met de uitputting en zuinig om te gaan met energie.
Vermoeidheid als verpleegprobleem wordt vooral gezien bij patiënten in NYHA-klasse-IV-hartfalen. Voor deze groep patiënten is het ziekteproces zodanig gevorderd, dat het onmogelijk wordt om lichamelijk nog enigszins actief te zijn. Voor deze patiënten is het belangrijk een goede dagindeling te maken waarin rust en activiteit elkaar afwisselen. Actief zijn betreft dan vooral basale zaken als bijvoorbeeld wassen, aankleden of bezoek ontvangen. Soms kan het nodig zijn minder

belangrijke activiteiten over te laten aan een ander om energie over te houden voor bijvoorbeeld een bezoek, dat wel energie kost, maar ook veel plezier geeft. Bij het verpleegprobleem beperkte inspanningstolerantie wordt de patiënt begeleid bij het vergroten van het uithoudingsvermogen en het ontwikkelen van een grotere activiteit. Bij hartfalen zal het om patiënten in NYHA-klasse I-III gaan. Voor deze groep patiënten geldt dat regelmatige lichamelijke inspanning de endotheelfunctie van de vaten verbetert, waardoor de perifere vaatweerstand vermindert en de bloeddoorstroming toeneemt. Lichamelijke inspanning kan hiermee symptomen verminderen en de kwaliteit van leven verbeteren.

Vermoeidheid en verminderd inspanningsvermogen bij hartfalen kan meerdere oorzaken hebben. Er is sprake van een ontoereikende zuurstofvoorziening van de weefsels. Ook comorbiditeit als nierfunctiestoornissen, depressie of anemie kunnen vermoeidheid geven. Soms kan de vermoeidheid een teken zijn van verergering van het hartfalen, soms is het een bijwerking van medicatie als een bètablokker. De patiënt geeft aan niet meer de dag te kunnen invullen zoals hij het gewend is en heeft klachten over energiegebrek, futloosheid en vermoeidheid. Familie kan het opvallen dat de patiënt passief is. Vermoeidheid kan gepaard gaan met toename van lichamelijke klachten, emotionele labiliteit, afgenomen concentratievermogen of verstoorde slaap.

Interventies bij vermoeidheid

Interventies bij vermoeidheid zullen gericht zijn op evenwicht tussen activiteiten en rust. De verpleegkundige kan de oorzaken van vermoeidheid bespreken en de patiënt gelegenheid geven gevoelens te uiten die betrekking hebben op de effecten van vermoeidheid op zijn leven. Ook is het zinvol de patiënt te motiveren prioriteiten te stellen wat dagelijkse of wekelijkse activiteiten betreft. Ter ondersteuning kan gebruik worden gemaakt van een dagboek. Daaruit kan duidelijk worden wanneer de patiënt de meeste energie heeft en welke verbanden er zijn tussen bepaalde activiteiten en toenemende vermoeidheid. Voor patiënten in NYHA-klasse IV kan het aan te raden zijn kleinere maaltijden over de dag te verdelen in plaats van drie grote maaltijden. Ook kan het voor deze groep patiënten belangrijk zijn huishoudelijke taken te leren delegeren. Dit kan rolconflicten in de hand werken, maar het bespreken van de problematiek en de mogelijkheden van delegeren onderzoeken kan ook een ommezwaai betekenen waarin kwaliteit voorop gaat staan. Patiënten in NYHA-klasse I-III hebben baat bij lichamelijke activiteit (zie kader). De verpleegkundige geeft uitleg en bespreekt de mogelijkheden van hartfalenrevalidatie. Hartfalenrevalidatie wordt aangeboden door veel revalidatiecentra, maar ook steeds meer lokale fysiotherapiepraktijken bieden een programma aan.

Interventies hartfalen NYHA-klasse I-III
- Bedrust tijdens symptomatische periode.
- Informeer de patiënt over de oorzaken van de vermoeidheid.
- Leg uit dat lichaamsbeweging en afwisseling tussen rust en activiteit een positief effect heeft op vermoeidheid, bespreek wat realistisch is. Plan cycli van ontspanning en inspanning.
- Geef de patiënt de ruimte om gevoelens te uiten die samenhangen met de effecten van de vermoeidheid op zijn leven.
- Help de patiënt een positieve blik te ontwikkelen op zijn eigen sterke kanten, mogelijkheden en interesses.
- Geef de patiënt opdracht om gedurende 24 uur elk uur het niveau van vermoeidheid te registreren, waarbij het niveau van vermoeidheid wordt aangegeven op een schaal van 0 (niet moe, energiek, tot en met 10 (totale uitputting). Laat de patiënt bij iedere registratie bijhouden wat hij aan het doen was.
- Analyseer samen het niveau van vermoeidheid over 24 uur.
- Bespreek de activiteiten met de patiënt en verdeel ze over de dag. Stel samen een schema voor een aantal dagen op en stel daarin prioriteiten.
- Evalueer het schema na enkele dagen en ontdek samen wanneer patiënt zich het beste voelt en wanneer hij zich minder voelt.
- Zorg ervoor dat de patiënt extreme inspanning vermijdt. Dit is een te grote belasting voor het hart en kan in sommige gevallen leiden tot een asthma cardiale.
- Bied hartrevalidatie aan.

Interventies hartfalen NYHA-klasse IV
- Vermijd langdurige bedrust.
- Help de patiënt bij het stopzetten van overbodige activiteiten.
- Help de patiënt bij het aangeven van taken die gedelegeerd kunnen worden.
- Leer de patiënt technieken om zuinig met energie om te gaan (grote energievragende activiteiten niet achter elkaar plannen;

voedsel verdelen in kleine porties en meerdere eetmomenten creëren).
– Beperk traplopen.

Kortademigheid en angst gerelateerd aan kortademigheid

Kortademigheid geeft een situatie waarbij de balans tussen zuurstofopname en koolzuurafgifte in de longen verstoord is. Het gaat gepaard met een gevoel van ademnood. Door vochtophoping in de longen en stuwing van bloed in de bloedvaten van de longen door hartfalen kan een patiënt kortademig worden. Daarnaast kan de kortademigheid het gevolg zijn van therapieontrouw met betrekking tot medicatie, dieet of vochtbeperking of een tekort of juist een overmaat aan beweging/activiteit.

Hoofdsymptoom is het gevoel onvoldoende lucht te krijgen. Bij chronisch hartfalen ziet men kortademigheid bij platliggen, orthopneu, en kortademigheid bij inspanning, dyspnée d' effort. Bij acuut hartfalen is het gevoel onvoldoende lucht te krijgen in hevigere mate aanwezig en zijn er meer symptomen. De patiënt is dan ook kortademig in rust, dyspnée de repos, moet rechtop zitten en is onrustig. Vaak is er sprake van een versnelde ademhaling en verandering in hartslag, sneller, soms onregelmatig, ook kan er een droge prikkelhoest aanwezig zijn, kan de patiënt een reutelende ademhaling hebben en in ernstige gevallen kan de patiënt roze sputum gaan opgeven. Men spreekt dan ook wel van dreigende respiratoire insufficiëntie. De ademarbeid vergt zoveel van de patiënt, dat die snel tot uitputting kan leiden.

Het verpleegkundig doel bij chronische kortademigheid is de patiënt inzicht te geven in de relatie tussen hartfalen en kortademigheid, zodat hij in staat is prioriteiten te stellen in zijn activiteiten en de juiste actie te ondernemen bij toename van de kortademigheid. Bij acute kortademigheid is het doel eenvoudig afname van de kortademigheid. Patiënten zijn vaak onrustig door de kortademigheid en voelen zich erdoor overweldigd. De symptomen hebben de neiging erger te worden in de nacht. De emotionele stress stimuleert het sympathische zenuwstelsel, dat vervolgens vasoconstrictie veroorzaakt. De arteriële druk verhoogt vervolgens de hartslag. De sympathische respons verhoogt de hartarbeid en de vraag naar zuurstof. Door de angst te verminderen zal ook de hartarbeid en de vraag naar zuurstof verminderen. De verpleegkundige dient in het acute stadium zuurstof en medicatie toe. Bij kortademigheid helpt het creëren van een goede houding in bed. Zorg voor voldoende kussens, of voor een tafeltje met een kussen waarop de patiënt kan leunen. De verpleegkundige stelt de patiënt gerust en geeft mentale steun. Fysieke aanwezigheid en aandacht staan voorop. Als de verpleegkundige even weg moet, is het raadzaam dat iemand anders bij de patiënt blijft. Dit kan in veel gevallen de partner of familie zijn, maar ook een zorgassistent of vrijwilliger. Een kalme en geruststellende houding werkt bij het verminderen van angst, evenals langzaam, kalm en met zelfvertrouwen praten. Geef de patiënt korte instructies indien nodig, bijvoorbeeld bij te snel ademen de aandacht vestigen op de uitademing en tellen. 's Nachts kan het helpen een lichtje aan te laten. In een rustige meer chronische situatie is het raadzaam de patiënt ontspanningstechnieken te leren. De verpleegkundige kan de patiënt helpen gevoelens te uiten die met de kortademigheid samenhangen en factoren te identificeren die de kortademigheid erger maken.

Interventies bij chronische kortademigheid
- Geef de patiënt en de familie uitleg over oorzaken van kortademigheid.
- Leer ontspanningsoefeningen aan.
- Identificeer de risico's die kortademigheid erger maken.
- Geef de patiënt ruimte om zijn gevoelens die samengaan met kortademigheid te uiten.
- Help de patiënt een balans te vinden tussen rust en activiteit.
- Instrueer de patiënt wanneer en hoe hij de hulpverlening moet inschakelen.

Interventies bij acute kortademigheid
- Monitor hartslag, bloeddruk, ademfrequentie en SaO_2.
- Dien zuurstof toe.
- Ondersteun de patiënt bij het vinden van een goede houding (Fowlerhouding).
- Zorg voor een intraveneuze toegangsweg.
- Dien zuurstof en medicatie toe op voorschrift van de arts, denk aan nitroglycerine intraveneus, morfine subcutaan in lage dosering, diuretica intraveneus.
- Voer aanvullend onderzoek uit in opdracht van de arts, zoals ecg, bloedafname.
- Monitor vochtbalans, breng, in opdracht van de arts, een blaaskatheter in.
- Laat de patiënt niet alleen en stel hem gerust.
- Geef uitleg aan patiënt en zijn familie over de oorzaak van kortademigheid.

Inadequate therapietrouw

Inadequate therapietrouw is het niet strikt opvolgen van therapeutische aanbevelingen ondanks bereidheid om mee te werken aan een overeengekomen behandeling. Therapieontrouw komt naar voren in communicatie of gedrag. De patiënt doet bijvoorbeeld een uitspraak waaruit de therapieontrouw blijkt, of hij mist afspraken. Verschillende factoren kunnen therapietrouw negatief beïnvloeden. Denk aan belemmeringen voor het zelfstandig functioneren, zoals een slecht geheugen of een situatie waarin de klachten toenemen ondanks dat de patiënt in het verleden strikt de geadviseerde leefwijze heeft opgevolgd. In de behandeling zelf kunnen bijwerkingen van medicatie negatief werken, evenals het gebrek aan begeleiding, de complexiteit van de voorschriften of het gebrek aan kennis van hartfalen en de behandeling. Vanuit de omgeving kunnen mobiliteitsproblemen of financiële problemen tegenwerken. Op persoonlijk vlak speelt bijvoorbeeld mee de ontvankelijkheid voor de patiënt en het bewust zijn van de ernst van hartfalen.

Naast het geven van voorlichting en informatie over hartfalen en de behandeling zal de verpleegkundige met de patiënt kijken naar belemmerende factoren en zal hij trachten deze te verminderen of te laten verdwijnen. Bij het vaststellen van dit verpleegprobleem zal eerst met de patiënt worden besproken of de keuze zich niet te houden aan de voorschriften niet eenvoudig een weloverwogen keuze is. De patiënt heeft immers zelfbeschikkingsrecht en kan na de voorlichting zelf de voor- en nadelen begrijpen. Hij hoeft zich niet gedwongen te voelen behandeling en voorschriften op te volgen. Als inadequate therapietrouw is vastgesteld, wordt met de patiënt besproken of hij zijn gedrag wil veranderen en de voorschriften wil gaan opvolgen.

Algemene interventies bij therapieontrouw

- Moedig de patiënt aan te praten over ervaringen met de gezondheidszorg, met opnames enzovoort.
- Ga na waarom de patiënt twijfels heeft over de te volgen behandeling en leefadviezen.
- Stel open vragen naar het begrip van de patiënt voor inadequate therapietrouw, welke verwachtingen hij heeft van de behandeling, de leefadviezen en de resultaten. Stel vast of deze verwachtingen realistisch en correct zijn.
- Bespreek met de patiënt welke factoren de therapietrouw negatief kunnen beïnvloeden. Denk hierbij ook aan kosten, vervoersmogelijkheden, ongewenste bijwerkingen.

- Ga na of er recent veranderingen hebben plaatsgevonden in de leefwijze van de patiënt, of in zijn gezin, gezondheid of financiën.
- Bespreek de risico's en de voordelen van het strikt opvolgen van de voorgeschreven leefwijze.
- Moedig de patiënt aan doelen te stellen en ga samen na welk gedrag veranderd moet worden om die doelen te bereiken.
- Moedig de patiënt aan geschikte beloningen te vinden die het nieuwe gedrag kunnen bekrachtigen.
- Respecteer de keuze van de patiënt om de voorgeschreven leefwijze geheel of gedeeltelijk af te wijzen.

Interventies bij het niet kunnen volhouden van een natriumbeperkt dieet

- Laat de patiënt vertellen wat hij weet van een natriumbeperkt dieet en de relatie met hartfalen.
- Adviseer bij de bereiding van de warme maaltijd gebruik te maken van kruiden en specerijen, kruidenbuiltje en gemengde kruiden zonder toegevoegd zout.
- Verwijs de patiënt zo nodig naar een diëtist. Die kan individuele adviezen geven en de natriuminname berekenen.
- Vul indien noodzakelijk informatie aan, vooral de relatie tussen natriumbeperkt dieet en hartfalen: natrium trekt water aan, waardoor het lichaam vocht gaat vasthouden.

Interventies bij het niet kunnen volhouden van een vochtbeperking

- Ga na wat de patiënt weet van de vochtbeperking en de relatie met hartfalen.
- Bespreek hoeveel vocht de patiënt gebruikt per dag.
- Bespreek het belang van vochtbeperking.
- Een mogelijkheid is om de patiënt een dag lang steeds de gedronken hoeveelheid in een maatbeker te laten gieten. Aan het einde van de dag wordt dan duidelijk hoeveel men spontaan drinkt.
- Houd rekening met vocht dat men drinkt bij het innemen van medicijnen.
- Gebruik kleine kopjes of glazen.
- Wanneer medicatie-inname moeilijk gaat waardoor er veel vocht nodig is, laat de medicijnen dan eens innemen met yoghurt of pap. Daarvan is een minder grote hoeveelheid nodig en soms kan dat makkelijker zijn.
- Laat de patiënt goed kauwen, dit geeft meer speekselproductie.
- Zout veroorzaakt een dorstgevoel. Adviseer de patiënt zout te vermijden. Hetzelfde geldt voor zeer zoete producten, zoals ijs.

- Ingevroren fruit kan goed helpen tegen de dorst.
- Heel koude of heel warme dranken worden doorgaans langzamer opgedronken.

Verpleegkundige interventies bij inadequaat medicatiegebruik

- Ga na wat de patiënt weet van de medicatie en de relatie met hartfalen.
- Geef korte duidelijke informatie over de werking en de belangrijkste bijwerkingen van het medicijn en over de wijze van inname.
- Bespreek met patiënt zijn houding tegenover het innemen van medicijnen en ga na welke problemen de patiënt hiermee heeft. Ga in op deze problemen en probeer samen tot een oplossing te komen. Belangrijk is goede voorlichting te geven over de ernst van de aandoening en de invloed van medicatie op de levensverwachting en klachten en symptomen.
- Informeer over het belang van continuering van de medicatie en bespreek met de patiënt de noodzaak van herhaalrecepten, en waar hij deze kan krijgen.
- Zorg voor een duidelijke overzichtelijke medicatiekaart.
- Noteer merknaam en stofnaam van het medicijn.
- Bespreek handige innamemomenten, zodat de patiënt de inname hieraan kan koppelen, zoals tanden poetsen, maaltijden enzovoort.
- Sommige patiënten hebben veel last van een piekdiurese kort na inname van plastabletten, waardoor men besluit deze bij een boodschap of uitje niet in te nemen. Bespreek de mogelijkheid de plastabletten op een later tijdstip in te nemen. Diurese is vanaf een kwartier na inname tot maximaal vier uur actief. Raad de patiënt aan de plastabletten niet na de avondmaaltijd in te nemen, om verstoring van de nachtrust te voorkomen.
- Bespreek in overleg met de arts de mogelijkheid voor de patiënt zelf de dosering van de plasmedicatie aan te passen bij tekenen van verslechtering.
- Motiveer de patiënt eventuele bijwerkingen te melden en niet op eigen initiatief te stoppen met medicijnen wanneer mogelijke bijwerkingen ontstaan. Maak duidelijk dat de meeste bijwerkingen vooral in het begin van de behandeling ontstaan en meestal na verloop van tijd minder worden of verdwijnen.
- Adviseer een weekdoos of een baxterrol bij problemen met de hoeveelheid medicatie, en overweeg de partner of een wijkverpleegkundige bij het uitzetten van de medicatie te betrekken als de patiënt hier moeite mee heeft.

2.2.8 CARDIOGENE SHOCK

Cardiogene shock ontstaat wanneer het hart niet voldoende bloed kan rondpompen om aan de vraag naar zuurstof te voldoen van organen en weefsels. Er zijn verschillende oorzaken voor cardiogene shock, denk aan een belangrijk hartinfarct, of juist meerdere kleine infarcten, significante klepproblemen, een harttamponnade, een aortadissectie of bijvoorbeeld ernstige ventriculaire ritmestoornissen.

De symptomen van cardiogene shock komen voort uit de vicieuze cirkel van forward failure, het verlies van knijpkracht van de hartspier met afname van het slagvolume en de cardiac output. De arteriële bloeddruk daalt en de doorbloeding van de vitale organen neemt af. Ook neemt de doorbloeding van het coronair systeem af, met als gevolg afname van de zuurstofvoorziening aan de hartspier. Dit leidt tot toename van zuurstofgebrek van de hartspier en verdere afname van de knijpkracht van de hartspier. Het niet goed kunnen legen van het linkerventrikel leidt ook tot verhoogde longdruk, stuwing en longoedeem, wat het zuurstoftekort verder doet toenemen. Dit zorgt voor toename van zuurstofgebrek van vitale organen, waarmee de vicieuze cirkel rond is.

Klassieke symptomen

Zuurstoftekort van de hersenen met rusteloosheid, verwardheid of agitatie, lage bloeddruk, snelle en zwakke pols, koude, klamme en bleke huid, crepiterende ademhaling, verminderde darmperistaltiek en verminderde urineproductie. In deze fase zal een arteriële bloedgasanalyse een respiratoire alkalose laten zien. Er kunnen zich tevens ritmestoornissen voordoen als gevolg van de verminderde zuurstofvoorziening van de hartspier. Deze patiënten worden in de regel opgenomen op een CCU of icu, waar mogelijkheden zijn voor intensieve monitoring. Bij ernstige forward failure zal de patiënt bewusteloos raken met ernstige hypotensie. De patiënt zal oppervlakkig gaan ademen en de extremiteiten zullen koud, bleek, cyanotisch of gemarmerd worden en de darmperistaltiek zal afwezig zijn. Arteriële bloedgasanalyse zal nu metabole acidose laten zien en alle laboratoriumuitslagen zullen orgaanfalen laten zien.

Interventies

- Wees alert op klachten en verschijnselen van verminderd hartminuutvolume.
- Wees alert op afwijkend ademgeruis.

- Controleer indien van toepassing op klachten en verschijnselen van een inadequate doorbloeding van het coronaire systeem, bijvoorbeeld pijn op de borst of veranderingen op het ecg.
- Geef korte duidelijke voorlichting aan de patiënt en zijn familie.
- Zorg voor een rustige omgeving.
- Geef duidelijke maar niet te belastende uitleg en geef ruimte voor het uiten van gevoelens.
- Controleer de uitslagen van het laboratoriumonderzoek en overleg regelmatig met de verantwoordelijke arts of een verandering in de behandeling noodzakelijk is.
- Handhaaf een adequate vochtbalans door toediening van intraveneus vocht of diuretica in overleg met de arts.
- De patiënt wordt in overleg met de arts overgeplaatst naar een CCU/icu voor toediening van intraveneuze medicatie, bijvoorbeeld positief inotrope middelen of nitroglycerine. De Multidisciplinaire richtlijn hartfalen 2010 geeft meer informatie over deze behandelmogelijkheden.

2.2.9 EINDSTADIUM HARTFALEN

Zoals eerder beschreven is er geen duidelijke definitie van het eindstadium van hartfalen. Patiënten in het eindstadium van hartfalen worden gekenmerkt door NYHA-klasse IV, klinische tekenen van hartfalen, hypotensie, sterk verminderde pompfunctie van het hart en frequente ziekenhuisopnamen.

De belangrijke symptomen in de laatste zes maanden zijn beschreven in het onderzoek van Nordgren et al. en de uitgebreide lijst is een indicatie voor hoe matig de kwaliteit van leven is.

Symptomen eindstadium hartfalen
- kortademigheid
- pijn (ongeacht oorzaak)
- vermoeidheid
- angst
- beperkingen in lichamelijke activiteit
- misselijkheid
- zwelling enkels
- obstipatie
- eetlustverlies
- slapeloosheid
- aanhoudend hoesten
- verwardheid

- duizeligheid
- incontinentie van urine
- orthopneu
- diarree
- aanhoudende jeuk
- depressie of somberheid
- aanhoudende dorst
- hartkloppingen
- nycturie

Er is geen duidelijke indicator voor het aanbreken van de laatste fase, een inschatting van de ernst van de situatie kan een samenspel zijn van verschillende risicofactoren die min of meer tegelijk kunnen spelen. Denk hierbij bijvoorbeeld aan progressieve nierfunctiestoornissen, een hoog (NT-pro)BNP, een laag natriumgehalte, hoge leeftijd, ernstige comorbiditeit, zeer slechte pompfunctie van het hart, cachexie of depressie. Ook zie je in deze fase simpelweg dat de patiënt zelf aangeeft dat het niet meer gaat. De verpleegkundige kan in deze fase palliatieve zorg organiseren, een coördinerende rol spelen in de hulpverlening en de begeleiding op zich nemen. Geef de patiënt, partner en familie de mogelijkheid gevoelens te uiten en na te denken over een mogelijk plotseling snel overlijden. Het verlichten van symptomen is een belangrijk doel in de palliatieve zorg. Ook voor deze fase is goede voorlichting over de effecten van medicijnen van belang. De hartfalenmedicatie is ook nu zinvol en kan zorgen voor verlichting van klachten. Plotseling stoppen met alle medicatie kan juist leiden tot versneld overlijden met meer kortademigheid. Wat devices betreft, kan de patiënt uitleg gegeven worden over de mogelijkheid de ICD uit te zetten. Een CRT-device kan echter zorgen voor palliatie. Uiteindelijk is het in het eindstadium noodzakelijk vooruit te denken en met patiënt door te spreken wat wenselijk en noodzakelijk is.

Maak de volgende onderwerpen bespreekbaar met de patiënt en zijn familie.
- De mogelijkheden op het gebied van medicatie bij een plotselinge verslechtering.
- Welke hulpverleners gebeld kunnen worden.
- Of een nieuwe ziekenhuisopname zinvol of wenselijk is.
- De wenselijkheid van thuiszorg en de mogelijkheid van een hospice.
- Wel of niet reanimeren (bespreek dit in overleg en samen met de behandelend arts).

Meer informatie is terug te vinden in De Graeff et al. (2006).

2.3 Hartoperaties

2.3.1 INLEIDING

Per jaar horen zo'n 18.000 mensen in Nederland dat zij een hartoperatie moeten ondergaan. Zestien thoraxchirurgische centra hebben hiertoe de bevoegdheid gekregen. Een hartoperatie wordt vaak als zeer ingrijpend ervaren met grote impact op het lichamelijk en psychosociaal welbevinden. Het is een ingrijpende ingreep waarbij naast de medische en verpleegkundige zorg ook psychosociale zorg verleend wordt. Bij de zorg voor deze patiënten is een uitgebreid multidisciplinair team betrokken dat onder andere bestaat uit cardiologen, thoraxchirurgen, nurse-practitioners (verpleegkundig specialisten) en verpleegkundigen. In de zorg en begeleiding heeft ieder zijn eigen taak, maar zullen de teamleden proberen hun zorgactiviteiten naadloos op elkaar aan te laten sluiten.

In deze paragraaf wordt ingegaan op de chirurgische kant van het behandelen van hart- en vaatziekten. Hierbij worden de meest voorkomende chirurgische technieken en bijbehorende medische en verpleegkundige patiëntenzorg besproken.

> Meneer De Graaf (65) is gehuwd en heeft drie getrouwde kinderen. Hij ervaart de laatste tijd 's ochtends als hij wakker wordt en zich gaat aankleden een drukkende pijn op de borst. Soms voelt hij daarbij ook pijn in zijn linkerarm en in zijn kaken. Bij een kleine rustpauze nemen de klachten af. In de loop van de dag ervaart hij meestal geen klachten. Toen hij enkele weken geleden op de tennisbaan een wedstrijdje speelde, kreeg hij deze klachten ook. Hij was toen juist hersteld van een griepje en dacht dat deze klachten daar nog verband mee hielden.
> Meneer De Graaf bezoekt de huisarts en deze stuurt hem direct door naar de cardioloog. Hij is sinds vijftien jaar bekend met hypertensie en krijgt hiervoor van de huisarts hydrochloorthiazide en metoprolol voorgeschreven. De huisarts geeft hem nitroglycerinespray mee voor onder de tong voor het geval de klachten zich weer voordoen. Meneer De Graaf heeft klachten passend bij angina pectoris. Hij krijgt medicijnen voor de angina pectoris en tegen het te hoge cholesterol voorgeschreven.
> Meneer De Graaf is gepensioneerd boekhouder. Hij is 1,75 m en weegt 95 kg. Rookt ongeveer 15 sigaretten per dag. Zijn vader is

> overleden aan een hartinfarct. De cardioloog besluit meneer De Graaf volledig te onderzoeken op hart- en vaatziekten en spreekt verschillende onderzoeken af.

2.3.2 PREOPERATIEVE ONDERZOEKEN
Elektrocardiogram (ECG)
Zie paragraaf 2.2.4.

Inspanningstest
Tijdens een inspanningstest wordt de elektrische activiteit van het hart gemeten terwijl een patiënt zich inspant. Hierbij zit een patiënt (meestal) op een fiets terwijl hij met elektroden aan een ecg-apparaat verbonden is. Wanneer bij inspanning ischemie zichtbaar wordt, wordt het onderzoek vroegtijdig gestaakt.

Myocardperfusiescintigrafie
Dit onderzoek bestaat uit een serie opnamen tijdens zuurstoftekort bij inspanning en in rusttoestand. Zuurstoftekort in het hart wordt opgewekt door inspanning (op een fiets of loopband) en/of door inspuiting van een middel dat zuurstoftekort opwekt. Er wordt een isotoop in de bloedbaan gebracht die door de hartspiercellen wordt opgenomen. Als de hartspier beschadigd is, worden de isotopen niet goed opgenomen en zal er minder straling worden uitgezonden.

SPECT (single-photon-emission computerized tomografy)
Dit is een gemoderniseerde vorm van het isotopenonderzoek van de hartspier. Het verschil met de andere isotopenonderzoeken is dat er een camera wordt gebruikt die niet stilstaat, maar om de patiënt heen draait. De stralen die de camera opvangt, worden door een computer verwerkt. Zo wordt er een ruimtelijk beeld van het hart gevormd in plaats van de vlakke afbeelding die bij gewoon isotopenonderzoek wordt verkregen (bron: www.hartstichting.nl).

Echocardiogram
Tijdens dit onderzoek wordt door middel van geluidsgolven de bewegingen van het hart zichtbaar gemaakt op een scherm. Men kan de klepfuncties observeren en de afmetingen van de atria en ventrikels meten. Een echografie brengt de klepfunctie in beeld en meet de snelheid waarmee het bloed de kleppen passeert. Tevens kunnen de functies van de linkerhartkamer gemeten worden.

Hartkatheterisatie
Bij dit onderzoek wordt via een katheter via de ader of slagader in de arm of lies contrastvloeistof ingespoten in de kransslagaders van het hart en worden via röntgendoorlichting de kransslagaders in beeld gebracht. Tevens geeft dit onderzoek inzicht in de linkerventrikelfunctie (LVF) alsook in de afmetingen van de aorta die vanuit het hart ontspringt.

MRI (magnetic resonance imaging)
Met behulp van magneetvelden en radiogolven wordt informatie over het hart verkregen. Een MRI geeft informatie over bouw, afmetingen, bloedvaten rondom het hart, aangeboren afwijkingen en functie van het hart. Het geeft bovendien informatie over de ernst van de klepafwijkingen en de lokalisatie en exacte uitbreiding van een doorgemaakt infarct.

2.3.3 REDENEN VOOR EEN HARTOPERATIE
- Coronairlijden.
- Aortaklepinsufficiëntie.
- Aortaklepstenose.
- Mitralisklepinsufficiëntie.
- Mitralisklepstenose.
- Pompfunctieverlies door een infarct of hypertrofische obstructieve cardiomyopathie.
- Ritmeproblematiek.

Behandeling van ziektes van de coronairarteriën
De behandeling van angina pectoris is in eerste instantie medicamenteus, echter bij persisterende klachten wordt nadere diagnostiek gedaan zoals in eerdere paragrafen beschreven. Afhankelijk van de bevindingen kan worden gekozen voor een PCI (percutane coronaire interventie, ook wel dotteren genoemd, zie par. 2.1) of een CABG (coronary artery bypass graft). Een PCI is zo mogelijk de eerste behandeling en minder ingrijpend dan een hartoperatie. Echter, wanneer een patiënt meer dan drie vernauwingen of een hoofdstamstenose heeft, of moeilijk te dotteren is, wordt een CABG geadviseerd.
Tijdens de operatie wordt met behulp van de slagaders uit de borstkas of de aders uit het been omleidingen gelegd rond de stenosen. De LIMA (left internal mammary artery) is de meest gebruikte slagader uit de borstkas. Maar ook de RIMA (right internal mammary artery) wordt gebruikt. De meest gebruikte ader uit het been heet de vena saphena

magna. Vaak wordt er een combinatie van genoemde mogelijkheden gebruikt.

Ziektes van de aortaklep
Aortaklepstenose
Door een vernauwde aortaklep wordt de bloedstroom uit het linkerventrikel belemmerd. Hierdoor neemt de contractiekracht toe (compensatiemechanisme). Door deze toegenomen drukarbeid treedt er hypertrofie op van het linkerventrikel. De oorzaken van een valvulaire aortaklepstenose kunnen zijn: een aangeboren afwijking, met name een bicuspide aortaklep waarbij twee van de drie slibbladjes met elkaar vergroeid zijn; acuut reuma in de voorgeschiedenis of een degeneratieve aortaklepstenose met secundaire verkalking. Het klachtenpatroon dat hierbij hoort, is vaak progressief van aard, waarbij vaak dyspneu, angina pectoris, moeheid, duizeligheid en collaps voorkomen. Wanneer deze klachten zich presenteren, is er vaak al sprake van flinke aortaklepstenose.

Aortaklepinsufficiëntie
Hierbij lekt er tijdens de diastole bloed terug in het linkerventrikel. Hierdoor daalt de bloeddruk in de aorta en stijgt de diastolische druk in het linkerventrikel. Oorzaken van aortaklepinsufficiëntie kunnen (onder andere) zijn: acuut reuma, endocarditis en dissectie van de aorta (door atherosclerose). Niet altijd hebben patiënten klachten van een aortaklepinsufficiëntie. Na verloop van jaren gaat het linkerventrikel steeds slechter functioneren. Wel kennen zij bijna allemaal een toenemende vermoeidheid. Wanneer de diameter van het linkerventrikel snel toeneemt, is het moment van opereren aangebroken.

Ziektes van de mitralisklep
Mitralisklepstenose
De meest voorkomende oorzaak van mitralisklepstenose is acuut reuma. Door het ontstekingsproces vergroeien de slippen van de klep. Een proces dat vaak enkele jaren in beslag neemt. Daarnaast kunnen ook de chordae vergroeien, de klepslippen kunnen ook dikker worden en fibrose vertonen. Hierdoor wordt de bloedstroom van het linkeratrium naar het linkerventrikel belemmerd. Bij inspanning stijgt de druk in het linkeratrium en kan dyspneu ontstaan. Door de ontstane hoge druk in het linkeratrium ontstaan dilatatie en hypertrofie van het linkeratrium. Dit kan ritmestoornissen veroorzaken, zoals atriumfibrilleren. Dit heeft gevolgen voor de pompfunctie van het hart waardoor asthma cardiale ontstaat. Bij een langzame bloedstroom langs

de wanden van het atrium kan trombose optreden, met name in het linkerhartoor.

Mitralisklepinsufficiëntie

Bij een mitralisklepinsufficiëntie lekt tijdens de systole bloed terug naar het linkeratrium. Het kan worden veroorzaakt door een prolaps van een klepblad, maar ook door een infarct in het gebied van de papillairspieren kan disfunctie of zelfs een afscheuring van de papillairspieren ontstaan. De klepbladen kunnen niet goed meer sluiten door verwijding en vervorming van de mitralisklepring, waardoor lekkage optreedt. Het bloedvolume en de druk in het linkeratrium zullen daardoor stijgen. In de diastole neemt het aanbod van bloed in het linkerventrikel toe en ontstaat er ook een volumebelasting van het linkerventrikel. Door de toename van druk in de longcirculatie kunnen dyspneuklachten ontstaan en een verminderde inspanningstolerantie. De meest voorkomende oorzaken van mitralisklepinsufficiëntie zijn: acuut reuma, endocarditis, sclerose van de klep, papillairspierruptuur (door trauma of infarct).

Ritmeproblematiek

Ritmeproblematiek zoals boezemfibrilleren kan in sommige situaties ook door een operatie verholpen worden. Men weet dat in de beide atria meerdere foci aanwezig kunnen zijn die impulsen afvuren die elk tot een contractie van het hart leiden. Bij sommige mensen is rondom de pulmonaalvenen in het rechteratrium veel van dit 'impulsgevende weefsel' aanwezig. Bovengenoemde hartproblemen kunnen in aanvang allemaal medicamenteus behandeld worden. Daarnaast verricht de cardioloog interventies die vaak minder belastend zijn voor de patiënt dan een operatie. Soms echter is voor een afdoende aanpak een hartoperatie nodig.

2.3.4 HARTOPERATIES

Coronary artery bypass graft (CABG)

De operatie die meneer De Graaf zal ondergaan is een CABG. Hierin zijn verschillende technieken mogelijk. Het hoofddoel is dat de stenosen in de kransslagaders gebypassed worden. Hiervoor wordt een ader uit het onderbeen (vena saphena magna, of vena saphena parva) gebruikt of een ader uit het bovenbeen. Steeds vaker wordt ook de arteria mammaria interna gebruikt. Dit is een zijtak van de arteria subclavia die aan één zijde los geprepareerd wordt. Het uiteinde wordt voorbij de stenose vastgemaakt. Hierbij wordt het hart direct voorzien van zuurstofrijk bloed via de arteria subclavia.

De operatie wordt verricht via een sternotomie, waarbij het sternum gespreid wordt. Hierdoor is het hart goed bereikbaar. De operatie wordt uitgevoerd met behulp van een hart-longmachine, waardoor de chirurg op een compleet stilgelegd hart de bypass kan maken. Soms gebruikt men de off-pump-methode, hierbij wordt met behulp van twee 'zuignappen' alleen het deel stil gelegd waar de omleiding gemaakt wordt. Een CABG kan complicaties met zich meebrengen (zie par. 2.3.7).

Aortaklepvervanging
Bij meneer De Graaf zal ook de aortaklep worden vervangen. Hierbij wordt de aorta ascendens afgeklemd en het hart stilgelegd. Dit gebeurt door middel van koude cardioplegie of een vloeistof met een hoge concentratie kalium in de coronairen. Door een snede in de aorta ascendens te maken juist boven de klep wordt deze in beeld gebracht, verwijderd en vervolgens wordt een nieuwe klep ingehecht.

Mitralisklepplastiek en mitralisklepvervanging
Wanneer het mogelijk is een mitralisklep te repareren, wordt een mitralisklepplastiek verricht. Hierbij wordt eventueel te veel opbollend klepblad verwijderd en/of papillairspieren (chordae) worden ingekort (of er worden nieuwe chordae aangebracht: neo-chordae). Tevens kan men een ring aanbrengen van een precies passende diameter die een goede reconstructie geeft van de klep. Het voordeel van een plastiek is dat een patiënt niet zijn hele leven afhankelijk is van orale anticoagulantia en geen tikkende klep in zijn borstkas zal horen. Wanneer een plastiek niet mogelijk is, zal men overgaan tot het vervangen van de mitralisklep. De mitralisklep wordt meestal gedeeltelijk geëxcideerd. Het achterblad wordt zo mogelijk behouden, omdat de linkerkamerfunctie dan meer intact blijft. Bij de operatie wordt zorgvuldig alle kalk uit de klepring verwijderd om eventuele hersenschade te voorkomen. Een mitralisklep kan worden vervangen via de klassieke methode, waarbij het sternum opengezaagd wordt (sternotomie). Via het atriumseptum of via het linkeratriumdak wordt de klep benaderd. Daarnaast kan men de klep ook vervangen via een rechtslaterale thoracotomie. Hierbij wordt een kleine incisie tussen de ribben gemaakt. De hart-longmachine wordt via de lies aangesloten. Deze methode geeft een onopvallende wond die na verloop van tijd vaak minder pijnlijk is. Van binnenuit wordt vaak het linkerhartoor gesloten om stolselvorming in dit gebied te voorkomen.

> **Biologische of mechanische klep?**
> Afhankelijk van de leeftijd wordt een biologische of een mechanische klep ingehecht. Een mechanische klep gaat in principe levenslang mee. Het nadeel is echter dat een patiënt hierbij levenslang anticoagulantia dient te gebruiken met alle nadelige gevolgen (kans op bloedingen) van dien. Anticoagulantia zijn echter nodig om trombosering en embolisering van de klepprothese te voorkomen. Een kunstklepprothese is soms hoorbaar. Een biologische klep wordt gebruikt bij patiënten vanaf 65 jaar. Het voordeel hierbij is dat het een stille klep is en dat niet levenslang anticoagulantia gebruikt hoeven te worden (slechts drie maanden). Deze klep wordt gemaakt van runderpericard of er wordt een varkensklep gebruikt. Echter, zo'n klep gaat in principe ongeveer vijftien jaar mee.

Maze-procedure

Zoals eerder besproken kunnen ritmeproblemen zoals atriumfibrillatie in sommige situaties ook operatief behandeld worden. De klassieke maze-procedure geschiedt via een sternotomie. In de atria wordt door middel van precieze incisies in de atriale wand (rechts en links) een doolhof aangebracht (*maze*) waardoor alle foci die atriumfibrillatie veroorzaken zoveel mogelijk worden belemmerd in hun voortgeleiding. Hierbij wordt een soort 'route' aangebracht waarlangs de impuls vanuit de sinusknoop de atrioventriculaire knoop wel kan bereiken om hierna gevolgd te worden door een kamercontractie.

Daarnaast kennen we de thoracoscopische pulmonaalvene-isolatie waarbij via een VATS-procedure de gebieden rond de pulmonaalvenen geableerd worden met radiofrequente straling (ook wel mini-maze genoemd). Zoals besproken blijken deze gebieden weefsel te bevatten (embryonaal aangelegd) zoals ook aanwezig is in de sinusknoop, waar het verantwoordelijk is voor het afvuren van impulsen waardoor atriumfibrillatie veroorzaakt wordt. Hierbij wordt eveneens het linkerhartoor geamputeerd, zodat hierin geen stolselvorming meer kan ontstaan. Atriumfibrillatie is vaak de oorzaak van stolselvorming. Deze stolsels kunnen losschieten en elders in het lichaam (hersenen, longen) problemen veroorzaken

Het slagingspercentage van deze ingrepen is hoog (80-95%). Aan de patiënt moet uitdrukkelijk gezegd worden dat het uiteindelijke effect van de operatie pas na ongeveer vier maanden duidelijk is. Door manipulatie met het hart en oedemen ten gevolge van de operatie zullen in de eerste postoperatieve periode vaak nog steeds ritmeproblemen zich voordoen. Na verloop van tijd, als het operatiegebied is hersteld, neemt de ritmeproblematiek af. Patiënten met mitralisklepinsufficiëntie hebben ook vaak atriumfibrilleren. Daarom wordt een mitralisklepoperatie vaak gecombineerd met een maze-procedure.

2.3.5 PREOPERATIEVE FASE

Meneer De Graaf zal goed moeten worden voorbereid op de operatie. Immers: een goede voorbereiding draagt vaak bij aan een soepel verloop van het herstel in de postoperatieve fase en vermindert angst, pijn en complicaties. Elk thoraxchirurgisch centrum in Nederland heeft informatiemodules waarin de patiënt uitgebreid wordt voorgelicht. Soms gebeurt dit individueel op een preoperatieve polikliniek, sommige ziekenhuizen geven groepsvoorlichting aan patiënten en hun families en vanzelfsprekend heeft elk centrum een informatiebrochure of dvd waar alle belangrijke informatie in terug te vinden is. De informatie gaat over het normale verloop van de ziekenhuisopname, de operatie en het verblijf op de intensive care en de verpleegafdeling. Daarnaast wordt informatie gegeven over pijnbestrijding en angst.
De begeleiding van de patiënt en zijn familie/naasten is een belangrijk aspect binnen de verpleegkundige zorg rondom de hartoperatie. Angst voor de operatie, voor pijn, voor hetgeen een patiënt verwachten kan na de operatie, het hervinden van zelfvertrouwen zijn belangrijke aandachtspunten.
Een patiënt wordt vaak één dag voor de operatie opgenomen. Naast een medische en verpleegkundige anamnese worden de laatste onderzoeken gedaan, zoals laboratoriumcontrole en een elektrocardiogram. Tevens wordt de laatste informatie gegeven aan de patiënt en zijn familie over alle praktische zaken rondom de operatie.

2.3.6 POSTOPERATIEVE FASE

Normaal herstel na een CABG of hartklepoperatie

Vanzelfsprekend is het herstel na hartchirurgie nauw gerelateerd aan de conditie en comorbiditeit van de patiënt in de preoperatieve fase. Zo zal een vijftigjarige man met een blanco voorgeschiedenis sneller hersteld zijn dan iemand met diabetes mellitus en COPD die dezelfde operatie ondergaat op 75-jarige leeftijd. De gemiddelde opnameduur na de operatie verschilt per patiënt en ligt tussen de vijf en zeven dagen.

Intensive care

Na de operatie gaat de patiënt naar de intensivecare-unit of de medium care unit. Afhankelijk van de complexiteit van de operatie en de conditie van de patiënt wordt een afdeling gekozen waar hij voldoende bewaakt kan worden. De patiënt wordt nabeademd, heeft verscheidene infusen en is aangesloten op de hartbewakingsapparatuur. De duur van de nabeademing en de intensive care hangt af van hoe bloedsomloop, gaswisseling en bloedverlies zich herstellen. Bovendien kan op de icu door middel van continue drukregistratie in zowel de grote als kleine circulatie de hartprestatie optimaal gevolgd en geregistreerd worden. Als de patiënt optimaal zelf kan ademen, wordt besloten tot extubatie. In alle hartcentra in Nederland is een vorm van familiebegeleiding aanwezig. De familie wordt geïnformeerd over de aankomst van de patiënt op de icu en krijgt adviezen over het bezoeken van de patiënt. Daarna zal er spoedig overplaatsing plaatsvinden naar de gewone verpleegafdeling.

Meestal heeft de patiënt dan nog de volgende ondersteunende middelen:
– maagsonde;
– blaaskatheter;
– wond- en pleuradrains in de thorax;
– zuurstof;
– perifere lijnen;
– monitorbewaking (afhankelijk van de operatie);
– medicijnen (ritmemedicatie, antihypertensiva, antistolling en pijnmedicatie);
– pacemakerpolen.

De meeste hulpmiddelen worden zo mogelijk snel verwijderd. De patiënt heeft vaak nog wel korte tijd zuurstof nodig. Bij pulmonale problematiek start de patiënt met vernevelen van longmedicatie om de longcapaciteit te verbeteren. De thoraxdrains mogen doorgaans de eerste of tweede dag postoperatief verwijderd worden. Dit hangt af van de productie van wondvocht of eventuele luchtlekkage. Drains dienen om een eventuele harttamponnade te voorkomen. Een harttamponnade is het verschijnsel dat bloed zich ophoopt in de borstholte waardoor het hart en omliggende vaten in de verdrukking komen.

Pijn
De wondpijn is bij goede pijnstilling over het algemeen draaglijk. De patiënten hebben vaak last van spierpijn in nek en armen. Zij kunnen hier angstig op reageren omdat de pijnklachten kunnen lijken op de pijn die gepaard ging met hun hartklachten. De patiënt kan zich afvragen of de operatie wel succesvol is geweest. Je kunt de patiënt uitleggen dat het om spierpijn gaat die een gevolg is van de operatie.

Belangrijk is natuurlijk wel dat er vastgesteld is dat het daadwerkelijk om spierpijn gaat en niet om angina pectoris. Vanzelfsprekend kunnen de drains ook pijn veroorzaken. Bij klachten van pijn op de borst is het hiervoor geldende protocol bepalend voor het verpleegkundig handelen. Adviseer de patiënt hierin. Pijnklachten bij patiënten met zware mammae kunnen verminderen door het dragen van een beha.

Goede pijnstilling is van enorm belang. Pijn kan namelijk een patiënt belemmeren in het goed doorademen en ophoesten. Hierdoor ontstaan mogelijk pulmonale complicaties zoals atelectase of een pneumonie. Daarnaast beïnvloedt een snelle mobilisatie een snel herstel. Ook mobilisatie mag niet gehinderd worden door pijn. Voor pijnbestrijding gelden per ziekenhuis specifieke protocollen.

Wondbehandeling

Elke wond wordt dagelijks geïnspecteerd en gedesinfecteerd. Dit geldt ook voor de wonden die in de benen zijn gemaakt. Net als bij alle operatiewonden is ook bij het verbinden van deze wonden uiterste hygiënische zorgvuldigheid geboden. In elk ziekenhuis zijn hiervoor speciale protocollen opgesteld. De wond wordt na de operatie doorgaans onderhuids gehecht. Deze hechtingen lossen vanzelf op, zodat de patiënt als litteken slechts een dunne streep overhoudt. De hechtingen die aangebracht zijn na het verwijderen van de drains, worden na vijf dagen verwijderd.

Tijdens de dagelijkse visite zal sternumcontrole plaatsvinden. Door hoesten, obesitas of infectie kan het sternum los raken. Als er sprake is van een los sternum zal dit doorgaans zo spoedig mogelijk operatief worden gerefixeerd.

Mobilisatie

Postoperatieve patiënten hebben geen papegaai boven hun bed. Dit ter voorkoming van het asymmetrisch belasten van het borstbeen en de borstspieren. Daarnaast is het reiken met de armen boven het hoofd vaak pijnlijk. In plaats daarvan kan eventueel aan de achterzijde van het bed een touw bevestigd worden waarmee de patiënt zich (symmetrisch) kan optrekken. De verpleegkundige stimuleert een snelle zelfredzaamheid en snelle mobilisatie. De fysiotherapeut speelt hierin een belangrijke rol. Hij geeft de patiënt ademhalings- en hoestinstructies waarbij het borstbeen ondersteund wordt en hij heeft een belangrijk aandeel in de zorg voor snelle mobilisatie. Dit neemt niet weg dat ook de verpleegkundige de mobiliteit van de patiënt moet stimuleren. De meeste patiënten zullen – vanwege angst en vermoeidheid – niet uit zichzelf geneigd zijn tot veel bewegen. Bedenk echter dat er ook patiënten zullen zijn die juist afgeremd moeten worden omdat ze te veel willen.

Steunkousen

Een belangrijk aspect bij de patiënt waarbij venen uit de benen zijn gehaald, is het dragen van strakke elastische kousen. Deze dienen te worden aangetrokken voordat de patiënt uit bed gaat. Het doel van deze kousen is trombose en oedeem voorkomen. Ze dragen daardoor bij aan een goede wondgenezing. Was dus zo nodig eerst de voeten en de onderbenen op bed. Maak een patiënt die zichzelf verzorgt erop attent dat hij eerst zijn kousen aantrekt en dan pas opstaat.

Pacemakerpolen

Na een hartklepoperatie, maar soms ook na een CABG, worden pacemakerpolen gelegd op het hart, waaraan een uitwendige pacemaker bevestigd kan worden. Deze pacemaker kan tijdelijk het werk van een echte pacemaker verrichten wanneer een patiënt geleidingsstoornissen heeft. Vaak zijn dit problemen van tijdelijke aard. Indien de stoornissen van blijvende aard blijken, wordt na gemiddeld veertien dagen een definitieve pacemaker geplaatst. Wanneer de pacemakerpolen verwijderd worden, kan een harttamponnade ontstaan. Door het lostrekken van de pacemakerpool van het hart ontstaat een klein wondje dat kan gaan bloeden. Het is daarom aan te bevelen de draden te verwijderen op een moment dat de INR-waarde laag is (INR < 3).

Vocht- en elektrolytenbalans

De vochtbalans wordt na de operatie gecontroleerd. De hart-longmachine zorgt vaak voor een tijdelijke overvulling van het vaatstelsel. De patiënt mag wel drinken, maar mag niet overvuld raken. Daarnaast dient de verpleegkundige zich ervan te overtuigen dat de patiënt voldoende urineert. In specifieke situaties kan het nodig zijn strikt een vochtbalans bij te houden. Door dagelijks het gewicht te meten kan ook een redelijk goed beeld verkregen worden van de vochthuishouding. Regelmatige nierfunctiecontrole is van belang. De vullingstoestand van een patiënt, maar met name ook de invloed van medicatie (zoals antihypertensiva en diuretica), kunnen de nierfunctie negatief beïnvloeden.

2.3.7 POSTOPERATIEVE COMPLICATIES

De gemiddelde opnameduur na de operatie verschilt per patiënt en ligt tussen de vijf en zeven dagen. Herstel kan belemmerd worden door complicaties die soms voorspelbaar zijn, maar vaak ook onverwacht optreden. De verpleegkundige heeft in de dagelijkse zorg een belangrijke taak in de observatie van de verschillende lichaamsfuncties. Complicaties kunnen zich voordoen op het gebied van longen, hemodynamiek, infectie en hersenen.

Pulmonale complicaties
Luchtweginfectie of pneumonie

Gedurende de hartoperatie ligt een patiënt aan de hart-longmachine, die de functie van de longen geheel overneemt. Vervolgens wordt een patiënt nog enige tijd beademend totdat hij weer in staat is zelf te ademen. Bij een normale ademfunctie zucht en hoest een mens elke dag een hoeveelheid slijm weg. Doordat de longen tijdelijk inactief zijn geweest, is er geen tot nauwelijks slijm verdwenen, dat na de operatie wel degelijk weer uitgehoest moet worden.

Postoperatieve ademhalingsondersteuning en hoestinstructies door de fysiotherapeut zijn van belang, opdat de patiënt zo snel mogelijk adequaat en effectief zijn longen schoon hoest en voor een goede ventilatie zorgt. De verpleegkundige zal continu observaties en instructies verrichten ten aanzien van goed dooradenen en ophoesten. Snelle mobilisatie bevordert de pulmonale conditie.

Ondanks goede ademhalings- en hoestinstructies krijgt de patiënt soms een luchtweginfectie of pneumonie. Hierbij dient adequaat gehandeld te worden. Een pneumonie kan snel leiden tot een uitputtingsstatus. Wanneer een patiënt slijm ophoest, wordt dit zo snel mogelijk door de afdeling Medische microbiologie onderzocht op micro-organismen, zodat afhankelijk van de conditie van de patiënt (hoe voelt hij zich, koorts, dyspneu, ademarbeid) en eventuele gestegen infectieparameters in het bloed gestart kan worden met antibiotica.

Pneumothorax

In de thoraxholte worden de longen omgeven door twee vliezen, de viscerale en de pariëtale pleura. Tussen de pleurabladen bevindt zich een denkbeeldige ruimte, de pleuraholte, die luchtdicht is afgesloten en een dun laagje vocht bevat. De druk in de pleuraholte is negatief (lager dan de atmosferische druk). Een pneumothorax treedt meestal op door een defect in het longoppervlak, waardoor lucht uit de long in de pleuraholte komt. In dat geval zal de long plotseling (geheel of gedeeltelijk) dichtklappen.

Nadat de beademingstube verwijderd is, zal de long uit zichzelf weer een normale positie innemen zonder extra ondersteuning (pressure) van buiten af. Soms blijkt dat de long niet geheel aanligt en is er sprake van een pneumothorax. Niet altijd merkt de patiënt hier iets van.

Desondanks is het toch van belang dit te weten omdat een pneumothorax waarbij slechts 'een randje van de long' niet goed aanligt, zich kan ontwikkelen in een grote pneumothorax of spanningspneumothorax, waarbij wel degelijk klachten optreden. De patiënt is dan benauwd en kortademig en kan een stekende ademhalingsgebonden pijn hebben in zijn borstkas. Afhankelijk van de grootte van de pneumothorax spreekt men van een randpneumothorax, een subtotale of een totale pneumothorax.

Behandeling
Een kleine rand- of toppneumothorax wordt meestal conservatief behandeld met enkele dagen bedrust. De patiënt krijgt extra zuurstof aangeboden, waardoor de long zich beter ontplooit. De lucht wordt langzaam spontaan geresorbeerd (door het lichaam opgenomen en afgevoerd). Patiënten met een pneumothorax moeten goed worden geobserveerd in verband met het risico op het ontstaan van een spanningspneumothorax.

Bij een grotere pneumothorax wordt onder lokale verdoving een thoraxdrain ingebracht. Via een zuigpomp met een waterslot wordt de lucht uit de pneumothoraxholte gezogen, waardoor de long zich weer ontplooit. Als na enige dagen de long goed aanligt en de drain gedurende langere tijd geen lucht meer lekt, wordt deze op waterslot gezet. Als op de thoraxfoto de pneumothorax niet meer zichtbaar is, kan de drain worden afgeklemd. Wanneer de thoraxfoto nog steeds goed blijft, wordt de drain verwijderd.

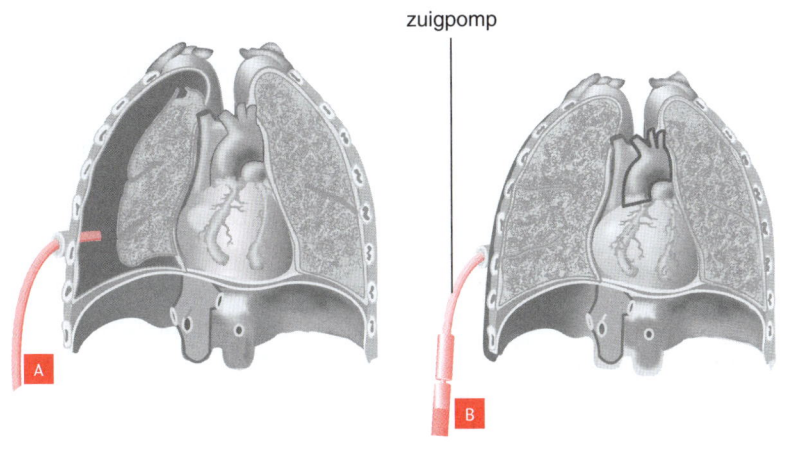

Afbeelding 2.3 Pneumothorax (A) en ontplooide long (B).

Pleuravocht

Tijdens de operatie worden hart en longen gemanipuleerd. Na de operatie worden drains achtergelaten. De longen kunnen hierop reageren door pleuravocht aan te maken. Met name het gebruik van de linker of rechter arteria mammaria interna kan aanleiding zijn tot het aanmaken van pleuravocht. Een grote hoeveelheid pleuravocht belemmert een goede ademhaling en dient gedraineerd te worden. Kleine hoeveelheden worden – mede met behulp van diuretica – door het lichaam zelf opgeruimd.

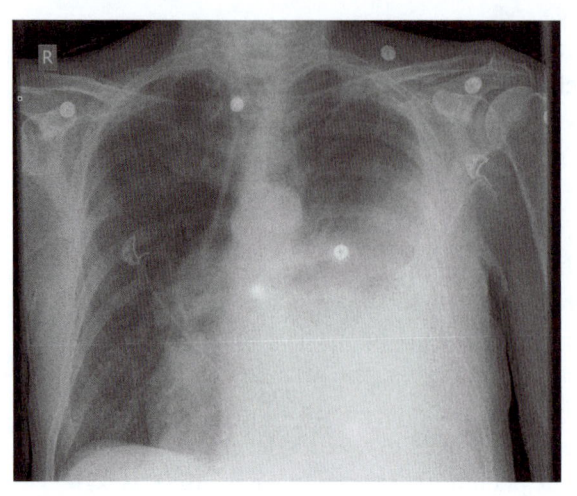

Afbeelding 2.4 Pleuravocht links.

Atelectase

Soms kunnen de bronchiën en bronchioli verstopt raken en wordt de luchtdoorstroming geblokkeerd. Hierdoor kunnen de longen, of delen ervan, ineenklappen. Deze aandoening wordt atelectase genoemd. Zo'n blokkade kan in de postoperatieve fase ontstaan door vastzittend sputum of slijm of andere longafwijkingen. De eerste stap bij de behandeling van atelectase is de oorzaak van de obstructie opheffen. De patiënt zal actief in en uit moeten ademen, bijvoorbeeld met behulp van een incentive spirometer; een postoperatieve ademtrainer waarbij het ademvolume getraind wordt (afb. 2.5). Actieve fysiotherapie voor ademhaling en hoestinstructies zijn hierbij van groot belang. In de meeste gevallen herstelt het longweefsel zich. De patiënt wordt bij pulmonale complicaties vaak door de longarts begeleid.

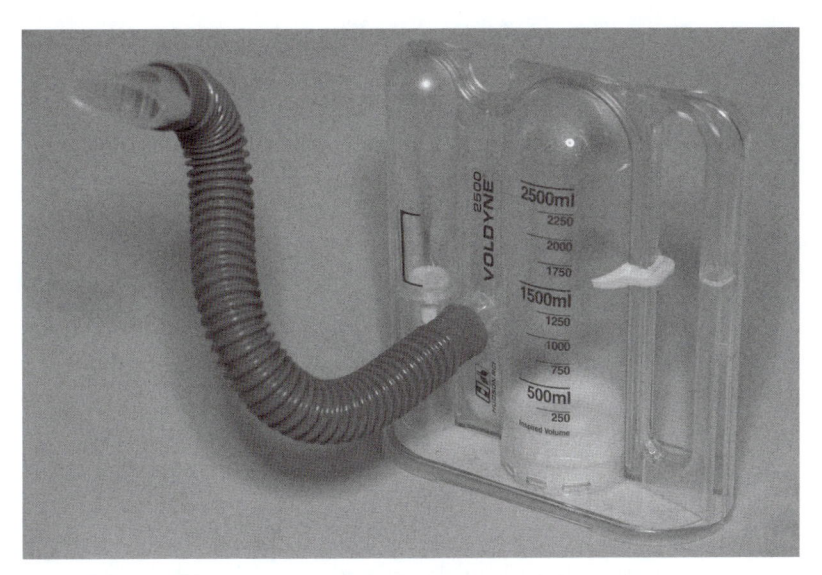

Afbeelding 2.5 Incentive spirometer, postoperatieve ademtrainer.

Pijn

Het spreekt voor zich dat een patiënt na een sternotomie pijn heeft die de ademhaling bemoeilijkt. Vaak durft een patiënt niet goed op te hoesten. Adequate pijnstilling is daarom belangrijk in de postoperatieve fase teneinde pulmonale complicaties als een pneumonie of atelectase te voorkomen. Elk centrum heeft eigen pijnprotocollen opgesteld (vaak volgens de pijnladder van de WHO). De basispijnstilling bestaat altijd uit 1 gram paracetamol 4 maal daags.

Hemodynamische complicaties

Als het hart als pomp in ons lichaam fungeert, spreekt het voor zich dat er grote gevoeligheid is wanneer alle aspecten rondom die pomp volledig functioneren. De circulatie is afhankelijk van de pompfunctie van het hart, die onder andere beïnvloed wordt door het ritme en de geleiding. Bij de preoperatieve echografie wordt de pompfunctie van het hart vastgesteld, maar ook tijdens de operatie wordt door de cardiothoracaal chirurg een indicatie gegeven van de linkerventrikelfunctie. Hierin zijn verschillende gradaties aanwezig. Wanneer een patiënt een verminderde pompfunctie heeft, worden vaak diuretica en een ACE-remmer aan de medicatie toegevoegd om het hart te ontlasten.

Ritme en geleiding

Hiervoor kwamen ritmeproblemen al ter sprake. In de eerste postoperatieve fase komen ritmeproblemen veelvuldig voor. Voor de patiënt zijn dit vaak angstige momenten waarbij hij zich soms, erg ziek voelt, maar ook angstig en onzeker (is de operatie mislukt of moet ik weer geopereerd worden?). Hierbij is het belangrijk de patiënt gerust te stellen en ervan te overtuigen dat deze ritmeproblemen van voorbijgaande aard zijn en bijna altijd goed kunnen worden behandeld.

– *Atriumfibrilleren.* Manipulatie van het hart tijdens de operatie en oedeem in en rond het hart beïnvloeden de geleiding, waardoor vaak atriumfibrillatie voorkomt. De patiënt ervaart dit vaak als een opgejaagd bonzend gevoel en kan hierbij erg ziek zijn. (Sommige patiënten ervaren overigens geen klachten.) Preventief wordt vaak in de postoperatieve fase al medicatie gegeven om dit te voorkomen, maar soms breekt het er toch doorheen. Indien mogelijk wordt atriumfibrilleren medicamenteus behandeld met een bètablokker of digitalis. Wanneer de klachten van dien aard zijn, dat een patiënt hier hemodynamisch instabiel bij is (snelle pols, hypotensie, klam, zweten), zal worden gekozen voor een elektrocardioversie. Hierbij wordt onder een roesje een elektrische schok toegebracht, waardoor het hartritme vaak converteert naar een sinusritme. Indien er geen klachten zijn, wordt eerst medicatie gegeven en een afwachtend beleid gevoerd, omdat vaak na enkele dagen dit vanzelf overgaat. Als atriumfibrilleren langer dan 48 uur bestaat, moet met anticoagulantia gestart worden om stolselvorming te voorkomen. Soms is pericardvocht de oorzaak van moeilijk behandelbaar atriumfibrilleren en dient in zo'n situatie altijd een echo van het hart gemaakt te worden.
– *Atriumflutter.* Hierbij ervaart de patiënt vaak geen of dezelfde klachten als bij atriumfibrilleren. Het beleid is ook grotendeels hetzelfde.
– *Atrioventriculair blok.* Door operaties waarbij het geleidingsweefsel beschadigd is, kunnen er geleidingsproblemen ontstaan. Wanneer er geen geleiding meer is tussen atria en ventrikels, wordt een pacemaker ingebracht om onveilige situaties te voorkomen.

Pericardvocht en harttamponnade

Een andere oorzaak van ernstige postoperatieve complicaties op hemodynamisch gebied is pericardvocht of een harttamponnade (afb. 2.6). Na de operatie kan er nog diffuse lekkage zijn waarbij het pericard of de ruimte waarin het hart ligt, vol loopt met oud bloed. Soms kunnen stolsels ontstaan. Op een thoraxfoto is vaak een groot hart zichtbaar en op de hartecho is het vocht meestal duidelijk zichtbaar, waarbij direct gezien kan worden of er wandbewegingsstoornissen zijn waarbij de instroom van bloed naar en vanuit de boezems en kamers belemmerd wordt. Een kleine hoeveelheid pericardvocht kan het lichaam zelf opruimen. Wanneer dit vocht toeneemt en het hart zich niet goed meer kan ontplooien, gaat de patiënt vaak snel achteruit. Klinische tekenen van pericardvocht zijn: kortademigheid, transpiratie, klamme en koude extremiteiten en hypotensie. Vaak gaat een tamponnade gepaard met atriumfibrilleren. Dit vereist een snelle chirurgische aanpak. Hierbij zijn er de volgende mogelijkheden.

– Wanneer het pericardvocht duidelijk gelokaliseerd is in het pericard rondom het hart aan de onderzijde, kan men een pericardpunctie uitvoeren (dit wordt meestal door de cardioloog gedaan). Hierbij wordt het pericard aangeprikt vanuit de buik, onder het xifoïd door. Hierbij wordt een drain ingebracht waardoor het pericardvocht wordt gedraineerd.
– Als er ook duidelijk stolsels zichtbaar zijn op de hartecho, wordt gekozen voor een chirurgische benadering waarbij het hartzakje onder het xifoïd langs wordt opengelegd en gedraineerd of leeggezogen (via het onderste deel van de incisie van de hartoperatie). Het sternum blijft gesloten.
– Wanneer men door een punctie of door middel van subxifoïdale benadering niet goed bij het vocht kan komen, wordt gekozen voor een sternotomie waarbij het gehele mediastinum geïnspecteerd wordt en stolsels en oud bloed kunnen worden opgeruimd.

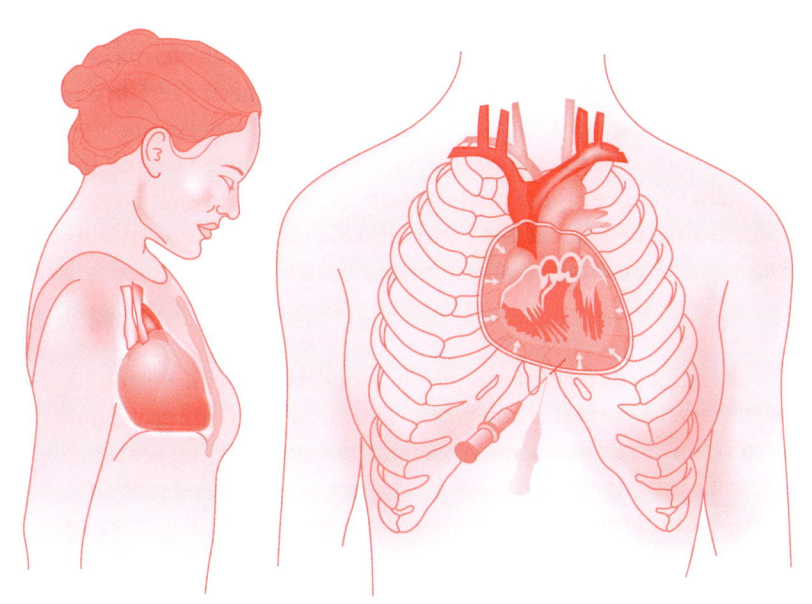

Afbeelding 2.6 Harttamponnade.

Infecties

Al eerder kwamen de luchtweginfectie en pneumonie aan de orde. Vanzelfsprekend kunnen er ook andere infecties ontstaan, zoals een urineweginfectie en wondinfecties. Om goede pijnbestrijding te bewerkstelligen krijgt de patiënt in de postoperatieve fase veel paracetamol. Hiervan is bekend dat het de koorts verlaagt. Daardoor kunnen infecties soms later aan het licht komen dan wenselijk is.

Urineweginfectie

De kans op een urineweginfectie is sterk vergroot vanwege het feit dat een patiënt gedurende de operatie en in de eerste postoperatieve fase een blaaskatheter heeft. Wanneer er na de operatie geen noodzaak is tot het bijhouden van de urineproductie en een patiënt is wakker genoeg om aandrang tot urineren te ervaren, dient de blaaskatheter zo snel mogelijk weer verwijderd te worden.

Wondinfectie

Elke operatie brengt het risico op wondinfecties met zich mee. Daarin onderscheiden we oppervlakkige en diepe wondinfecties. De behandeling van oppervlakkige wondinfecties geschiedt vaak met de moderne wondverzorgingsproducten die op de markt zijn en steeds weer veranderen. Belangrijk is dat het wondgebied goed verzorgd wordt totdat de wond dicht is en niet meer lekt. Dat betekent dat de pleister al na enkele dagen verwijderd kan worden en de wond geen speciale verzorging meer nodig heeft.

Voor patiënten die een nieuwe hartklep kregen, kunnen wondinfecties desastreus zijn. Een uitgebreide wondinfectie met bacteriëmie wordt daarom altijd behandeld met antibiotica die intraveneus worden toegediend om endocarditis te voorkomen.

Mediastinitis

Goede hygiëne en de juiste aseptische wondbehandeling zijn ook in de thoraxchirurgie op hun plaats. Een ernstige wondinfectie van de sternumwond kan leiden tot een mediastinitis. Hierbij is het hele mediastinum ontstoken, hetgeen kan uitmonden in een fatale complicatie. Mediastinitis is een ernstige complicatie die in 1 à 2,8% van de gevallen voorkomt na een sternotomie, met een mortaliteit van de 25 à 52%. Risicofactoren voor mediastinitis zijn: COPD, de patiënt hoest veel waardoor het borstbeen losraakt en geïrriteerd raakt, gebruik van prednisolon met als gevolg slechte wondgenezing, onvoldoende bloedvoorziening van het borstbeen door gebruik van de borstslagaders voor de omleiding(en), obesitas, diabetes mellitus, aanwezigheid van *Staphylococcus aureus* in de neus preoperatief.

De behandeling van diepe sternuminfectie bestaat uit het verrichten van een agressief debridement, wondspoeling en/of vacuümtherapie en uiteindelijk een wondsluiting met een spierflap op de borstkas of de buik. Andere chirurgen kiezen ervoor na een agressief debridement en spoeling de wond weer te sluiten over redondrains. Deze worden in de loop der weken één voor één verwijderd wanneer blijkt dat het drainvocht vrij is van bacteriën en er geen sprake meer is van verhoogde infectieparameters. Soms kiest men ervoor de wond secundair dicht te laten granuleren.

Cerebrale complicaties

Patiënten met arteriosclerose hebben niet alleen in de coronairarteriën kalkplaques, maar ook op andere plaatsen in het vaatstelsel. Tijdens een hartklepoperatie wordt de aorta afgeklemd en geopend om bij de klep te kunnen. Door het plaatsen van deze klem kunnen stolsels zich loswoelen en hun weg vervolgen door het lichaam, en dus ook naar de hersenen. Dit kan leiden tot een cerebrovasculair accident (CVA). Daarnaast is het van belang te weten of de arteriae carotides aan beide kanten open zijn voor een goede zuurstofvoorziening naar de hersenen toe. Wanneer de patiënt gedurende de operatie een lage bloeddruk heeft, kan het voorkomen dat de hersenen tijdelijk niet goed geperfundeerd worden, waardoor ook een CVA ontstaat. Indien in de preoperatieve fase blijkt dat er sprake is van stenosen in een arteria carotis, wordt in sommige situaties eerst dit vat gedotterd en/of gestent alvorens de hartoperatie uit te voeren. In spoedsituaties kiest men ervoor om in de operatiesessie eerst een carotisendarteriëctomie te doen en vervolgens de hartoperatie.

2.3.8 MEDICIJNEN POSTOPERATIEF

Pijnstillers, antiaritmica, antitrombosemiddelen en vaak ook maagbeschermers en cholesterolverlagers behoren tot het standaardpakket van de medicatie in de postoperatieve fase. Daarnaast moet men na de operatie er alert op zijn specifieke medicatie die de patiënt gebruikt voor andere aandoeningen weer te herstarten (zoals antidiabetica, antidepressiva of schildkliermedicatie). Het is belangrijk om de interacties tussen verschillende medicijnen in deze fase te kennen en complicaties hierin te voorkomen.

Antistolling

Afhankelijk van het beleid van een ziekenhuis wordt er rondom een hartklepoperatie gestart met antistolling om trombose te voorkomen. De mate van antistolling verschilt per operatie en wordt gemeten in INR (internationale genormaliseerde ratio). De INR-waarde is een verhoudingsgetal: hoe hoger de INR-waarde, hoe langer de stollingstijd van het bloed.

Zowel bij biologische als bij mechanische hartklepprothesen worden orale anticoagulantia zoals acenocoumarol (Sintrommitis®) gegeven. Na drie maanden wordt deze medicatie weer gestaakt indien de patiënt een biologische klep of een mitralisklepring heeft ontvangen. Patiënten met een mechanische hartklepprothese dienen levenslang orale anticoagulantia te gebruiken en hun bloed hierop te laten controleren. Wanneer de INR-waarde nog niet adequaat is, zal de patiënt nog een laagmoleculair heparinederivaat krijgen (bijvoorbeeld nadroparine) ter bescherming van de hartklep.

Overigens kan een patiënt (net zoals bij diabetes mellitus) zelf zijn INR-waarde bepalen en leren hoe hij zichzelf moet doordoseren. Zo is hij niet voortdurend afhankelijk van de trombosedienst. Daarnaast kan er ook trombose in de nieuw aangelegde graft (omleiding) optreden bij onvoldoende doorstroming door de kleine coronairvaten waarmee hij verbonden is. Indien een patiënt bijvoorbeeld uitgesproken perifeer vaatlijden heeft, kan dat een reden zijn om levenslang orale anticoagulantia te gebruiken.

2.3.9 ONTSLAG UIT HET ZIEKENHUIS

De patiënt blijft opgenomen totdat hij voldoende hersteld is om naar huis te gaan. Regelmatig worden patiënten kort na de operatie vanuit het thoraxchirurgische centrum weer teruggeplaatst naar het ziekenhuis waar zij vandaan kwamen. Verdere revalidatie vindt dan daar plaats. Ook voor het bezoek is het vaak prettig dat de patiënt weer wat dichter in de buurt is. Dit vervroegde 'ontslag' vindt meestal plaats tussen de derde en vijfde dag postoperatief.

Gemiddeld vijf tot zeven dagen na de operatie is de patiënt meestal wel weer in staat om met ontslag naar huis te gaan. Een aantal doorslaggevende criteria zijn dan van belang.

- De patiënt is klinisch in een goede conditie, waarbij het lichamelijk onderzoek, de laboratoriumwaarden en de X-thorax geen belangrijke afwijkingen meer laten zien.
- De patiënt is ADL-zelfstandig.
- Er is sprake van een normaal voedingspatroon en een normaal defecatiepatroon.

– Er is 24 uur mantelzorg aanwezig in de eerste periode. Wanneer een patiënt niet in staat is zelfstandig naar huis te gaan of wanneer er geen opvang aanwezig is, zal gezocht worden naar een tijdelijke logeerplek c.q. revalidatieplek waar de patiënt in alle rust verder kan werken aan zijn herstel en mobiliteit.

Revalidatie na ontslag
Voor een optimaal herstel wordt elke patiënt geadviseerd postoperatief te revalideren met behulp van fysiotherapie. Op talloze plaatsen in Nederland kan deze hartrevalidatie worden gevolgd. Hierin wordt gewerkt aan conditieopbouw, leert de patiënt zijn eigen grenzen herkennen en herwint hij het vertrouwen in zijn eigen lichaam (zie par. 2.1.4).

2.4 Vaataandoeningen en vaatoperaties

2.4.1 INLEIDING
De verpleegkundige zorg voor patiënten die een arteriële vaatoperatie ondergaan, is de laatste jaren sterk veranderd. Ten eerste zijn er de laatste twee decennia veel ontwikkelingen geweest in de behandeling van vaatpatiënten. Er is een verschuiving te zien van operatieve naar endovasculaire behandelingen. Hierdoor is er veel veranderd in de verpleegkundige zorg op de verpleegafdeling. Daarnaast is er steeds meer aandacht voor de behandeling van risicofactoren en het opsporen van eventuele secundaire manifestaties van het onderliggende lijden, namelijk atherosclerose. Deze behandeling wordt in veel ziekenhuizen uitgevoerd door multidisciplinaire teams bestaande uit: internist, cardioloog, vaatchirurg, neuroloog en verpleegkundig specialisten.
In deze paragraaf zal onderzoek naar en de behandeling van perifere vaatvernauwingen besproken worden met de daarbij behorende verpleegkundige aandachtspunten. Risicofactoren en preventie van atherosclerose zullen besproken worden. Hierbij wordt met name de rol van de verpleegkundige besproken.

2.4.2 PERIFERE VAATVERNAUWINGEN

> De 56-jarige meneer Wanders wordt opgenomen voor een femoropopliteale bypass links (afb. 2.7). Hij is sinds een jaar op de polikliniek bekend met claudicatio intermittens (CI). In eerste instantie is dit conservatief behandeld met gesuperviseerde looptraining, leefstijladviezen en medicatie. Er is nu echter progressie van zijn klachten, zijn pijnvrije loopafstand is nog maar vijftig

meter. Hierdoor wordt hij beperkt in zijn werk als logistiek medewerker in een magazijn. Meneer Wanders is recent nog opgenomen geweest op cardiologie in verband met een verdenking op angina pectoris. Hij wordt nog opgeroepen voor een hartkatheterisatie. Van de cardioloog kreeg hij medicatie voor zijn hypertensie en nitroglycerinespray voorgeschreven. Zijn echtgenote geeft aan dat hij erg opziet tegen de operatie en eigenlijk niet goed weet wat er gaat gebeuren. Verder is er sinds een week een klein ulcus ontstaan aan zijn linker hallux, dit is pijnlijk met name 's nachts.

Chronische arteriële insufficiëntie

Chronische arteriële vaatvernauwingen worden veroorzaakt door atherosclerose. Dit is een degeneratieve verandering van de binnenste vaatwand (endotheel) waarbij na verloop van tijd onder het endotheel van de arteriën een brij van dode cellen, cholesterol, macrofagen en bindweefsel ontstaat. Dit wordt de atheroombrij van atherosclerotische plaque genoemd. Op deze manier ontstaat er een vernauwing van de arterie waardoor het achterliggende weefsel te weinig zuurstofrijk bloed krijgt. Het weefsel kan hierdoor beschadigd raken. Dit proces staat bekend als atherosclerose. De vaatvernauwingen komen in principe voor in alle slagaders van het lichaam zoals de kransslagaders, halsslagaders, buik- en beenslagaders. Wanneer de beenslagaders vernauwd zijn, is er sprake van perifeer arterieel vaatlijden (PAV).

Bij inspanning (lopen, rennen, traplopen) kan de bloedtoevoer en daarmee het aanbod van zuurstof aan de beenspieren wel vijf keer zo groot worden. Door vernauwingen kan er minder bloed aangevoerd worden dan bij inspanning nodig is. Bij een tekort aan zuurstof produceren de spieren verzurende afvalstoffen die een krampende pijn in de spieren veroorzaakt. Pijn in de benen bij inspanning is het belangrijkste verschijnsel bij CI, ook wel etalagebenen genoemd. De plaats waar de patiënt de pijn voelt, zegt iets over de plaats waar de slagader vernauwd is. Bij een vernauwing van de bekkenslagaders (arteria iliaca) zijn er vaak klachten van pijn in de heup en bovenbeen bij inspanning, bij een vernauwing van de bovenbeenslagader (arteria femoralis superficialis) zie je vaak pijn in de kuit.

Andere verschijnselen bij een vernauwing of afsluiting kunnen zijn:
- koude voeten;
- verlies van haargroei op onderbenen en voeten;
- verdikte of broze teennagels en vertraagde groei van de nagels;
- afwezigheid van perifere pulsaties;

- atrofie van het aangedane been;
- doof gevoel of gevoelloosheid.

Als gevolg van een slechtere doorbloeding kan de voet bleek worden wanneer de patiënt het been optilt (blanching) en donkerrood worden wanneer het been afhangt (depending rubor).

Kritieke ischemie

De term 'kritieke' ischemie wordt gebruikt om patiënten aan te duiden bij wie rustpijn aanwezig is al dan niet in combinatie met ulcera of gangreen. Bij rustpijn is sprake van een typisch verhaal van de patiënt die 's nachts wakker wordt van de pijn, na even zitten waarbij het been afhangt verdwijnt de pijn. Na enige uren slapen komt de pijn weer terug.

Acute ischemie

Acute ischemie van een extremiteit kan een levensbedreigende situatie zijn met een hoog risico op het verlies van een extremiteit of overlijden. De meest voorkomende oorzaken zijn een arteriële embolie of trombose van een atherosclerotische arterie. De symptomen waarmee de patiënt zich presenteert, zijn:
- plotseling optredende pijn, koude en bleekheid van de aangedane extremiteit;
- vertraagde of afwezige capillaire refill;
- perifere pulsaties zijn afwezig.

Bij langer bestaande ischemie kunnen ook sensibiliteits- en motoriekstoornissen optreden.

Onderzoeken bij arteriële insufficiëntie

Er bestaan verschillende onderzoeken om de mate van arteriële insufficiëntie en de plaats van de stenose of occlusie te bepalen. Als eerste vindt er op de polikliniek een op de klacht gerichte anamnese (speciële anamnese) en lichamelijk onderzoek plaats. Hierbij vindt inspectie van de benen plaats op trofische stoornissen en/of ulcera. Verder worden op verschillende plaatsen de arteriën gepalpeerd en wordt er gelet op de temperatuur van de voeten en benen. Op het vaatlaboratorium kunnen onderzoeken als een duplex of enkel/armindex en een looptest uitgevoerd worden. Met een duplex kan de plaats van de vernauwing en de mate van vernauwing bepaald worden. Een enkel/armindex zegt iets over de ernst van arteriële insufficiëntie. Met een looptest kan de maximale loopafstand bepaald worden, waarbij ook gekeken wordt hoe lang het duurt voordat de bloeddruk in de benen zich in rust weer herstelt. De genoemde onderzoeken zijn allemaal non-invasief. Andere veel uitgevoerde invasieve onderzoeken zijn een CT-angiografie of MR-angiografie. Verder kan er een angiografie verricht worden. Bij dit onderzoek wordt er via een slagader (meestal in de lies) contrastvloeistof ingespoten om een nauwkeurige bepaling te krijgen van de locatie en de ernst van de stenose of occlusie. In veel gevallen wordt dit onderzoek gevolgd door een interventie in de vorm van een dotterbehandeling (percutane transluminale angiografie) of rekanalisatie (percutane interstiële extra-luminale rekanalisatie).

Behandeling
De behandeling bestaat in eerste instantie vaak uit het opsporen en behandelen van risicofactoren voor atherosclerose, medicatie (trombocytenaggregatieremmer) en een looptrainingsprogramma. Behandeling van risicofactoren is van belang om het proces van atherosclerose af te remmen. Bij looptraining krijgt de patiënt het advies om elke dag, bij voorkeur driemaal daags, een bepaalde afstand te lopen tot de pijn ontstaat, vervolgens even te rusten en dezelfde afstand opnieuw te lopen. Deze looptraining heeft zeker drie tot zes maanden tijd nodig om maximaal effect te bereiken. Een verbetering van de loopafstand met 90 tot 190% is mogelijk. De patiënt kan ook begeleiding krijgen van een fysiotherapeut. In sommige ziekenhuizen zijn er groepstrainingen voor patiënten met claudicatio intermittens.

Adviezen die verder gegeven kunnen worden:
- goede voethygiëne en inspectie van de voeten op slecht genezende wondjes;
- voorzichtig met het knippen van de nagels, verwijs de patiënt eventueel naar de pedicure;
- geen knellende schoenen of sokken dragen;
- bij nachtelijke pijn aan de tenen eventueel een dekenboog gebruiken;
- bij voorkeur niet op blote voeten lopen in verband met de kans op wondjes.

Wanneer bovenstaande behandeling niet voldoende effect heeft, de pijn ook in rust optreedt of er ulcera ontstaan, is het nodig om operatief in te grijpen. Zoals eerder genoemd wordt de bypassoperatie steeds vaker vervangen door de dotterbehandeling, al dan niet met het plaatsen van een stent.

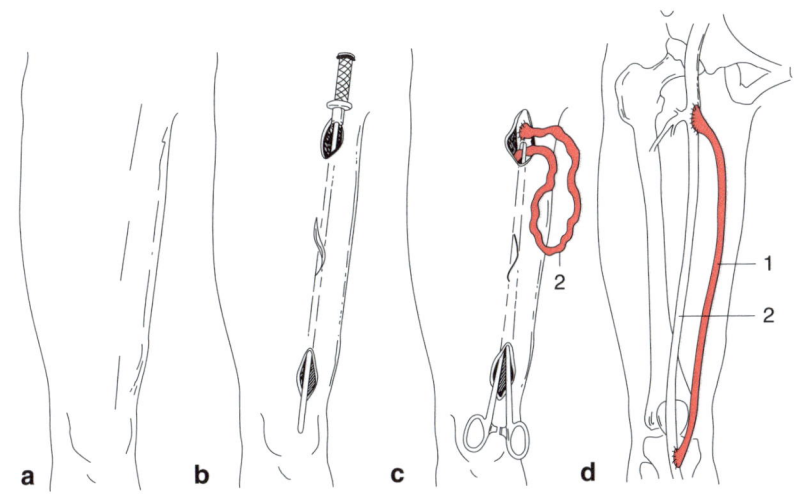

Afbeelding 2.7 Perifere bypassoperatie. Een arteriële bypass in het been. Via drie incisies in het been (a) en een lange staaf (b) wordt een 'tunnel' onder de huid gemaakt. Een eerder elders vrij geprepareerde ader (2) wordt proximaal van de vernauwing (1) ingehecht en met een tang door de tunnel getrokken (c). Daarna wordt het einde distaal van de vernauwing op de slagader vastgehecht. Het bloed kan via de nieuw geconstrueerde bloedbaan naar het onderbeen stromen.

Risicofactoren voor atherosclerose

De risicofactoren die het proces van atherosclerose beïnvloeden, worden al geruime tijd uitvoerig onderzocht. Er zijn risicofactoren waarvan bekend is dat behandeling ervan een positief effect heeft. Dit zijn de beïnvloedbare of modificeerbare risicofactoren. Daarnaast zijn er risicofactoren waarvan nog niet (voldoende) is aangetoond dat behandeling rechtstreeks het risico op atherosclerose verlaagt. Dit zijn bijvoorbeeld de beschermende werking van oestrogenen bij vrouwen, een verhoogd homocysteïnegehalte en ontstekingsreacties in de vaatwand. Tot slot zijn er ook nog de genetische risicofactoren. Hart- en vaatziekten (HVZ) zijn niet meer de belangrijkste oorzaak van sterfte in Nederland. In 2009 stierven 39.642 Nederlanders aan HVZ. Dit is 30% van alle sterfgevallen.

In steeds meer ziekenhuizen zijn multidisciplinaire teams actief in het opsporen en behandelen van de risicofactoren voor atherosclerose. Deze teams bestaan meestal uit een vasculair geneeskundige (internist), cardioloog, neuroloog, vaatchirurg, verpleegkundigen en verpleegkundig specialisten/nurse-practitioners. Patiënten met doorgemaakte HVZ hebben een duidelijk verhoogd risico op progressie van de ziekte en nieuwe manifestaties van HVZ. Ook bij patiënten met type-II-diabetes mellitus ligt het HVZ-risico aanzienlijk hoger dan bij patiënten zonder deze aandoening van dezelfde leeftijd en hetzelfde geslacht. Bij deze patiënten worden de risicofactoren vastgelegd, zodat de uitgangswaarden bekend zijn en veranderingen kunnen worden gevolgd. Verpleegkundigen en nurse-practitioners hebben een belangrijke rol in het opsporen van risicofactoren en in de behandeling hiervan. In de meeste screeningsprogramma's wordt gekeken naar risicofactoren die met medicatie beïnvloed kunnen worden, zoals een verhoogd cholesterol, en naar de leefstijl van de patiënt en andere uitingen van atherosclerose, zoals een vernauwing van de halsslagader, cardiale problematiek of een aneurysma van de aorta abdominalis.

Behandeling van risicofactoren

De behandeling van risicofactoren vindt plaats in samenspraak met de patiënt, waarbij de eigen verantwoordelijkheid van de patiënt benadrukt wordt. Uitgegaan wordt van de CBO-richtlijn cardiovasculair risicomanagement. Voor de directe patiëntenzorg geeft de zorgstandaard vasculair risicomanagement aanwijzingen voor de organisatie van de zorg die in de richtlijnen wordt geadviseerd. Er wordt aangegeven welke elementen noodzakelijk zijn voor goed vasculair risicomanagement. Het is voor de patiënt van belang een goed gemotiveerde keuze te maken, omdat het gewenste effect van de behandeling alleen bij langdurige therapietrouw haalbaar is. Zelfmanagement staat centraal in de zorg voor de patiënt met een vaatziekte. De patiënt heeft immers zelf de regie over zijn gedrag en eventuele verandering daarvan. Voor de patiënt betekent zelfmanagement concreet dat hij zich kan aanpassen aan de nieuwe situatie met een chronisch gezondheidsprobleem. Dit heeft emotionele consequenties voor zijn zelfzorg en rollen in het dagelijks leven. Betekenis voor deze groep:
- therapietrouw/correct gebruik medicatie;
- aanpassen van het voedingpatroon/dieet;
- voldoende beweging;
- stoppen met roken.

Om te komen tot gedragsverandering wordt veelal gebruikgemaakt van motiverende gespreksvoering om patiënten voor te bereiden op een verandering en uiteindelijk te komen tot verandering. Door met patiënten respectvol en open te praten over bijvoorbeeld de voor- en nadelen van roken, kan iemand een weloverwogen keus maken om dit gedrag te veranderen. Patiënten weten dat roken slecht voor hen is, maar hebben er ook positieve gevoelens bij. Om de patiënt tot stoppen te kunnen brengen moet je samen met hem zoeken naar wat hij ervaart en wat er vanuit zijn perspectief werkelijk toe doet.

2.4.3 OPNAME EN VERPLEEGKUNDIGE ANAMNESE

Patiënten met chronische arteriële insufficiëntie, ook wel perifeer arterieel vaatlijden (PAV) genoemd, worden vaak geconfronteerd met veel problemen die te maken hebben met hun aandoening en behandeling. Atherosclerose kan zich in alle slagaders van het lichaam ontwikkelen en zich dus op verschillende manieren uiten. Voor de patiënt staat tijdens de opname vooral de verbetering van de doorbloeding van het been op de voorgrond en daarbij vermindering van pijnklachten. De verpleegkundige zorg richt zich op het ziektebeeld atherosclerose in zijn algemeenheid en specifiek de vaatoperatie die de patiënt ondergaat. Naast de standaardanamnese en preoperatieve voorbereiding zijn er specifieke verpleegkundige aandachtspunten, die hierna beschreven worden.

Vaatoperaties bij perifere vaatvernauwing

Preoperatieve zorg

Bij een arteriële operatie staat een goede voorbereiding voorop, zowel medisch als verpleegkundig. De patiënt is vaak in een minder goede conditie door zijn aandoening van de bloedvaten en er bestaat veel kans op complicaties, zowel tijdens als na de operatie. Meestal begint de voorbereiding al voor de opname van de patiënt. Vaak heeft een patiënt een verwijzing voor de cardioloog en de longarts en worden aanwezige infecties zoveel mogelijk behandeld. Bij opname is meestal nog een consult van de internist nodig, bijvoorbeeld voor de regulatie van de bloeddruk of de bloedsuikers bij diabetes mellitus. De patiënt krijgt voor de operatie een gesprek met de anesthesist, in veel ziekenhuizen gebeurt dit poliklinisch. De verpleegkundige zorgt voor de uitvoering van de medische afspraken zoals medicatie en wondverzorging.

Voorlichting over de operatie en de nazorg

De verpleegkundige heeft een belangrijke taak in het geven van duidelijke informatie over de ziekte, behandeling en mogelijke postoperatieve beperkingen. Door de patiënt te laten vertellen wat de arts over de ingreep heeft uitgelegd, is na te gaan in hoeverre informatie begrepen is. Door goede informatievoorziening weet de patiënt wat hem te wachten staat en hierdoor zullen zijn motivatie en betrokkenheid positief beïnvloed worden. De patiënt zal als gevolg hiervan sneller herstellen van de ingreep.

Voedingssituatie en vochtbalans

Bij overgewicht met een body-mass index (BMI) hoger dan 30 bestaat er een grotere kans op postoperatieve complicaties. Obesitas kan technische problemen veroorzaken bij abdominale vaatoperaties. Anatomische structuren kunnen moeilijker herkenbaar zijn en de chirurg moet de incisie vaak groter maken dan bij andere patiënten. Dit verhoogt het risico op bloedingen en wondinfecties. Door overgewicht kan het mobiliseren bemoeilijkt worden, waardoor er een grotere kans bestaat op een pneumonie, atelectase en urineweginfecties. De verpleegkundige kan preoperatief instructies geven voor ademhalingsoefeningen.

Patiënten met perifeer vaatlijden hebben een verhoogd risico op decubitus door een verminderde doorbloeding. Al preoperatief moeten maatregelen genomen worden. Postoperatief is zo snel mogelijk mobiliseren belangrijk om decubitus en andere complicaties van bedverpleging te voorkomen. Patiënten met perifeer arterieel vaatlijden hebben vaak ook cardiale problemen. Hierdoor kan zeker na grote buikoperaties een kans bestaan op de ontregeling van de vocht- en elektrolytenbalans, met als gevolg decompensatio cordis of juist ondervulling. De verpleegkundige heeft de taak om de vochtbalans nauwkeurig bij te houden.

Mobiliseren en bewegen

Zo snel mogelijk mobiliseren, in overleg met de chirurg, is van groot belang na een vaatoperatie. Door te mobiliseren zal de patiënt beter doorademen en wordt de darmmotoriek gestimuleerd. Daarnaast wordt de kans op diepveneuze trombose verminderd. Door een actieve houding wordt de zelfzorg van de patiënt gestimuleerd, wat de opnameduur kan verkorten. Afhankelijk van de plaats van de operatie kunnen er bewegingsbeperkingen zijn. Soms zijn bepaalde houdingen ongewenst om druk op of afknikken van de vaatprothese te voorkomen. Het is de taak van de arts en de verpleegkundige om de patiënt hier goed over te informeren.

Slaapverstoring

Patiënten met kritieke ischemie hebben vaak 's nachts pijn in het aangedane been, de voet en de tenen als gevolg van de verminderde doorbloeding. Vaak helpt het om even te lopen of het been naast het bed te laten hangen. Verder kan de patiënt mogelijk slecht slapen door angst voor de operatie. De verpleegkundige kan een deel van de angst wegnemen door goede voorlichting. Verder kan hij met de arts overleggen over eventuele slaapmedicatie.

Angst en pijn

Angst en onvoldoende informatie kunnen de pijnbeleving negatief beïnvloeden. Goede voorlichting over pijnstilling vergroten het vertrouwen van de patiënt in een voorspoedig postoperatief verloop. De vaatpatiënt is vaak een oudere patiënt. Bij deze groep kan verwardheid tijdens de ziekenhuisopname voorkomen. Meestal is deze vaak plotseling ontstane verwardheid het symptoom van een delirium.

Rollen en relaties

Het is belangrijk om in een vroeg stadium van de opname na te denken over het ontslag door de thuissituatie in kaart te brengen. Vaatpatiënten zijn vaak oudere patiënten met een oudere partner die minder hulp kan bieden in de thuissituatie. Op tijd inventariseren of thuis hulp nodig is en daarop actie ondernemen, kan de opnameduur verkorten. Door perifeer arterieel vaatlijden zijn patiënten vaak slecht ter been. Dit kan hen beperken in het arbeidsproces of hun sociale leven. De verpleegkundige kan de patiënt helpen dit een plaats te geven.

Seksualiteit

Door verminderde doorbloeding van de bloedvaten in het bekken kunnen soms potentiestoornissen ontstaan. De patiënt durft hier vaak niet zelf over te beginnen. Ook kunnen door vaatoperaties in het buikgebied zenuwen beschadigen die invloed hebben op de potentie. Het is belangrijk patiënten hierover te informeren.

Omgaan met chronische ziekte

Atherosclerose is een chronische ziekte waarbij de prognose langzaam verslechtert. Verschillende ingrepen en (dreigende) amputatie (zie par. 2.4.4) kunnen leiden tot depressieve gevoelens. Daarnaast kan een grote operatie en chronische ziekte leiden tot verstoringen in het zelfbeeld van de patiënt. Contact met lotgenoten kan steun bieden.

Postoperatieve zorg

Een vaatoperatie is vaak een grote ingreep met kans op veel bloedverlies tijdens en na de operatie. De postoperatieve controles zijn erop gericht om complicaties tijdig te signaleren, zodat snel ingegrepen kan worden. De belangrijkste complicaties na een vaatoperatie staan in tabel 2.2.
De verpleegkundige observeert, volgens protocol de bloeddruk, polsfrequentie en ademhaling. De urineproductie wordt gemeten in verband met kans op shock en een daardoor verminderde nierfunctie. Daarnaast is er een aantal specifieke controles na een vaatoperatie.

Tabel 2.2	Complicaties na vaatoperaties.
complicatie	verschijnselen
bloeding	uitwendig bloedverlies via drain of verband
	zwelling en hematoomvorming
	daling van de bloeddruk, stijging polsfrequentie, bleke/klamme huid
	verminderde urineproductie
arteriële trombose	acute hevige pijn
	bleke/blauwe verkleuring van de huid
	afwezigheid van pulsaties na de afsluiting
	huid voelt koud aan
	krachtsvermindering
	prikkeling, tintelingen en doof gevoel in de voet

Vergelijk altijd beide benen met elkaar op kleur, warmte en sensibiliteit. Vraag naar de pijnscore. Eventueel kan de capillaire refill van de tenen gecontroleerd worden. Ook kunnen de pulsaties in het geopereerde been gepalpeerd worden (afb.2.8) of met behulp van dopplermetrie gemeten worden (afb. 2.9). Soms zijn pulsatieplaatsen moeilijk te vinden, daarom is het handig deze te markeren.

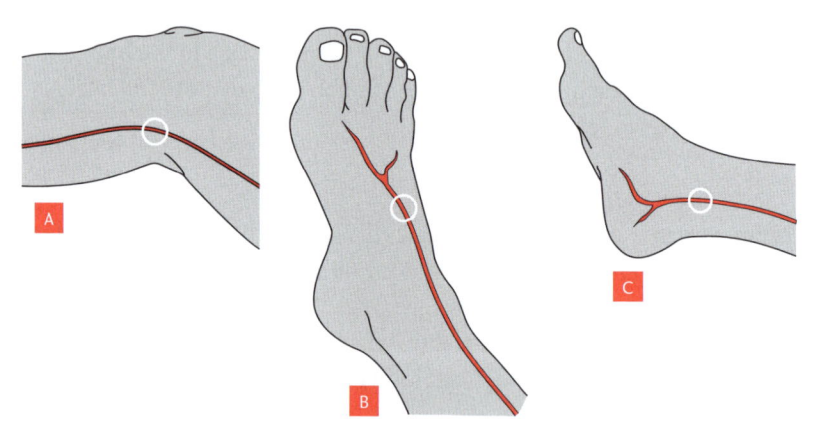

Afbeelding 2.8 Pulsatieplaatsen van de perifere arteriën: arterie poplitea (a), arterie dorsalis pedis (b) en arterie tibialis posterior (c).

Wondgebied en wondpijn

Afhankelijk van het type bypass en de lengte daarvan kunnen er op meerdere plaatsen wonden zijn. Wanneer er gebruikgemaakt wordt van een eigen vene als bypass, wordt meestal in het andere been een wond gemaakt om de vene vrij te prepareren. Vaak wordt een vacuümdrain in het wondgebied achtergelaten. Deze wordt in opdracht van

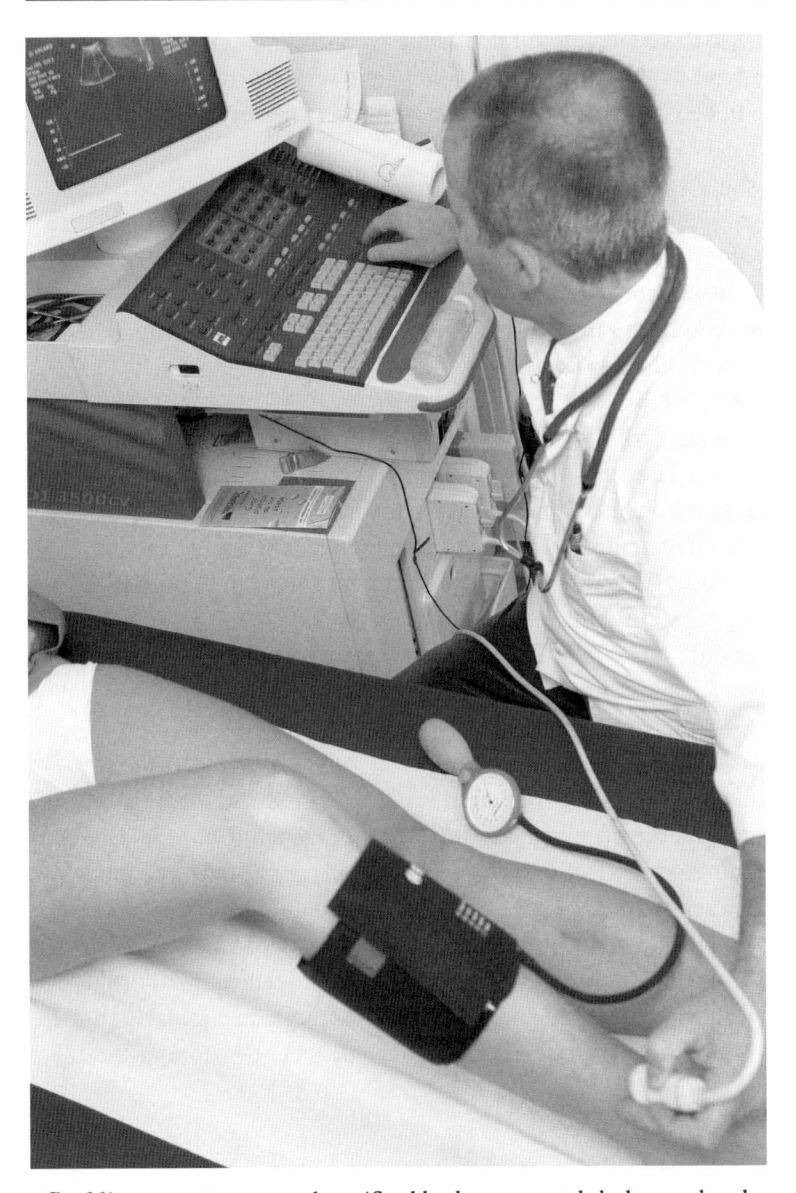

Afbeelding 2.9 *Meten van de perifere bloedstroom met behulp van dopplerflow ultrasoundgolven.*

de arts liefst zo snel mogelijk postoperatief verwijderd in verband met de kans op infecties. Het wondverband blijft in principe 24 uur zitten. Eventuele lekkage van bloed kan worden afgetekend op het verband, zo nodig kan bijverbonden worden. Gebruik bij voorkeur papieren pleisters, deze mogen niet onder spanning aangebracht worden. Zwelling van het wondgebied moet mogelijk zijn. Wanneer pleisters te strak zijn aangebracht, kunnen er blaren ontstaan. Een patiënt mag pas 24 uur na de operatie weer douchen in verband met de wondgenezing. In bad gaan is in verband met verweking van de wond niet aan te raden.

Wondinfectie moet voorkomen worden. Vooral kunststof bypasses zijn gevoelig voor infectie. Wanneer de bypass geïnfecteerd raakt, kan deze afgestoten worden. Hij moet dan vaak weer verwijderd worden en het wondgebied moet daarna eerst vrij van infectie zijn voordat een nieuwe prothese aangelegd kan worden. Dit kan grote gevolgen hebben voor de bloedvoorziening van het aangedane been en zelfs leiden tot amputatie.

Goede pijnbestrijding is van groot belang voor het herstel van de patiënt. Bij de controles van de vitale functies hoort ook het afnemen van de pijnscore en op basis daarvan toedienen van pijnmedicatie. De eerste dagen postoperatief wordt pijnmedicatie volgens afspraak toegediend. Het is van belang dat de patiënt goed kan dooradem en dat pijn het mobiliseren niet in de weg staat. Goede observatie van het verloop van de pijn, de aard en de locatie ervan kan voorkomen dat complicaties over het hoofd gezien worden.

Ontslag en nazorg

Afhankelijk van het postoperatieve beloop en de doorbloeding van het geopereerde been kan een ontslagdatum gepland worden. De verpleegkundige overlegt met de patiënt en zijn familie over het ontslag en eventuele extra zorg in de thuissituatie. Zo nodig kan de thuiszorg ingeschakeld worden voor verpleegkundige zorg of huishoudelijke hulp. Aandachtspunten voor thuis zijn de wondgenezing, doorbloeding van het geopereerde been en het verloop van de pijnklachten. De verpleegkundige geeft de patiënt informatie mee (bij voorkeur schriftelijk), over:
- leefregels;
- medicatiegebruik;
- afspraak voor controle op de polikliniek;
- telefoonnummer voor eventuele vragen of acute situaties.

2.4.4 DE PATIËNT MET EEN ANEURYSMA VAN DE ABDOMINALE AORTA

Een zeventigjarige man wordt op de verpleegafdeling opgenomen in verband met een infrarenaal aneurysma van zijn abdominale aorta (AAA). Dit AAA is drie jaar geleden bij toeval ontdekt toen er

> een echo werd gemaakt van zijn blaas en prostaat in verband met mictieproblemen. De diameter van het AAA was toen 5 cm. Bij het laatste onderzoek bedroeg de diameter 5,6 cm, dit is een indicatie voor een operatie. De patiënt heeft drie jaar geleden een TIA gehad en heeft COPD, maar is op dit moment in een goede conditie. In het dagelijks leven wandelt hij elke dag met zijn hond en speelt nog tennis. Hij is drie jaar geleden gestopt met roken. De huisarts controleert jaarlijks zijn bloeddruk, bloedsuiker- en cholesterolgehalte. De patiënt is weduwnaar, zijn kinderen wonen in de buurt en hij heeft een groot sociaal netwerk. Bij opname geeft hij aan erg gespannen te zijn voor de operatie en is hij bang voor complicaties. Hij heeft geen klachten van het aneurysma.

Aneurysma van de abdominale aorta

Een aneurysma is een plaatselijke verwijding van een slagader. Bij een aneurysma van de aorta is er meestal sprake van een aneurysma in het abdominale deel van de aorta. Definitie: een AAA is een verwijding van de buikaorta met een voorwaartse diameter groter dan 30 mm en/of 1,5 maal de diameter van het segment juist naast het aneurysma (proximaal) (Akkersdijk et al., 1992, Johnston et al., 1991).

De sterkte van de wand van de aorta hangt vooral af van de verhouding tussen de verschillende typen bindweefsel (elastine en collageen). Bij aneurysmatische veranderingen van de aorta is de hoeveelheid elastine in de aortawand sterk verminderd en is de collageensynthese gestoord. De verzwakte wand kan vervolgens uitrekken onder invloed van de bloeddruk en is vervolgens zeer gevoelig voor atherosclerose. Op de plaats van de verwijding is de vaatwand uitgerekt en dunner geworden. Door de verwijding neemt de spanning in de vaatwand toe. Een AAA groeit gemiddeld 1-4 mm per jaar, het risico op een ruptuur neemt toe met de diameter. Bij een diameter van 5-6 cm is de ruptuurkans 3 tot 15% per jaar. Wanneer een AAA ruptureert (rAAA), is het risico op overlijden > 90%. De klassieke symptomen bij een patiënt met een ruptuur zijn ernstige rug- of buikpijn, hypotensie of shock. Daarnaast bestaat er het symptomatische AAA waarbij er sprake is van pijnklachten als gevolg van het aneurysma, maar er is geen bloeding.

> **Risicofactoren voor een AAA**
> 1 Mannelijk geslacht.
> 2 Ouder dan vijftig jaar.

3 Familiaire belasting.
4 Roken.
5 Hypertensie.
6 Een AAA komt vaker voor bij patiënten met:
   - COPD;
   - perifeer vaatlijden;
   - coronaire hartziekten (infarct en angina pectoris);
   - carotisstenose;
   - diabetes mellitus.

Onderzoeken bij een AAA

Er bestaan verschillende onderzoeken om de precieze plaats van het AAA en de diameter ervan te bepalen. Als eerste vindt er op de polikliniek een op de klacht gerichte anamnese en lichamelijk onderzoek plaats. De buikaorta wordt gepalpeerd, waarbij gezocht wordt naar een verbrede aorta. Wanneer de patiënt een adipeuze buik heeft, is het onderzoek moeilijk uit te voeren. Via een echo kan de diameter bepaald worden en tevens de plaats van het aneurysma. De echo is een betrouwbaar onderzoek om de groei van het AAA te vervolgen. Met een CT-angiografie kan ook de diameter bepaald worden, verder kan nauwkeurig de plaats van het AAA bepaald worden. Daarbij is het voor de behandelmethode van belang wat de afstand is van het begin van het AAA tot de nierarteriën.

Behandeling

Bij een AAA < 5,5 cm wordt er een afwachtend beleid gevoerd. Er wordt pas geopereerd wanneer het risico van ruptureren groter is dan het operatierisico. Uitzonderingen zijn een snelle groei van het aneurysma of een dreigende ruptuur.

Er zijn twee methoden om een aneurysma te behandelen.
1 *Open behandeling.* AAA's worden in de meeste gevallen benaderd via een buikoperatie (laparotomie). Kortdurende afklemming boven de nierarteriën leidt meestal tot voorbijgaande stoornissen in de nierfunctie; afklemming van langere duur kan blijvende schade veroorzaken. Vervanging van de aorta gebeurt door het plaatsen van een buis - of broekvormige prothese. Het risico van de operatie wordt bepaald door de cardiale en pulmonale toestand van de patiënt, de nierfunctie en eventueel aanwezige cerebrovasculaire pathologie.
2 *Endovasculair aneurysm repair (EVAR).* Bij deze ingreep worden opgevouwen vaatprothesen, die zich in een toedieningssysteem

bevinden, via twee kleine liesincisies via de arteria femoralis communis ingebracht en onder röntgendoorlichting in positie gebracht en ontvouwen met behulp van een op te pompen ballon. Om voor EVAR in aanmerking te komen moet de patiënt zowel craniaal (onder de nierarteriën) als caudaal van het aneurysma een relatief gezond vaatsegment bezitten van minimaal 15 mm. Deze vaatsegmenten zijn noodzakelijk om de prothese goed te verankeren en een goede hechting te bewerkstelligen waardoor er geen bloeddruk meer op de aneurysmawand zal staan. EVAR is een relatief nieuwe behandelmethode waarvan de langetermijneffecten nog niet bekend zijn.

Tabel 2.3 Vergelijking behandelmethoden AAA.

open behandeling	EVAR
opnameduur acht tot tien dagen	drie tot vijf dagen
postoperatief naar intensive care	postoperatief naar verpleegafdeling
hersteldduur drie tot zes maanden	hersteldduur twee tot drie weken
mortaliteit ongeveer 5%	mortaliteit 1-2%
controle op polikliniek < 1 jaar	levenslange controle, in verband met kans op lekkage (endoleak)

Opname en verpleegkundige anamnese

Patiënten met een AAA zijn vaak oudere patiënten, al dan niet met meer ziektebeelden en aandoeningen. In de meeste gevallen heeft de patiënt geen klachten van zijn aandoening en wordt hij geopereerd in verband met het risico op een ruptuur. Bij patiënten met een AAA speelt atherosclerose ook een duidelijke rol. De verpleegkundige zorg richt zich dus op de specifieke operatie en het ziektebeeld atherosclerose. Naast de standaardanamnese en preoperatieve voorbereiding zijn er specifieke aanvullende gegevens bij de verpleegkundige anamnese die in paragraaf 2.4.3 reeds beschreven werden.

Preoperatieve zorg

Patiënten die een open behandeling ondergaan, gaan vrijwel altijd postoperatief naar de intensivecare-unit. De verpleegkundige bereidt de patiënt hierop voor door voorlichtingsmateriaal zoals een folder of video, of gaat met de patiënt en zijn familie kijken op de icu. Verder wordt de patiënt volgens de richtlijnen van het ziekenhuis voorbereid op een laparotomie. De patiënt ondergaat een grote, ingrijpende operatie, daarom is aandacht nodig voor de beleving van de patiënt en zijn familie voor de aanstaande ingreep.

Patiënten die een endovasculaire behandeling ondergaan, zullen postoperatief weer op de verpleegafdeling terugkomen. De verpleegkundige geeft informatie over de pre- en postoperatieve zorg. Verder wordt de patiënt voorbereid volgens de richtlijnen van het ziekenhuis.

Postoperatieve zorg

Een aneurysmaoperatie is vaak een grote ingreep met kans op veel bloedverlies tijdens en na de operatie. De postoperatieve controles zijn erop gericht complicaties tijdig te signaleren, zodat snel ingegrepen kan worden. De belangrijkste complicaties na een vaatoperatie staan genoemd in tabel 2.2. Specifieke verpleegkundige aandachtspunten na een aneurysmaoperatie worden benoemd in paragraaf in tabel 2.4.

Tabel 2.4 Aandachtspunten na AAA-operaties.

open behandeling	endovasculaire behandeling
vitale functies en vochtbalans	vitale functies en vochtbalans
circulatie benen en voeten	circulatie benen en voeten
acute pijn	postoperatieve koorts
aspect ontlasting vanwege mogelijke darmischemie	controle nierfunctie
controle nierfunctie	

Open behandeling

De verpleegkundige observeert, volgens protocol, de bloeddruk, polsfrequentie en ademhaling. De urineproductie wordt in de gaten gehouden in verband met kans op shock en een daardoor verminderde nierfunctie. Verder kan tijdens de operatie de aorta boven de nierslagaders afgeklemd zijn geweest of er was sprake van hypotensie waardoor de doorbloeding van de nieren tijdelijk verminderd was. Hierdoor kan de nierfunctie verslechteren, dit uit zich in een verminderde urineproductie en een stijging van het creatininegehalte in het bloed. De verpleegkundige overlegt met de arts wanneer er sprake is van een verminderde urineproductie. Door het afbinden van een darmslagader (a.mesenterica inferior) wordt soms de doorbloeding van het laatste gedeelte van de darm verminderd. Dit kan zich uiten in de vorm van bloederige diarree. Een milde vorm kan zich herstellen doordat collateralen de bloedvoorziening overnemen. Bij ernstige doorbloedingsstoornissen moet er een darmresectie plaatsvinden omdat anders een perforatie van de dikke darm kan ontstaan met een peritonitis als gevolg. De verpleegkundige houdt het ontlastingspatroon van de patiënt bij en overlegt bij afwijkingen met de arts. Door occlusie van de prothese of door emboliën kan een acute ischemie van een been ontstaan. De verpleegkundige neemt bij verschijnselen hiervan direct contact op met de arts (zie tabel 2.2).

Endovasculaire behandeling

Deze behandeling is minder belastend voor de patiënt, met minder kans op bloedverlies en hemodynamische problemen. De belangrijkste complicatie is het onvoldoende uitsluiten van het aneurysma uit de circulatie, dit noemt men endolekkage of endoleak. Er lekt dan nog bloed langs de prothese in de aneurysmazak waardoor er druk op het aneurysma blijft bestaan. Dit is de reden dat er na de operatie en ook bij de verdere poliklinische controles een CT-angiografie wordt gemaakt en een buikoverzichtsfoto. De eerste dagen na implantatie van een endoprothese kan koorts ontstaan zonder aanwijsbare reden. Dit wordt het postimplantatiesyndroom genoemd. Soms gaat dit gepaard met rug- of buikpijn. Het wordt waarschijnlijk veroorzaakt door het stollen van bloed in de aneurysmazak. Van belang is wel om eerst andere oorzaken van koorts uit te sluiten. Het is de taak van de verpleegkundige om dit te signaleren. Om de vaatprothese goed te kunnen plaatsen wordt gebruikgemaakt van contrastvloeistof. Deze contrastvloeistof kan schade aan de nieren toebrengen. Patiënten met een verminderde nierfunctie moeten daarom altijd goed voorbereid worden in de vorm van prehydreren en eventuele medicatie in overleg met de arts.

Wondgebied en wondpijn

Zie hiervoor ook paragraaf 2.4.3. Bij patiënten met een open behandeling is er sprake van een grote wond in de buik. Goede pijnstilling is van groot belang om goed doorademen en ophoesten van slijm te kunnen waarborgen. De verpleegkundige neemt bij elke controle een pijnscore af en vraagt of de pijn acceptabel is voor de patiënt. Zo nodig overlegt hij met de arts over het aanpassen van de pijnmedicatie. De verpleegkundige geeft de patiënt instructies om goed door te ademen. Vaak krijgt de patiënt ook ondersteuning van een fysiotherapeut. Patiënten die een endovasculaire behandeling hebben ondergaan, hebben vaak twee kleine wondjes in beide liezen. Zij ervaren over het algemeen veel minder pijnklachten.

Ontslag en nazorg

Open behandeling: afhankelijk van het postoperatieve beloop kan een ontslagdatum gepland worden. Het is de taak van de verpleegkundige om al in een vroeg stadium te inventariseren, samen met patiënt en familie, wat de mogelijkheden voor mantelzorg zijn en hoe de omstandigheden van de patiënt thuis zijn. Moet hij bijvoorbeeld een trap op om naar de slaapkamer te gaan, zijn er mogelijkheden voor een bed in de huiskamer zodat de patiënt daar overdag kan rusten? Is het nodig om thuiszorg in te schakelen of hulpmiddelen te bestellen?

> **Criteria voor ontslag**
> - De pijn is onder controle met behulp van orale medicatie.
> - De patiënt eet en drinkt normaal.
> - De patiënt kan zichzelf verzorgen en goed mobiliseren, of er is voldoende mantelzorg/thuiszorg geregeld.
> - De wond ziet er rustig uit, of er is thuiszorg geregeld voor wondzorg.
> - De feces is normaal van consistentie.

Endovasculaire behandeling: afhankelijk van het postoperatieve beloop kan op korte termijn een ontslagdatum gepland worden. Aangezien de opnameduur kort is, is het van belang om al voor de operatie de thuissituatie met de patiënt en zijn familie door te nemen. Op deze manier kan een onnodig langere opnameduur voorkomen worden. Vaak kan de patiënt de tweede dag postoperatief al ontslagen worden.

2.4.5 AMPUTATIE

Bij ongeveer 25% van de patiënten met perifeer arterieel vaatlijden ontstaat binnen vijf jaar kritieke ischemie. Uiteindelijk ondergaat 1,5 tot 5% van de patiënten een amputatie. Diabeten hebben ongeveer twintig keer zoveel risico op een amputatie als niet-diabeten. Dit komt doordat niet alleen de grotere arteriën maar ook de kleine arteriën van voet en teen atherosclerotisch zijn. Daarnaast is er bij diabeten vaak sprake van neuropathie, waardoor zij minder pijn voelen en wonden te laat ontdekken. Andere redenen voor amputatie kunnen zijn: trauma's en maligniteiten. Ongeveer 80% van de amputatiepatiënten is 65 jaar of ouder. Een amputatie heeft veel gevolgen voor de fysieke en psychosociale conditie van de patiënt en vraagt daarom een multidisciplinaire aanpak. Er wordt bijvoorkeur al preoperatief samengewerkt tussen revalidatiearts, vaatchirurg, verpleegkundige en fysiotherapeut.
Het doel van een amputatie is het verwijderen van necrotisch of geïnfecteerd, niet-herstellend weefsel, het opheffen van pijn op basis van een slechte doorbloeding en vormen van een goede stomp waarop een

prothese kan worden aangemeten. Voor de operatie helpt de revalidatiearts de vaatchirurg bij het kiezen van het amputatieniveau. Zij houden daarbij rekening met:
- eigenschappen van de patiënt zoals lichamelijk en psychische stoornissen;
- woon- en leefsituatie;
- persoonlijke wensen van de patiënt.

Van belang is om in te schatten of een patiënt in de toekomst met een prothese zal kunnen lopen. Dit hangt onder andere af van het niveau van amputatie, maar vaak ook van de verdere lichamelijke conditie van de patiënt en de mate van mobiliteit voor amputatie. Soms kan het in verband met andere aandoeningen zoals spasticiteit na een CVA of artrose van het kniegewricht verstandiger zijn om op een hoger niveau te amputeren. De arts zal met de patiënt en zijn familie bespreken dat het definitieve amputatieniveau pas tijdens de operatie kan worden bepaald. De wond moet voldoende bloedvoorziening krijgen voor de wondgenezing. Verder kan tijdens een operatie blijken dat de necrose zich meer heeft uitgebreid dan voorzien. De patiënt en zijn familie moeten er dus rekening mee houden dat de amputatie hoger uitvalt.

Opname en verpleegkundige anamnese
Patiënten die een amputatie ondergaan, worden vaak geconfronteerd met veel problemen die te maken hebben met hun aandoening en de gevolgen van de amputatie voor hun dagelijks functioneren. De meeste patiënten hebben al langere tijd wonden en ernstige pijnklachten. De verpleegkundige zorg bij deze groep patiënten richt zich op de amputatie op zich, maar ook op de psychische en sociale situatie van de patiënt. Naast de standaard verpleegkundige anamnese zijn er specifieke aandachtspunten, die hierna beschreven worden.

Preoperatieve zorg
Bij een amputatie is een goede voorbereiding van groot belang, zowel medisch als verpleegkundig. De patiënt is door zijn lichamelijke toestand vaak in een minder goede conditie en er bestaat veel kans op complicatie zowel tijdens als na de operatie. Het in kaart brengen van bestaande en potentiële (verpleeg)problemen kan postoperatief complicaties voorkomen. De meest voorkomende verpleegproblemen bij een patiënt die een amputatie ondergaat, zijn:
- wondpijn en fantoompijn;
- wondzorg;
- decubituspreventie;

- voedingstoestand;
- psychische en fysieke conditie;
- sociale en thuissituatie;
- kennistekort over hulpmiddelen of aanpassingen in huis.

De meeste patiënten hebben al een langere periode van veel pijn achter de rug. Gevolg hiervan is vaak ook slecht slapen en eten. Hierdoor raakt de patiënt al voor de operatie in een mindere conditie. Goede pijnstilling is daarom van groot belang. De verpleegkundige evalueert het effect van de pijnstilling en overlegt zo nodig met de arts over aanpassing van de medicatie. Verder kan de patiënt postoperatief fantoomsensaties gaan ervaren. Het is van belang dat de patiënt hierop wordt voorbereid, zowel door arts als verpleegkundige. Het kan dan gaan om allerlei soorten niet-pijnlijke gevoelens als jeuk aan het deel dat geamputeerd is, of om fantoompijn (pijn in het geamputeerde ledemaat). Na amputatie ervaart 50 tot 80% van de patiënten fantoomsensaties en pijn. Ook deze pijn kan met medicatie worden behandeld, over het algemeen verminderen deze sensaties in de loop van de tijd. De verpleegkundige maakt met de arts afspraken over de verzorging van eventuele wonden. Patiënten zijn vaak immobiel. Hierdoor hebben zij een verhoogd risico op decubitus. Daarnaast is er vaak sprake van een slechtere doorbloeding door atherosclerose van het niet-aangedane been en bijvoorbeeld de stuit. Vooral decubitus aan het niet-aangedane been kan grote gevolgen hebben voor de mobiliteit van de patiënt. Ook een verminderde voedingstoestand verhoogt het risico op decubitus. De verpleegkundige neemt preoperatief al maatregelen ter voorkoming van decubitus, zoals een aangepast matras en wisselligging. Verder bespreekt hij de voedingstoestand met de patiënt. In overleg met de arts kan een diëtist ingeschakeld worden. Een amputatie heeft grote gevolgen voor het fysiek en psychosociaal functioneren van de patiënt. De verpleegkundige bespreekt de gevolgen met de patiënt en zijn familie. Dit kan gaan over praktische zaken als aanpassingen in huis, revalidatie en prothesen. Van belang is ook om de gevoelens van de patiënt en zijn familie over de aanstaande amputatie te bespreken.

Postoperatieve zorg
De postoperatieve controles zijn erop gericht complicaties vroegtijdig te signaleren en te behandelen (tabel 2.5). Naast de gebruikelijke postoperatieve aandachtspunten zijn er specifieke verpleegkundige aandachtspunten bij de patiënt die een amputatie heeft ondergaan.
De verpleegkundige observeert volgens protocol de bloeddruk, polsfrequentie, ademhaling en urineproductie in verband met het risico

Tabel 2.5	Complicaties na bovenbeenamputatie.
complicatie	verschijnselen
bloeding	uitwendig bloedverlies via drain of verband
	zwelling en hematoomvorming
	daling van de bloeddruk, stijging polsfrequentie, bleke/klamme huid
	verminderde urineproductie
slechte wondgenezing	wondrandnecrose
	wonddehiscentie (openspringen van de wond)
contractuur knie of heup	niet kunnen strekken van knie of heup
fantoomsensaties/-pijn	niet-pijnlijke of pijnlijke sensaties aan geamputeerd ledemaat

op shock. Naast controle van de stomp op doorbloeden controleert hij ook de doorbloeding van het niet-geopereerde been en verschijnselen van decubitus. Direct na de amputatie wordt een drukverband rond de stomp aangelegd ter voorkoming van oedeem. Oedeem vertraagt de wondgenezing en de mogelijkheid een prothese aan te meten. Oedeem kan ook een uiting zijn van complicaties zoals infectie of diepveneuze trombose. De meest voorkomende complicatie is slechte wondgenezing, die te wijten kan zijn aan onvoldoende doorbloeding ter plaatse, of aan te veel oedeemvorming. Het openspringen van de wond kan ontstaan doordat de hechtingen te vroeg worden verwijderd of door een slechte doorbloeding. Soms is amputeren op een hoger niveau noodzakelijk. Bij roken, diabetes mellitus en nierfunctiestoornissen is de wondgenezing verstoord en het risico op complicaties sterk vergroot. De verpleegkundige legt de patiënt uit wat een contractuur is en hoe dit voorkomen kan worden. Door eventuele pijn aan het geamputeerde ledemaat, angst en een andere beleving van het lichaamsdeel kan een verkeerde houding ontstaan die kan lijden tot een contractuur. Dit kan voorkomen worden door goede pijnbestrijding, aandacht voor de angst en onzekerheid van de patiënt en oefeningen. Wanneer de conditie van de patiënt het toelaat, helpt de verpleegkundige hem driemaal daags om een halfuur in buikligging te liggen ter voorkoming van een contractuur in de heup. Verder is het van belang de knie goed te strekken en geen kussentjes onder de knie te leggen. Zij besteedt aandacht aan de eerste confrontatie van de patiënt en zijn familie met het geamputeerde ledemaat. In overleg met de patiënt wordt het tijdstip hiervoor bepaald. De verpleegkundige zorgt ervoor dat zij voldoende tijd heeft om de patiënt hierbij te begeleiden.

2.5 Hematologie

2.5.1 INLEIDING

In Nederland krijgen 5600 nieuwe patiënten per jaar te maken met bloed- en lymfeklierkanker. 40% van alle kwaadaardige hematologische tumoren komt voor bij bij 0- tot 14-jarigen, 8% bij 15- tot 59-jarigen en minder dan 6% bij 60-plussers. Er is veel onderzoek gedaan naar de oorzaken van bloed- en lymfeklierkanker. Helaas leveren deze onderzoeken tegenstrijdige informatie op. Er is in het algemeen geen oorzaak bekend van het ontstaan van de maligne hematologische ziekte. Veel patiënten met bloed- of lymfeklierziekten krijgen te maken met behandelingen als chemotherapie, bestraling en bloedtransfusies. Vermoeidheid is een veel voorkomend probleem bij deze patiënten. Er bestaat een verhoogd risico op infecties door vermindering van het afweersysteem. Dat maakt inachtneming van leefregels belangrijk.
In het ziekenhuis is een belangrijke rol weggelegd voor de verpleegkundige. Met name de verpleegkundig specialist en de gespecialiseerde verpleegkundige begeleiden en ondersteunen de patiënt in de diagnostische fase en tijdens de behandelingen.

2.5.2 HEMATOLOGIE

Hematologie is het medisch specialisme dat zich bezighoudt met afwijkingen van het bloed, de bloedvormende organen en lymfeklieren. Om de ziektebeelden binnen de hematologie te kunnen begrijpen is het belangrijk dat er kennis genomen is van de verschillende soorten bloedcellen en hun functie. Per dag worden er miljarden bloedcellen aangemaakt in het rode beenmerg. Ook gaan er gemiddeld evenveel bloedcellen dood, zodat het aantal bloedcellen constant blijft. Dit proces van aanmaak en afbraak van bloedcellen wordt in het lichaam nauwkeurig gecontroleerd. Indien nu een bepaalde cel in het beenmerg ongecontroleerd gaat delen, ontstaan er veel te veel cellen van dezelfde soort. Deze ongecontroleerde woekering van bloedcelen van dezelfde onrijpe soort heet leukemie.

2.5.3 ACUTE LYMFATISCHE LEUKEMIE

Acute lymfatische leukemie (ALL) is de meest voorkomende vorm van kanker onder het achttiende levensjaar en is daarmee ook de meest voorkomende hematologische maligniteit op de kinderleeftijd in Nederland. De woekering van de lymfocyten ontwikkelt zich soms al binnen twee weken, vandaar de naam acuut. Leukos (Grieks) betekent wit. Omdat bloedkanker voor het eerst ontdekt werd in de witte bloedcellen (en omdat bloedkanker het meest voorkomt in witte bloedcellen), wordt deze vorm van maligniteit leukemie genoemd.

Verschijnselen
Elke vorm van leukemie geeft min of meer dezelfde klachten. De aanwezigheid van slechts één van de verschijnselen past niet direct bij leukemie. Maar als de combinatie van verschijnselen die passen bij de drie verschillende soorten bloedcellen zich voordoen, wordt er direct gedacht aan de mogelijkheid dat er iets mis is in het beenmerg. Bij ALL worden in het beenmerg enorm veel lymfocyten aangemaakt, waardoor er te weinig ruimte is voor de aanmaak van de gezonde bloedcellen. Dit leidt tot:
- een tekort aan erytrocyten in het bloed (anemie met moeheid, algehele malaise, bleek zien);
- te weinig goed uitgerijpte leukocyten (infecties en koorts);
- te weinig trombocyten (hematomen op ongebruikelijke plaatsen, tandvleesbloedingen, puntbloedingen in de huid en mond)
- druk van de grote hoeveelheid leukemiecellen in het beenmerg op het bot (botpijn);
- grote hoeveelheid leukemiecellen in de organen (vergrote milt en lever, opgezette lymfklieren).

Diagnostiek
Om exact de diagnose te kunnen stellen, moeten er verschillende onderzoeken worden verricht:
- *Anamnese.* Om een indruk te krijgen van het beloop en de ernst van de klachten.
- *Algemeen lichamelijk onderzoek.* Controle van milt, lever, lymfklieren, huid, testes (leukemie kan zich uitbreiden naar de testes).
- *Bloedonderzoek.* Beoordelen of er afwijkende leukocyten (leukemiecellen/blasten) zijn, of er sprake is van anemie, leukopenie en trombopenie.
- *Beenmergpunctie.* Uit het bekken wordt met een holle naald beenmerg afgenomen om te kijken om welke type leukemie het gaat. Men kijkt waarin de leukemie ontstaat, de T-cel of de B-cel. Gesproken wordt dan van een T-cel ALL of een B-cel ALL.
- *Lumbaalpunctie.* Om eventuele uitbreiding van de ziekte te controleren.
- *Röntgenfoto's.* Controle op afwijkingen van longen en lymfklieren.
- *Echografie.* Controle op lymfklierzwellingen in de buik en controle van de milt en lever.

Behandeling

Landelijk wordt de behandeling voorgeschreven door de Stichting Kinderoncologie Nederland (SKION voor kinderen tot en met achttien jaar) en door de Stichting Hemato-Oncologie voor Volwassenen Nederland (HOVON vanaf achttien jaar). De behandeling bestaat uit een combinatietherapie met cytostatica gericht tegen de leukemiecellen. Welke medicijnen precies gebruikt worden, hoe lang en hoe zwaar de behandeling is, hangt af van het type leukemie. De medicijnen worden deels toegediend via een infuus en ook via een lumbaalpunctie. Een groot deel van de behandeling bestaat uit tabletten, drank of capsules. De duur van de chemotherapiebehandeling varieert van zes maanden tot twee jaar. Soms is naast chemotherapie ook een stamceltransplantatie nodig en een kleine groep wordt bestraald.

De behandeling heeft een grote impact op het leven van de patiënt. Vaak ervaren patiënten veel bijwerkingen van de cytostatica. School of werken is vaak niet mogelijk tijdens de behandeling. De genezingskansen voor patiënten met ALL liggen tussen de 60 en 80%.

> Karin (17) zit in de vijfde klas van het vwo en is vijf weken geleden gevallen met sporten. Ze blijft pijn houden in haar benen. Röntgenfoto's zijn gemaakt, maar daar was geen afwijkend beeld te zien. Ze is bij de reumatoloog geweest, maar die zag geen afwijkingen, behalve dat er enkele bloedwaarden afwijkend waren (hemoglobine laag, trombocyten laag en leukocyten iets verhoogd). Karin wordt opgenomen ter observatie en onderzoek op de afdeling Hematologie.
>
> Karin is lusteloos en heeft pijn in haar benen, waardoor ze een afwijkend looppatroon heeft. Haar eetlust is minder. Ze is niet afgevallen. Karin transpireert 's nachts veel (het bed moet eenmaal per nacht worden verschoond). Sinds vandaag heeft ze enkele hematomen op haar wang.

Verpleegkundige diagnoses, verpleegproblemen en interventies

De verpleegkundige diagnoses, verpleegproblemen en interventies zijn sterk afhankelijk van de aandoening en de behandeling. Veel interventies zijn gericht op het verminderen of behandelen van de bijwerkingen van medicatie. Cytostatica en radiotherapie hebben ernstige bijwerkingen omdat behalve de tumorcellen ook een groot aantal normale cellen wordt beschadigd. Dit heeft ernstige gevolgen voor het hele lichaam. Zeker zo belangrijk is bij de interventies ook aandacht te

hebben voor de ingrijpende gevolgen voor het dagelijkse leven van de patiënt en het gezin.
Twee van de grootste gevaren van chemotherapie zijn het risico op bloeding en het risico op infecties.

Risico op bloeding
Door de ziekte en de behandeling, met name de chemotherapie, is er een verhoogd risico op bloedingen.

Verpleegkundige interventies
- Leg gegevens vast in het verpleegkundig dossier over de risico's van de patiënt op bloeding en de factoren die daarop van invloed zijn.
- Controleer bij veranderingen de vitale functies zoals pols, bloeddruk, kleur, ademhaling, temperatuur, bewustzijn.
- Let op verschijnselen van shock (bleke huid, transpireren, duizeligheid).
- Controleer lichamelijke verschijnselen van bloeding:
    - de huid: hematomen, petechiën;
    - de mond: tandvleesbloedingen;
    - de neus: bloeding bijvoorbeeld door snuiten van de neus of spontaan;
    - uit- en afscheiding: urine (hematurie), bloed bij de ontlasting (melena, vers bloed), sputum (hemoptoë), braaksel (oud of vers bloed).
- Controleer na invasieve handelingen op bloedingen (injecties, inbrengen infuus, inbrengen katheter, inbrengen speculum rectaal of vaginaal).
- Let op onrust, verwardheid, oriëntatiestoornissen en verschijnselen van TIA, epileptische aanvallen.
- Let op visusstoornissen en gevoeligheid voor licht.
- Ga na of er abnormaal bloedverlies is bij menstruatie.
- Meld afwijkingen van de vitale functies en verschijnselen van bloeding direct aan de arts.
- Neem maatregelen om een uitwendige bloeding te stelpen.
- Laat afgesproken bloedonderzoek verrichten en bespreek de uitslagen met de arts (anemie, verlengde bloedingstijd, trombocytenaantal).
- Vermijd indien mogelijk invasieve ingrepen en voorkom rectale temperatuurmeting (beter is de oksel of de mondtemperatuur op te nemen) (bron: www.oncoline.nl).

Bespreek met de patiënt en zijn naasten de informatie en instructies om bloedingen te voorkomen. Ga na of de patiënt die in zijn situatie kan toepassen. Bespreek de volgende risico's en adviezen.
- Voorkomen het gebruik van scherpe voorwerpen, zoals scharen, naaigerei, (scherpe) messen, scheermesjes.
- Voorkom bij werkzaamheden in de tuin snoeien of aanraken van rozen of planten met scherpe doornen.
- Voorkom vallen, stoten, verwonding door hitte, kaarsen.
- Wees voorzichtig met seksuele activiteiten.
- Gebruik geen medicijnen als NSAID's, aspirine en antistollingsmiddelen.
- Wees voorzichtig met alcoholgebruik (verhoogt de bloedingskans).
- Poets de tanden bij voorkeur met een kleine, zachte borstel en gebruik geen tandenstokers, eventueel voorzichtig flossen.
- Adviseer verband en desinfectans aan te schaffen om bloedingen te stelpen of/en wondjes te desinfecteren en te verbinden.
- Adviseer bij bloeding contact op te nemen met het ziekenhuis (bron: www.oncoline.nl).

Risico op infectie

De patiënt is gevoeliger voor infecties. De weerstand tegen gewone infecties is afgenomen en er doen zich vaak ook ongewone infecties voor.

Verpleegkundig interventies

- Voorkom besmetting door goede handhygiëne en aseptisch werken/handelen bij ingrepen.
- Voorkom niet-noodzakelijke diagnostische of therapeutische verrichtingen.
- Zorg voor reductie van micro-organismen in de omgeving en de voeding.
- Bescherm de patiënt tegen infectie:
  - zorg dat de familie en andere bezoekers goed geïnstrueerd zijn: handen wassen, eventueel masker dragen, geen bezoekers met infecties als verkoudheid enzovoort;
  - geen bloemen en planten;
  - geef voorlichting over symptomen en klachten bij infecties.
- Verminder infectiegevoeligheid door voldoende calorische en eiwitopname in de voeding.
- Observeer zorgvuldig verschijnselen van infecties, zoals temperatuurverhoging, koorts, troebele urine, hoesten, keelpijn, pusbevattende drainage, schimmelinfecties.

- Voorkom mondinfecties door preventieve maatregelen. Inspecteer de mond op verschijnselen van stomatitis, zoals pijn, roodheid, plekjes, schimmelinfectie. Spreek een behandeling af met de arts.

Het is van groot belang dat de verpleegkundige kleine veranderingen in de toestand van de patiënt of klachten van de patiënt direct meldt aan de arts. Patiënten met een verhoogde kans op infectie kunnen binnen een korte tijd in een sepsis raken.
De patiënt krijgt ook leefregels mee om de kans op infectie te verminderen. Die regels moeten ook op de afdeling gehanteerd worden. De regels zijn echter nog niet evidence-based. Toch willen patiënten graag duidelijke regels, dan weten ze waar ze aan toe zijn.
Enkele basisregels voor de thuissituatie kunnen zijn:
- goede handhygiëne, dagelijks wisseling van vaatdoek/handdoek;
- contact vermijden met personen die een besmettelijke ziekte hebben;
- contact met dierlijke uitwerpselen dient voorkomen te worden;
- drukke openbare en slecht geventileerde ruimten vermijden;
- geen gebruikmaken van het openbaar vervoer;
- eten van rauw vlees, vis en zachte kazen wordt afgeraden.

Van belang is dat patiënten zichzelf goed controleren op infecties en bij verschijnselen van infectie contact opnemen met het ziekenhuis. Leefregels hebben grote impact op de patiënt en zijn omgeving en dat geeft vaak onrust en onzekerheid bij de patiënt. De taak van de verpleegkundige is om hier goed op in te spelen en sommige vragen omtrent leefregels expliciet na te vragen bij de behandelend arts. Hierover moet duidelijk gerapporteerd worden, zodat er geen verwarring ontstaat over de leefregels.

2.5.4 CHRONISCHE MYELOÏDE LEUKEMIE
Acute en chronische leukemie verschillen van elkaar in de mate van uitrijping van de abnormale cellen. Bij chronische leukemie rijpen de cellen nog redelijk goed uit. Het kwaadaardige proces verloopt veel trager, waardoor klachten lang kunnen uitblijven. Chronische lymfatische leukemie kent een typische chromosoomafwijking (philadelphiachromosoom). Daarnaast wordt onderscheid gemaakt op basis van celtype van abnormale witte bloedcellen. Zo kennen we lymfatische leukemie en myeloïde leukemie (woekering van monocyten en granulocytenmyeloïde cellen). Myeloïde leukemie komt voornamelijk voor bij volwassenen. Chronische myeloïde leukemie wordt vaak op de middelbare leeftijd vastgesteld. Over de oorzaak van chronische myeloïde

leukemie is niet veel bekend. We weten dat mensen die beroepshalve blootstaan aan bepaalde chemische stoffen, zoals benzeen, een groter risico hebben om leukemie te krijgen. Ook blootstelling aan radioactieve straling verhoogt het risico aanzienlijk.

Ziekteverschijnselen en diagnostiek

Chronische leukemie begint sluipend, de patiënt merkt er niets van. Het gebeurt nog al eens dat de ziekte bij toeval wordt ontdekt. Als iemand klachten krijgt, bestaat de ziekte vaak al enkele jaren. De klachten duiden op anemie en de daarmee gepaard gaande klachten, waaronder vermoeidheid. Ook kan zwelling van de milt en lymfeklieren voorkomen. Op elk moment na het stellen van de diagnose kan een blastencrisis optreden. Het diagnostische proces omvat de anamnese, algemeen lichamelijk onderzoek, bloedonderzoek, beenmergpunctie, röntgenonderzoek en echografie.

Behandeling

Het doel van de behandeling is het voorkomen van een blastencrisis. De behandeling bestaat uit het toedienen van imatinib. Dit is een signaalremmer die de werking blokkeert van het eiwit dat gemaakt wordt door het philadelphiachromosoom. Het medicijn remt het signaal dat de leukemiecel tot voortdurende deling aanzet. De leukemiecel houdt op met delen en gaat dood. Het medicijn heeft geen invloed op gezonde cellen. De bijwerkingen zijn meestal mild: misselijkheid, spierpijn, oedeem rond ogen en voeten. Bij te veel bijwerkingen wordt soms nog immunotherapie gegeven met interferon, maar dit gebeurt zelden. Wanneer resistentie tegen de behandeling is opgetreden, kan nog overgegaan worden op curatieve stamceltransplantatie.
Voor patiënten met chronische leukemie is de behandeling meer gericht op het remmen van de ziekte, dan op volledige genezing, waardoor de patiënt gedurende een lange tijd een normaal leven kan leiden. De kans op genezing van chronische myeloïde leukemie is 35 tot 70%. De genezing betekent vaak niet voor iedereen dat de klachten verdwenen zijn. Een aantal patiënten is genezen, maar houdt wel klachten die veroorzaakt zijn door de intensieve behandeling.

> Meneer Van Wijk (50), vrachtwagenchauffeur, is 25 jaar getrouwd en heeft drie kinderen. Hij merkt sinds enkele maanden met sporten dat hij sneller moe is en dat het lang duurt voordat hij zijn vermoeidheid te boven is. Hij merkt ook dat hij een snelle hartslag heeft, vaak boven 120 slagen per minuut. Hij gaat naar

> de huisarts en er wordt bloedonderzoek verricht. Binnen één dag komt de huisarts vertellen dat hij opgenomen moet worden voor een bloedtransfusie. Het hemoglobinegehalte is 4,2. Hij wordt op de interne afdeling opgenomen voor een bloedtransfusie en een beenmergonderzoek.

Verpleegkundige diagnose, verpleegprobleem en interventies

Neuropatische pijn na chemotherapie

Vinca-alkaloïden (cytostatica: vincristine, vinblastine en vindesine) kunnen (perifere) neuropathie veroorzaken. Dit medicijn tast de uiteinden van de perifere zenuwbanen aan. Dit geeft vooral pijnklachten in de kaak en veroorzaakt obstipatie. Later ontstaan er ook pijnklachten in de kuitspieren. Een parese van de voetheffers is duidelijk een teken van neuropathie. In ernstige gevallen leidt dit tot immobiliteit en spitsvoetstand.

Verpleegkundige interventies bij neuropathie

Voor de verpleegkundige is het van belang om de pijn te observeren. Maak gebruik van een pijnscorelijst. Geef aan de arts de pijnscore door en spreek adequate pijnstilling (Neurontin®) af. De pijn door de neuropathie geeft de patiënt een machteloos gevoel. Neuropatische pijnen zijn vaak moeilijk te onderdrukken. De patiënt heeft enkele dagen na toediening van vinca-alkaloïden meer begeleiding nodig bij de lichamelijke verzorging, vooral bij handelingen waarbij de fijne motoriek onmisbaar is (zoals knoopjes dichtmaken, brood snijden). Complicaties van immobiliteit moeten voorkomen worden. Schakel in overleg fysiotherapie in om immobiliteit te voorkomen. Zodra te toediening van vinca-alkaloïden is gestopt, nemen de klachten af, maar de perifere neuropathie is niet altijd geheel reversibel.

2.5.5 (NON-)HODGKINLYMFOOM

> Mevrouw Van de Linden (28) is net afgestudeerd als psychologe en heeft sinds kort een vaste baan. Ze heeft last van een pijnlijke buik, maar menstrueert normaal. Zij heeft weinig eetlust en is iets vermoeid. Ze is regelmatig bij de internist op de polikliniek geweest, maar de oorzaak van de buikklachten zijn nog steeds niet duidelijk. Ze wordt opgenomen voor onderzoeken: CT-scan, bloedonderzoek, biopt en beenmergpunctie onder narcose. Uit

> het onderzoek blijkt mevrouw Van der Linden hodgkinlymfoom te hebben.

(Non-)hodgkinlymfoom

Hodgkinlymfoom is een vorm van lymfeklierkanker. Over het ontstaan van hodgkinlymfoom is weinig bekend. Bij de meeste lymfomen is er in een van de cellen iets beschadigd waardoor de cel zich anders gaat gedragen. Mogelijk spelen doorgemaakte virusinfecties, bijvoorbeeld het epstein-barrvirus, en een verminderde weerstand een rol. Er is sprake van een ongeremde deling van lymfocyten in een lymfeklier. Via het lymfesysteem kunnen maligne cellen zich verder verspreiden naar andere lymfeklieren.

Het lymfestelsel is belangrijk voor de verdediging van ziektes. Hodgkin- en non-hodgkinlymfoom lijken wat naam betreft veel op elkaar, maar er zijn belangrijke verschillen. Hodgkinlymfoom komt meer op oudere leeftijd voor en non-hodgkinlymfoom meer bij kinderen/jongeren. Het hodgkinlymfoom groeit langzamer en beperkt zich meestal tot één gebied in het lichaam. Hodgkinlymfomen kenmerken zich vaak door een bepaald type reuzencellen (sternberg-reedcellen). Deze zijn duidelijk te zien onder de microscoop. Non-hodgkinlymfoom is een ziekte die zich snel ontwikkelt en komt vaak voor op meerdere plaatsen in het lichaam. De maligne cellen verspreiden zich snel binnen het lymfestelsel. Vaak zit de tumor in de hals (80%), oksel, borst, buik of in het mediastinum rondom de longen.

Ziekteverschijnselen

Bij de ziekte van Hodgkin worden de volgende verschijnselen waargenomen:
- vergrote, hard aanvoelende niet-pijnlijke lymfeklieren;
- zwelling in de borstholte met klachten van benauwdheid en hoesten;
- onbegrepen koorts;
- nachtzweten;
- gebrek aan eetlust en gewichtsverlies.

Diagnostiek
- Anamnese.
- Algemeen lichamelijk onderzoek.
- Bloedonderzoek. Onder andere verhoogde BSE, leukopenie, anemie, trombocytose.
- Biopsie van een lymfeklier.

- *CT-scan.* Om de tumor in beeld te brengen en vast te stellen of er uitbreiding van tumoren is in het lichaam.
- *Radioactieve scan.* PET-scan (positronemissietomografie), om de tumor nog beter te kunnen opsporen door gebruik te maken van glucosestofwisselingsactiviteiten in het lichaam.
- *Beenmergpunctie.* Om te controleren of het lymfoom zich heeft uitgebreid naar het beenmerg.
- *Lumbaalpunctie.* Om te controleren of het lymfoom zich heeft uitgebreid naar het zenuwstelsel.

Behandeling

Bij iedere patiënt wordt onderzoek verricht naar de uitbreiding van de ziekte in het lichaam, het zogenoemde stageringsonderzoek.
De uitbreiding van de ziekte heeft een voorspellende waarde voor de genezingskans en dat bepaalt ook de behandelkeuze. Binnen de (non-)hodgkin zijn er vier stadia van de ziekte te onderscheiden (www.hematologie Nederland.nl/hodgkinlymfoom).
De behandeling bestaat vaak uit chemotherapie variërend van 6 tot 24 maanden en radiotherapie. Dit is afhankelijk van of het een hodgkinlymfoom is of een non-hodgkinlymfoom en van de stagering. Stadium 4 en non-hodgkinlymfoom moeten langer en intensiever behandeld worden. Chemotherapie en bestraling kunnen blijvende schade op lange termijn veroorzaken. Daarom worden deze patiënten langdurig gecontroleerd op de Lange Termijn Effect Registratie-polikliniek (LATER-polikliniek).

Verpleegkundige diagnose en interventies
Angst
De diagnose kanker is een traumatische gebeurtenis. Angst speelt een belangrijke rol. Zo'n schok gaat vaak gepaard met een stroom van emoties ten gevolge van de levensbedreiging die van de ziekte uitgaat en van de consequenties die de medische behandeling met zich meebrengt. Patiënten met kanker ervaren veel psychosociale problemen.

Verpleegkundige interventies
Patiënten kunnen angst hebben voor de behandeling, de bijwerkingen van de medicatie/chemotherapie en voor terugkeer van de ziekte. Ook kunnen zij zich zorgen maken over hun toekomst, werk, het gezin en de financiën.
De verpleegkundige moet een luisterend oor hebben voor de patiënt en de familie. Zij vraagt waar de patiënt en zijn familie zich zorgen over maken en wat ze nodig hebben om die zorgen 'weg te nemen'.

Zij draagt zorg voor een regelmatig gesprek met de arts, patiënt en familie. Dit kan vaak al veel zorgen en angst wegnemen. Als er onderzoeken zijn uitgevoerd, moet de verpleegkunde ervoor zorgen dat de patiënt weet wanneer en op welk tijdstip de uitslag gegeven wordt. De verpleegkundige bereidt de patiënt en zijn familie voor op de tijd na het ontslag uit het ziekenhuis. Thuis wordt de patiënt vaak op zichzelf teruggeworpen. Hij vraagt zich met name af of het goed zal blijven gaan. De echte verwerking begint nu pas. Soms is het moeilijk in te schatten of patiënten psychosociale hulp nodig hebben. De signaleringslijst psychosociale problematiek van het Helen Dowling Instituut, kan hierbij een hulpmiddel zijn (www.hdi.nl).

2.5.6 BENIGNE HEMATOLOGIE
Benigne hematologie omvat de niet-oncologische aandoeningen zoals anemie, trombocytopenie en hemoglobinopathieën, afwijkingen van het hemoglobine, dat het zuurstof vervoert, zoals sikkelcelziekte.

Sikkelcelziekte
De ziekte komt steeds vaker voor in Nederland. De meeste sikkelcelpatiënten komen uit de Nederlandse Antillen, Marokko, Turkije, Iran, Irak, Indonesië, India en Afrika. Sikkelcelziekte is een erfelijke aandoening. Als beide ouders drager zijn, is de kans dat hun kind sikkelcelziekte heeft 25%. Dragers zijn zelf nooit ziek. Bij deze aandoening wordt een afwijkende ß-keten in het hemoglobine gemaakt. Het afwijkende hemoglobine wordt HbS genoemd en kan minder zuurstof transporteren. Bij een lage zuurstofspanning wordt de erytrocyt vervormd tot een sikkelcel, die zeer slecht vervormbaar is en daardoor aanleiding kan geven tot verstopping van de capillairen. Het zuurstoftransport kan daar dan ter plaatse helemaal stil komen te liggen. Ook worden de erytrocyten versneld afgebroken in de milt. Uitlokkende factoren zijn onder andere acidose, koorts, uitdroging, hypotensie, vaatwandbeschadiging, infectie en sepsis, maar ook zonder een aantoonbare aandoening kan een sikkelcelcrisis ontstaan.

Ziekteverschijnselen
Patiënten met sikkelcelziekte hebben niet continu klachten. Iedere patiënt echter krijgt af en toe een 'aanval', een sikkelcelcrisis. De crisis kan één tot twee weken duren. Sikkelcelcrisis:
- acuut optredende heftige pijn in het skelet, buik of thorax;
- koorts;
- gezwollen handen en voeten (hand-foot syndroom);
- lichtgele verkleuring van de ogen;

- plotseling slechter zien;
- plotselinge benauwdheid of kortademigheid;
- donkere urine (bloed in urine).

Diagnostiek
De ziekte wordt bij kinderen ontdekt als zij een sikkelcelcrisis hebben. De ziekte kan ook ontdekt worden doordat de patiënt minder goed groeit ten gevolge van de anemie. Sinds 2007 worden alle kinderen in Nederland gescreend op sikkelcelziekte. Dit gebeurt via de neonatale screening (bekende PKU-CHT-prik). Om de diagnose te stellen moet er bloedonderzoek gedaan worden en gekeken worden naar HbS. Op het moment van een sikkelcelcrisis wordt er uitgebreid bloed- en röntgenonderzoek verricht om de oorzaak van de crisis op te sporen en infarcten en necrose uit te sluiten.

Behandeling
Patiënten met een sikkelcelziekte kunnen met zorgvuldige begeleiding en een goede manier van leven (stress vermijden), een redelijk normaal, actief bestaan leiden. De hoeksteen in de behandeling is ruime hydratie en een zo stabiel mogelijke situatie. Er worden extra vaccinaties (pneumokokken, HiB, influenza, hepatitis B) en antibioticaprofylaxe gegeven. Omdat de patiënt op allerlei gebieden (orthopedie, oogheelkunde, urologie, neurologie en pulmonologie) problemen kan hebben, is een multidisciplinaire benadering van groot belang en dit geeft ook betere resultaten. De behandeling tijdens een crisis is gericht op pijnbestrijding, hydratie, zuurstof en bicarbonaat, antibiotica en bloedtransfusie.

> Doris (34), een Surinaamse man, sport veel en is computerprogrammeur. Hij heeft in de afgelopen zes maanden al driemaal een sikkelcelcrisis gehad. Hij heeft dan vooral veel pijn in zijn rechterarm, is soms bang dat hij hartklachten heeft. Paracetamol helpt niet tegen de pijn, het is vreselijk. Doris is duizelig en voelt zich niet lekker. Daarom wordt hij opgenomen op de afdeling Hematologie.

Verpleegkundige diagnoses, verpleegproblemen en interventies
Pijn
De sikkelcellen leiden overal tot occlusie van de vaten. Daardoor kunnen overal in het lichaam infarctachtige pijnen ontstaan.

Verpleegkundige interventies bij sikkelcelcrisis

- De patiënt informeren hoe een crisis voorkomen kan worden. Enkele adviezen zijn:
  - voorlichting geven wat zij moeten doen bij koorts, infectie en pijn;
  - geen bovenmatige inspanning verrichten;
  - een dagelijkse vochtintake van 500 ml nemen boven op de normale intake;
  - veel drinken bij extra inspanning, koorts en warm weer;
  - vermijden van koude;
  - hoge bergen vermijden;
  - alleen vliegen in vliegtuigen met een drukcabine.
- Een pijnscore bijhouden in verband met een optimale pijnbestrijding en mede ter voorkoming van de ontwikkeling van een chronisch pijnsyndroom.
- Signaleren en rapporteren van angst en stress en doorgeven aan de behandelend arts.
- De eerste dagen na een crisis een vochtintakelijst bijhouden.

Beleving van en belasting door een chronische ziekte

Sikkelcelanemie is een chronische bloedziekte. Deze ziekte is niet zichtbaar en wordt niet altijd onderkend in de maatschappij. Regelmatig ervaren patiënten met sikkelcelziekte dat hun (pijn)klachten niet begrepen worden. Een chronische ziekte betekent een belasting voor de persoon zelf en voor de omgeving.

Verpleegkundige interventies bij een chronische ziekte

- Probeer zo goed als mogelijk is een beeld te krijgen van de (thuis)situatie, de werksituatie, het ziektemanagement en de ervaringen met hulp- en dienstverlening.
- Laat de patiënt zijn verhaal vertellen en formuleer de aard en de oorzaken van de problemen en beslis samen met de patiënt welke problemen aangepakt moeten worden.
- Zoek samen met anderen (multidisciplinair) naar strategieën om zaken aan te pakken.
- Houd vooral rekening met de wensen van de patiënt en steun hem in het inpassen van de (niet-zichtbare) ziekte in zijn leven.
- Bespreek met de patiënt hoe een zo stabiel mogelijke situatie gerealiseerd kan worden.

Overige verpleegkundige diagnoses en verpleegproblemen

Naast de in deze paragraaf beschreven verpleegkundige diagnoses en interventies komen bij patiënten met bloedziekten tevens de volgende verpleegkundige diagnoses en verpleegproblemen voor.
- Risico van sociale isolatie bij de effecten van ziekte en behandelingen op uiterlijk en schaamtegevoelens.
- Risico op inadequate therapiediscipline bij onvoldoende kennis over ziekteproces, behandeling en symptomen en klachten bij complicaties, beperking van risicofactoren en hulpmogelijkheden.
- Verminderde mobiliteit en zelfzorgtekort ten gevolge van algehele malaise en moeheid.
- Veel voorkomende bijwerkingen van cytostatica zoals misselijkheid, verandering van de huid, voedingsproblemen, smaakverandering, haarverlies, urine/ontlastingproblemen, onvruchtbaarheid, vermoeidheid (zie ook: www.mindermoebijkanker.nl).

Een uitgebreide behandeling van de hierboven genoemde diagnoses op het gebied van oncologie en de verschillende bijwerkingen en gevolgen van de behandelingen is te vinden in Sesink en Jüngen (2010).

Literatuur

Achterberg Th. van, Bours GJJW, Strijbol NCM (red), Wal MHL van der, Jaarsma T. Nederlandse Hartstichting en de Nederlandse Vereniging voor Cardiologie, Multidisciplinaire richtlijn Chronisch Hartfalen. Alphen aan den Rijn: Van Zuiden BV, 2002.

Achterberg Th. van, Bours GJJW, Strijbol NCM (red). Effectief Verplegen, verpleegproblemen bij patiënten met hartfalen. Dwingelo: Kavanah, 2006.

Akkersdijk GJM, Puylaert JBCM, Vries AC de. Het aneurysma aortae abdominalis als nevenbevinding bij echografisch onderzoek van het abdomen. Ned Tijdschr Geneeskd 1992;136:1907-9.

Albert NM, Evidence-based Nursing care for patients with Heart failure. AACN Advanced Critical Care, vol.17;2:170-85.

Barlow J, Wright C, Sheasby J, Turner A, Hainsworth J. Selfmanagement approaches for people with chronic conditions: a review. Patient Educ Couns 2002;48:177-87.

Berg HM van den, Oostrom CG van. Werkboek kinderhematologie. Amsterdam: VU Uitgeverij, 2001.

Bosker H, Dijkman P. Leidraad Cardiologie. Houten: Bohn Stafleu van Loghum, 2010.

Brink GTWJ van den, Lindsen F, Uffink TH (red). Leerboek intensive-care-verpleegkunde deel 1 (4e druk). Amsterdam: Elsevier Gezondheidszorg, 2003.

Carpenito LJ. Zakboek verpleegkundigen diagnosen. Groningen: Wolters-Noordhoff, 1998.

CBO, Het kwaliteitsinstituut voor de gezondheidszorg. Richtlijnen cardiovasculair risicomanagement, 2006.

CVZ College voor Zorgverzekeringen. Farmacotherapeutisch Kompas. Houten: Bohn Stafleu van Loghum, 2009.

Goodlin SJ, Hauptman PJ, Arnold R, Grady K ea, Consensus statement: Palliative and supportive care in advanced heart failure. Journal of cardiac failure, vol. 10; 3;2004:200-9.

Gordon M. Handleiding verpleegkundige diagnostiek 1995-1996. Utrecht: Lemma, 1995.

Gorissen M, Versluys B. Richtlijn Sikkelcelanemie bij kinderen. Utrecht: UMC-WKZ, 2006.

Graeff A de, Hesselmann GM, Krol RJA, Kuyper MB et al. Palliatieve zorg, richtlijnen voor de praktijk. Utrecht: Vereniging van Integrale kankercentra, 2006.

Hickox-Vriens et al. Handboek Vasculair risicomanagement door de verpleegkundig specialist. Afdeling vasculaire geneeskunde. Utrecht: drukkerij Zuidam & Uithof, 2007.

Jaarsma T, Veldhuisen DJ van. Zorg rondom hartfalen. Houten: Bohn Stafleu van Loghum, 2004.

Johnston KW, Rutherford RB, Tilson MD, Shah DM, Hollier L, Stanley JC. Suggested standards for reporting on arterial aneurysms. J Vasc Surg 1991;13:444-50.

Jong JTE de, Jüngen IJD, Zaagman-Buuren MJ van. Interne geneeskunde. Basiswerk niveau 5. Houten: Bohn Stafleu van Loghum, 2007.

Kamps WA, Naafs MC. Werkboek ondersteunende behandeling in de kinderoncologie. Amsterdam: VU University Press, 2005.

Kars M, Duijnstee M, Grypdonck M. Leren laveren, begeleiding van kinderen met een chronische ziekte. Maarsen: Elsevier Gezondheidszorg, 2005.

Kitselaar P et al. Klinische zorg rondom de vaatpatiënt. Houten: Bohn Stafleu van Loghum, 2007.

Kluin-Nelemans JC, Meier K, Kluin PM. Hematologie in Beeld. Houten: Bohn Stafleu van Loghum, 2009.

Langen IM van, et al. Multidisciplinaire Richtlijn Genetische diagnostiek en erfelijkheidsadvisering Hypertrofische Cardiomyopathie (HCM). Utrecht: ICIN werkgroep erfelijke hartziekten, 2009.

Mcloskey JC en Bulechek GM, Verpleegkundige Interventies. Utrecht: De Tijdstroom, 1997.

Miller WR et al. Motiverende gespreksvoering (2e druk). Gorinchem: Theologische uitgeverij Ekklesia, 2006.

Nederlands Huisartsen Genootschap, Nederlandse Vereniging voor Cardiologie, Nederlandse Internisten Vereeniging, de Hart & Vaatgroep e.a. Multidsiciplinaire richtlijn hartfalen. Utrecht: CBO, 2010.

Nordgren L, Sorensen S. Symptons experienced in the last six months of life in patients with end stage heart failure. European Journal of Cardiovasculair Nursing: 2003;2:213-7.

Nederlandse vereniging voor Heelkunde en de Nederlandse vereniging voor radiologie. Richtlijn Diagnostiek en behandeling van arterieel vaatlijden van de onderste extremiteit. Alphen aan den Rijn: Van Zuiden Communications BV, 2005.

Smeltzer, SC, Bare BG, Hinke JL, Cheever KH. Brunner & Suddarth's Textbook of Medical-Surgical Nursing. Philadelphia: Lippincott/Williams & Wilkins, 2008.

Sesink EM, Jüngen IJD (red). De verplegkundigwe in de AGZ Algemene verpleegkundige zorg. Houten: Bohn Stafleu van Loghum, 2010.

Speksnijder HT. Verplegkundige Diagnoses in Hemato-Oncologie. Houten: Bohn Stafleu van Loghum, 2009.

Tervoort MJ, Jüngen IJD. Medische fysiologie en anatomie. Basiswerk niveau 5. Houten: Bohn Stafleu van Loghum, 2009.

Vahl AC, Reekers JA. Richtlijn Diagnostiek en behandeling van arterieel vaatlijden van de onderste extremiteit. Nederlandse Vereniging van Heelkunde. Ned Tijdschr Geneeskd 2005:23 juli;149(30).
Veldhuisen DJ van, Voors AA, Braams R, Cornel JH et al. Leerboek Hartfalen. Den Haag: Mediselect BV, 2003.
Vereniging voor Ouders Kinderen en Kanker (VOKK). Acute lymfatische leukemie, voor ouders die meer willen weten. Nieuwegein: VOKK, 2006.
Vereniging voor Ouders Kinderen en Kanker (VOKK). Hodgkin-lymfoom, voor ouders die meer willen weten. Nieuwegein: VOKK, 2005.

Websites

www.cardiovasculairegeneeskunde.nl
www.nvvc.nl Nederlandse Vereniging voor Cardiologie
www.hartstichting.nl
www.hartfalenpoli.nl
www.heartfailurematters.org; www.hartfalendoetertoe.nl Binnenkort te verwachten in Nederlandse uitvoering
www.cbo.nl
www.ikcnet.nl
www.hartwijzer.nl
www.nvhvvn.nl Nederlandse Vereniging voor Hart- en Vaatverpleegkundigen
www.platformvitalevaten.nl
www.hartenvaatgroep.nl
www.nederlandsehartstichting.nl
www.voedingscentrum.nl
www.stivoro.nl
www.skion.nl Stichting Kinderoncologie Nederland
www.hovon.nl Stichting Hemato-Oncologie voor Volwassenen Nederland
www.kwfkankerbestrijding.nl
www.ikhebsikkelcel.nl
www.oscarnederland.nl Multi-etnische organisatie voor mensen met sikkelcelziekte.
www.oncoline.nl
www.hdi.nl site van het Helen Downling Institutuut
www.mindermoebijkanker.nl site van hetHelen Downling Instituut voor online hulp bij moeheid.

Spijsvertering 3

C.C.M. Acosta-van der Griendt, C.J. Pek, E.M. Sesink en A.W. van Driel-Rooks

3.1 Oesofaguscarcinoom

3.1.1 INLEIDING

Jaarlijks wordt in Nederland ongeveer 1876 keer de diagnose oesofaguscarcinoom gesteld. Het komt daarmee voor in de top-10 van de meest voorkomende carcinomen in Nederland. De incidentie is de afgelopen tien jaar met 6% gestegen, waarmee het de snelst toenemende maligniteit is in de westerse wereld. Het oesofaguscarcinoom komt vaker voor bij mannen dan bij vrouwen en de incidentie neemt duidelijk toe met de leeftijd, met name vanaf zestig jaar. Ondanks verbeterde diagnostiek en behandeling is de vijfjaarsoverleving nauwelijks verbeterd (22-25%).

Oesofaguscarcinoom wordt over het algemeen pas laat ontdekt. Op het moment dat de klachten, zoals passageproblemen, gewichtsverlies en pijn tijdens het eten, ontstaan, is de tumor al vaak in een vergevorderd stadium. Veelal is een operatie dan al niet meer mogelijk omdat de tumor door de wand van de slokdarm ingroeit in andere structuren of omdat er metastasen gezien worden. Zelfs wanneer een operatie uitgevoerd kan worden, is de prognose somber.

Risicoverhogende factoren voor het ontstaan van oesofaguscarcinoom zijn: alcoholgebruik en roken, obesitas, langdurige gastro-oesofagale reflux, nitrietrijke voeding, bestraling in het hoofd-halsgebied in het verleden.

De Vereniging van Integrale Kankercentra (VIKC) heeft een richtlijn ontwikkeld voor de diagnostiek, behandeling, nazorg en follow-up van het oesofaguscarcinoom (zie: www.oncoline.nl).

Mevrouw Wijnands (63) is ongehuwd en heeft geen kinderen. Ze komt via doorverwijzing met de diagnose oesofaguscarcinoom op de polikliniek. Zij blijkt een vitale, maar sterk vermagerde vrouw. Zij vertelt al langere tijd moeite gehad te hebben met eten en veel gewicht te zijn verloren. Mevrouw Wijnands gebruikt geen medicijnen en ze heeft geen medische voorgeschiedenis.

Er wordt aanvullend onderzoek gedaan. Op de endo-echografie-oesofageale echo wordt geen doorgroei van de tumor gezien en op de CT-scan worden geen aanwijzingen gevonden voor metastasen op afstand, zoals lever- of longmetastasen. Aan de hand van deze bevindingen wordt er gekozen voor het operatief verwijderen van de tumor. Mevrouw Wijnands krijgt uitgebreide informatie van de arts over de ingreep en de mogelijke complicaties.

De voedingstoestand van mevrouw Wijnands is slecht en omdat preoperatieve ondervoeding postoperatief resulteert in een verhoogde morbiditeit en mortaliteit komt de diëtist in consult om voedingsadviezen te geven en voedingssupplementen af te spreken. Mevrouw Wijnands wordt op de wachtlijst geplaatst en wordt zo snel mogelijk opgeroepen voor de operatie.

3.1.2 OPNAME EN PREOPERATIEVE FASE

Mevrouw Wijnands wordt een dag voor de operatie opgenomen op de afdeling Chirurgie. Tijdens het opnamegesprek gaat de verpleegkundige in op haar thuissituatie en of er mogelijk hulp geregeld moet worden na ontslag uit het ziekenhuis. De verpleegkundige bespreekt tevens of zij steun en/of zorg kan verwachten uit haar directe omgeving en of zij mogelijk contact wil met medisch maatschappelijk werk of met geestelijke verzorging.

De benodigde gegevens zoals gewicht, lengte en eventueel gewichtsverlies en het verloop van het gewichtsverlies worden verzameld, zodat de diëtist de individuele caloriebehoefte kan berekenen. Mevrouw Wijnands is niet aangekomen, ondanks de voedingssupplementen en de voedingsadviezen. Zij krijgt informatie over de operatie en de postoperatieve zorg. De verpleegkundige leidt haar rond op de intensive care om te laten zien waar zij na de operatie enige dagen zal doorbrengen. De fysiotherapeut geeft haar preoperatief ademhalingsinstructies voor na de operatie.

3.1.3 POSTOPERATIEVE FASE

Mevrouw Wijnands verblijft drie dagen op de intensive care en wordt wakker met:
- twee thoraxdrains aangesloten op een waterslot;

- een epidurale pijnbestrijdingspomp;
- een duodenumsonde: hierdoor krijgt ze ten minste veertien dagen 1600 ml per 24 uur energieverrijkte sondevoeding;
- een perifeerinfuus: 1000 ml NaCl 0,9%/24 uur;
- zuurstof via een neusbril 2 l/min.

Situatie bij terugkomst op de verpleegafdeling

Mevrouw Wijnands is net terug op de afdeling. Zij geeft aan veel pijn te hebben: pijnscore 8. Zij heeft een transthoracale ingreep ondergaan, een incisie tussen de ribben rechts of links. Dit veroorzaakt veel pijn met name bij het ademen. Door oppervlakkig te gaan ademen bestaat het risico op pneumonie en atelectase.

Verpleegkundige interventies

- In overleg met het team pijnbestrijding wordt de pijnstilling opgehoogd tot een niveau waarop mevrouw goed kan doorademen zonder pijn te ervaren.
- De fysiotherapeut zal gevraagd worden haar nogmaals te instrueren over een goede ademhaling. De eerste instructie heeft zij op de opnamedag gehad.
- Zorgen dat zij goed rechtop in bed zit of indien mogelijk op een stoel komt zitten om goed doorademen te stimuleren.
- Uitleggen dat zij een toename van de pijn op tijd moet aangeven.
- Pijnscore bijhouden.
- Observeren en rapporteren van de temperatuur en infectieparameters in het bloed.

Postoperatief verloop

Op de vierde dag postoperatief blijkt bij inspectie van de halswond, waaronder de cervicale anastomose ligt, sprake te zijn van een toegenomen roodheid en zwelling. Het is noodzakelijk om de wond te openen. Vervolgens wordt de wond goed uitgespoeld en met vochtige gazen verbonden. Er wordt afgesproken deze wondbehandeling driemaal daags te blijven doen zodat de wond openblijft en de afvloed van pus of speeksel mogelijk blijft. Pas wanneer de wond niet meer lekt, kan deze behandeling gestaakt worden en zal de wond dichtgaan. Mevrouw Wijnands wordt op de vijfde dag postoperatief gewogen en blijkt sinds de opname 2 kg afgevallen te zijn. Zij geeft aan dat zij zich zorgen maakt over het gewichtsverlies. Zij blijkt meer calorieën nodig te hebben dan was berekend door de diëtist. De diëtist wordt hierover geraadpleegd. Deze bepaalt of de sondevoeding in volume of in samenstelling gewijzigd moet worden. De verpleegkundige legt mevrouw Wijnands uit dat ernaar gestreefd wordt dat zij in de klinische fase geen gewicht verliest, omdat patiënten met een buismaagreconstructie na ontslag aanvankelijk nog wat kunnen afvallen. Er wordt met haar besproken dat de sondevoeding nu wordt aangepast en dat zij via de sonde gevoed of bijgevoed zal worden totdat zij voldoende kan eten.

Postoperatieve onderzoeken

Op de zevende postoperatieve dag wordt er een video-opname gemaakt, waarbij de passage van contrastvloeistof tijdens het slikken wordt gevisualiseerd. Tevens wordt er een gastroscopie verricht waarbij de anastomose en de binnenkant van de buismaag worden geïnspecteerd. Er wordt geen lekkage bij de anastomose gezien en de buismaag vertoont geen afwijkingen. Mevrouw Wijnands mag meer gaan eten. Er is immers het risico van ondervoeding indien zij niet voldoende kan eten.

Verpleegkundige interventies

- Op gewicht blijven is onder deze omstandigheden een hele opdracht. De verpleegkundige vraagt de diëtist om mevrouw Wijnands voorlichting te komen geven over voeding na de operatie. Om voldoende calorieën binnen te krijgen zal zij veel kleine maaltijden per dag moeten nuttigen. Omdat zij geen groot volume voeding kan verdragen, zal zij ernaar moeten streven calorierijke producten te eten, zoals volle zuivelproducten en suikers. Zure melkproducten als yoghurt, kwark en karnemelk worden vaak beter verdragen dan zoete melkproducten.
- Informatie verstrekken over voedingsgerelateerde klachten zoals misselijkheid, 'dumping'klachten, gestoorde maaglediging en reflux. Ook het slikken kan in het begin vaak klachten geven.
- Adviseren het voedsel goed te kauwen, weinig te drinken tijdens het eten, altijd iets droogs, bijvoorbeeld een cracker, te eten bij het drinken en te rusten na de maaltijd.
- Informatie verstrekken over de leefregels na de buismaagoperatie, zoals niet bukken om reflux te voorkomen. Mevrouw Wijnands kan het beste in een glooiende houding slapen om aspiratie te voorkomen. Om die reden wordt haar ook aangeraden om enkele uren voor het naar bed gaan niet te eten.
- Verslikken tijdens het drinken voorkomen. Vaak verslikken patiënten zich in dunne vloeistoffen. Dit kan verholpen worden door aan de vloeistof een kleur- en smaakvrij verdikkingsmiddel toe te voegen.

- Indien het slikken goed gaat, kan mevrouw Wijnands voeding worden uitgebreid naar dik vloeibare voeding en vervolgens naar normale voeding.
- Mevrouw Wijnands vragen een voedingslijst bij te houden waarop ze alles wat zij eet en drinkt noteert. Samen wordt er dan bekeken of zij voldoende calorieën binnenkrijgt. Wanneer dit het geval is, kan de voedingssonde verwijderd worden.

Informatie over het resultaat van de operatie

De uitslag van de patholoog-anatoom is bekend en mevrouw Wijnands zal geïnformeerd worden over het resultaat van de operatie. Er zal besproken worden of de tumor in zijn geheel is verwijderd, dat wil zeggen: of de resectievlakken vrij zijn van maligne cellen. Verder zal zij geïnformeerd worden over de uitslag van het pathologisch-anatomisch onderzoek van de resectiepreparaten. Mevrouw Wijnands heeft een gunstige uitslag. De tumor is in zijn geheel verwijderd, de resectievlakken en de lymfeklieren zijn vrij van maligniteit. Dit is de best mogelijke uitslag na deze ingreep.

Ontslag

Er wordt een ontslaggesprek gevoerd door de verpleegkundige. Hierin worden de leefregels en voedingsadviezen doorgenomen met mevrouw Wijnands. Er wordt overlegd met haar dat het belangrijk is dat zij haar gewicht in de gaten houdt en dat zij bij gewichtsverlies contact op kan nemen met de diëtist. De verpleegkundige bespreekt met haar het poliklinisch nazorgtraject. De komende vijf jaar zal zij regelmatig in de polikliniek komen, zodat haar gewicht, conditie, en passage van voeding gecontroleerd kunnen worden. Na deze vijf jaar zal zij alleen nog bij klachten worden teruggezien.

3.2   Maagcarcinoom

3.2.1   INLEIDING

Tumoren van de maag treden vooral op tussen het vijftigste en zeventigste jaar en komen vaker voor bij mannen dan bij vrouwen (2 : 1). Terwijl het risico op het krijgen van een carcinoom in het onderste deel van de maag de laatste decennia afgenomen is, neemt de prevalentie van maagcarcinoom in het bovenste deel van de maag op de overgang met de slokdarm (cardia) juist toe, met name bij patiënten jonger dan veertig jaar. Bekende risicofactoren voor het maagcarcinoom zijn maaginfectie (*Helicobacter pylori*), maagontsteking (atrofische en hypertrofische gastritis), dieet (gerookt en geroosterd vlees, overmatige zoutconsumptie en het eten van gepreserveerde voedingsmiddelen), adenomateuze poliepen, maagresectie in het verleden en roken. Klachten zijn: een pijn of zwaar gevoel in het epigastrium, gevoel dat het eten niet wil zakken, maagkrampen, braken, horror carnis (afkeer van vlees), gewichtsverlies en vermoeidheid ten gevolge van een anemie. Maagkanker die zich beperkt tot het oppervlakkige slijmvlies heeft een relatief gunstige prognose. De vijfjaarsoverleving ligt tussen de 70 en 95%. Wanneer de tumor dieper in de maagwand is doorgegroeid en het risico op metastasen naar de lymfeklieren groter is, daalt de vijfjaarsoverleving naar 20 tot 30%. Helaas is bij het vaststellen van een maagcarcinoom het laatste veelal het geval.

3.2.2 DIAGNOSTIEK

Maagkanker begint klein in het slijmvlies dat de binnenkant van de maag bekleedt. Vroegtijdige vormen worden meestal bij toeval ontdekt tijdens een gastroscopie. Na het vaststellen van een maagcarcinoom met een gastroscopie en histologische bevestiging wordt gebruikgemaakt van andere onderzoeken om de stadiëring te bepalen om tot een behandelplan te kunnen komen. Met endo-echografie wordt de dieptegroei van de tumor onderzocht. Tevens kunnen omringende lymfeklieren worden bekeken. Bij verdenking op een uitzaaiing in een lymfeklier kunnen cellen worden opgezogen voor onderzoek. Met echografie van de hals worden de pathologische lymfeklieren onderzocht en bij verdenking op metastasen wordt een gerichte punctie verricht. Een CT-scan van thorax en abdomen (in combinatie met contrastvloeistof via een infuus) wordt verricht om eventuele metastasen op te sporen en de lokale resectabiliteit te beoordelen. Bij patiënten met een belaste pulmonale voorgeschiedenis (COPD, forse rokers) wordt een longfunctieonderzoek preoperatief geadviseerd.

3.2.3 BEHANDELING

Op grond van de resultaten van deze onderzoeken wordt vastgesteld waar de primaire tumor is gelokaliseerd, of de tumor operabel is en wat de beste behandeling is. Het behandelplan wordt besproken in een multidisciplinaire oncologiewerkgroep. Soms kan besloten worden om eerst een diagnostische laparoscopie te doen om te onderzoeken of er al uitzaaiingen zijn.
Chirurgische resectie is de behandeling van keuze bij carcinomen indien metastasen op afstand zijn uitgesloten. Tegenwoordig wordt aanbevolen patiënten eerst voor te behandelen met chemotherapie en niet direct te opereren. Tumoren gelokaliseerd in de maag worden behandeld met een distale maagresectie of totale maagresectie, afhankelijk

van de uitgebreidheid van de tumor. Tumoren van de distale oesofagus en de gastro-oesofageale overgang worden behandeld middels een slokdarm- en partiële maagresectie gevolgd door een buismaagreconstructie. Deze operatie vindt plaats via de buik en wordt ook wel een transhiatale resectie genoemd. Bij inoperabele patiënten met slikklachten wordt een metalen stent in de slokdarm of maag geplaatst, zodat voedsel kan passeren.

3.2.4 COMPLICATIES

Naast de meest voorkomende complicaties van buikoperaties, zoals nabloeding, intra-abdominaal abces, wondinfectie, trombose of pneumonie, zijn er enkele specifieke complicaties. Bij een maagresectie kan een lekkage ontstaan bij de anastomosen of duodenumstomp. In eerste instantie ontstaat een abces ten gevolge van de lekkage die gedraineerd kan worden met behulp van röntgengeleide punctie en achterlaten van een drain. Soms is er een nieuwe operatie nodig indien de lekkage niet uit zichzelf kan herstellen. Voedselinname kan hierdoor uitgesteld moeten worden. Er wordt dan gekozen voor enterale voeding via een jejunumsonde of parenterale voeding. Enterale voeding geniet hierbij de voorkeur gezien het gunstige effect van sondevoeding (patiënt komt aan), terwijl bij parenterale voeding de complicaties van een lijnsepsis op de loer liggen en de voedingstoestand nooit verbetert (de huidige voedingstoestand wordt gehandhaafd).

> Meneer Verkerk (43) is gehuwd en heeft twee kinderen. Hij wordt geopereerd in verband met een cardiacarcinoom. Het plan is om een transhiatale oesofagus-maagresectie met buismaagreconstructie uit te voeren.

3.2.5 OPNAME EN PREOPERATIEVE ZORG

Verpleegkundige aandachtspunten bij de opname en preoperatieve zorg zijn:
- sociale anamnese (contactpersoon);
- informatievoorziening (afdeling Intensive care);
- gebruik antistolling/stollingsstatus (leverziekten, hemofilie);
- pulmonale voorbereiding (COPD, roken);
- prednisonstressschema (prednisongebruik);
- darmvoorbereiding (volgens protocol);
- voedingsstatus (preoperatief bijvoeden);
- buikhuid ontharen volgens protocol.

3.2.6 POSTOPERATIEVE ZORG

> Tijdens de operatie zijn er geen metastasen gevonden en wordt er een transhiatale oesofagus-maagresectie met buismaagreconstructie uitgevoerd. Postoperatief wordt meneer Verkerk ter observatie op de intensive care verpleegd. De tweede dag postoperatief is hij stabiel en wordt naar de verpleegafdeling overgeplaatst. Hij heeft een subclaviakatheter met hierover totaal parenterale voeding, 2 l/24 uur. Daarnaast is er gestart met sondevoeding via een duodenaalsonde, 30 cc per uur. Verder heeft hij een perifeer infuus waarover NaCl 0,9%, 500 ml/24 uur loopt, 5 liter zuurstof via een neussonde (saturatie is 98%), een verblijfskatheter, een vacuümdrain om het wondvocht af te voeren en een epiduraal katheter voor de pijnbestrijding. De operatiewond lekt nog wat serosangulent vocht, en is verbonden met een absorberend verband. Medicatie: 4 dd 1000 mg paracetamol supp en 1 dd 5700 EH fraxiparine s.c.

Algemene verpleegkundige interventies
- Monitoren vitale functies:
  - hartfrequentie/bloeddruk;
  - ademfrequentie/zuurstofsaturatie;
  - temperatuur;
  - urineproductie.
- Tromboseprofylaxe.
- Decubituspreventie.
- Pijnbestrijding (meting pijnscore).
- Vochtbalans bijhouden.
- Preventie stomatitis.
- Wondcontrole.

Specifieke verpleegkundige interventies
- Vochtbalans (maagsonde, voedingssonde, infuus, totale parenterale voeding (TPV), urine en drainproductie).
- Preventie atelectase/pneumonie met behulp van fysiotherapie.
- Controle centrale veneuze lijn.
- Bespreking uitslag van het pathologisch-anatomisch laboratorium.
- Behoeftemeting psychosociale zorg.

Meneer Verkerk maakt het goed. De vitale controles zijn stabiel. Wat de ADL betreft, is hij zelfstandig. Hij komt regelmatig uit bed om een rondje te lopen of in de stoel te zitten. Aan het einde van de ochtend belt hij de verpleegkundige. Zij treft hem rillend in bed aan. De temperatuur wordt gemeten (38,5 °C). De hartfrequentie is 110 regulair en de ademhalingsfrequentie is 20 per minuut. De saturatie is 97% bij 2 liter zuurstof. De wond is niet rood en/of gezwollen. Meneer Verkerk is niet dyspnoïsch en geeft geen sputum op.

Verpleegkundige interventies

De verpleegkundige observeert en noteert de temperatuur en bloeddruk. Er worden bloedkweken afgenomen. De gegevens worden doorgegeven aan de arts. Frequente temperatuur- en bloeddrukcontrole blijven noodzakelijk aangezien een sepsis kan uitmonden in een septische shock. Indien binnen twee uur de temperatuur niet gaat dalen en de kweekuitslagen niet bekend zijn, zal er door de arts met antibiotica worden gestart. (Voor de verpleegkundige zorg bij koorts zie Sesink & Kerstens, 2006.) Bij aanhoudende koorts is het van belang de urineproductie te observeren. Indien nodig kan de intraveneuze vochtintake worden aangepast. De intraveneuze lijn wordt door de arts verwijderd en de tip van de katheter wordt voor kweek opgestuurd naar het laboratorium. Meneer Verkerk is vier uur na het verwijderen van de lijn weer koortsvrij.

Op dag 5 worden de epiduraal katheter, de CAD en de vacuümdrain verwijderd. Meneer Verkerk heeft spontane mictie en bij controle met de bladderscan is er geen blaasretentie. De zuurstof kan worden afgebouwd op geleide van de saturatie en uiteindelijk gestopt.
De toediening van sondevoeding gaat goed en is uitgebreid naar 2 l/24 u. Hij heeft geen vol gevoel en is niet misselijk. Echter er is nog geen defecatie of flatus. In overleg met de arts wordt nog afgewacht. Op dag 6 postoperatief treft de verpleegkundige bij de controleronde meneer Verkerk dyspnoïsch aan met een grauw gelaat en hevig transpirerend.
De verpleegkundige voert de vitale controles uit. De hartfrequentie is 105 sl/min regulair, temperatuur 37,8 °C. De bloeddruk is 155/85 en de saturatie 88% zonder zuurstof. Meneer Verkerk geeft

aan geen pijn op de borst te hebben. Er wordt zuurstof toegediend. De saturatie stijgt tot 97%.

De arts wordt ingelicht en de bevindingen worden doorgegeven. Na het lichamelijk onderzoek besluit de arts tot het maken van een ecg, X-thorax en labafname (infectieparameters, Hb en bloedgaswaarden). Het ecg en de X-thorax laten geen afwijkingen zien. Het PO_2-gehalte is licht gedaald (9,5 kPa), het CRP is licht verhoogd (23). De arts besluit tot het maken van een spiraal-CT. Hieruit blijkt dat meneer Verkerk longembolieën heeft. Er wordt gestart met een therapeutische antistolling, 1 dd 15.200 eh Fraxodi® en acenocoumarol.

Verpleegkundige interventies
- Het regelmatig controleren van de vitale functies is noodzakelijk in verband met het mogelijk ontwikkelen van een obstructieve shock ten gevolge van een ruiterembolie, hetgeen leidt tot falen van het rechter hartventrikel.
- Meneer Verkerk en zijn naasten ondersteunen en begeleiden bij eventuele angst.
- Aangezien meneer Verkerk een hoge dosis antistolling krijgt toegediend, is observatie van de injectieplaats en wisseling hiervan noodzakelijk.

Op dag 7 voelt meneer Verkerk zich stukken beter. Klinisch maakt hij een minder zieke indruk. De zuurstof kan worden afgebouwd naar 3 l/min. De ontlasting blijft echter nog uit, de buik is opgezet. De arts signaleert wel enige peristaltiek bij auscultatie en spreekt een klysma af. De verpleegkundige dient het klysma rectaal toe en vraagt hem de vloeistof zo lang mogelijk in te houden, zodat het zijn werk kan doen. Hij reageert goed op het klysma, zijn buik is aanzienlijk minder opgezet en hij voelt zich hierdoor een stuk comfortabeler. Verder wordt hij gemobiliseerd in verband met het positieve effect op de darmmotiliteit. In de middag wordt er een X-slikfoto gemaakt ter uitsluiting van naadlekkage. Opgelucht komt hij terug van de röntgenafdeling met het goede nieuws dat volgens de dokter de slikfoto goed was. De verpleegkundige checkt dit bij de arts en hij mag starten met vloeibaar eten. Gezien de aard van de operatie bestaat er geen 'maagreservoir'. De porties en frequentie van de maaltijden zullen aangepast moeten worden. De diëtist wordt gevraagd om hem voedingsadviezen te geven.

Op dag 8 signaleert de verpleegkundige van de avonddienst dat de temperatuur de laatste dagen subfrebiel blijft. Bij controle nu is de temperatuur 38,2 °C. Tijdens de wondverzorging blijkt bij nadere wondinspectie de wond rood, wijkt bovenin iets en bij lichte druk komt er een stroom van sereus vocht en pus uit wond. Deze gegevens worden direct aan de dienstdoende arts gemeld. De arts opent de operatiewond, waarna er veel pus wordt ontlast. Hij geeft de verpleegkundige instructies om de wond te verzorgen. Meneer Verkerk is erg geschrokken nu zijn wond open is.

Verpleegkundige interventies

Allereerst stelt de verpleegkundige meneer Verkerk gerust en legt de situatie uit. De wond wordt uitgespoeld met NaCl 0,9% spoelvloeistof. Vervolgens wordt hydrofiel gaas bevochtigd met NaCl 0,9% in de wond achtergelaten. De wond wordt met absorberend verband verbonden. In het verpleegkundig dossier wordt vermeld dat de wondverzorging driemaal daags plaats moet vinden. Van belang is ook dat de patiënt op een eenpersoonskamer wordt verpleegd (contactisolatie) in verband met risico op besmetting van andere patiënten. Er dienen ook persoonlijke beschermende maatregelen door de verpleegkundigen genomen te worden. Dit houdt in dat bij de verzorging van de wond handschoenen, overschort, mondmasker en oogbescherming gedragen moeten worden (zie richtlijnen Werkgroep Infectie Preventie (www.wip.nl).

Inmiddels is dag 10 postoperatief aangebroken. Meneer Verkerk gaat klinisch goed vooruit. Zijn pulmonale conditie is goed en hij kan nu zonder zuurstof. De orale voedingsintake gaat ook goed. Wanneer hij rustig de tijd neemt voor het eten, heeft hij geen dumpingklachten. Wel heeft hij last van diarree de laatste dagen. Er wordt gestart met loperamide en de sondevoeding wordt gestopt. De duodenaalsonde wordt door de arts verwijderd. Tevens wordt een ontslagdatum besproken.

3.2.7 VOORBEREIDING OP ONTSLAG
Verpleegkundige interventies
Meneer Verkerk gaat een dezer dagen met ontslag. Hiervoor zal het een en ander moeten worden geregeld in de thuissituatie. Wat ADL betreft, is hij geheel zelfstandig. Met zijn familie wordt besproken welke zorg hij nodig heeft en hoe dat geregeld kan worden.

Er moet aandacht zijn voor:
- een duidelijke overdracht aan de wijkverpleegkundige;
- inschakelen van de trombosedienst in verband met acenocoumarolgebruik;
- een afspraak met de arts voor de uitslag van het weefselonderzoek;
- doornemen van de medicatieafspraken en meegeven van recepten;
- bespreken hoe de wondverzorging verder gaat;
- informeren van de huisarts en contact met het ziekenhuis als de situatie verandert;
- vragen die patiënt en zijn familie nog hebben. Met name zal er aandacht besteed worden voor de follow-up.

In het eerste jaar na de operatie vindt frequente poliklinische controle plaats (drie tot zes weken en daarna driemaandelijks). In het tweede jaar gaat de controle over naar zesmaandelijks en daarna naar jaarlijks. Na vijf jaar is er geen indicatie meer voor routinematige follow-up.

3.2.8 KWALITEIT VAN LEVEN
Over de specifieke gevolgen voor de kwaliteit van leven na diagnose en behandeling van een maagcarcinoom is nog weinig bekend. Maagcarcinoom en de behandeling ervan gaan gepaard met specifieke functiebeperkingen die een negatief effect kunnen hebben op de kwaliteit van leven voor de patiënt. Vlak na de operatie (vijf weken tot drie maanden) zijn de opvallendste klachten vermoeidheid en dysfagie. Verder zijn leeftijd, sekse en type van behandeling van invloed op de kwaliteit van leven.

Uit algemeen oncologische literatuur blijkt dat de diagnose en behandeling van kanker diep ingrijpen op het psychosociaal functioneren van de patiënt. Het besef van kwetsbaarheid en sterfelijkheid kan leiden tot spanning, angst, depressie en verminderd sociaal functioneren. Veel kankerpatiënten ervaren negatieve emotionele en lichamelijke gevolgen van ziekte en behandeling. De mate waarin patiënten klachten ontwikkelen of de verwerking van de ziekte verstoord verloopt, hangt af van medische, persoonlijke en sociale factoren. Screenen op klachten en risicofactoren voor een verstoorde verwerking van het ziekteproces op diverse momenten in het zorgtraject is zinvol, gevolgd door bespreking in een multidisciplinair behandelteam en indien nodig verwijzing naar gespecialiseerde psychosociale nazorg, revalidatie en/of lotgenotencontact.

Mensen met kanker aan een spijsverteringsorgaan kunnen via een patiëntenorganisatie, Doorgang, ervaringen met elkaar uitwisselen (zie: www.kankerpatient.nl/doorgang).

3.3 Pancreatitis

3.3.1 INLEIDING

Pancreatitis kan onderverdeeld worden in chronische pancreatitis en acute pancreatitis. In deze paragraaf zal de acute necrotiserende pancreatitis worden besproken.

Acute pancreatitis wordt gedefinieerd als een acute ontsteking van het pancreas waarbij in wisselende mate het pancreas zelf, de omringende weefsels of andere orgaansystemen zijn aangedaan. Bij acute pancreatitis (AP) worden door verschillende oorzaken enzymen al binnen in het pancreas actief. Het pancreasweefsel verteert zichzelf (autolyse), waardoor steeds meer cellen van het pancreas worden vernietigd, waardoor nog meer enzymen worden afgescheiden en de weefselbeschadiging steeds verder toeneemt.

De prevalentie van acute pancreatitis in Nederland wordt geschat op 16 per 100.000 en neemt toe met de leeftijd. Bij ongeveer 80% van de patiënten heeft de acute pancreatitis een mild beloop, in 20% is er echter sprake van een ernstig beloop met lokale en systemische complicaties en een hoge mortaliteit.

In 90% van de gevallen van pancreatitis is sprake van verstopping van de afvoergang van de alvleesklier door galstenen (40%), als gevolg van alcoholmisbruik (30%) of door onbekende oorzaak (20%). In de resterende 10% is er onder andere sprake van verwonding van het pancreas door een trauma, na een chirurgische ingreep of na een ERCP (endoscopische retrograde cholangiopancreatografie).

Acute pancreatitis is een ziekte die veel complicaties kan geven. Afhankelijk van de ernst van de ziekte wordt een onderscheid gemaakt in een milde vorm (oedemateuze pancreatitis), waarbij het herstel meestal zeer voorspoedig verloopt en een ernstige vorm (necrotiserende pancreatitis). Deze ernstige vorm kan gepaard gaan met acute vochtophopingen (vochtcollectie) en/of pseudocystevorming. Door de druk die de pseudocyste uitoefent op de omliggende organen ontstaan pijnklachten.

3.3.2 SYMPTOMEN

Acute pancreatitis kenmerkt zich door plotseling optredende hevige pijn in de bovenbuik. De pijn kan uitstralen naar de rug, linkerzij of linkerschouder. Karakteristiek hierbij is dat de patiënt de neiging heeft om voorovergebogen te gaan zitten, met de knieën opgetrokken voor de borst. Door deze houding staat er minder druk op de retroperitoneale ruimte, waardoor de pijn iets afneemt. De patiënten zijn misselijk en moeten braken en deze klachten verergeren na gegeten te hebben. Koorts en tachypneu zijn eveneens algemeen voorkomende symptomen bij acute pancreatitis. In ernstige gevallen kan er een paralytische ileus ontstaan met als gevolg een opgezette buik en zelfs peritoneale prikkeling. Uiteindelijk kunnen deze klachten leiden tot hypovolemie, ernstige verwardheid en shock. Vanwege deze ernstige problematiek in de buik kan een respiratoire insufficiëntie ontstaan. Een obstructie-icterus kan ontstaan ingeval de acute pancreatitis veroorzaakt wordt door galstenen.

3.3.3 DIAGNOSTIEK

Gedurende de eerste paar dagen is het gehalte aan amylase en lipase in het bloed sterk verhoogd. Voor het afbeelden van het pancreas zelf heeft een CT-scan de voorkeur boven echografie. Bij galstenen heeft de laatste de voorkeur. Met behulp van een ERCP (endoscopische retrograde cholangiopancreatografie) kunnen galstenen in de galwegen of ductus pancreaticus worden aangetoond en verwijderd.
Door middel van een X-BOZ (buikoverzichtsfoto) kan een paralytische ileus aangetoond worden.

3.3.4 BEHANDELING

De behandeling van pancreatitis is, naast het bestrijden van de klachten (pijnstilling door middel van pethidine) en het voorkomen van complicaties, vooral gericht op het wegnemen van de oorzaak (bijvoorbeeld galstenen verwijderen, stoppen met alcohol). Is er geen oorzaak bekend, dan zal afhankelijk van de ernst van de klachten, in eerste instantie afgewacht worden hoe de pancreatitis zich ontwikkelt. Gedurende de eerste paar dagen mag de patiënt meestal geen gewone voeding gebruiken en wordt via een infuus veel vocht toegediend. Bij ernstig braken wordt maagsap vanuit de maag naar buiten afgevoerd via een maagsonde. Als een patiënt niet binnen twee tot drie dagen opknapt, wordt sondevoeding via een duodenaalsonde gestart. Indien een patiënt dit verdraagt, wordt hierna weer begonnen met lichte voeding. Dit wordt dan snel uitgebreid naar volwaardige voeding. Daarna is voor een spoedig herstel vetarme en volwaardige voeding belangrijk. De meeste patiënten genezen binnen één tot twee weken.

Als er ernstige complicaties optreden, is intensieve behandeling noodzakelijk. Pseudocysten groter dan 5 cm, die langer dan circa zes weken blijven zitten, moeten worden aangeprikt en leeggezogen. Soms is een operatieve ingreep nodig om de pseudocyste geheel te verwijderen.

In ongeveer 10% van de gevallen geneest de pancreatitis niet en ontstaat er een chronische pancreatitis.

> Meneer Simon (60) is gehuwd en heeft drie kinderen en vijf kleinkinderen. Hij heeft enkele maanden geleden een eerste episode van een acute pancreatitis doorgemaakt, waarbij een pseudocyste ontstaan is. Hij wordt vanuit een perifeer ziekenhuis overgeplaatst (daar was hij voor de derde keer opgenomen) in verband met slecht radiologisch draineerbare, persisterende pseudocyste van het pancreas. De pseudocyste is geïnfecteerd en necrotiserend. De orale intake van voedsel van meneer Simon is zeer matig. Hij is moe en moet soms braken. Hij heeft een infuus met 1,5 liter NaCl 0,9%, met 3 dd antibiotica intraveneus in verband met een pneumonie. In de linkerflank zit een biotrolzakje (een klein steriel drainagesysteem) geplakt op een oude draininsteekplaats. De productie hiervan is 10 cc per dag. Zijn temperatuur is 38,3 °C. Hij heeft geen pijnklachten en is ADL-zelfstandig. 's Avonds stijgt zijn temperatuur naar 39 °C en heeft hij oplopende infectieparameters (CRP en leukocyten). Dezelfde avond vindt, op geleiding van een CT-scan, drainage plaats van de vochtcollectie in de linkeronderbuik ter hoogte van de nier. Er komt dikke, bruine, riekende pus uit de drain, waarbij pus lekt uit de insteekplaats.

3.3.5 ACUTE BEHANDELFASE
Verpleegkundige interventies

Omdat het vocht dat gedraineerd wordt erg dik van substantie is (vanwege necrotiserend materiaal in het vocht), wordt het door het spoelen via de drain verdund. Hiermee wordt necrotiserend materiaal afgevoerd naar buiten. De afloop hiervan is wit met zwarte spikkels (stracciatelleachtig). Er wordt zo lang gespoeld tot de spoelvloeistof schoon terugkomt. In het begin kan dat oplopen tot anderhalve liter spoelvloeistof per spoelbeurt. In de loop van de dagen zal er steeds minder spoelvloeistof nodig zijn, meestal 100 tot 500 cc per keer.

Het lekken van pus via de insteekplaats komt doordat het dikke materiaal dat door de drain moet worden afgevoerd, de drain verstopt en daardoor de pus de weg van de minste weerstand kiest, langs de drain. Spoelen is hier meestal de oplossing voor. Indien spoelen niet leidt tot steeds helder wordende spoelvloeistof, moet er verder worden onderzocht wat de ontsteking in stand houdt. Rapporteren en terugkoppelen naar de arts is van essentieel belang, zodat hij kan beoordelen of de behandeling effectief is.

> Meneer Simon is misselijk, het eten gaat matig. Vloeibaar voedsel gaat het beste. Hij braakt zo nu en dan gallig. Er is een decubitusplekje ontstaan op de rechterbil. Bij het spoelen van de drains komt er veel pus terug. Gespoeld wordt met circa 800 cc per keer, waarbij de spoelvloeistof nooit helemaal helder terugkomt. De temperatuur schommelt rond de 38,0 °C. Er wordt een gastroscopie uitgevoerd, waarbij geen afwijkingen worden gezien die de klachten kunnen verklaren. Tevens wordt een X-contrastfoto gemaakt via de pigtail drain. Onder doorlichting wordt contrastvloeistof ingespoten om te beoordelen of de pseudocyste in verbinding staat met het pancreas en of de drain nog in de cyste gepositioneerd ligt. Bij het inspuiten met contrastvloeistof blijkt er via de cysteuze holte verbinding te zijn met het colon.

Verpleegkundige interventies

Meneer Simon is misselijk en braakt zo nu en dan gallig. De diëtist wordt gevraagd de voeding aan te passen. De orale intake wordt bijgehouden om te kunnen inschatten wanneer kunstmatige voeding nodig is. De misselijkheid kan meerdere oorzaken hebben. In deze casus wordt de misselijkheid vermoedelijk veroorzaakt door een probleem in de buik, namelijk de pancreatitis. Het bestrijden van de misselijkheid zit daarom in het behandelen van de pancreatitis. Omdat dit bij acute pancreatitis vaak een langdurige behandeling betekent, kan er met behulp van anti-emetica (metoclopramide) een poging worden gedaan de misselijkheidsklachten zoveel mogelijk te beperken. Het succes hiervan is echter vaak beperkt.

Voor de decubitus op de rechterbil wordt gekozen om hydrocolloïdverband aan te brengen. Naast een antidecubitusmatras is het in verband met decubituspreventie belangrijk de patiënt zoveel mogelijk te stimuleren om te mobiliseren. Voor uitgebreide behandeling van decubitus zie: Sesink en Jüngen (red), 2010.

Patiënten met een (verwacht) ernstig beloop van de AP behoeven al in een vroege fase voedingsondersteuning, dit in tegenstelling tot patiënten met een mild beloop van de acute pancreatitis. De toedieningsweg voor voeding is afhankelijk van de conditie van de patiënt, maar voeden geschiedt bij voorkeur enteraal (dan wel gecombineerd enteraal en parenteraal). Bij de keuze van voedingswijze dient rekening gehouden te worden met het gegeven dat parenterale voeding patiënts voedingstoestand gelijk houdt (niet verbetert) en de risico's op complicaties van een centrale lijn. Van sondevoeding kan de patiënt aankomen en ze zorgt voor behoud van de functionele darmvlokken. Aanpassen van de samenstelling van de voeding is niet nodig. Begin met standaard enterale voeding en zorg voor voldoende calorieën.

> Tijdens een buikoperatie wordt bij meneer Simon een dubbelloopse ileostoma aangelegd. Ook wordt necrose uitgeruimd door uitgebreid spoelen via een lumbotomie. Meneer Simon krijgt peroperatief verschillende drains en een maagsonde. Via een gastroscopie wordt een duodenumsonde ingebracht. Uit onderzoek met methyleenblauw blijkt meneer Simon een perforatie voorbij de duodenumbocht te hebben. Postoperatief ontstaat op de recovery een septisch beeld en meneer Simon wordt overgeplaatst naar de intensivecare-unit. Er wordt op de icu wisselligging toegepast vanwege complete atelectase van de linkerlong. De long is inmiddels weer luchthoudend, maar op de thoraxfoto zeer gesluierd. Meneer Simon komt na vier dagen weer terug op de verpleegafdeling. Hij mag slokjes water per os. Hij heeft een rectumdrain in verband met incontinentie van dunne ontlasting. Hij heeft een productieve hoest en de lichaamstemperatuur is 38 °C, Infusie is 1 liter via een perifeer infuus en hij heeft een PCA-pomp ter pijnbestrijding. De saturatie is 92% met 2 l O_2 via neussonde.
> De maagsappen die via de maagsonde naar buiten hevelen, worden teruggegeven via een jejunumsonde, omdat de productie van de maagsonde zeer hoog is. Tevens wordt gestart met sondevoeding. De stoma is op gang en produceert 1550 cc per dag. Meneer Simon heeft wisselligging vanwege de atelectase en decubitus. De drains zijn inmiddels na 300 cc spoelen schoon. De insteekplaatsen van de drains zien rood en er lekt vocht langs. Dit veroorzaakt een pijnlijke, kapotte huid rondom de insteekplaatsen van de drains. De urineproductie is goed. De buikwond en de lumbotomiewond zien er rustig uit.

Verpleegkundige interventies

- Goede observatie van de rectumdrain op de insteekplaats en de productie of verstopt raken van de drain. Indien de ontlasting indikt, is de drain overbodig en leidt alleen maar tot ongemak voor de patiënt. De rectumdrain kan dan verwijderd worden.
- O_2-toediening via de neussonde betekent controle van de hoeveelheid O_2 die wordt toegediend, de saturatie en controle van de neussonde. Deze dient minimaal 1 keer per 24 uur vernieuwd te worden en controle van de neus op decubitus.
- Teruggeven maagsappen is zinvol indien de productie hoog is. Naast het risico op dehydratie en een verstoring van de elektrolytenbalans door de hoge output aan vocht, wordt met het ontbreken van maagsappen de voedselvertering verstoord. Teruggave van maagsappen kan continu via een druppelsysteem voor sondevoeding, of intermitterend met een 60 cc spuit.
- Wisselligging kan de atelectase verbeteren indien de patiënt niet in staat is om uit bed te komen. Daarnaast dient de patiënt ondersteund te worden met medicatie en longfysiotherapie.
- Geïnfecteerde insteekplaatsen van drains kunnen veel pijnklachten veroorzaken. Ingeval de drain vastgehecht is, kan het noodzakelijk zijn om de hechting op een andere plaats opnieuw te plaatsen. Soms kan goede fixatie met een pleister bereikt worden, mits het gebied niet al te vochtig is. Het is belangrijk dat de drains in goede positie blijven, omdat het spoelen anders niet effectief meer is. Bij het ontstaan van een restabces zal mogelijk een nieuwe drain radiologisch geplaatst moeten worden.
- Door de continue lekkage langs de insteekplaats kan amylase uit de pancreas in de huid trekken. In overleg met de wondverpleegkundige kan spoeling van de huid en huidbescherming (barrièrecrème of zinkolie) worden afgesproken. Frequent spoelen of een continu spoelsysteem is hierbij noodzakelijk omdat amylase continu wordt aangemaakt.
- Naast advies inwinnen van de diëtist is het van belang dat de verpleegkundige een goed beeld heeft van wat de totale orale intake is van de patiënt. Op basis hiervan kan worden overwogen om te starten met kunstmatige voeding. Een ontsteking betekent dat het lichaam extra calorieën nodig heeft om hiervan te herstellen.
- Indien de patiënt gestart is met parenterale of enterale voeding, betekent dit dat deze toedieningswegen (centrale lijn of voedingssonde) van levensbelang zijn. Adequate verzorging hiervan is daarom van groot belang.

> Het plan is om middels ERCP een endoprothese te plaatsen in de ductus pancreaticus. Het gelukt echter de MDL-arts niet de ductus pancreaticus te identificeren vanwege oedeem in het duodenum. Een week later wordt een nieuwe poging gedaan waarbij het lukt de papil van Vater te vinden. Er wordt een endoprothese geplaatst. Meneer Simon knapt goed op. Na tien dagen kan de endoprothese weer verwijderd worden middels gastroscopie en kan hij teruggeplaatst worden naar het ziekenhuis in de eigen woonplaats om verder aan te sterken en te revalideren.

Bij het starten van sondevoeding na een lange periode dat de patiënt weinig oraal belast is, is het belangrijk om met een lage dosering te starten, zodat de darmvlokken zich kunnen aanpassen aan de toegediende voeding. Bij hoge doseringen ineens kan dit leiden tot een vol gevoel, misselijkheid en diarree. De startdosering kan variëren van 10-20 cc per uur en kan in de loop van de dagen op geleide van wat de patiënt verdraagt, worden uitgebreid naar de gewenste hoeveelheid per uur.

3.3.6 PSYCHOSOCIALE ASPECTEN

Acute necrotiserende pancreatitis heeft naast een enorme lichamelijke belasting ook een grote psychologische impact op de patiënt en zijn familie. Vaak zijn patiënten ernstig ziek en moeten gedurende lange periodes op een intensivecare-unit verblijven. Dit gaat regelmatig gepaard met lichamelijke gevolgen als contracturen, spieratrofie en een delier. Veelal herinnert de patiënt zich deze periode niet. Dit is psychisch moeilijk te verwerken. De familie daarentegen maakt alles heel bewust mee en beleeft een zeer onzekere tijd wat prognose en duur van het ziekbed betreft.

Nadat de pancreatitis onder controle is, volgt een langdurige periode van revalidatie en herstel. Dit vraagt geduld, inzet en ondersteuning van alle betrokkenen. Sommige patiënten hebben veel steun aan de lotgenotencontactgroep van de pancreatitisvereniging Nederland (Stichting Doorgang).

3.4 Pancreascarcinoom

3.4.1 INLEIDING

Het pancreascarcinoom is een relatief zeldzaam voorkomende tumor, met een incidentie van 10-12 per 100.000 inwoners per jaar in West-

Europa. In Nederland betekend dit dat er ongeveer 1400 mensen per jaar gediagnosticeerd worden met een pancreascarcinoom. Daarmee neemt deze tumor 2,5% van alle nieuw gediagnosticeerde carcinomen en 5% van de totale sterfte aan kanker voor zijn rekening.

Het pancreascarcinoom komt vaker voor bij mannen dan bij vrouwen (1,5:1) en vooral tussen het zestigste en zeventigste levensjaar. De meest voorkomende locatie van het pancreascarcinoom is de pancreaskop (75%). Een minderheid wordt gevonden in corpus (15%) en staart (10%).

Wanneer klachten ontstaan is de tumor meestal zo ver voortgeschreden, dat curatieve behandeling niet meer mogelijk is. 80 à 90% van de pancreascarcinoompatiënten komt alleen in aanmerking voor palliatieve behandeling. De mediane overleving na diagnose is vier tot zes maanden en de vijfjaarsoverleving is 2 tot 5% bij ductaal pancreascarcinoom. Bij een carcinoom in de papil van Vater overleeft de patiënt duidelijk langer.

De oorzaak van pancreascarcinomen is onzeker. Wel wordt het vaker aangetroffen bij mensen die roken en lijden aan chronische ontsteking aan het pancreas. Echter veel patiënten hebben een blanco voorgeschiedenis. Het hebben van een pancreascarcinoom is daarom moeilijk te begrijpen voor patiënten, omdat velen een gezond leven hebben geleid en nog nooit eerder in aanraking geweest zijn met de gezondheidszorg.

3.4.2 VERSCHIJNSELEN

Bij een pancreaskoptumor zijn de eerste klachten meestal een obstructie-icterus. Een obstructie-icterus is geelzucht ten gevolge van een verstopping van de galwegen door een maligne of benigne afwijking. Obstructie-icterus bij een pancreaskoptumor ontstaat doordat de tumor de distale ductus choledochus dichtdrukt. De klachten van een obstructie-icterus zijn invaliderend voor de patiënt: geel zien, vaak gepaard gaand met jeuk van de huid over het gehele lichaam en ten gevolge van het verhoogde bilirubine een reactieve biliaire gastritis waarbij braken en maagpijn het meest op de voorgrond staan. Naast deze klachten zijn de symptomen stopverfkleurige ontlasting, colakleurige urine, hoge koorts en fors gewichtsverlies. Omdat zowel symptomen als klachten bij een pancreascarcinoom zich laten manifesteren, is de tumor vaak niet meer chirurgisch te verwijderen (80%). Verstopping van de galwegen kan leiden tot stollingsstoornissen, spijsverteringsstoornissen, elektrolytenverschuiving en vermindering van de weerstand.

Wanneer de tumor in de kop progressief is, kan er obstructie van het duodenum ontstaan, gepaard gaande met eetlustvermindering, braken en algehele malaise. Verdere klachten die regelmatig voorkomen, zijn gespannen gevoel in de bovenbuik, pijn in het epigastrium uitstralend naar de rug, steatorroe, diarree, klachten van hyperglykemie. Kenmerkend voor tumoren in het corpus-staartgebied is de progressieve pijn in de rug, laag thoracaal, die meestal in de nacht het hevigst is. De pijn wordt draaglijker door voorover te zitten met opgetrokken knieën. Dit valt te verklaren met de anatomische ligging van het pancreas, retroperitoneaal, dicht bij de plexus coeliacus.

> Meneer Peereboom (68) is gehuwd en heeft twee zoons en drie kleinkinderen. Hij wordt door de gastro-enteroloog doorverwezen naar een academisch centrum, polikliniek Heelkunde met verdenking van pancreaskopcarcinoom. Hij heeft een blanco voorgeschiedenis. Bij binnenkomst valt op dat hij er cachectisch en icterisch uitziet. Uit de anamnese blijkt dat de eetlust sinds enkele weken sterk verminderd is en dat hij sinds enkele dagen alleen vloeibaar eten verdraagt omdat vast voedsel weer wordt uitgebraakt. Meneer Peereboom is 8 kg afgevallen. Verder vertelt hij dat de ontlasting bijna wit ziet en de urine heel donker gekleurd is. Bij lichamelijk onderzoek zijn er krabeffecten op armen en benen vanwege ernstige jeukklachten, waardoor hij weinig slaapt en dan gaat rondlopen aldus zijn echtgenote. Zij kan hierdoor ook niet slapen en maakt zich veel zorgen. Hij gebruikt geen medicatie. Bij het opnemen van de temperatuur blijkt hij 39,8 °C koorts te hebben.
> De gastro-enteroloog heeft meneer Peereboom verteld dat hij vreest voor een kwaadaardige tumor in de alvleesklier en verwijst hem in de hoop dat dit geopereerd kan worden naar de chirurg. Echter, 'we moesten met het ergste rekening houden', vertelt meneer Peereboom. Er wordt een opname geregeld. Op de afdeling krijgt hij een infuus en er wordt gestart met antibiotica intraveneus. Tevens wordt er een ERCP afgesproken, die dezelfde middag nog kan worden uitgevoerd.

3.4.3 VERPLEEGKUNDIGE ZORG BIJ OPNAME
Verpleegkundige interventies
In deze casus heeft het oplossen van de lichamelijke klachten prioriteit omdat deze op korte termijn een bedreiging voor de gezondheid

kunnen veroorzaken. Indien de icterus niet verholpen wordt, kan dit uiteindelijk tot een levensbedreigende situatie leiden. Daarnaast is het belangrijk dat het diagnostische traject snel doorlopen wordt, zodat de patiënt en zijn naasten zo snel mogelijk te horen kunnen krijgen van de chirurg of de oorzaak (namelijk de tumor) resectabel is.

Patiënten met een pancreascarcinoom hebben klachten van de symptomen en gevolgen die de tumor met zich meebrengt. Het is daarom moeilijk te bevatten dat wanneer de klachten verdwenen zijn door behandeling van de symptomen, er mogelijk ook nog een ingrijpende buikoperatie moet plaatsvinden.

Koorts

Koorts wordt veroorzaakt door cholangitis op basis van verstopte of vernauwde galwegen. Doordat er een duidelijke oorzaak bestaat voor de koorts en deze oorzaak later in de behandeling aangepakt zal worden, zal de verpleegkundige interventie in eerste instantie gebaseerd zijn op symptoombestrijding en observatie. Symptoombestrijding door het starten van antibiotica (door de arts afgesproken) en paracetamol om piekende koorts iets te dempen. De observaties zijn gericht op regelmatig de temperatuur opnemen, minimaal elke vier uur, en in te spelen op veranderende situaties, zoals koude rillingen of overmatig transpireren.

De patiënt comfortabel houden door af en toe een washand over het gezicht te halen en de nachtkleding en/of het bed te verschonen, moet ook onder de verpleegkundige interventies gerekend worden. Zie voor uitgebreidere informatie over interventies bij koorts: Sesink en Kerstens, 2006.

Dehydratie

Dit wordt veroorzaakt door verminderde vochtintake per os in combinatie met braken en overmatig transpireren. In verband met een verminderde vochtintake per os zal in eerste instantie in kaart moeten worden gebracht hoeveel de patiënt daadwerkelijk tot zich neemt. Hiervoor is het opstarten en bijhouden van een vochtbalans essentieel. Door de arts zal een infuus zijn afgesproken. De toe te dienen hoeveelheid vocht intraveneus zal afhangen van de intake per os. Er moet gestreefd worden naar een totale intake van 3 liter.

De arts zal regelmatig bloed- en urinecontroles laten uitvoeren. Dit in verband met (de dreiging van) een verstoorde elektrolytenbalans. Indien noodzakelijk zullen elektrolyten aangevuld worden.

Hyperglykemie

Dit wordt veroorzaakt door een verminderde afgifte van insuline door functionele insufficiëntie van de langerhanseilandjes. Vanwege een obstructie van de ductus pancreaticus door de tumor veroorzaakt het amylase autolyse (zelfdestructie) van het pancreasweefsel. Om de glucosespiegel in het bloed te bepalen wordt er een dagcurve gestart waarbij elke drie uur het bloedsuikergehalte wordt bepaald. Indien de glucosewaarden stabiel zijn en binnen aanvaardbare normen, kan de frequentie van bepalen aangepast worden. De arts zal aan de hand van de glucosewaarden de behandeling starten. Dit zal over het algemeen inhouden dat er gestart wordt met insuline intraveneus.

Bij hyperglykemie verliest het lichaam meer vocht dan normaal. In combinatie met dehydratie vraagt dat om controle op een goede vochthuishouding. Optreden van een snel vochttekort kan leiden tot non-ketoacidotisch hyperosmolair coma.

Verder kunnen koorts en een infectie (in dit geval cholangitis) leiden tot hyperglykemische ontregeling. Het is belangrijk dat als deze symptomen bestreden zijn er nog doorgegaan wordt met het bepalen van de glucosewaarden.

Jeuk

Dit wordt waarschijnlijk veroorzaakt door de cholestase door de cumilatie van toxische stoffen (endogenen opioïden). Deze jeuk kan erg heftig zijn en krabeffecten, slapeloosheid en vermoeidheid tot gevolg hebben. Medicijnbehandeling voor deze systemische jeuk bestaat wel, maar heeft helaas niet altijd effect en soms een erg vieze smaak of bijwerkingen. Voor de jeuk is verder alleen symptoombestrijding mogelijk. Verpleegkundige interventies zijn adviezen over lichaamsverzorging zoals: weinig zeep gebruiken tijdens het wassen en niet te heet douchen. Soms bieden lokale anti-jeukmiddelen enige verlichting zoals een koelzalf op de plekken die jeuken. Koelen met coldpacks of natte doeken kan tijdelijk helpen. Adviseer de patiënt ter preventie van huidbeschadiging door krabben de nagels kort te vijlen (niet knippen) en katoenen handschoenen te dragen met name 's nachts. Zachte katoenen kleding voorkomt huidirritatie en absorbeert transpiratievocht. Het dragen van katoenen handschoenen voorkomt huidbeschadiging door krabben. Over het algemeen leiden al deze maatregelen niet tot blijvende verlichting van de jeuk. Essentieel is dat er op korte termijn gezorgd wordt voor adequate drainage van de galwegen. Pas dan zullen de jeukklachten verdwijnen. Indien de icterus al enige weken bestaat, kunnen de jeukklachten na drainage nog enkele dagen tot weken aanhouden, maar worden in de loop van de tijd steeds minder (zie Richtlijn Jeuk op www.oncoline.nl).

Verminderde eetlust en cachexie
Minder eetlust wordt veroorzaakt door de icterus en de mogelijke doorgroei van de tumor in het duodenum. Een consult van de diëtist kan essentieel zijn. De diëtist kan zorgen voor hoogwaardige voeding, al dan niet in kleinere porties in een grotere frequentie. Tevens blijft het belangrijk dat de maaltijd er smakelijk uitziet. In deze casus zal de verminderde eetlust verholpen zijn zodra de icterus is opgeheven en indien de doorgang door het duodenum gewaarborgd is. Van belang is hierbij te realiseren dat het probleem mogelijk door de tumor komt. Het stimuleren van eten en het aanbieden van voedsel zal dus geen effect hebben en de patiënt uiteindelijk ongelukkig maken. De arts kan mogelijk doorgroeiing dan wel volledige afsluiting van de darm uitsluiten en zo nodig de aangewezen interventies hiervoor afspreken.
De cachexie wordt veroorzaakt door algehele malaise, een slechte voedingstoestand en verminderde conditie. Ook hierbij dient de hulp van de afdeling Diëtetiek ingeroepen te worden. De diëtist kan berekenen hoeveel calorieën de patiënt nodig heeft en hierop adequate voeding voorschrijven. Eventueel in de vorm van calorie-/eiwitverrijkte aanvullende voeding. In verband met een obstructie in het duodenum zal de consistentie van de voeding moeten worden aangepast. Ook hierin kan de diëtist adviseren.
Indien het bovenstaande niet tot het gewenste resultaat leidt, kan overwogen worden om sondevoeding te starten. Het is hierbij van belang wat het behandelplan is. De keus hierbij zal voor de patiënt die geopereerd moet worden, gericht zijn op het tijdelijk aansterken en het verkrijgen van een goede voedingstoestand, terwijl in een palliatieve setting het doel is een weinig complexe en invasieve wijze van intake te realiseren. Over het algemeen hebben medicamenteuze oplossingen niet veel effect omdat het probleem niet een fysiologische oorzaak heeft. Echter kunnen medicijnen wel worden voorgeschreven en toegediend. In sommige gevallen bieden ze namelijk wel enige verlichting.

3.4.4 ONDERZOEKEN EN BEHANDELING
Voorbereiden ERCP (endoscopische retrograde cholangiopancreatografie)
Naast de mondelinge voorlichting door de verpleegkundige zijn er voorlichtingsfolders. Besteed aandacht aan de vragen die de patiënt heeft.
De patiënt mag helder vloeibaar drinken tot vier uur voor het onderzoek en dient hierna nuchter te blijven. Vindt het onderzoek in de

middag plaats, dan is een licht ontbijt toegestaan. Omdat tijdens ERCP intraveneus dormicum wordt toegediend, krijgt de patiënt een infuus. Indien de patiënt cholangitis (koorts) heeft, zal rondom de procedure preventief intraveneus antibiotica worden afgesproken.

Het uitvoeren van een ERCP met als doel de galwegen te draineren heeft prioriteit omdat de klachten tot een levensbedreigende situatie kunnen leiden indien de galwegen geobstrueerd blijven. Bovendien zullen bij adequate drainage de koorts, hyperglykemie, jeuk en de verminderde eetlust zich binnen een paar dagen vanzelf oplossen.

ERCP-uitslag

Bij meneer Peereboom laat de slokdarm geen afwijkingen zien. In de maag is reactief slijmvlies aanwezig, waarvan biopten worden genomen. Het duodenum is niet te passeren vanwege de tumordoorgroei. Hierdoor kan de papil van Vater niet bereikt worden. Wel is het gelukt om een jejunumsonde voorbij de tumor te plaatsen, dit geeft de mogelijkheid om sondevoeding te starten. Er wordt besloten een percutane transhepatische cholangiodrain (PTC-drain) te plaatsen door de interventieradioloog, om een effectieve galwegdrainage te bewerkstelligen. De bloedstolling wordt bepaald en deze is niet afwijkend.

Voorbereiding voor het inbrengen van een PTC-drain

De verpleegkundige geeft de patiënt informatie over het onderzoek: waar het onderzoek plaatsvindt, hoe het verloopt, hoe lang het duurt, wat de patiënt ervan voelt. Ook voor dit onderzoek bestaat er een informatiefolder. Het is aan te raden deze vroegtijdig aan de patiënt te geven en met hem door te nemen.

Indien het onderzoek 's morgens plaatsvindt, moet de patiënt nuchter zijn na 24.00 uur. Is het onderzoek 's middags dan moet de patiënt nuchter zijn na een licht ontbijt. Tevens dient de stollingsstatus bekend te zijn en indien nodig te zijn gecorrigeerd tot een aanvaardbare waarde. Dit dient door de arts te worden afgesproken en beoordeeld. Tijdens het onderzoek wordt gebruikgemaakt van jodiumhoudende contrastvloeistof. Controleer of de patiënt hiervoor niet allergisch is. Bij het aanprikken van een PTC-drain wordt onder röntgendoorlichting via de buik de lever aangeprikt tot in de galwegen. Via een voerdraad kan vervolgens de drain gepositioneerd worden. De drain dient goed gefixeerd te worden op de buik. Het lukt de interventieradioloog om de drain tot in het duodenum te plaatsen waardoor de gal uit de lever de darm in kan lopen en daarmee is de drain intern drainerend. Wanneer de patiënt terug is op de afdeling, is er in het midden van de bovenbuik een drain geplaatst waarop een stopje zit. De procedure was erg onaangenaam voor meneer Peereboom en hij heeft na afloop veel pijnklachten. Er wordt afgesproken dat er nog eenmaal antibiotica intraveneus wordt toegediend en dat het dan gestopt kan worden. Verder wordt gestart met sondevoeding, 1 liter per dag en daarnaast vloeibaar voedsel omdat vast eten niet goed passeert.

Pijn na inbrengen van een PTC-drain
In overleg met de arts wordt een adequate pijnstilling afgesproken. Frequent moeten de vitale functies gecontroleerd worden. Indien de PTC-drain afhangend is, dient de drain gecontroleerd te worden op galafvloed (hoeveelheid en kleur). De volgende dag wordt de patiënt geleerd hoe de insteekplaats van de PTC-drain te verzorgen en hoe om te gaan met de sondevoeding. Er wordt gepland dat de patiënt de volgende dag met ontslag mag, als de sondevoedingspomp voor thuis gearriveerd is.

Verzorging van de insteekplaats van de PTC-drain
Bij een droge insteekplaats wordt eenmaal per vijf dagen de insteekplaats schoongemaakt met alcohol 70%. Hierna wordt hij afgeplakt met een folie. De drain zelf moet op de huid gefixeerd worden. Indien de hechtplaats gaat ontsteken, kan dit veel pijnklachten veroorzaken. De hechting kan verwijderd worden indien de drain gefixeerd kan worden met een vlinderpleister (Statlock® Securement Device). Bij een dragende insteekplaats wordt deze dagelijks schoongemaakt met NaCl 0,9%, waarbij voorzichtig de korstjes worden verwijderd en eventueel losgeweekt. Hierna wordt de opening verbonden met twee splitgazen en daar bovenop een 10×10 gaas. Het verband wordt gefixeerd met een verbandfolie.

Leefregels met een PTC-drain
De insteek van een nieuw geplaatste PTC-drain kan gevoelig zijn. Aan te bevelen is om gedurende de eerste week tot tien dagen de insteekplaats te verbinden met een doorzichtige foliepleister, zodat de insteek goed te inspecteren is. Daarna hoeft de insteekplaats alleen met douchen te worden afgeplakt. Het droog houden bij de insteek geniet de voorkeur. Een vochtig milieu is een voedingsbodem voor bacteriën en de insteek is een port d'entree voor bacteriën richting lever.
De drain dient gefixeerd te worden op de huid zonder spanning op de drain. Met de ademhaling zal de drain enkele centimeters in en uit moeten kunnen bewegen. Vanwege deze beweging kan inwendig het leverweefsel beschadigd worden waardoor er een leverbloeding kan ontstaan.

Eenmaal daags dient de insteekplaats geobserveerd te worden op roodheid, zwelling en vochtafscheiding. Tweemaal daags dient de temperatuur opgenomen te worden. Bij koorts, pijn of aanwezigheid van bovenstaande verschijnselen zal de verpleegkundige contact opnemen met de behandelend arts.

Indien de PTC-drain afgesloten is, dient hij bij koorts afhangend gemaakt te worden zodat het drainvocht kan hevelen en moet (ook indien de temperatuur zich normaliseert) altijd de arts geconsulteerd worden. Bij een hevelende PTC-drain kan de productie variëren.

Verzorgen van een jejunumsonde

De sonde is voor de patiënt van levensbelang. Bij passagestoornissen is dit de enige toegangsweg waardoor calorieën en vocht het enterale systeem kunnen bereiken. Daarom is het van belang dat de sonde doorgankelijk blijft. De sonde dient regelmatig te worden doorgespoten met schoon, lauwwarm water, ongeveer 20-30 ml per keer. Dit moet vrij snel na plaatsing gebeuren en dagelijks 4 tot 6 keer worden herhaald.

De sonde moet tevens worden doorgespoten:
- voor het toedienen van de sondevoeding;
- na het afkoppelen van de sondevoeding;
- bij elke verwisseling van fles of pak sondevoeding;
- voor en na het toedienen van medicatie door de sonde;
- voor het slapengaan;
- na het wakker worden.

Indien nodig zal de pleister waarmee de sonde bevestigd is aan de neus vervangen worden. Hiervoor zijn speciale pleisters in de handel. Het is van belang dat er aandacht besteed wordt aan het fixeren van de sonde. Vastplakken met enige speling ten opzichte van de neusvleugel kan decubitus voorkomen.

Toedienen van sondevoeding

De sondevoeding kan via de jejunumsonde continu worden toegediend (24 uur). Hiervoor wordt gebruikgemaakt van een voedingspomp. De voedingspomp wordt geleverd in een speciale rugzak, waardoor de patiënt de voeding met pomp eenvoudig met zich mee kan dragen.

> In de nachtdienst belt de patiënt om 4.00 uur. In bed treft de verpleegkundige van de dienst een patiënt aan die hevig ligt te schudden in bed en die haar met angstige ogen aankijkt. De tem-

peratuur is op dat moment 36,2 °C. Een halfuur later is de temperatuur gestegen naar 40,8 °C en transpireert de patiënt hevig.

Verpleegkundige interventies
Koorts/koude rilling
Dit wordt veroorzaakt door dislocatie en/of verstopping van de drain waardoor de afvloed van de gal wordt belemmerd. Hierdoor ontstaat groot risico op cholangitis en gevaar op bacteriëmie. De zorg voor de patiënt is gebaseerd op symptoombehandeling. Als eerste tegen de koude rilling en later, indien de koorts is ontstaan, tegen de koorts. Hierna wordt de arts geconsulteerd en wordt in overleg de PTC-drain aangesloten op een opvangsysteem, binnen enkele minuten loopt er heldere donkergroene gal af. In overleg met de arts worden tevens bloedonderzoeken aangevraagd (ontstekingsparameters, leverfuncties, leverenzymen en bilirubine) en een galkweek. De patiënt krijgt tevens antibiotica intraveneus voorgeschreven.

De interventieradioloog maakt een opspuitfoto (onder doorlichting contrastvloeistof toedienen via de drain) waaruit blijkt dat de drain gedisloceerd is. De interventieradioloog positioneert de drain iets verder, tot in het duodenum. De drain wordt weer afgesloten met een stopje. De daaropvolgende dag kan de patiënt naar huis.

3.4.5 ONTSLAG
Bij ontslag dienen patiënt en mantelzorger(s) op de hoogte te zijn van de volgende aspecten:
– verzorging van de drain;
– verzorgen van de voedingssonde;
– aan- en afsluiten van de sondevoeding;
– wie bij welke klachten gebeld kan worden;
– afspraken voor vervolgbehandeling.

In verband met de specifieke zorg zoals het bedienen van de sondevoedingspomp is het noodzakelijk om thuiszorg in te schakelen.

3.5 Galblaasoperaties

3.5.1 GALSTENEN
Cholelithiasis, letterlijk galsteenziekte (de aanwezigheid van galstenen in de galblaas en eventueel in de galwegen), is de meest voorkomende aandoening van de galblaas. Deze aandoening kan iedereen overko-

men, maar zien we het meest bij enigszins adipeuze vrouwen in de leeftijdsperiode tussen 35 en 55 jaar. Er kunnen één of meer stenen in de galblaas aanwezig zijn. Deze geven pas klachten wanneer ze een obstructie (verstopping) veroorzaken. In Nederland worden jaarlijks 20.000 cholecystectomieën verricht verdeeld over 100 ziekenhuizen. Er zijn veel factoren die een rol spelen bij het ontstaan van galstenen. Galstenen kunnen spontaan ontstaan wanneer de samenstelling van gal niet normaal is. In westerse landen komt het vaak voor dat de concentratie cholesterol in de galblaas te hoog is, waaruit dan galstenen ontstaan. Ook tijdens infecties kunnen galstenen ontstaan doordat cholesterol en kalk zich rond een kern van bacteriën en leukocyten afzetten. Het ontstaan van galstenen kan ook familiair bepaald zijn. Oorzaken die kunnen leiden tot het aanmaken van galstenen zijn adipositas (overgewicht), periodes van sterke vermagering, hyperlipoproteïnemie, diabetes mellitus type II, na een ileumresectie (ziekte van Crohn) en na een maagresectie. Bij de ziekte van Crohn is het ileum ziek, waardoor de galzure zouten niet geresorbeerd en teruggebracht worden naar de lever. Hierdoor zijn er te weinig galzure zouten in de gal, waardoor galstenen ontstaan. Bij ileumresectie gebeurt hetzelfde.

3.5.2 SYMPTOMEN

Ongeveer 20% van de galsteendragers heeft klachten. Soms een vol gevoel in de bovenbuik, met name na grote, vetrijke maaltijden. Er is sprake van koliekpijn of galsteenkoliek. De koliek is een zeer hevige pijn die in aanvallen komt. Het treedt op tijdens een kramp van de galwegen. Deze kramp kan ontstaan doordat een steen in de ductus cysticus of de ductus choledochus vastzit. De pijn zit in de rechterbovenbuik en straalt soms uit naar een plek tussen de schouderbladen. Zo'n koliekaanval gaat meestal gepaard met misselijkheid en braken. Een patiënt zal altijd zoeken naar een houding waarbij de pijn het minst is. Omdat de houding van een patiënt in het geval van galstenen voor de pijn geen verschil maakt, is de bewegingsdrang kenmerkend bij een galsteenkoliek.
Wanneer de galsteen de ductus choledochus volledig afsluit, ontstaat galstuwing in de lever. De galkleurstof komt via de bloedvaten van de lever in de grote circulatie terecht en van daaruit in de huid en de urine (icterus). In de ontlasting komt juist geen galkleurstof meer voor en dus wordt deze bleek-grijs (stopverfkleurig).
Soms hebben patiënten zeurende pijn aan de rechterkant onder de ribben, maar ook op andere plaatsen in de buik of in de borst. Misselijkheid, opboeren en het niet kunnen verdragen van vet kunnen ook aanwijzingen zijn voor de aanwezigheid van galstenen.

3.5.3 DIAGNOSTIEK

Bij aanwezigheid van stenen kan met een echografie een dilatatie gezien worden van intra-extrahepatische galwegen, acute cholecystitis, aanwezigheid sludge (viskeuze stroperige massa) in de galblaas, verdikking van de galblaaswand (> 5 mm), vergrote galblaas (> 5 cm) en aanwezigheid van vocht rondom de galblaas. Tevens kan drukpijn bij compressie van de echokop op de galblaas worden opgemerkt.

Bij aanwezigheid van galwegstenen is er een indicatie voor endoscopische retrograde cholangiopancreatografie (ERCP). Mogelijk is voor nadere diagnostiek een MRI of endo-echografie noodzakelijk.

3.5.4 BEHANDELING

ERCP met papillotomie

Dit is de aangewezen behandeling bij galstenen. Eventueel kan met behulp van een dormiakorfje de steen gepakt worden. Soms is eerst vergruizen noodzakelijk met lithotripsie (verbrijzelen, vergruizen), extracorporal shockwave lithotripsy (ESWL).

De behandeling van een koliekaanval zal bestaan uit het toedienen van pijnstillers, eventueel in combinatie met spierverslappers. De conservatieve therapie (bij matige klachten) bestaat verder uit een vetarm dieet, waarbij kleine maaltijden worden voorgeschreven. Als er sprake is van kleine cholesterolstenen kan geprobeerd worden deze met medicijnen op te laten lossen. Dit lukt niet altijd en de kans dat de stenen terugkomen, is vrij groot. Wanneer de conservatieve behandeling niet genoeg resultaat heeft of wanneer de stenen vaak terugkomen, zal geopereerd worden.

Een ontsteking van de galwegen (cholangitis) is meestal het gevolg van stuwing door een ingeklemde galsteen. Dit gaat gepaard met hoge koorts en koude rillingen. Omdat er een groot gevaar is voor pusophoping in de galwegen en de verspreiding van pus in het bloed (sepsis), zal er operatief ingegrepen worden.

Chirurgie

Een cholecystectomie is de chirurgische verwijdering van de galblaas. Galstenen die ernstige klachten veroorzaken of een ontsteking van de galblaas zijn redenen om deze te verwijderen. Een cholecystectomie kan op twee manieren worden uitgevoerd.
- *Laparoscopie cholecystectomie.* Bij deze operatiemethode worden er in de buik vier kleine gaatjes gemaakt. Via een snede van circa 2 cm bij de navel wordt de laparoscoop (buis met camera) in de buikholte gebracht. Voordat de laparoscoop in de buikholte wordt gebracht, wordt de buikholte opgevuld met kooldioxide, een onschuldig gas.

Dit is nodig om een goed overzicht te krijgen. Via een televisiescherm kan de chirurg vervolgens zien wat hij aan het doen is. In de overige drie gaatjes wordt een buisje gestoken. Deze buisjes dienen als werkkanalen voor de instrumenten waarmee de chirurg werkt. Met deze instrumenten snijdt de chirurg de galblaas los en trekt hem vervolgens door een buisje naar buiten. Nadat de laparoscoop uit de buik is verwijderd, worden de gaatjes gehecht. Na het verwijderen van de galblaas wordt soms een wonddrain achtergelaten.

- *Conventionele (gewone) cholecystectomie.* Een laparotomie is een operatie waarbij de chirurg een snede van tien tot vijftien cm maakt midden in de bovenbuik of aan de rechterkant onder de ribbenboog (subcostaal), om langs die weg de galblaas te verwijderen. Deze methode wordt over het algemeen gebruikt wanneer in de buik verklevingen zitten die het zicht belemmeren en het risico op complicaties verhogen, óf wanneer de chirurg tijdens de kijkoperatie op een probleem stuit dat hij niet laparoscopisch kan oplossen.

Meneer Heinse (49) is gehuwd en heeft drie kinderen en twee kleinkinderen. Hij is bekend met een myocardinfarct in 2000. In mei van dit jaar wordt symptomatische choledocholithiase geconstateerd (koorts, icterus, donkere urine, ontkleurde ontlasting en pijnklachten rechter bovenbuik). Hiervoor is ERCP met papillotomie gedaan. Sindsdien zijn er geen klachten meer. Medicatiegebruik is: Ascal® 80 mg 1 dd, Pantoprazol® 40 mg 1 dd, Atenolol® 50 mg 2 dd en nitroglycerinespray z.n. Meneer Heinse rookt niet en gebruikt geen alcohol. Allergieën zijn onbekend. In overleg met de behandelend cardioloog is de Ascal tijdelijk gestaakt. Gezien de voorgeschiedenis zal de cholecystectomie gedurende een klinische opname worden verricht.

Meneer Heinse wordt opgenomen, nuchter en staat gepland voor een laparoscopische cholecystectomie. De verpleegkundige neemt de patiënt op en treft een niet zieke adipeuze man aan. Hij is goed op de hoogte van de operatie. De operatie verloopt zonder problemen en meneer Heinse komt van de recovery op de verpleegafdeling. Hij heeft een maagsonde, een infuus in de rechter arm, 2 l O_2 via een neuscanule en een wonddrain. Na een kwartier belt hij en geeft aan misselijk te zijn en dorst en pijnklachten te hebben. De gezichtsuitdrukking is verkrampt en hij ligt gespannen in zijn bed.

3.5.5 POSTOPERATIEVE ZORG
Verpleegkundige interventies

Misselijkheid

Meestal ontstaat misselijkheid ten gevolge van de narcose. Daarom zijn deze klachten vaak goed te bestrijden met een intraveneus toegediend anti-emeticum. Om passage van het gastro-intestinale systeem zo spoedig mogelijk weer op gang te krijgen is snelle mobilisatie gewenst. Voor pijnbestrijding wordt vaak morfine of morfineachtige preparaten toegediend. Deze hebben misselijkheid als bijwerking. Soms is het nodig om de pijnmedicatie te wijzigen. Indien de patiënt aanhoudend braakt bij de misselijkheid of de maagsonde produceert fors (meer dan een liter per 24 uur), is een maagsonde geïndiceerd en zal de arts moeten uitzoeken of er een medisch probleem is voor de belemmerde passage naar het duodenum. Wanneer de maagsonde niets produceert, kan deze ook oorzaak zijn van misselijkheidsklachten en kan de maagsonde het beste zo snel mogelijk verwijderd worden.

Pijnklachten

Tijdens de operatie wordt gas in de buik geblazen om ruimte te creëren zodat de chirurg optimaal zicht heeft op de binnenkant van de buik. Dit gas kan het middenrif enigszins prikkelen. Via een zenuwbaan die in de richting van de schouder loopt, kan dit ertoe leiden dat er na de operatie pijnklachten worden aangegeven in de schouder. Deze klachten verdwijnen na enkele dagen vanzelf.

De buik kan gevoelig zijn door de operatie. De verpleegkundige zal de patiënt ondersteunen bij het in en uit bed komen. Eventueel kan de fysiotherapeut ingeschakeld worden. Het is van belang dat er goede instructie gegeven wordt over het doorzuchten en ophoesten. Het laatste kan bijvoorbeeld worden ondersteund door met een klein kussentje op de buik tegendruk te geven indien de patiënt moet hoesten.

> De derde dag postoperatief verblijft meneer Heinse nog in het ziekenhuis. De infectieparameters in de bloeduitslagen lopen met de dag iets op en hij heeft subfrebiele temperatuur (tegen de 38 °C). Daarbij geeft hij aan niet lekker te zijn en geen eetlust te hebben. De verpleegkundige van de nachtdienst merkt op dat het drainvocht van kleur is veranderd, het ziet een beetje groen. Daarnaast neemt de productie van de drain per 24 uur toe tot nu 800 cc. Gedacht wordt aan een complicatie na de laparoscopische cholecystectomie. Meneer Heinse en zijn vrouw worden ingelicht over de situatie en de behandeling hiervan.

> Meneer Heinse krijgt een percutane transhepatische cholangio-drain (PTC-drain) geplaatst door de interventieradioloog. De productie van de wonddrain neemt af in de loop van de dagen en hij knapt zienderogen op. Omdat de drain geïnternaliseerd ligt, kan de drain na een week hoog worden gehangen. Hij ontwikkelt geen koorts, de wonddrain loopt niet meer af en wordt verwijderd. Met een afgesloten PTC-drain wordt hij ontslagen. Door de PTC-drain wordt galafvloed als het ware omgeleid en kan de lekkage herstellen. Meestal wordt er een röntgencontrastfoto via de drain afgesproken via de poli voordat deze drain verwijderd wordt.

3.5.6 ONTSLAG

De patiënt en mantelzorger(s) zijn op de hoogte van wie bij welke klachten gebeld kan worden, welke leefregels de patiënt dient na te leven en wanneer er een vervolgafspraak op de polikliniek gepland staat. Het is belangrijk dat de patiënt weet hoe om te gaan met de verzorging van de drain en bij welke symptomen er contact opgenomen moet worden met het ziekenhuis.

Leefregels

Bij een ongecompliceerd verloop na laparoscopische cholecystectomie worden de vermoeienissen thuis vaak onderschat. Het herstel zal doorgaans snel verlopen en geleidelijk kan de patiënt steeds meer aan. De wond heeft geen speciale verzorging nodig. Er mag gewoon gewassen of gedoucht worden. Een speciaal dieet is niet noodzakelijk. Vaak is het verstandig om voorzichtig te zijn met veel vet tijdens een maaltijd. Met het uitproberen ontdekt de patiënt zelf wat hij aankan. Na korte tijd kan de patiënt weer eten wat hij gewend was. Wanneer de wondjes genezen zijn, kunnen alle normale activiteiten weer hervat worden.

3.6 Stoma

3.6.1 INLEIDING

Een operatie aan de darmen en het aanleggen van een stoma hebben grote gevolgen voor de patiënt. In deze paragraaf wordt ingegaan op een aantal aspecten van een stoma.

Maag-darmkanaal

Het voedsel gaat vanuit de maag naar de dunne darm en wordt daar vermengd met spijsverteringssappen. Het voedsel wordt hierdoor afgebroken en door het lichaam opgenomen. De dikke darm heeft als belangrijkste taak het opnemen van vocht uit de darminhoud. De peristaltiek zorgt ervoor dat de darminhoud wordt voortbewogen richting anus. Welke gevolgen het verwijderen van een stuk darm heeft, is afhankelijk van welk gedeelte van de darm wordt verwijderd. Het verwijderen van het laatste gedeelte dunne darm (terminale ileum) kan leiden tot een vitamine B12-tekort. Als het rectum wordt verwijderd zonder het aanleggen van een stoma, kan dit leiden tot incontinentie van gas, vocht en/of ontlasting. In de dunne darm is de ontlasting dun, in de dikke darm wordt langzaam vocht uit de ontlasting opgenomen om uiteindelijk vaste ontlasting te produceren.

Wat is een stoma?

Stoma is het Griekse woord voor mond of opening. De stoma is een kunstmatige uitgang in de buik, waardoor ontlasting en urine het lichaam kunnen verlaten. Het aanleggen van een stoma is noodzakelijk als de ontlasting of urine niet meer via de natuurlijke weg het lichaam kan verlaten. Oorzaken voor het aanleggen van een stoma zijn:
- kwaadaardige tumoren;
- ontstekingen; onder andere diverticulitis, ziekte van Crohn, colitis ulcerosa;
- goedaardige tumoren; onder andere familiaire polyposis;
- trauma;
- ileus;
- het beschermen van een darmnaad (anastomose);
- aangeboren afwijkingen; onder andere anusatresie.

Afhankelijk van de oorzaak kan een stoma tijdelijk of blijvend zijn. Als het rectum en de anus verwijderd moeten worden, is een blijvende stoma onvermijdelijk. Er is geen natuurlijke weg meer waarlangs de ontlasting het lichaam kan verlaten. Als de zieke darm rust moet hebben, kan er een tijdelijke stoma worden aangelegd. Ook na het aanleggen van een anastomose (naad) kan een tijdelijke stoma worden aangelegd om de darmnaad de tijd te geven om te helen. Door de ernst van de ziekte kan het gebeuren dat een tijdelijke stoma niet kan worden opgeheven.
Er zijn drie soorten stoma: colostoma (dikkedarmstoma), ileostoma (dunnedarmstoma) en urostoma (urinestoma).

Meneer Van Beugen (51) heeft bloed bij de ontlasting en gaat op aandringen van zijn vrouw naar de huisarts. De huisarts denkt dat het aambeien (hemorroïden) zijn, omdat hij aangeeft dat hij de laatste maanden hardere ontlasting heeft en veel perst. Bij anaal toucher voelt de huisarts niets afwijkends. Echter gezien de leeftijd van meneer Van Beugen laat de huisarts voor de zekerheid een coloscopie doen. Meneer Van Beugen voelt hier weinig voor. Op aandringen van de huisarts stemt hij uiteindelijk in. Hij krijgt een afspraak op het coloscopiespreekuur van de gastro-enteroloog. Tijdens de coloscopie ziet de gastro-enteroloog op ongeveer 15 cm van de anus een afwijking die mogelijk kwaadaardig is. Hij neemt een biopt voor onderzoek, maar is zelf al overtuigd van maligniteit. Als meneer Van Beugen uitgeslapen is van het roesje, bespreekt de gastro-enteroloog zijn bevindingen met hem en zijn vrouw. Ook al is het niet zeker dat het om een kwaadaardige tumor gaat, toch schrikken ze heel erg. Ze krijgen een afspraak over een week bij de gastro-enteroloog voor de uitslag.

Meneer en mevrouw Van Beugen komen na een week op het spreekuur en hebben hun dochter meegenomen. Ze zijn vreselijk nerveus. En niet onterecht, want de gastro-enteroloog heeft geen goed nieuws. Er zit inderdaad een tumor in de darm. Meneer Van Beugen moet nu bloed laten prikken en een CT-scan van longen en abdomen laten maken om eventuele metastasen op te sporen. Een week na de CT-scan heeft hij een afspraak bij de chirurg voor de uitslagen en het bespreken van de behandeling. Bij de chirurg krijgt meneer Van Beugen te horen dat op de CT-scan geen zichtbare afwijkingen zijn en dat de CEA-waarde 7,5 µg/l is (norm: 0-5 µg/l). Dit is verhoogd, maar deze waarde wordt gebruikt als nulmeting voor de follow-upfase. De chirurg bespreekt de chirurgische mogelijkheden en het mogelijke vervolg met chemotherapie. Hij overlegt met meneer Van Beugen een laparoscopische ingreep voor het verwijderen van het rectosigmoïd en het (mogelijk) aanleggen van een stoma. De patiënt krijgt een afspraak bij bureau opname, het anesthesiespreekuur en de stomaverpleegkundige.

3.6.2 PREOPERATIEF GESPREK

In dit gesprek krijgen de patiënt en zijn familie uitleg over de ziekte, de operatie, de gang van zaken rondom de opname, het vervolg na ontslag, wat een stoma is en wat een stoma betekent voor de toekomst. Veel ziekenhuizen werken met het ERAS-programma. ERAS is de afkorting van enhanced recovery after surgery, wat betekent: versneld hersteld na operatie. Een ERAS-programma is een kwaliteitsprogram-

ma rondom een operatie waarin alle factoren die een positieve invloed hebben op herstel zijn samengebracht. De laatste jaren is er veel onderzoek gedaan naar de factoren die van invloed zijn op het herstel na een operatie. Zo blijkt het herstel na de operatie versneld te kunnen worden door:
- een zo klein mogelijke insnijding door de chirurg: hoe minder schade aan weefsel wordt aangericht, des te sneller is het herstel;
- een optimale pijnbestrijding, waarbij niet alleen de pijn effectief wordt bestreden, maar waarbij ook de nadelige effecten van de pijnbestrijding (op maag- en darmwerking) worden geminimaliseerd;
- een zo kort mogelijke periode van bedrust, zodat verlies van spierkracht wordt beperkt;
- een zo kort mogelijke periode van voedselonthouding, zodat gewichtsverlies (en daarmee verlies van spiermassa en spierkracht) wordt tegengegaan.

> Het is niet zeker of meneer Van Beugen een stoma krijgt. De chirurg hoopt de ingreep via een kijkoperatie te doen en zonder het aanleggen van een stoma. Maar de mogelijkheid dat de chirurg tijdens de ingreep over moet gaan op een open procedure en ook een (tijdelijke) stoma moet aanleggen, is aanwezig. Dit wordt allemaal, ook de mogelijke complicaties, met de patiënt besproken tijdens het preoperatieve gesprek met de stomaverpleegkundige. Drie weken na de coloscopie is het zover: meneer Van Beugen wordt opgenomen de avond voor de operatie. Hij is zenuwachtig volgens zijn vrouw, maar zegt zelf dat het wel meevalt.
> Wanneer bekend is dat er een stoma moet worden aangelegd, wordt voor de operatie de plaats bepaald. De stomaverpleegkundige of de chirurg zijn hier de aangewezen mensen voor. Bij patiënten van wie het nog niet duidelijk is of er een stoma moet worden aangelegd, hangt het af wat het beleid op de betreffende afdeling is of er vooraf een plaats wordt bepaald. Sommige artsen vinden het psychisch een te zware belasting voor de patiënten. Het risico is wel dat net als bij een spoedoperatie de stoma op een slecht verzorgbare plek komt. Hierdoor wordt tegenwoordig bijna altijd toch een plaats bepaald voor de operatie, ondanks de psychische belasting.

3.6.3 PLAATSBEPALING VAN DE STOMA

Het bepalen van de stomaplaats is zeer belangrijk, de patiënt moet zich immers gedurende het verdere leven goed kunnen verzorgen. Punten waarmee rekening moet worden gehouden.
- De plaats wordt in liggende, zittende en staande houding bepaald.
- De stoma moet in de rechte buikspier (m. rectus abdominus) worden geplaatst.
- Er moet minstens 10 cm² glad huidoppervlak zijn, dus niet bij de navel, taille, ribbenboog, lies, heupbeen, plooien en littekens.
- De patiënt moet de stoma kunnen zien.
- Er moet rekening gehouden worden met de kledinggewoonten.
- De geloofsovertuiging kan invloed hebben op de plaats van de stoma.
- Eventueel proefmateriaal aanbrengen.

> Bij meneer Van Beugen heeft de stomaverpleegkundige poliklinisch de stomaplaats met een stift aangegeven. Ook al is het niet zeker dat er een stoma komt, het is wel belangrijk dat de goede plaatsen zijn gemarkeerd voor het geval er toch een stoma wordt geplaatst. Meneer Van Beugen krijgt als darmvoorbereiding een klysma op de avond van opname en de volgende morgen om 5.30 uur en volgt verder het ERAS-programma. Na de rectosigmoïdresectie komt meneer Van Beugen terug op de afdeling. Het is een laparoscopische ingreep geworden, maar hij heeft wel een doorgaans tijdelijke dubbelloopse ileostoma gekregen. Hij vindt dit verschrikkelijk en wil meteen weten wanneer de stoma teruggezet wordt. Inmiddels worden ook alle postoperatieve controles uitgevoerd.

Verpleegkundige aandachtspunten
Algemene controles

Na een chirurgische ingreep worden de vitale functies gecontroleerd: bloeddruk, pols, ademhaling en temperatuur. Verder moeten het infuus, de pijnpomp, een eventuele drain en CAD (catheter à demeure, verblijfskatheter) gecontroleerd worden. Noteer wat de intake is per os en per infuus en noteer de hoeveelheid productie van de drain, CAD en stoma. Dagelijks moet ook de pijnscore worden geregistreerd.

Specifieke controles

Noteer de kleur, diameter en hoogte van de stoma en van de productie/afloop. Normaal is de stoma roze/rood en net postoperatief iets gezwollen. Dit slinkt snel. Bij een slechte of onvoldoende doorbloeding van de stoma verkleurt de stoma donker tot zwart (necrose). Dit dient direct gemeld te worden aan de arts. De productie uit de stoma is in het begin waterdun. Afhankelijk van de locatie op de darm, dikt het geleidelijk in.

Signaleren van complicaties

Er kunnen complicaties ontstaan zoals bloeding, lekkage langs de stoma, wondinfectie, perforatie van de darmnaad met lekkage in de buikholte. Controleer de wond of wondjes (laparoscopie) op bloedverlies, roodheid, zwelling en pijn. Andere complicaties zijn:

- *Ileostomadiarree*. Als dit slechts enkele dagen duurt, kan het het gevolg zijn van dieetfouten, stress of medicijngebruik. Ernstige, waterige diarree (meer dan 4 liter) leidt tot een ernstige verstoring van de elektrolytenbalans. Door een tekort aan natrium kunnen duizeligheid en spierkrampen optreden. De oorzaak kan gelegen zijn in een darmziekte (recidief van de ziekte van Crohn).
- *Ileus ten gevolge van een voedselprop*. Bijvoorbeeld een kluwen groentevezels vlak voor de stoma. De stoma is oedemateus en produceert niets. Er is een luide peristaltiek en koliekpijn.
- *Interne herniatie*.
- *Prolaps en terugzakken van de stoma*. De prolaps kan aanleiding geven tot obstructie, disfunctie en eventueel necrose. Terugzakken geeft aanleiding tot lekkage, vooral in liggende houding.
- *Huidirritatie door lekkage van de etsende stoffen*. Indien er twijfels zijn over de toestand van de patiënt en de gesignaleerde problemen dient de behandelend arts op de hoogte gesteld te worden.

> Meneer Van Beugen krijgt uitleg over de dubbelloopse ileostoma. Hem wordt verteld dat de stoma tussen de zes weken en drie maanden onder narcose wordt teruggelegd als zijn conditie dat toelaat. De stoma wordt losgemaakt en de twee stukjes darm worden weer aan elkaar gezet. Door het gaatje waar de stoma heeft gezeten, wordt de dunne darm teruggelegd in de buikholte. Deze uitgebreide uitleg stelt hem enigszins gerust. Het herstel verloopt voorspoedig, er treden geen complicaties op. Omdat meneer Van Beugen met de stoma naar huis gaat, wordt hem de dagelijkse zorg van de stoma aangeleerd. Zijn vrouw komt een keer meekij-

ken, om thuis ondersteuning te kunnen bieden. Ze willen het liefst geen thuiszorg, omdat ze dat erg onrustig vinden.

Meneer Van Beugen leert heel snel, ondanks zijn weerstand tegen de stoma. De wil om naar huis te gaan is een extra motivatie. Na zes dagen mag hij naar huis. Hij komt na een week terug op de polikliniek voor de definitieve uitslag. Deze uitslag valt goed uit. Meneer Van Beugen hoeft geen nabehandeling met chemotherapie. Hij kan ondertussen goed met de stoma overweg, maar zal toch blij zijn als die wordt teruggeplaatst.

Bij controle na vier weken is meneer Van Beugen alweer zo goed in conditie, dat de arts besluit dat de stoma, mits de naad goed is geheeld, teruggeplaatst kan worden. Er wordt een sigmoïdoscopie via de anus afgesproken. De naad is goed geheeld en meneer Van Beugen wordt op de wachtlijst gezet voor terugplaatsing. Na tien dagen wordt hij opgenomen, de operatie verloopt voorspoedig. De darmen komen goed op gang. In het begin heeft meneer Van Beugen nog wat moeite met het ophouden van de ontlasting, maar hij krijgt daar snel weer controle over. Hij blijft voor follow-up volgens de richtlijn coloncarcinomen nog vijf jaar onder controle van de medisch specialist.

3.6.4 GEVOLGEN VAN EEN STOMA

Er kunnen zich verschillende problemen voordoen na het aanleggen van een stoma. Dit kunnen onder andere zijn:
- problemen met verminking/lichaamsbeeld door stoma en litteken;
- lekkage en daardoor onzekerheid;
- geur- en huidproblemen;
- depressie, wees alert het komt in milde vorm vaak voor;
- seksualiteit niet alleen door functiestoornis, maar ook in de relationele sfeer;
- sociaal isolement.

Een patiënt is al jaren ziek door colitis ulcerosa en heeft zich via de Crohn/Colitis Vereniging al goed geïnformeerd over de mogelijkheden. De patiënt krijgt preoperatief een goede uitleg door de stomaverpleegkundige. Bij controle na drie maanden zegt de patiënt blij te zijn met de stoma, want ze is niet meer ziek. Ze kan nu rustig een vakantie plannen zonder bang te zijn dat deze geannuleerd moet worden in verband met de colitis ulcerosa. Als ze een vriendje heeft, vraagt ze zich wel af wanneer ze hem moet zeggen dat ze een stoma heeft.

Een patiënt wordt ingestuurd door de huisarts met een acute buik, dit blijkt een geperforeerde diverticulitis te zijn. De patiënt wordt met spoed geopereerd en wordt wakker met een stoma. Hij is volledig in paniek en is alleen gefixeerd op de stoma. Bij controles blijkt dat patiënt niets wil ondernemen ondanks dat de stomazorg zonder problemen verloopt.

Een patiënt heeft een laag rectumcarcinoom en wordt langdurig voorbestraald. Hij heeft preoperatief uitleg gekregen van de stomaverpleegkundige. Bij nacontrole blijkt dat de patiënt al bijna al zijn werk en hobby's weer heeft opgepakt. Maar hij heeft heel veel problemen met het feit dat hij geen erecties meer heeft. Zijn vrouw vindt het geen probleem. Ze is blij dat verder alles goed is.

Voeding

Colostoma

Deze patiënten hebben geen beperkingen in hun voeding, maar kunnen deze wel zelf ervaren. Bijvoorbeeld een patiënt gaat uit eten en tijdens het eten komen er windjes, dat maakt soms veel geluid, de patiënt zal zich erg ongemakkelijk voelen. Producten die veel gasvorming veroorzaken, zijn koolsoorten, spruitjes, prei, paprika, uien en knoflook, peulvruchten, koolzuurhoudende dranken en bier. Extra geurvorming kan veroorzaakt worden door lang gekookte koolsoorten, prei, uien, knoflook en eieren. Rustig eten en goed kauwen kan gasvorming verminderen. Ook het toevoegen van bepaalde kruiden, zoals dille, salie en mierikswortel bij de bereiding van de maaltijd kan gasvorming tegengaan. Voor een vaste consistentie van de ontlasting is vezelbevattende voeding noodzakelijk. Onder andere volkorenbrood, zilvervliesrijst, groenten en fruit bevatten vezels. Van belang is tevens voldoende te drinken: 1,5 tot 2 liter per dag.

Ileostoma

In verband met vocht- en elektrolytenverlies via de stoma krijgen patiënten het advies minimaal 2 l te drinken per dag en 5-6 g extra zout te gebruiken. Goed kauwen is voor iedereen gezond, maar iemand met een ileostoma zal het direct merken als hij niet goed heeft gekauwd: het eten komt in onverteerde staat in het zakje. Kleine maaltijden worden beter verdragen dan grote hoeveelheden. Pinda's, noten en champignons kunnen verstopping van de stoma veroorzaken. Koolzuur-

houdende dranken en uien veroorzaken geborrel van de ileostoma. De ervaring zal leren wat wel en niet goed verdragen wordt.
Er zijn lijsten met voedingsadviezen verkrijgbaar via de diëtist en de stomaverpleegkundige (www.voedingscentrum.nl).

Geluid en geurtjes

Op de stomaproductie heeft de patiënt geen controle, de afloop kan niet opgehouden worden, ook windjes komen vanzelf. Met de adviezen voor de voeding kunnen geurtjes en gasvorming minder zijn maar toch nog optreden. In het stomaopvangmateriaal zit hiervoor een koolstoffilter dat wel de geur filtert, maar niet het geluid. Wanneer een patiënt windjes voelt aankomen, kan hij het geluid dempen door een hand op de stoma te leggen. Ook is het handig het zakje te legen wanneer er gas in zit. Een nat koolstoffilter werkt niet meer tegen geurtjes en kan beter vervangen worden.

Seksualiteit en intimiteit

Een stoma heeft voor veel patiënten invloed op het zelfbeeld. Lichamelijk en psychisch kan dat gevolgen hebben voor het omgaan met de partner. Mede door de operatie, het moeten wennen aan de nieuwe situatie, kan er de eerste tijd na het aanleggen van de stoma geen behoefte aan seksualiteit zijn. Ook door lichamelijke gevolgen, zoals beschadiging van zenuwen in het bekken, kan bij mannen (tijdelijk) impotentie bestaan. Bij vrouwen kan hierdoor droogheid van de vagina ontstaan.

Een patiënt met een stoma kan zich onaantrekkelijk voelen voor de partner, zich schamen voor de zichtbare stoma, het stomazakje kan geluiden geven, allemaal redenen om af te zien van intimiteit en seksualiteit. Er zijn veel mogelijkheden om de problemen onder ogen te zien en te proberen er wat aan te doen. Praktisch gezien zijn er veel oplossingen, voor droogheid van de vagina kan bijvoorbeeld vaginale gel helpen en er zijn medicijnen die helpen bij impotentie. Met de arts kunnen de mogelijkheden besproken worden. Er zijn kleine stomazakjes verkrijgbaar en fraaie hoesjes voor over het stomazakje, waardoor het zakje minder zichtbaar is. Er zijn speciale stomabanden in allerlei kleuren en variaties met een sluiting op de rug. Aan de voorkant kan het stomazakje hierin opgevouwen worden in een hoesje (zie: www.designyourstoma.nl).

Bij problemen die meer hulp behoeven, kan de patiënt doorverwezen worden naar een seksuoloog of een polikliniek seksuologie.

3.6.5 BEGELEIDING EN HULP

Een operatie aan de darmen met als resultaat een stoma heeft een enorme impact op de patiënt en zijn naasten. Het onderliggende lijden, zoals darmcarcinoom of colitis ulcerosa, dat de reden is voor de stoma, is medebepalend voor hoe een patiënt het verwerkt. Er is geen vaste regel. Belangrijk is dat de begeleiding al voor de operatie begint met een preoperatief gesprek met de stomaverpleegkundige en dat tijdens de opname de verpleging en de stomaverpleegkundige nauw samenwerken in de begeleiding. De postoperatieve zorg ligt weer bij de stomaverpleegkundige. Het is wel nodig dat er een team in de organisatie aanwezig is dat kan ondersteunen bij problemen die niet door de verpleging c.q. de stomaverpleegkundige kunnen worden opgevangen. Denk hierbij aan medisch maatschappelijk werk, pastorale/humanistische zorg, psycholoog/seksuoloog en uroloog of gynaecoloog. Van belang is problemen tijdig te signaleren en hulp te bieden door informatie en/of doorverwijzing. Sinds 2010 wordt gebruikgemaakt van de lastmeter. Dit is een gevalideerde lijst met vragen waarmee de patiënt op een aantal onderdelen problemen kan aangeven. De lastmeter kan behulpzaam zijn om extra hulp aan te bieden (zie: www.ikcnet.nl). Tevens kan een patiëntenvereniging met lotgenotencontact veel voor een patiënt betekenen.

Literatuur

Bartelsman JFWM, Kate J ten, Spanier BWM. Maag-, darm- en leverziekten in beeld. Casuïstiek in breder perspectief. Houten: Bohn Stafleu van Loghum, 2007.

Bekkers M. De kwaliteit van de stomazorg in patiëntenperspectief, een set van kwaliteitscriteria. Breukelen: Nederlandse Stomavereniging, 2006.

Beck DE, Wolff BG, Fleshman JW, Pemberton JH, Wexner SD (eds). The ASCRS Textbook of colon and rectal surgery. Houten: Springer Science+Business Media, 2007.

Burch J. The pre and postoperative nursing care for patient with a stoma; BJ of Nursing 2005;14:6.

Gooszen HG, Aronson DC, Blankensteijn JD, Gouma DJ et al. Leerboek Chirurgie (6e druk). Houten: Bohn Stafleu van Loghum, 2006.

Kerstens, JAM, Sesink EM. Basisverpleegkunde. Houten: Bohn Stafleu van Loghum, 2006.

Richbourg L. et al. Difficulties Experienced by the Ostomate After Hospital Discharge. J WOCN 2007;34(1):70-9.

Sesink EM, Jüngen IJD (red). De verpleegkundige in de AGZ, Algemene verpleegkundige zorg. Houten: Bohn Stafleu van Loghum, 2010.

Vrijland W, Driel-Rooks L van. Spek A vander, Coene PP (red). Darmkanker, het boek voor patiënt, familie en professional. Houten: Bohn Stafleu van Loghum, 2011.

Websites

www.gr.nl site van de gezondheidsraad
www.stomavereniging.nl
www.stomaatje.nl site met veel praktische informatie voor mensen met een stoma
www.mlds.nl site van de maag-darm-leverstichting
www.crohn-colitis.nl
www.ccjongeren.nl
www.oncoline.nl
http://stomaverpleegkunde.venvn.nl
www.ikc.nl/kankerregistratie
www.wip.nl werkgroep infectiepreventie
www.umcutrecht.nl/subsite/Omgaan-met-jeuk/richtlijn-Omgaan-met-jeuk/Gedrags-therapeutische-interventies/Krabbeheersingsprogramma.htm
www.kankerpatient.nl/doorgang

4 Metabool en endocrien systeem

F.H.H. Rieke, W. Geilvoet, E.M. Sesink en IJ.D. Jüngen

4.1 Diabetes mellitus

4.1.1 INLEIDING

Diabetes mellitus is een chronische ziekte, waarbij endogene en exogene factoren (obesitas, leeftijd, infectie, zwangerschap en erfelijkheid) een rol spelen. De prevalentie van diabetes mellitus type I is ongeveer 3,5 per 1000 Nederlanders, dit is 15% van het totale aantal diabetespatiënten. De meest frequente vorm van diabetes mellitus is de type-II-variant. Boven de leeftijd van vijftig jaar bedraagt de prevalentie 8-11% in Nederland en deze neemt toe met de leeftijd tot bijna 20% bij personen ouder dan vijfentachtig jaar. Geschat wordt dat in 2006 ongeveer 600.000 patiënten bekend waren met diabetes mellitus, maar dat er nog 250.000 mensen zijn waarbij de diagnose nog niet is gesteld. Deze mensen hebben een hoog risico op het krijgen van complicaties. Gemiddeld leven mensen vijf tot zeven jaar in onwetendheid van hun diabetes voordat de diagnose is gesteld.

> Mevrouw Aalbes (70) is weduwe. Zij wordt ingestuurd door de huisarts. Haar dochter is bij haar tijdens de opname in het ziekenhuis. Mevrouw Aalbes is met vlagen verward, heeft de laatste week stemmingswisselingen tot aan het agressieve toe en is benauwd. Ook is zij al een paar keer gevallen en heeft regelmatig last van een verlaagd bewustzijn. Zij heeft schaafwonden op ellebogen en knieën die in lichte mate exsuderen. Op de onderarm is de huid gescheurd en omdat de wond steeds opengaat, bloedt deze regelmatig. De reden van opname is de onbekende oorzaak van valpartijen en ontlasting van de thuissituatie. Haar familie en buren kunnen de zorg voor haar niet meer aan en de thuiszorg geeft aan dat de situatie niet langer verantwoord is. Mevrouw Aalbes heeft

vijftien jaar diabetes type II, gebruikt sinds vijf jaar insuline en is bekend met hypertensie. Tot voor kort was zij alleen bij de huisarts voor de diabetesjaarcontrole. Bij opname heeft zij een bloeddruk van 110/80 mm Hg bij een pols van 80/min regulair, equaal, een saturatie van 97% en een temperatuur van 38,5 °C.

Haar dochter vertelt dat haar moeder sinds een week of drie minder werd in het onthouden van gebeurtenissen. Zij vergat afspraken die ze had gemaakt. In de loop van de tijd was ze een paar keer gevallen. De dochter had toen ze haar moeder 's ochtends had gevonden ook een lege koelkast aangetroffen. In het huis hing een vreemde geur en er lag bevuild ondergoed en beddengoed in de badkamer.

Bij het in bed helpen valt het de verpleegkundige op dat mevrouw Aalbes onder de blauwe plekken zit en dat vooral het rechteronderbeen opgezet is. Bij nadere inspectie ziet zij een flinke eeltlaag op de voetzool met daarin een bloeduitstorting. Deze plek is pijnlijk bij druk.

In de mond waren enkele aften te zien en het tandvlees was opgezet, de turgor van de tong was verminderd. Uit de mond komt een onaangename geur. Zij draagt geen bril of kunstgebit.

Mevrouw Aalbes krijgt een infuus voor het toedienen van de insuline en voor het toedienen van NaCl 0,9%. Hoewel er nog geen sprake is van een lactaatacidose wordt uit voorzorg de metformine gestaakt.

4.1.2 DIABETES MELLITUS

Diabetes mellitus wordt gekenmerkt door een onvoldoende productie en/of activiteit van het hormoon insuline, met als gevolg een gestoorde stofwisseling. De aanmaak van insuline, door het pancreas, zodat de glucose vervoerd kan worden naar alle cellen, is bij diabetes mellitus verstoord (non-insulin depended diabetes mellitus, DM type II) of afwezig (IDDM of type I). Insuline heeft invloed op de koolhydraten-, vet- en eiwitstofwisseling.

Verschijnselen van diabetes mellitus

Bij een relatief dan wel absoluut tekort aan insuline zal de glucose stijgen (hyperglykemie); de nieren scheiden dit teveel aan glucose uit in de urine (glucosurie), met als gevolg:
– vermagering;

- polyurie, waardoor verlies van water (osmotische diurese) en verlies van elektrolyten;
- polydipsie (dorst maar ook een droge mond kan een teken zijn);
- jeuk.

Andere verschijnselen die gezien worden bij verhoogde glucoses zijn: wazig zien, honger, obstipatie, witte vloed en jeuk aan de geslachtsorganen, spierzwakte, vermoeidheid en slaperigheid, prikkelingen, tintelingen en meer gevoelig voor infecties, brokkelige nagels, dun haar, xanthelasmata (ophoping van een gelige substantie in de ooghoeken en/of boven de oogleden ten gevolge van een vetstofwisselingsstoornis).

Psychische verschijnselen

Mogelijk twee derde van de patiënten met diabetes mellitus heeft psychische verschijnselen. Depressieve stoornissen en angststoornissen zijn de belangrijkste verschijnselen. Bij een hypoglykemie kan bijvoorbeeld een paniekaanval ontstaan. Jonge vrouwen met diabetes mellitus ontwikkelen soms eetstoornissen (anorexia nervosa, boulimia nervosa). Ook kan een delier ontstaan.

Diagnose van DM

De diagnose van diabetes mellitus wordt gesteld aan de hand van de volgende bloedglucose-uitslagen en gegevens. De diagnose diabetes mellitus wordt gesteld op basis van een nuchtere plasmaglucosewaarde > 7 mmol/l en een 2 uurswaarde tijdens de glucosetolerantietest van > 11,1 mmol/l.

Bij de differentiëring van type-I-DM wordt ook wel gebruikgemaakt van het C-peptide (connecting peptide). Dit is een stof die in het pancreas vrijkomt bij de vorming van insuline. Het is samen met het insuline afkomstig van het pro-insuline dat door het pancreas wordt gemaakt. Zodra er insuline nodig is, deelt het pro-insuline zich in nagenoeg gelijke hoeveelheden insuline en C-peptide. Het C-peptide is daarom een goede maat voor de hoeveelheid nog door het pancreas geproduceerde insuline. Het meten van de hoeveelheid C-peptide in het bloed (de C-peptidespiegel) kan gebruikt worden voor het onderscheid tussen DM I en DM II. Bepaling van de hoeveelheid C-peptide heeft overigens tijdens het begin van de ziekte slechts beperkte betekenis. In de eerste periode van de type-I-diabetes kan het C-peptide namelijk nog normaal aanwezig zijn. In het latere beloop van de diabetes kan het bepalen van de C-peptidespiegel soms wel zinvol zijn.

Bij de diagnose van zwangerschapsdiabetes wordt veelal de orale glucosetolerantietest (OGTT) ingezet. Bij deze test bepaalt men eerst het nuchtere bloedsuikergehalte; vervolgens geeft men de patiënt 75 gram glucose opgelost in 300 ml water en bepaalt achtereenvolgens de bloedsuikerwaarden na 30, 60, 90 en 120 minuten.

4.1.3 BEHANDELING VAN DIABETES MELLITUS

De behandeling is gericht op het optimaliseren van het gewicht en het reguleren van de bloedsuikerspiegel. Er moet gestreefd worden naar een normoglykemie (nuchtere glucosewaarde < 6,7 mmol/l). Bij personen boven de vijfenzeventig jaar hanteert men minder strikte streefwaarden.

Dieet

Adipeuze patiënten met type-II-diabetes kunnen met een vermageringskuur/energiebeperkt dieet tot een betere glucosespiegel gebracht worden. De bedoeling van het dieet is dat de vetreserves van de patiënt worden verbrand. De voeding moet echter wel voldoende eiwitten en koolhydraten bevatten voor een goede verbranding. Om overgewicht vast te stellen hanteert men de queteletindex (body-mass index, BMI): gewicht in kg / (lengte in m)^2. Bij type-II-diabetes wordt gestreefd naar een QI < 25.

Bij patiënten met een goed gewicht is het gewenst dat het dieet zo is samengesteld, dat 50% van de dagelijkse energiebehoefte wordt geleverd door koolhydraten, 30% door vetten en de resterende 20% door eiwitten. In het algemeen wordt bij de behandeling van type-II-diabetes in eerste instantie geprobeerd met een voedingsadvies en het stimuleren van de lichamelijke activiteit de streefwaarden voor de glucoseregulatie te bereiken.

Orale bloedsuikerverlagende middelen

De volgende middelen worden alleen voorgeschreven bij type-II-diabetes.

Biguanidederivaten (metformine: Glucophage®)

Bij ieder patiënt met diabetes type II en een normale nierfunctie wordt gestart met de behandeling met metformine. Een biguanide kan volgens drie mechanismen werken: vermindering van de glucoseproductie in de lever door remming van de gluconeogenese en glycogenolyse in de spieren, toename van de perifere gevoeligheid voor insuline en van het cellulaire glucosegebruik en remming van de resorptie van glucose. Controles: ter voorkoming van lactaatacidose is controle van de nierfunctie noodzakelijk.

Sulfonyl-ureumderivaten

Tolbutamide (Rastinon®), glibenclamide, gliclazide (Diamicron®, Diamicron M® (langzame afgifte)), glipizide (Glibanese®) en glimepiride (Amaryl®). Sulfonyl-ureumderivaten stimuleren de afgifte van insuline door de gevoeligheid van de β-cellen in het pancreas voor glucose te verhogen. Daarnaast zijn er aanwijzingen voor extrapancreatische effecten, zoals verbetering van de gevoeligheid van perifere weefsels voor insuline en verlaging van de insulineopname door de lever.

Thiazolidinedionen

Pioglitazon (Actos®) vermindert de insulineresistentie en verbetert de β-celfunctie. Meestal is na twee weken al resultaat te verwachten, echter het duurt minimaal acht tot twaalf weken voordat maximaal effect te zien is. Bijwerkingen:
- vochtretentie, wat decompensatio cordis kan verergeren of uitlokken; gelijktijdig gebruik van NSAID kan het risico op oedeem verergeren;
- anemie;
- hypoglykemie.

α-glucosidaseremmer acarbose (Glucobay®)

Dit middel remt de enzymen (α-glucosidase) in het slijmvlies van de dunne darm. Doordat deze enzymen de vertering van koolhydraten bevorderen, vertraagt acarbose de glucoseopname in de dunne darm. Op deze manier kan de stijging van het glucosegehalte van het bloed na de maaltijd worden verminderd of voorkomen. Bovendien wordt de vertering van koolhydraten geremd in de darm, waardoor de glucosespiegel in het bloed niet zo snel stijgt. Het gebruik van acarbose wordt vanwege de geringe werking en de bijwerkingen door het Farmacotherapeutisch Kompas afgeraden.

Repaglinide (Novonorm®)

Het bevordert de afgifte van insuline door de β-cellen, de werking is kort. De insulinerespons op de maaltijd treedt binnen dertig minuten op. Het voordeel boven sulfonyl-ureumderivaten is dat het veilig aan nierpatiënten kan worden gegeven.

DPP4-remmers en incretines

Bij diabetes mellitus spelen vele hormonen een rol. Nog niet zo heel lang geleden is ontdekt dat ook hormonen als GLP1 en GIP, de zogenoemde incretines, van invloed zijn bij de insulinesecretie. Incretines worden afgescheiden als voedsel de darmen passeert en activeren de β-cellen van het pancreas tot het aanmaken van insuline. Tegelijkertijd remmen zij de alfacellen tot het maken van glucagon. Incretines zorgen daarbij ook voor een verzadigd gevoel. Incretines worden afgebroken door een darmenzym dat DPP4 heet. Om deze tegen te werken moet dit enzym gestopt worden. Dit middel noemen we een DPP4-remmer. Mensen met DM type II blijken in verhouding minder incretines te maken. De hoeveelheid incretines kan positief beïnvloed worden door:

- incretines toe te voegen middels een injectie exenatide (Byetta®) of liraglutide (Victoza®);
- DPP4-remmers voor te schrijven: sitagliptinein tabletvorm (Januvia®).

Incretines en DPP4-remmers worden alleen als therapie toegevoegd als de maximale orale therapie niet voldoende is om de glucosewaarden onder controle te krijgen. Op dit moment vindt vergoeding van incretines plaats bij patiënten met een BMI hoger dan 35 en moet het eerste recept geschreven worden door een internist.

Insuline

Normaal wordt in ons lichaam de insulinespiegel aangepast aan de glucosespiegel; bij diabetici gaat het net andersom: de glucosespiegel moet (met behulp van het dieet) worden aangepast aan een vaste hoeveelheid (per subcutane injectie toegediende) insuline. Naar hun werking zijn insulinesoorten in te delen in:

- *kortwerkend/snelwerkend insuline* (heldere vloeistof), bijvoorbeeld Actrapid®, Humalog®, Novorapid® Apidra®;
- *middellang tot zeer lang werkend insuline*, bijvoorbeeld Insulatard®, Levemir® of Lantus®; het gebruik van deze vormen van insuline heeft tot gevolg dat gedurende de gehele dag gelijkmatig insuline in het bloed terechtkomt;
- *combinaties van kortwerkende en langwerkende soorten*, bijvoorbeeld Novomix®, Humalog Mix®.

Transplantatie van de eilandjes van Langerhans

Dit verkeert nog in de experimentele fase. Er zijn twee mogelijkheden, transplantatie van het pancreas (dus zowel het exocriene als het endocriene kliergedeelte) en transplantatie van de eilandjes van Langerhans (niet gevasculariseerd).

4.1.4 COMPLICATIES VAN DIABETES MELLITUS OP LANGERE TERMIJN

Deze berusten voornamelijk op vaatveranderingen:
- in de kleine vaten: (diabetische) microangiopathie;
- in de grote vaten: atherosclerose.

Bij slecht ingestelde diabetici treden de volgende complicaties eerder en in sterkere mate op.

Retinopathie
Deze aandoening ontstaat door aantasting van de retinacapillairen. Aanvankelijk is dit nog te genezen met een goede instelling (achtergrondretinopathie). Later ontstaat een proliferatieve retinopathie met nieuwvorming van capillairen van slechte kwaliteit: de visus gaat geleidelijk dalen, uiteindelijk leidend tot blindheid. Met laser(foto)coagulatie is deze proliferatie (wildgroei) van capillairen tot staan te brengen. Regelmatige oogheelkundige controle (eenmaal per één tot twee jaar) is bij diabetici zeer gewenst!

Neuropathie
Deze aandoening wordt gekenmerkt door sensibiliteitsstoornissen aan de onderste extremiteiten: prikkelingen, tintelingen, schietende pijn, of juist een doof gevoel (controle achillespeesreflex). Er kan een ulcus ontstaan omdat de patiënt een beschadiging onvoldoende voelt. Later kan spierzwakte (musculus quadriceps femoris) ontstaan en neuropathie van het autonome zenuwstelsel kan leiden tot impotentie en/of een gestoorde blaasfunctie.

Nefropathie
Beschadigingen aan de glomeruli kunnen leiden tot hypertensie, proteïnurie en oedeem. De nierfunctie gaat geleidelijk dalen; uiteindelijk leidt dit tot nierinsufficiëntie die met dialyse behandeld moet worden. Regelmatige controle (jaarlijks); eiwit in de urine en creatininegehalte in het bloed.

Atherosclerose
Dit treedt eerder en in ergere mate op bij diabetici dan bij niet-diabetici en het ontstaat door een gestoorde vetstofwisseling. De gevolgen van de atherosclerose zijn afhankelijk van de plaats van optreden (bijvoor-

beeld hartinfarct, claudicatio intermittens, CVA, ulcera aan de voeten, gangreen). Jaarlijkse controle van de perifere pulsaties (arterie dorsalis pedis en arteria tibularis) is gewenst.

De atherosclerose kan het beste voorkomen/afgeremd worden door uitschakeling van de risicofactoren:
- niet roken en veel lichaamsbeweging;
- hypertensie behandelen/bestrijden;
- te hoog cholesterolgehalte behandelen;
- cholesterolarme voeding, meervoudig onverzadigde vetten gebruiken;
- overgewicht bestrijden;
- de diabetes mellitus goed instellen met medicijnen.

Cataract
Dit ontstaat door aantasting van de lenseiwitten.

Diabetische voet
De prevalentie van diabetische voetafwijkingen is in Nederland met de ouder wordende bevolking groeiende. Onder de diabetische voet wordt verstaan een scala van afwijkingen aan voeten van diabetespatiënten, die vaak aanleiding geven tot ernstige laesies en die zelfs uiteindelijk kunnen leiden tot amputaties. Naar schatting zoekt circa 25% van de diabetespatiënten gespecialiseerde hulp voor de voeten en komen bij 10-15% van hen klinisch belangrijke voetafwijkingen voor. 50% van alle voet- beenamputaties vindt plaats bij diabetespatiënten. Voor het ontstaan van diabetische voetafwijkingen zijn drie oorzaken aan te wijzen: angiopathie, neuropathie en infectie.

Ontregeling van diabetes mellitus
Welke vorm van diabetes de patiënt ook heeft, het is een chronische ziekte waar de patiënt elke dag medicatie voor moet nemen en leefregels moet navolgen wil hij niet ontregeld raken. Zowel de mensen die tabletten gebruiken als insulinegebruikers kunnen ontregeld raken. Het vraagt veel discipline van de patiënt om het voorgeschreven protocol met betrekking tot insulinegebruik en dieet consequent te volgen. Frustratie komt om de hoek kijken als blijkt dat hoe goed de patiënt ook zijn best doet de glucoseregulering niet optimaal is. Dit heeft gevolgen voor zijn gezondheid, omdat door hoge glucose ook andere aandoeningen kunnen voorkomen. De langeretermijncomplicaties van diabetes mellitus, zoals die hierboven behandeld zijn, zijn daar een voorbeeld van. Maar ook andere aandoeningen kunnen ontstaan bij DM of niet goed gereguleerde DM. Depressie en jicht zijn daar voor-

beelden van. Bij het onverklaarbaar hoog blijven van glucosewaarden kan frustratie overgaan in angst en depressie. De patiënt kan een burn-out ontwikkelen in zijn behandeling dan wel zelfregulatie. Het directe gevolg is dat hij zijn therapie niet optimaal dan wel geheel niet meer opvolgt, wat weer effect heeft op de glucosespiegel en de gezondheid van de patiënt.

Een vicieuze cirkel ligt in het vizier. Het is aan het diabetesteam en de diabetesverpleegkundige in het bijzonder om de patiënt te begeleiden om de vicieuze cirkel van ontregeling te doorbreken en de patiënt te helpen tot een keuze te komen die gedragsverandering tot gevolg heeft. Educatie en instructie alsmede motivational interviewing zijn bij dit begeleidingsproces belangrijke hulpmiddelen.

4.1.5 VERPLEEGKUNDIGE DIAGNOSES, VERPLEEGPROBLEMEN EN INTERVENTIES

Acute verwardheid

Mevrouw Aalbes is vergeetachtig en gedesoriënteerd en heeft periodes van verhoogde agitatie gehad de afgelopen week. Factoren voor het ontstaan van haar verwardheid kunnen zijn: leeftijd, dehydratie, koorts, het hoge glucosegehalte en de voetwond.

- Observeer en rapporteer verschijnselen zoals onrust, desoriëntatie in tijd, plaats en persoon, stemmingsveranderingen zoals emotionele reacties, angstig of geïrriteerd zijn en pijnklachten.
- Spreek de patiënt met haar naam aan en stel jezelf bij elk contact voor.
- Zorg voor oriëntatie zoals een klok en omgevingsoriëntatie, waar bevindt de patiënt zich.
- Betrek de familie bij de zorg en leg uit wat er aan de hand is en hoe zij kunnen reageren.
- Zorg voor een evenwichtig dag-nachtritme.
- Neem serieus wat de patiënt zegt, probeer niet te weerleggen wat de patiënt denkt of ziet, blijf gericht op de realiteit, dat wil zeggen: op het hier en nu.
- Vraag in overleg met de arts een consult met de medisch psycholoog of psychiater om de verwardheid nader te diagnosticeren.
- Overleg met de arts of medicatie gegeven moet worden tegen verwardheid, wanneer het door de behandeling van oorzaken niet vermindert.

Koorts

Mevrouw Aalbes heeft een temperatuur 38,5 °C (rectaal). Bij diabetespatiënten zijn de temperatuurmetingen vaak niet betrouwbaar als gevolg van een neuropathische stoornis. Vaak is de temperatuur hoger dan gemeten wordt.

Oorzaken van koorts bij een diabetespatiënt kunnen zijn: te weinig vocht in de weefsels, vochtverlies door hyperglykemie, trauma, ziekte, mogelijk onvermogen om te transpireren, inadequate inname van geneesmiddelen.
- Controleer de temperatuur driemaal daags of vaker wanneer de koorts verder stijgt.
- Waarschuw de behandelend arts bij verdere stijging van de temperatuur.
- Pas de omgevingstemperatuur aan, zorg voor aangepaste kleding en beddengoed.
- Zorg voor voldoende vochttoediening/opname via infuus en mogelijk oraal.

Vochttekort en ondervoeding

Mevrouw Aalbes heeft een verminderde tong- en/of huidturgor, verhoogde polsfrequentie, verlaagde bloeddruk, verhoogde Ht en verhoogde bloedglucosewaarden. Het dorstsignaal is afwezig of mogelijk wel aanwezig maar tijdelijk verstoord door de lichamelijke conditie.
- Optimaliseer het vocht- en voedingspatroon. Houd een vochtbalans bij. Controleer de infuusinloop en zorg voor verwisselen van infuuszakken.
- Ga na of de patiënt kan slikken en biedt drinken aan wanneer de slikfunctie in orde is.
- Schakel de diëtist in voor beoordeling van de voedingstoestand en aanpassing van de voeding, dranken en eventueel voedingssupplementen.

Huiddefect

Mevrouw Aalbes heeft een wond aan de voet onder een eeltplek. Door de verhoogde bloedglucosewaarden bestaat er risico op slechte wondgenezing. Interventies:
- Vraag in overleg met de arts een consult bij de chirurg aan voor debridement van het eelt.
- Schakel een wondverpleegkundige in voor een wondbehandelplan van de voetwond.
- Controleer en rapporteer de bloedsuikerwaarden, pas de medicatie aan in overleg met de arts.
- Zorg voor een consult bij de revalidatiearts voor aanvraag aangepast schoeisel in verband met de voetwond.

Decubitusrisico
Er is bij mevrouw Aalbes sprake van (tijdelijke) immobiliteit in combinatie met haar leeftijd en een slechte voedings- en vochttoestand.
Verpleegkundige interventies:
- Vul de decubitusscorelijst in en herhaal deze bij aanhoudende immobiliteit.
- Inspecteer de huid op de risicoplaatsen en rapporteer de bijzonderheden.
- Zorg voor huidverzorging volgens het decubitusprotocol.
- Zorg voor de juiste lichaamshouding en wisselhouding.
- Zorg voor drukverlagende middelen in bed en stoel, afhankelijk van de decubitusscore (zie ook: Kerstens & Sesink, 2010).

Zelfstandigheidstekort ADL (tijdelijk)
Mevrouw Aalbes is niet in staat zichzelf te wassen, te kleden en naar het toilet te gaan door immobiliteit, verwardheid, pijn door wonden en een infuus.
- Neem in het begin de zorg over en geef later ondersteuning bij wassen, kleden, gebits- en mondverzorging, eten, drinken en toiletgang.
- Zorg zo nodig voor loophulpmiddelen zodra het beter gaat.

Verhoogd valrisico
Mevrouw Aalbes is in de thuissituatie waarschijnlijk meerdere keren gevallen, waardoor ze blauwe plekken heeft. Zij is nu in de war en onrustig waardoor ze mogelijk uit bed komt of valt.
- Zet het bed in een lage stand.
- Zorg voor bewegingssignalering.
- Laat mevrouw Aalbes zo min mogelijk alleen, zorg dat er steeds iemand in de buurt is zo lang zij in de war is (schakel zo mogelijk de familie in).
- Schakel in overleg met de arts fysiotherapie in ter voorkoming van atrofie en opdat mevrouw Aalbes zo goed mogelijk voorbereid is als zij zich weer kan mobiliseren.

Stomatitis en risico voor parodontitis
Mevrouw Aalbes heeft een slechte adem, dit kan verschillende oorzaken hebben. Door uitdroging, slechte voedingstoestand en onvoldoende mondverzorging is stomatitis ontstaan en bestaat er risico op parodontitis.
- Neem de mondverzorging over: driemaal daags na de maaltijd het gebit reinigen, de mond en de tong schoonmaken met gaasjes met

fysiologisch zout, indien mogelijk de mond laten spoelen, de lippen invetten totdat mevrouw Aalbes het zelf weer kan.
- Signaleer pijnklachten in de mond.
- Voer regelmatig een mondinspectie uit. Let op bloedend tandvlees en schimmelinfectie van het mondslijmvlies.
- Rapporteer schimmelinfecties in de mond aan de arts in verband met de behandeling.
- Zorg voor voldoende vochtopname via infuus en zo mogelijk drinken.
- Consulteer de behandelend arts over de oorzaken van de slechte adem en de te nemen maatregelen.

Overige interventies
Van belang is bij opname de diabetesverpleegkundige in te schakelen. Contact van mevrouw Aalbes met de diabetesverpleegkundige is in verband met de huidige en toekomstige situatie van belang. De diabetesverpleegkundige kan beoordelen of mogelijk ander factoren een rol hebben gespeeld bij de ontregeling in de glucoseregulering van de patiënt.

Taken van de diabetesverpleegkundige
De diabetesverpleegkundige geeft onder andere informatie en educatie over de ziekte diabetes mellitus en de werking van insuline. Ze helpt de patiënt over te stappen van orale antidiabetica naar insuline, bespreekt de impact van het hebben van een chronische ziekte, helpt bij het informeren van de thuissituatie of school, coördineert de zorg als het gaat om vervolgonderzoeken bij oogarts en laboratorium en controleert of de materialen die gebruikt worden nog intact zijn. Dit leidt uiteindelijk tot een betere zelfregulatie en therapiediscipline (zelfmanagement) van de patiënt.

In overleg met de behandelend arts kan een consult aangevraagd worden bij de revalidatiearts voor beoordeling over de te volgen revalidatie. Deze zal ook onderzoeken of er een mogelijk andere reden is voor de eerdere valpartijen in de thuissituatie. Als blijkt dat er sprake is van een ulcus onder het eelt, bij de revalidatiearts ook het aanvragen van voorlopige orthopedische schoenen regelen.
Er zal een goede overdracht moeten zijn naar de thuiszorg en de huisarts.

Ten slotte zal er gewezen moeten worden op regelmatige controle door de internist in het ziekenhuis.

4.2 Schildklierziekten

4.2.1 INLEIDING

De schildklier is een belangrijk hormoonproducerend orgaan, die verschillende processen in het lichaam beïnvloedt. Door veranderingen in de werking, de omvang, maar ook door het ontstaan van goedaardige en kwaadaardige tumoren in de schildklier kunnen diverse problemen ontstaan. In deze paragraaf zullen achtereenvolgens de volgende onderwerpen aan bod komen: hyperthyreoïdie, hypothyreoïdie, schildkliercarcinoom en een operatie aan de schildklier. De patiënt met een schildklieraandoening kan in de meeste gevallen poliklinisch behandeld worden. In een enkel geval is het noodzakelijk iemand op te nemen. Bijvoorbeeld als er sprake is van een maligniteit en de patiënt geopereerd wordt, of als een patiënt een behandeling krijgt met radioactief jodium.

In ziekenhuizen werken steeds meer gespecialiseerde verpleegkundigen en verpleegkundig specialisten/nurse-practitioners die een belangrijke rol hebben in de begeleiding van deze patiëntengroep. Informatie met betrekking tot de aandoening, de oorzaak ervan en nevenproblematiek bij schildklierdisfunctie dragen bij aan het herkennen en begrijpen van signalen en symptomen van de ziekte. Dit geldt ook voor de begeleiding bij de behandeling van schildkliercarcinomen en het bestaan van eventuele psychische problemen in verband met disfunctie van de schildklier.

> Mevrouw De Jong (37) meldt zich op het spreekuur van de internist-endocrinoloog. Ze geeft aan dat ze zich de laatste weken erg vermoeid voelt. Haar hart gaat af en toe tekeer, zelfs als ze op de bank zit. Ze heeft trillende handen. Mevrouw De Jong is gewend om te sporten, maar haar prestaties van de afgelopen tijd zijn niet meer wat ze gewend was. Vooral haar spieren laten het afweten. Ze is onbewust 3 kg afgevallen en heeft het idee dat haar lichaam haar in de steek laat. In de familie komt hyperthyreoïdie bij de moeder voor. Ze rookt een half pakje sigaretten per dag.
> Bij lichamelijk onderzoek vindt de arts door middel van palpatie van de hals een diffuus vergrote schildklier. Daarnaast valt het op dat het oogwit boven en onder de iris duidelijk zichtbaar is en de oogbol in zijn geheel wat naar voren komt (exoftalmie of

> proptose, vroeger ook wel reflex van Von Graefe genoemd). De endocrinoloog verdenkt mevrouw De Jong van hyperthyreoïdie. Omdat zij jong is, een positieve familiegeschiedenis heeft, een diffuus vergrote schildklier heeft en een licht naar voren komende oogbol, wordt hier gedacht aan de ziekte van Graves.

4.2.2 HYPERTHYREOÏDIE EN THYREOTOXICOSE
Schildklier
De schildklier is verantwoordelijk voor de aanmaak van het schildklierhormoon dat verantwoordelijk is voor belangrijke processen in het lichaam. De synthese en secretie van schildklierhormoon worden op drie niveaus geregeld.
- De hypothalamus zorgt voor secretie van het thyreotropin-releasing hormoon (TRH).
- Dit hormoon reguleert in de hypofyse het thyreoïdstimulerend hormoon (TSH).
- De werking van de schildklier zelf, ofwel de aanmaak van T4 en T3 (zie: Tervoort & Jüngen, 2009).

Bij hyperthyreoïdie werkt de schildklier te snel. Dit kan verschillende oorzaken hebben. Het probleem kan in de schildklier gelegen zijn (primaire hyperthyreoïdie) of het probleem kan in overigens zeldzame gevallen buiten de schildklier liggen (secundaire hyperthyreoïdie). Bij primaire hyperthyreoïdie is het schildklierhormoon verhoogd en het TSH laag of niet aantoonbaar. De meest voorkomende afwijkingen waardoor er een primaire hyperthyreoïdie kan ontstaan zijn:
- ziekte van Graves ofwel primaire auto-immuunhyperthyreoïdie (diffuus toxisch struma);
- multinodulair toxisch struma;
- toxische nodus, dit is een hyperfunctionerende nodus in de schildklier.

Thyreoïditis is een ontsteking van de schildklier waarbij vaak een pijnlijk struma aanwezig is. Dit veroorzaakt een vrijkomen van schildklierhormoon in de bloedbaan door beschadiging en kapotgaan van de schildkliercellen. Omdat hier dus geen sprake is van een te snel werkende schildklier, spreekt men hier niet van hyperthyreoïdie maar van thyreotoxicose. Een andere vorm van thyreotoxicose ziet men bij mensen die te veel schildklierhormoontabletten innemen. Bij thyreotoxicose is er een teveel aan schildklierhormoon in de bloedbaan aanwezig.

Klachten en verschijnselen

Door de te snelle werking van de schildklier kunnen bepaalde klachten optreden. Niet bij iedere patiënt tref je hetzelfde klachtenpatroon aan. Niet alle klachten treden tegelijkertijd op en hoeven ook niet bij iedere patiënt voor te komen.

Vermoeidheid is vaak een subjectieve klacht maar past zeker bij hyperthyreoïdie. Veel processen, waaronder alle stofwisselingsprocessen in het lichaam, verlopen sneller waardoor er onbewust veel energie gebruikt wordt. Het schildklierhormoon heeft indirect invloed op de spiersamentrekking en de cardiale output en dus op de hartactie waardoor er bij een hyperthyreoïdie tachycardie ontstaat. Vooral bij ouderen met hyperthyreoïdie, kan dit resulteren in atriumfibrilleren, dat kan ontstaan door een verhoogde gevoeligheid van het lichaam voor catecholaminen. De tremoren zijn ook een gevolg van deze verhoogde gevoeligheid. De verminderde spierkracht is het resultaat van een verlies van spierweefsel onder invloed van het verhoogde schildklierhormoon. Over het algemeen kunnen de volgende problemen zich voordoen:
- gewichtsverlies, ondanks toename eetlust;
- nervositeit en onrust;
- warmte-intolerantie;
- overmatig transpireren;
- frequente defecatie;
- tremoren/beven;
- moeheid;
- dyspneu (d'effort);
- palpitaties;
- spierzwakte.

De oogverschijnselen die zijn opgemerkt, bestaan uit infiltratieve oftalmopathie. Hierbij worden bindweefselcellen in de oogkas gestimuleerd. Deze trekken vocht aan en zorgen voor meer aanmaak van vetweefsel en littekenvorming. Dit kan in verschillende stadia voorkomen. Hierbij kunnen verschillende klachten optreden, zoals branderigheid, tranen van de ogen en lichtschuwheid. Niet alleen de oogleden, maar ook de oogspieren en de weke delen kunnen geïnfiltreerd raken. In het hoogste stadium is ook de oogzenuw geïnfiltreerd en kan dubbelzien of gezichtsverlies optreden. De volgende verschijnselen zijn het gevolg van infiltratie van oogvet en oogspieren:
- zwelling van het oogbindvlies rondom het hoornvlies door sereus vocht (chemosis);
- ooglidoedeem;

- dubbelzien door oogbolmotoriekstoornissen;
- exoftalmie, dit is het naar voren geplaatst zijn van de oogbol;
- lagoftalmie, dit is het onvermogen om de oogleden te sluiten door verkorting of naar buiten gekeerd zijn van het ooglid, verlamming van de oogkringspier, ooglidretractie of kramp van de ooglidopheffer of door ernstige exoftalmie;
- beschadiging van de nervus opticus door uitrekking.

4.2.3 DIAGNOSTIEK

De anamnese speelt een grote rol, hiermee worden klachten en problemen die de patiënt ervaart naar voren gehaald. Dit helpt mee in het stellen van een diagnose en het doen van onderzoek. Onderzoek bij schildklierziekten bestaat uit grofweg drie onderdelen: de werking van de schildklier, morfologische afwijkingen en onderzoek naar problematiek ontstaan door afwijkingen in de werking of morfologische afwijkingen van de schilklier.

De werking van de schildklier kan worden gecontroleerd door de serumconcentraties van TSH, T4, T3 en eventueel rT3 te meten. De concentraties van thyreoïdbindende eiwitten kunnen nogal wisselend zijn en ook kunnen bepaalde medicamenten T4 en T3 beïnvloeden. De hoeveelheid vrij hormoon wordt hierdoor echter niet beïnvloed, daarom dient in het serum het vrije hormoon (FT4) bepaald te worden. Door deze onderzoeken kan vastgesteld worden of dit inderdaad juist is en hoe ernstig de schildklierfunctie verstoord is. Hierbij wordt het TSH en FT4 gecontroleerd. Indien er sprake is van hyperthyreoïdie zal het TSH-gehalte verlaagd of niet aantoonbaar zijn.

Beeldend en cytologisch onderzoek worden samen met het lichamelijk onderzoek gebruikt om morfologische afwijkingen aan de schildklier vast te kunnen leggen. Bij scintigrafie van de schildklier krijgt de patiënt een scan met behulp van radioactief jodium. Cytologisch onderzoek wordt gedaan door middel van een dunnenaaldbiopsie (fine needle aspiration, FNA). Dit is een punctie van de schildklier (nodus) door middel van een fijne naald (zie ook par. 4.4.2).

4.2.4 BEHANDELING

Er zijn drie verschillende mogelijkheden om de ziekte van Graves te behandelen. Hierbij wordt uitgegaan van het behandelen van de hyperthyreoïdie. Op de eerste plaats staat behandeling met medicatie, als tweede een behandeling met radioactief jodium en als laatste chirurgie. Het primaire doel is in alle gevallen het remmen van de schildklierhormoonproductie. Meestal wordt er gekozen voor het remmen van de schildklierhormoonproductie door middel van thyreostatica en daarnaast een vervanging (substitutie) met schildklierhormoon (thyreomimetica). Op deze manier kan de hoeveelheid schildklierhormoon nauwkeurig worden bepaald. De productie wordt geremd waarna het hormoon in een gecontroleerde hoeveelheid teruggegeven wordt in tabletvorm. Bij een niet te groot diffuus struma, kan deze block-and-replacetherapie gedurende één tot anderhalf jaar gecontinueerd worden. Hierna wordt de therapie gestopt om te kijken of de patiënt in remissie blijft. De kans hierop is afhankelijk van de grootte van het struma, de ernst van de hyperthyreoïdie en de hoogte van de autoantistoffen en varieert van 0 tot 50%. Sommige artsen kiezen in plaats van voor de block-and-replacetherapie voor monotherapie met thyreostatica. Als er een recidief optreedt of als het een groot struma betreft, komen de twee andere behandelingen in aanmerking. De hartkloppingen en tachycardie die de patiënt ervaart, kunnen verholpen worden door middel van medicatie in de vorm van een β-receptorblokker, die de adrenerge prikkels op het hart vermindert. Bij gebruik van een β-receptorblokker om de tachycardie onder controle te krijgen moet bradycardie en hypotensie worden voorkomen. De patiënt dient uitleg te krijgen over deze twee begrippen.

De behandeling met radioactief jodium wordt in het geval van de ziekte van Graves gebruikt om een deel van de schildkliercellen uit te schakelen en mogelijk ook voor het verkleinen van het struma. Hierbij bestaat het gevaar dat de patiënt een hypothyreoïdie ontwikkelt. Contra-indicaties voor deze behandeling zijn actieve oogverschijnselen en zwangerschap. Het is belangrijk dat de patiënt niet zwanger wordt tijdens deze combinatietherapie. Thyreostatica kunnen in tegenstelling tot thyreomimetica wel de placenta passeren en hypothyreoïdie bij de foetus veroorzaken.

Het behandelen van de oogverschijnselen vindt apart plaats door een oogarts met ervaring op het gebied van de ziekte van Graves. De behandeling kan bestaan uit steroïden en/of uitwendige bestraling. Het herstellen van de oorspronkelijke toestand door middel van chirurgie kan pas plaatsvinden als de oogverschijnselen inactief zijn geworden.

De klachten van mevrouw De Jong kunnen alleen bij een hyperthyreoïdie passen. Uit het bloedonderzoek blijkt dat het FT4 bij deze patiënt verhoogd is en de TSH niet meetbaar is. Omdat er oogverschijnselen en een diffuus vergrote schildklier (struma) vastgesteld zijn, is er in dit geval geen verder onderzoek nodig om de ziekte van Graves vast te stellen. Mevrouw De Jong krijgt hiervoor door de internist-endocrinoloog medicatie voorgeschreven. De medicatie bestaat uit thyreostatica en thyreomimetica, de block-and-replacetherapie. Mevrouw De Jong zal starten met thyreostatica en in een later stadium zal daar thyreomimetica aan worden toegevoegd. Deze medicatie zal indien er geen bijwerkingen optreden voor één tot anderhalf jaar worden voortgezet. Hierna wordt de therapie gestopt om te kijken of de patiënt in remissie blijft.

Na het bezoek aan de arts komt mevrouw De Jong bij de verpleegkundige. Hier wordt alle informatie nog eens met haar doorgenomen. Ook krijgt ze een informatiefolder mee over de ziekte van Graves. Hierin staat ook een adres indien lotgenotencontact gewenst is. Mevrouw De Jong geeft aan dat ze niet gewend is om medicatie in te nemen en dit ook liever niet doet. Ze vindt het nogal wat om nu 'hormonen' te moeten slikken en vraagt zich af of het allemaal wel nodig is en of de hyperthyreoïdie niet vanzelf over kan gaan.

Werking en bijwerkingen van thyreostatica en thyreometica

Thyreostatica gaan de vorming van schildklierhormoon in de schildklier tegen. Het heeft geen invloed op het al gevormde schildklierhormoon. Het middel werkt na enkele dagen tot weken. Naast hypothyreoïdie, struma en exoftalmie kunnen huiduitslag, jeuk, gewrichtspijn en -ontsteking en maag-darmstoornissen optreden. In sommige gevallen treedt er een leukopenie op (meestal in de vorm van agranulocytose). Dit is een ernstige bijwerking die de patiënt extra gevoelig maakt voor bacteriële infecties. Bij keelpijn, koorts of algehele malaise dient de patiënt contact op te nemen met de arts. De thyreostatica dienen onmiddellijk gestaakt te worden. Een andere zeldzame, maar ernstige bijwerking is levertoxiteit.

De werking van thyreomimetica is gelijk aan die van natuurlijk voorkomend schildklierhormoon. Het wordt in de perifere organen omgezet in het actieve T3. De werking treedt na drie tot vijf dagen in. Bijwerkingen van het middel kunnen optreden bij een te hoge doses of bij het te snel opvoeren van de dosering. Hierbij zijn dezelfde klachten als bij een hyperthyreoïdie te verwachten, zoals tachycardie, palpitaties, hartaritmieën, rusteloosheid, spierzwakte, slapeloosheid, gewichtsverlies, diarree, tremoren en hoofdpijn. Bij het optreden van deze klachten dient de dosering te worden aangepast. Thyreomimetica moeten één keer per dag 's ochtends, een halfuur voor het ontbijt op een lege maag worden ingenomen met bij voorkeur wat vloeistof. De reden hiervoor is dat thyreomimetica niet goed wordt opgenomen in combinatie met voeding. Geef duidelijke informatie over het medicatiegebruik met name dat medicatie de hyperthereoïdieklachten vermindert.

Het is van belang om de werking en de mogelijke bijwerkingen van de medicatie uit te leggen en ook de interacties met andere medicijnen, bijvoorbeeld calciumtabletten of de anticonceptiepil. Op deze manier kan de patiënt goed inspelen op eventuele klachten en weet ze ook wat zij moet 'voelen' als er bijvoorbeeld te hoog of te laag gedoseerd wordt. Daarnaast moet de medicatie op de juiste tijden wordt ingenomen.

4.2.5 VERPLEEGKUNDIGE DIAGNOSES, VERPLEEGPROBLEMEN EN INTERVENTIES

Het vergt de nodige aanpassing, motivatie, zelfvertrouwen en kennis van de patiënt om zich aan de medicijnvoorschriften en de leefregels te houden. Ga in op wat mevrouw De Jong zelf aangeeft over het gebruik van hormonen, zodat zij kan aangeven wat de redenen daarvoor zijn en hoe zij er zelf over denkt. Toon begrip voor haar gevoelens en bezwaren. Leg uit dat met de behandeling de verschijnselen van de ziekte verminderen.

Ga na of er bereidheid is de medicijnvoorschriften en adviezen te gaan opvolgen. Vraag hoe mevrouw De Jong in andere situaties problemen succesvol heeft opgelost. Daarnaast kan het zijn dat ze niet goed begrijpt wat het gebruik van schildklierhormonen inhoudt. Zorg ervoor dat mevrouw De Jong alle medische en verpleegkundige informatie krijgt die zij nodig heeft om te begrijpen wat er in haar lichaam gebeurt, de noodzaak van de behandeling weergeeft en hoe zij zelf mee kan helpen om zich beter te gaan voelen.

Uit onderzoek blijkt dat er een verband bestaat tussen roken en de ziekte van Graves en de oogziekte van Graefe. Stoppen met roken is bij mevrouw De Jong van groot belang. Hiervoor zijn verschillende methoden en programma's, zoals de 'rookstoppoli' in het ziekenhuis. Geef mevrouw De Jong schriftelijke informatie over de ziekte en de medische behandeling en adviezen.

Geef uitleg over gezonde calorierijke en eiwitrijke voeding en adviseer meerdere kleine maaltijden per dag in een rustige omgeving. Geef het advies dagelijks voldoende te drinken, en extra te drinken bij koorts, overmatig transpireren en diarree. Verwijs patiënten indien nodig door naar de diëtist.

Adviseer de patiënt bij warmte-intolerantie en overvloedige transpiratie luchtige (katoenen) kleding te dragen en in de woonsituatie de omgevingstemperatuur te verlagen. Afkoeling kan verkregen worden door gekoelde en koude dranken te gebruiken en warme dranken te vermijden. Ook douchen met lauw of koud water kan verlichting geven. Het is tevens van belang om te proberen te ontspannen en te zorgen voor een rustige niet-lawaaiige omgeving.

Beoordeel bij risico op hyperthermie of kleding of beddengoed niet te warm is voor de omgeving of de te leveren inspanning. Adviseer de patiënt luchtige kleding en beddengoed te gebruiken. Voldoende vochtintake is van belang om uitdroging te voorkomen. Als temperatuurgrens wordt 38,5 °C aangehouden. Koortsverlagende middelen zijn in eerste instantie niet wenselijk, omdat een goede temperatuurregistratie dan niet mogelijk is.

Omgaan met ziekteverschijnselen
Tremoren

Ontspanning en vermijden van stressvolle situaties kan mogelijk tremoren verminderen. Adviseer geen koffie en alcohol te gebruiken, want deze stoffen kunnen tremoren verergeren. Geef informatie over de gevaren van het uitvoeren van bepaalde handelingen.

Vermoeidheid

Een belangrijke interventie is de oorzaak van de vermoeidheid uit te leggen. Technieken om zuinig met energie om te gaan zijn van belang zolang de vermoeidheid aanwezig is.

Oogproblemen

Problemen die zich kunnen voordoen, zijn: lichtgevoeligheid, dubbelzien, risico op hoornvliesbeschadiging bij lagophthalmos (onvermogen het oog te sluiten) ten gevolge van exoftalmie. Algemene maatregelen bij gravesoftalmopathie zijn het dragen van grote donkere brillenglazen tegen lichtschuwheid, prismabril tegen dubbelzien, en lubricantia zoals kunsttranen, gels of zalven om het 'zandgevoel' in de ogen tegen te gaan en het oog voldoende te bevochtigen. Bedenk hierbij ook dat deelname aan het verkeer in sommige gevallen af te raden is.

4.3 Hypothyreoïdie

> Op het spreekuur komt mevrouw De Boer (34) in verband met menstruatiestoornissen, ernstige vermoeidheid en gewichtstoename. Mevrouw De Boer heeft een kinderwens en probeert al een jaar zwanger te worden. Mevrouw De Boer maakt een lusteloze indruk. Ze geeft verder aan het snel koud te hebben en hoopt dat er eindelijk een oorzaak van haar problemen gevonden kan worden.

4.3.1 INLEIDING

De term hypothyreoïdie geeft aan dat de schildklier te langzaam werkt. Er is te weinig schildklierhormoon in het lichaam aanwezig, wat een effect heeft op veel lichaamsprocessen. De oorzaak van hypothyreoïdie kan verschillen.

De ziekte van Hashimoto (chronische thyreoïditis) is in ongeveer 90% van de gevallen de oorzaak van hypothyreoïdie, wanneer deze niet veroorzaakt wordt door bijvoorbeeld een operatie of medicatie. Deze auto-immuunziekte kan uiteindelijk resulteren in een hypothyreoïdie. De autoantistoffen die hierbij kunnen worden aangetoond (anti-TPO), zijn tegen thyroïdperoxidase gericht. De ziekte van Hashimoto kan met of zonder struma voorkomen.

Andere vormen van een primaire hypothyreoïdie kunnen verschillende oorzaken hebben, zoals onvoldoende aanmaak van schildklierhormoon na schildklierchirurgie, radioactieve jodiumtherapie of medicijngebruik zoals thyreostatica of lithium. Aangeboren afwijkingen in de synthese van schildklierhormoon en jodiumdeficiëntie behoren ook tot deze categorie. Onvoldoende aansturing van de schildklier vanuit de hypofyse, bijvoorbeeld door een tumor van de hypofyse of na een operatie aan de hypofyse, valt onder de secundaire hypothyreoïdie. Als de oorzaak van de hypothyreoïdie gelegen is in de hypothalamus spreekt men van een tertiaire hypothyreoïdie. Dit is echter zeldzaam. Bij hypothyreoïdie is er sprake van een verlaagd of niet aantoonbaar FT4- en een verhoogde TSH-waarde indien er geen schade aan de hypofyse is. Als het probleem in de hypofyse gelegen is, zal ook het TSH-gehalte verlaagd zijn. De patiënt heeft meestal aspecifieke klachten en symptomen. De volgende symptomen kunnen optreden indien er sprake is van hypothyreoïdie:
- vermoeidheid;
- gewichtstoename;
- verminderde eetlust;

- veranderingen in de circulatie waardoor koude-intolerantie en bradycardie;
- veranderingen van de huid waaronder droogheid;
- obstipatie;
- diepere stem;
- geheugenstoornissen;
- menorragie (sterk vermeerderde menstruatie);
- spierzwakte, spierpijn en verandering in de spieren waaronder vertraagde contractie;
- verandering van het haar waaronder droogte, broosheid en verlies;
- hypercholesterolemie.

De genoemde symptomen zijn lang niet altijd of allemaal aanwezig. Symptomen kunnen bij een aanhoudende hypothyreoïdie met de tijd verergeren. De diagnose wordt in sommige gevallen pas laat gesteld. De situatie die ontstaat bij een levensbedreigende hypothyreoïdie wordt myxoedemateus coma genoemd. Vaak is er sprake van een verminderd bewustzijn en klachten en symptomen die passen bij hypothyreoïdie. Veel voorkomende verschijnselen zijn: hypothermie, hypoventilatie, hyponatriëmie, hypoglykemie, bradycardie, myxoedeem en hypotensie. Daarnaast is er vaak een luxerend moment aanwijsbaar en een voorgeschiedenis van schildklierlijden.

4.3.2 BESPREKING EN DIAGNOSTIEK

Bij hypothyreoïdie staat de stofwisseling op een laag pitje. Dit heeft betrekking op alle cellen in het lichaam. Een verminderde spiersamentrekking in het lichaam ontstaat door een vermindering van cardiale gevoeligheid voor catecholaminen. Hierdoor wordt de hartslag verlaagd en vermindert de pompfunctie van het hart. Een ander probleem bij hypothyreoïdie is een verstoorde absorptie, opslag en gebruik van ijzer. De synthese van hemoglobine kan bij hypothyreoïdie verlaagd zijn evenals de resorptie van ijzer in de darm. Een ander veel voorkomend symptoom is het toegenomen bloedverlies (menorragie) bij de menstruatie. Deze veranderingen leiden tot anemie en dragen samen met het verlaagde hartritme en pompfunctie bij aan de vermoeidheid die mevrouw De Boer ervaart. Menstruatiestoornissen ontstaan omdat hypothyreoïdie het vermogen vermindert om oestrogeenprecursors om te zetten in oestrogene. Dit verandert de secretie van FSH en LH in de menstruatiecyclus en kan leiden tot verminderde vruchtbaarheid. Gewichtstoename wordt verklaard door de vertraagde stofwisseling waardoor ook koolhydraten, eiwitten en vet niet compleet gemetaboliseerd worden. Daarnaast houdt het lichaam vocht vast, omdat de verzameling van verbindingen die ontstaan, bestaande uit eiwitten, uronzuur en koolhydraten (mucopolysachariden), tussen de weefsels zorgen voor een toename in vochtretentie. Een ander optredend effect bij hypothyreoïdie is een verhoogde waarde van het LDL-cholesterol in het bloed.

Vaak zorgt hypothyreoïdie ook voor een vertraagde stoelgang, waardoor obstipatieklachten kunnen ontstaan. Mevrouw De Boer gaf ook aan dat zij het sneller koud heeft dan normaal. Dit symptoom wordt verklaard door het verminderde metabolisme in de cellen, zodat er minder energie vrijkomt en dus minder warmte.

De diagnose kan worden gesteld door middel van het bepalen van het TSH- en FT4-gehalte in het bloed. Vaak kan alleen worden volstaan met een TSH-screening. Hierbij wordt, indien het TSH verstoord is, ook een FT4 bepaald. Als het TSH-gehalte verhoogd is in combinatie met een laag FT4-gehalte, kan de diagnose hypothyreoïdie worden gesteld. Immers als de schildklier niet voldoende schildklierhormoon aan kan maken, zal de hypofyse de schildklier proberen meer te stimuleren door verhoging van het TSH-gehalte. In tabel 4.1 is te zien wat de oorzaak is als het FT4-gehalte normaal of verhoogd is. Er bestaat ook een subklinische hypothyreoïdie waarbij het TSH-gehalte verhoogd is, maar het FT4-gehalte nog binnen de referentiewaarden valt. Dit hoeft soms (nog) niet behandeld te worden.

Tabel 4.1	TSH- en FT4-waarden in het bloed.	
TSH	**FT4**	**conclusie**
normaal	normaal	euthyreoïdie, schildklierfunctiestoornissen vrijwel uitgesloten
verhoogd	normaal	subklinische hypothyreoïdie
verhoogd	verlaagd	hypothyreoïdie
verlaagd	normaal	subklinische hyperthyreoïdie
verlaagd	verhoogd	hyperthyreoïdie
verhoogd	verhoogd	zeldzaam, bijvoorbeeld TSH-producerend hypofyseadenoom

Om te kijken of sprake is van hashimotothyreoïditis kunnen antistoffen tegen de schildklier worden aangetoond. Bij een hashimotothyreoïditis zijn vaak thyroïdperoxidaseantistoffen (anti-TPO) aantoonbaar. Daarnaast worden ook aanvullende bepalingen gedaan, zoals bepaling van het hemoglobine- en het cholesterolgehalte. Naast laboratoriumonderzoek zal de arts tijdens het lichamelijk onderzoek de hals palperen om te controleren of de schildklier vergroot is.

> Mevrouw De Boer is jong en heeft geen cardiale voorgeschiedenis. De schildklier is niet palpabel en niet zichtbaar vergroot. De laboratoriumuitslagen laten de volgende waarden zien: TSH 70,0 mU/l (referentiegebied 0,2-4 mU/l) en het FT4 is 3,0 pmol/l (normaal 11-24 pmol/l). Uit het bloedonderzoek blijkt dat er een hoge titer anti-TPO van 2300 IU/l (referentie < 100 IU/l) aanwezig is. Door aanwezigheid van de antistoffen kan de diagnose de ziekte van Hashimoto worden bevestigd. In ruim 90% van de gevallen is de oorzaak van een niet-iatrogene hypothyreoïdie een hashimotothyreoïditis waarbij levenslange substitutietherapie nodig is. Waarschijnlijk heeft mevrouw De Boer al een lange tijd last gehad van een subklinische thyreoïditis zonder dat zij daar al te veel klachten van had. Er is nu een fase bereikt waarbij de schildklier onvoldoende schildklierhormoon aan kan maken door destructie van het schildklierweefsel.
>
> De arts geeft uitleg over het ziektebeeld en de relatie met de klachten die zij op dit moment heeft. Het gewicht van mevrouw De Boer wordt gecontroleerd. Zij weegt 83 kg en heeft een lengte van 1,76 m. Dit is belangrijk in verband met de dosering van het schildklierhormoon.

4.3.3 BEHANDELING

De behandeling van hypothyreoïdie bestaat uit substitutietherapie, in dit geval substitutie met schildklierhormoon. Bij het doseren wordt gestreefd naar een laagnormale TSH-waarde tussen de 0,2 en 1,0 mU/l. Uit onderzoek is gebleken dat het welbevinden van de patiënt hierbij het meest gunstig is. Daarnaast is het vrij zijn van klachten bij de patiënt ook van belang. Het is zoeken naar een juiste afstemming waarbij de TSH- en FT4-waarden binnen de referentiewaarden vallen. Bij voorkeur wordt begonnen met een lage dosering waarna deze geleidelijk wordt opgevoerd. Voornamelijk bij oudere en/of cardiaal belaste patiënten is dit van belang. Dit wordt gedaan om cardiale complicaties te voorkomen.

Over het algemeen bestaat substitutie uit synthetisch 1,6-2 µg/kg lichaamsgewicht thyreomimetica. Voor een volwassene komt dit globaal overeen met 100-150 microgram per dag. Soms zijn echter veel hogere doses nodig tot 300 microgram per dag.

> Mevrouw De Boer start met 50 microgram levothyroxine. De
> dosering wordt wekelijks met 25 microgram verhoogd indien ze
> geen klachten vertoont. Mevrouw De Boer begrijpt na de uitleg
> van de arts dat de medicatie, het schildklierhormoon, levenslang
> zal moeten worden ingenomen. De instelfase kan maanden in
> beslag nemen en het kan weken duren voordat de patiënt het eer-
> ste effect merkt. Het kan lang duren, maar waarschijnlijk knapt
> de patiënt goed op. Een laboratoriumcontrole kan pas vier tot zes
> weken na de laatste dosisaanpassing worden gedaan. Eerdere
> controle is niet zinvol; de TSH-waarde is pas zes weken na een
> aanpassing van de dosering gestabiliseerd. Sommige artsen zul-
> len bij deze jonge vrouw direct kiezen voor een dosering van 100
> microgram en vanuit hier, indien nodig, langzaam ophogen na de
> controle van de bloedwaarden na vier tot zes weken.

4.3.4 FOLLOW-UP

Een taak van de arts is om uitleg te geven over de samenhang van de menstruatiestoornissen en hypothyreoïdie. Door middel van het herstellen van het niveau van het schildklierhormoon zal gekeken worden of de klachten ten aanzien van de menstruatie verbeteren. De uitleg van het medicatiegebruik, in dit geval een vorm van thyreomimetica, is in de paragraaf met betrekking tot hyperthyreoïdie al uitgelegd en verschilt niet ten opzichte van deze situatie. Tijdens controles is het belangrijk om na te vragen of de patiënt klachten heeft. Ondanks een optimale behandeling kunnen patiënten toch klachten blijven houden, in het bijzonder vermindering van neurocognitieve functies en algemeen welbevinden.

In het eerste jaar nadat de patiënt klachtenvrij is geworden en het TSH- en FT4-gehalte zijn genormaliseerd, vinden de controles elke drie maanden plaats. Daarna is een jaarlijkse controle met een TSH- en FT4-bepaling voldoende, tenzij de patiënt eerder klachten heeft. In dat geval moet de controle eerder plaatsvinden.

4.3.5 VERPLEEGKUNDIGE DIAGNOSES EN BELANGRIJKSTE PRINCIPES VAN VERPLEGEN

Bij de verpleegkundige anamnese is het onder andere van belang om te weten hoe de kennis van het ziektebeeld is, of de patiënt eventueel verschijnselen van een hypo- of een hyperthyreoïdie heeft en ze kan herkennen. Het huidige medicatiegebruik is hierbij ook belangrijk. Hieronder volgen de belangrijkste verpleegkundige diagnoses.

Risico op inadequate therapiediscipline bij onvoldoende kennis

Uitleg over het ziektebeeld en medicatiegebruik is van groot belang bij deze patiënt en de verpleegkundige zorg is hier dan ook voornamelijk op gericht. Risico op inadequate therapiediscipline bij onvoldoende kennis over de aandoening kan betrekking hebben op farmacotherapie, behandelvoorschriften, dieetmaatregelen en symptomen. Een goede uitleg en toetsing van de kennis is hierbij van belang. Naast onvoldoende kennis kunnen ook andere oorzaken een rol spelen. Moedig de patiënt aan om eigen ervaringen, twijfels en verwachtingen over de therapie te uiten en bekijk of er bepaalde aspecten zijn die een probleem vormen ten aanzien van de therapiediscipline op het gebied van complexiteit, ongewenste effecten, persoonlijke omstandigheden, werk, gezin, gemak. Maak de patiënt attent op het bestaan van de Schildklierstichting (zie websites) en reik folders aan over de ziekte en behandeling.

Beperkte inspanningstolerantie bij vertraagd metabolisme

Deze diagnose is voornamelijk gericht op problemen die ontstaan door stofwisselingsproblemen. Vermoeidheid is een overheersend of algeheel subjectief gevoel van uitputting dat niet opgeheven kan worden. Normaal wordt een patiënt met beperkte inspanningstolerantie begeleid bij het vergroten van het uithoudingsvermogen. In deze casus hangt echter alles samen met de biochemische belasting ten gevolge van een endocriene stofwisselingsstoornis en een verbetering van de inspanningstolerantie zal pas mogelijk zijn als het schildklierhormoon in het lichaam op peil is gebracht. Een belangrijke interventie is hier dus de patiënt goed de oorzaak van haar vermoeidheid uit te leggen. Technieken om zuinig met haar energie om te gaan zijn van belang zolang de vermoeidheid aanwezig is. Hierbij kun je de patiënt helpen het niveau van vermoeidheid te analyseren over 24 uur en hierbij een plan te maken. Denk hierbij aan het verdelen van activiteiten over de week, delegeren van bepaalde taken, het stellen van prioriteiten, het aanleren van ontspanningstechnieken en hulp bij bijvoorbeeld huishoudelijke taken.

Obstipatie bij afgenomen peristaltiek ten gevolge van vertraagd metabolisme

Vragen op het gebied van het uitscheidingspatroon zijn in de anamnese van de arts en de verpleegkundige van belang. Daarnaast is het van belang om te weten of de patiënt al gebruikmaakt van middelen om het patroon te verbeteren. Om eventuele obstipatieklachten te verlichten of verhelpen wordt mevrouw De Boer op de hoogte gesteld van een gezond leef- en voedingspatroon: voldoende vezelrijke voeding, ruim drinken (streven naar 2 liter per dag) en voldoende beweging. Indien deze voorschriften niet helpen, kan gekozen worden voor middelen om de ontlasting bijvoorbeeld wat zachter te maken. Hierbij kan gedacht worden aan lactulosestroop of psylliumzaad. Dit laatste middel is wel wat duurder dan de stroop. De arts kan deze aan de patiënt voorschrijven.

Droge huid ten gevolge van vertraagd metabolisme
Een droge huid kan verzorgd worden met neutrale vettende verzorgingsproducten, zoals douche/waslotion of badolie, huidcrème of huidlotion. Vettende producten laten een laagje achter waardoor de huid niet uitdroogt. Het is aan te raden de huid vaker per dag in te smeren met een dunne laag crème, in plaats van eenmalig met een dikke laag. Andere adviezen zijn: niet te vaak douchen, kort en niet te warm douchen (vijf minuten) en baden (vijftien minuten). Voldoende luchtvochtigheid in huis en op het werk is van belang. Bij ernstige klachten kan de arts indifferente middelen voorschrijven (zie: www.artsenapotheker.nl en www.huidinfo.nl).

4.3.6 MOGELIJKE ERNSTIGE GEVOLGEN VAN HYPOTHYREOÏDIE

Er zijn ook enkele verpleegkundige problemen die in deze casus niet naar voren komen, maar die wel kunnen ontstaan als de hypothyreoïdie in een veel ernstiger mate aanwezig is, zoals bij myxoedeemcoma. Hierbij spelen meer multidisciplinaire problemen een rol, zoals coronaire atherosclerose, normochrome of normocytaire anemie, acute organische psychose en hematologische problemen. Bij myxoedeem is sprake van een deegachtige zwelling van de huid onder andere rond de ogen en onderbenen waarin je geen 'putjes' kunt drukken. Dit wordt bestreden door behandeling van de hypothyreoïdie en ondersteuning van vitale functies. Dezelfde verpleegkundige diagnoses kunnen hierbij van toepassing zijn. Echter een ziekenhuisopname is hierbij noodzakelijk, soms op de intensive care. De problemen die dan spelen, vragen acute intensieve zorg.

4.4 Schildkliercarcinoom

4.4.1 INLEIDING
Struma is een vergroting van de schildklier. Een vergroting kan diffuus aanwezig zijn, maar kan ook bestaan uit één of meer afgrensbare noduli. Een knobbel in de schildklier wordt een nodus genoemd. Noduli komen frequent voor, maar zijn vaak klein van aard en niet

palpabel. Palpabele noduli komen vaker bij vrouwen voor dan bij mannen. In deze paragraaf zal verder ingegaan worden op schildkliercarcinoom in de solitaire nodus. De kans op een maligniteit in zo'n nodus is even groot als in een multinodulair struma. Wanneer sprake is van snelle groei, heesheid, stridor, vergrote lymfeklieren in de hals, bestraling van de hals in de jeugd of een positieve familieanamnese (medullair) is de verdenking op een maligniteit groter. Bij een klein percentage, maximaal 5% van alle patiënten met een palpabele schildkliernodus, komt een maligniteit voor. Er zijn verschillende typen schildkliercarcinoom.

Papillair schildkliercarcinoom komt het meeste voor, gevolgd door het folliculair schildkliercarcinoom. Deze vormen zijn afkomstig uit het schildklierfollikelepitheel, vormen 80-90% van alle schildkliercarcinomen in een verhouding 3:1 en vallen onder de goed gedifferentieerde schildkliercarcinomen. De resterende 10-20% bestaat uit medullair en anaplastisch schildkliercarcinoom. Medullair schildkliercarcinoom kan familiair voorkomen of in het kader van het MEN 2a- of MEN 2b-syndroom. Deze vorm heeft zijn oorsprong in de calcitonineproducerende C-cellen van de schildklier. Anaplastisch schildkliercarcinoom is de zeldzaamste en meest agressieve vorm van schildkliercarcinoom en is een vorm van slecht gedifferentieerd schildkliercarcinoom. Een goed gedifferentieerd schildkliercarcinoom heeft een betere prognose dan een slecht gedifferentieerd carcinoom. Papillair schildkliercarcinoom heeft de hoogste tienjaarsoverleving van ongeveer 98%, gevolgd door folliculair schildkliercarcinoom (80%) en medullair schildkliercarcinoom (65%). Anaplastisch schildkliercarcinoom heeft de slechtste prognose, deze is zelden langer dan drie jaar. Als men er bij deze laatste vorm op tijd bij is, zal de patiënt geopereerd worden om de schildklier zo goed mogelijk te verwijderen. Wanneer de ziekte al te ver gevorderd is, kan in enkele (zeldzame) gevallen geprobeerd worden de luchtweg vrij te houden door het plaatsen van een stent, maar genezing is dan vaak niet meer mogelijk.

Meneer Steen (43) is door de huisarts verwezen naar het gecombineerde spreekuur van de endocrinoloog en de chirurg. Bij hem is waarschijnlijk een nodus van de schildklier ontdekt. Hij maakt zich niet zoveel zorgen. Hij heeft twee kennissen met een afwijking aan de schildklier en gaat ervan uit dat het te verhelpen is met medicatie. Meneer Steen gebruikt omeprazol in verband met maagklachten. Verder heeft hij een blanco voorgeschiedenis. Er is nog geen aanvullend onderzoek gedaan. Bij navraag blijkt dat

> de nodus de afgelopen drie maanden is toegenomen in grootte. Hij heeft een lichte heesheid van de stem bemerkt, meestal aan het einde van de dag. In de familie komen geen schildklierziekten voor. Er zijn geen klachten aanwezig die kunnen passen bij een hyper- of hypothyreoïdie. Bij de anamnese is het verder belangrijk om na te vragen of de patiënt in het verleden een bestraling op de hals heeft gehad. Dit is niet het geval. De arts palpeert bij het lichamelijk onderzoek een vast aanvoelende nodus in de rechter schildklierkwab, die goed meebeweegt bij het slikken. De zwelling wordt geschat op ongeveer 2,5 cm. De nodus is niet pijnlijk voor meneer Steen. Er zijn geen lymfeklieren voelbaar in het hoofd-halsgebied.

4.4.2 DIAGNOSTIEK

Door een bloedafname kan gekeken worden of de nodus zorgt voor een afwijkende schildklierfunctie. Een TSH-screening volstaat hierbij. Dit betekent dat wanneer de TSH-waarde afwijkend is ook een FT4-waarde wordt bepaald.

Met een echografie van de hals kunnen de schildklier en de nodus in beeld gebracht worden. Ook kunnen de echografische kenmerken beschreven worden en kan de hals op eventueel pathologisch vergrote lymfeklieren worden beoordeeld. Cytologisch onderzoek in combinatie met echografie is het volgende onderzoek van keuze bij aanwezigheid van een schildkliernodus. Door middel van FNA (fine needle aspiration) kan cytologisch onderzoek worden ingezet. Hierbij wordt de nodus tijdens de echografie met een fijne naald aangeprikt en kunnen cellen worden opgezogen. Dit materiaal wordt door de patholoog beoordeeld. In sommige gevallen kan het zijn dat bij een cytologische punctie te weinig cellen zijn opgezogen om een betrouwbare diagnose te kunnen stellen.

Bij heesheidklachten of stemverandering kan het zijn dat de nodus druk geeft op de nervus recurrens (stembandzenuw). Onderzoek dat kan uitwijzen of de stembanden minder beweeglijk zijn, waardoor heesheid ontstaat, kan worden uitgevoerd door de kno-arts. Deze voert een laryngoscopie uit waarbij met een spiegeltje achter in de keel gekeken wordt om de stembanden in beeld te brengen. Meestal wordt dit gedaan met behulp van een slangetje door de neus.

> De TSH-waarde was normaal. De echo laat een nodus van ongeveer 2,3 cm onder in de rechter schildklierkwab zien. Er zijn geen pathologische lymfeklieren in de hals gesignaleerd. De patholoog geeft aan dat de cytologische punctie cellen van een papillair schildkliercarcinoom laat zien. Meneer Steen wordt in een multidisciplinair team besproken voordat hij terugkomt op de polikliniek. Bij deze bespreking zijn de endocrinoloog, chirurg, nucleair geneeskundige, radioloog, patholoog en nurse-practitioner aanwezig. Besloten wordt dat een totale thyreoïdectomie uitgevoerd moet worden volgens de in de nationale richtlijn voor gedifferentieerd schildkliercarcinoom opgestelde regels. De patiënt krijgt samen met zijn vrouw van de endocrinoloog de uitslag van de onderzoeken, het schildkliercarcinoom en de voorgestelde behandeling. Ook volgt een uitleg door de chirurg over de operatie. De nurse-practitioner is bij de gesprekken aanwezig. De patiënt krijgt een telefonische afspraak met de nurse-practitioner voor vragen.

4.4.3 BEHANDELING

De behandeling zal in eerste instantie bestaan uit het geheel verwijderen van de schildklier, een totale thyreoïdectomie. De nabehandeling bestaat uit toediening van radioactief jodium, om de laatste schildkliercellen te vernietigen. Deze behandeling heeft alleen zin als de gehele schildklier verwijderd is, omdat de schildklierrest anders te groot is om uitzaaiingen aan te pakken. De schildklierrest zal dan namelijk al het radioactieve jodium opnemen. De behandeling heeft na enkele weken tot maanden effect. Preoperatieve onderzoeken bij papillair schildkliercarcinoom zijn beschreven in de nationale richtlijn voor gedifferentieerd schildkliercarcinoom. Het aanvullende onderzoek bestaat uit een stembandcontrole door de kno-arts, zoals hiervoor beschreven. Afhankelijk van de diagnose of de grootte van de schildklier, kunnen soms ook nog andere preoperatieve schildklieronderzoeken worden afgesproken. In de volgende paragraaf zullen deze onderzoeken en de operatie verder besproken worden. We gaan in deze paragraaf in op de behandeling met radioactief jodium, die vier tot zes weken na de totale thyreoïdectomie wordt uitgevoerd.

De periode tussen operatie en behandeling met radioactief jodium is nodig om de patiënt hypothyreoot te laten worden. Bij patiënten die medicatie gebruiken waarmee de hartslag wordt vertraagd, kan het noodzakelijk zijn de dosering tijdelijk aan te passen in deze fase. Na de operatie zal de patiënt niet starten met slikken van schildklierhormoon. Hierdoor zal de TSH in het lichaam bij afwezigheid van gezond schildklierweefsel stijgen om de opname van radioactief jodium in de nog resterende schildkliercellen actief te maken. Zoals eerder genoemd heeft het schildklierhormoon het vermogen om jodium op te nemen. Dit geldt meestal ook voor de goed gedifferentieerde schildkliercarcinomen en voor de metastasen hiervan. De actieve restcellen zullen veel jodium op willen nemen, waardoor de radioactieve component voor vernietiging van de cel kan zorgen. Het jodiumbeperkt voorbereidingsdieet is noodzakelijk om het effect van de behandeling met radioactief jodium te verhogen. Als de resterende schildkliercellen verzadigd zijn met jodium uit de voeding, zullen ze niet meer actief zijn in het opnemen van het radioactieve jodium. Het jodiumbeperkt dieet moet enkele dagen voor de behandeling worden gestart en duurt tot 48 uur na de behandeling.

Radioactief jodium (^{131}I) wordt meestal in de vorm van een capsule toegediend, die met een slok water kan worden ingenomen. De radioactieve nuclide wordt opgenomen in de resterende schildkliercellen en het deel dat niet wordt opgenomen, wordt uitgescheiden via de lichaamsexcreta. Na het slikken van de capsule krijgt de patiënt vitamine-C-tabletten waarvan er elk uur, gedurende een aantal uur, één opgezogen moet worden. De speekselproductie wordt hierdoor gestimuleerd en het risico op ontsteking van de speekselklieren verkleind. De speekselklieren nemen namelijk ook radioactief jodium op. Hierna volgt een opname van één of enkele nachten, afhankelijk van of het stralingsniveau onder een bepaald niveau is gezakt. Dit kan met speciale apparatuur worden gemeten. De opname vindt plaats in een gesloten kamer. Bij ontslag krijgt de patiënt leefregels mee voor thuis. Na de behandeling zal de patiënt starten met schildklierhormoon. Afhankelijk van de TSH- en FT4-waarde en het welbevinden van de patiënt zal de dosering geleidelijk worden opgevoerd. De behandeling met radioactief jodium vindt plaats in een hierin gespecialiseerd ziekenhuis.

> Voorafgaand aan de operatie worden bij de kno-arts symmetrisch beweeglijke stembanden gezien. De operatie verloopt zonder complicaties. Meneer Steen komt na anderhalve week terug op de polikliniek bij de nurse-practitioner voor een wondcontrole. De uitslag van het pathologisch onderzoek krijgt hij tijdens dit bezoek van de chirurg. Het papillair carcinoom blijkt 2,8 cm te zijn, maar is radicaal, dus in zijn geheel, verwijderd. Tijdens de operatie heeft de chirurg geen pathologisch vergrote lymfeklieren

gezien. De nationale schildklierrichtlijn voor gedifferentieerd schildkliercarcinoom geeft aan dat een nabehandeling met radioactief jodium noodzakelijk is bij een afwijking groter dan 1 cm. Bij navraag blijkt meneer Steen wat vermoeidheidsklachten te hebben. Hij ondervindt hier (nog) geen hinder van. Hij heeft zich voorgenomen om in ieder geval tot twee weken na de jodiumtherapie thuis te blijven van zijn werk. De behandeling met radioactief jodium en de symptomen van een hypothyreoïdie worden nog een keer met meneer Steen doorgenomen. In de periode tussen de operatie en de jodiumbehandeling wordt geen schildklierhormoon gegeven, waardoor een hypothyreoïdie wordt ontwikkeld. Klachten die hierbij kunnen ontstaan, zijn terug te vinden in de paragraaf over hypothyreoïdie. Meneer Steen krijgt van de nursepractitioner verschillende afspraken mee. De eerste is de startdatum voor het jodiumbeperkt dieet. Op de tweede afspraak krijgt de patiënt een jodiumslok met een kleine hoeveelheid radioactief jodium. De dag daarna krijgt meneer Steen een jodium-123-scan. Op deze scan kan men zien of de eventuele schildklierresten jodium opnemen en hoeveel dit is. De uitslag wordt direct besproken en met een bloedafname wordt gekeken of meneer Steen voldoende hypothyreoot is. De vierde afspraak is voor de daadwerkelijke behandeling waarbij een grotere hoeveelheid radioactief jodium toegediend wordt, de zogenoemde ablatieve dosis. Een week na de behandeling volgt een totale bodyscan. Hierbij kunnen schildklierresten en metastasen worden opgespoord.

4.4.4 FOLLOW-UP

Voor de follow-up kunnen patiënten met schildkliercarcinoom in twee categorieën worden verdeeld. In de eerste groep kunnen de patiënten met een hoog risico worden geplaatst. In de andere groep de patiënten met een laag risico. Voor beide groepen ziet de follow-up er net iets anders uit. Sinds 2007 bestaat de landelijke richtlijn voor behandeling en follow-up van patiënten met goed gedifferentieerd schildkliercarcinoom. Hierin staan naast de medische zorg ook de verpleegkundige en psychosociale zorg beschreven. De richtlijn is te raadplegen op internet.

De waarde van het thyreoglobuline moet < 1,0 µg/l zijn. Thyreoglobuline is het in de schildklier voorkomende, hormoonbindende eiwit. Als dit verhoogd is, kan dat duiden op aanwezigheid van schildkliercellen, maar het kan ook (vals) verhoogd zijn als het lichaam antistoffen aanmaakt tegen het thyreoglobuline. Om deze reden dienen ook altijd de eventuele antistoffen bepaald te worden. Het is naast de anamnese en het lichamelijk onderzoek een eenvoudige manier om een eventueel recidief op te sporen. Een bepaling na TSH-stimulatie is veel gevoeliger dan bij een onderdrukt TSH. TSH-stimulatie kan plaatsvinden door gedurende vier weken het schildklierhormoon te stoppen, maar kan bij een patiënt met laag risico ook uitgevoerd worden door recombinant TSH toe te dienen via injecties. Dit is een stuk patiëntvriendelijker, omdat de patiënt hier niet hypothyreoot bij wordt. Recombinant TSH is een sterk gezuiverde vorm van het humane schildklierstimulerend hormoon en werkt als lichaamseigen TSH.

Een halfjaar na de operatie en ablatieve dosis radioactief jodium dient een echografie van de hals plaats te vinden en een bloedafname na TSH-stimulatie. Bij aanwezigheid van een recidief van het papillair schildkliercarcinoom dient in een multidisciplinair overleg bepaald te worden hoe de behandeling er zal uitzien. Bij een bewezen recidief kan eventueel nog een operatie plaatsvinden en/of een tweede behandeling met radioactief jodium gegeven worden. Er zit echter wel een beperking aan de totale hoeveelheid behandelingen met radioactieve jodium die gegeven kunnen worden. De patiënt zal in het eerste jaar meerdere controles bij de specialist hebben. Daarna volgt meestal een (half)jaarlijkse controle.

> De posttherapeutische scan laat alleen een kleine opname van het radioactieve jodium zien in het schildklierbed. Meneer Steen heeft zijn eerste vervolgafspraak zes weken na de behandeling met het radioactieve jodium. Voorafgaand aan de afspraak heeft een bloedafname plaatsgevonden om te kijken of de hoeveelheid schildklierhormoon die hij iedere dag inneemt, voldoende is. De volgende waarden zijn bepaald: TSH 4,9 mU/l en FT4 15,1 pmol/l; Tg < 0,9 µg/l en anti-Tg 2,1 U/ml. Het TSH is nog verhoogd, het thyreoglobuline (Tg) is onmeetbaar zonder te hoge antistoffen (anti-Tg) tegen thyreoglobuline. De arts besluit om de schildklierhormoonsubstitutie van 125 microgram te verhogen naar 150 microgram.
> Zes weken later worden de waarden TSH en FT4 weer gecontroleerd. De waarden die dan gemeten worden zijn: TSH 0,9 mU/l en FT4 22,0 pmol/l. Meneer voelt zich hierbij goed, heeft geen klachten en is nu goed ingesteld. Meestal wordt gestreefd naar thyroxinesuppressie, zeker gedurende het eerste jaar. Het kan voorkomen dat iemand wat langer tijd nodig heeft om goed in-

gesteld te geraken. Het is belangrijk om op te merken dat er na iedere verandering van de dosering van levothyroxine vier tot zes weken zit voordat er een stabiele situatie ontstaat.

Meneer Steen is in de groep 'laag risico' geplaatst: de posttherapiescan laat alleen opname in het schildklierbed zien, er zijn geen antistoffen tegen thyreoglobuline aangetoond, zijn leeftijd is tussen de 20 en 45 jaar en het Tg-gehalte is postoperatief lager dan 1 µg/l.

Een halfjaar nadat meneer Steen het radioactieve jodium heeft gekregen, wordt het thyreoglobuline en antithyreoglobuline bepaald bij een gestimuleerd TSH. Het recombinant TSH kon via een speciale service thuis bij de patiënt worden geïnjecteerd. Dit zijn de uitkomsten: Tg < 0,9 µg/l en anti-Tg 2,3 U/ml. Ook de echo van de hals laat geen afwijkende lymfeklieren of tekenen va een recidief zien. Meneer Steen heeft ook geen klachten op dit moment. Er wordt een vervolgafspraak voor over een halfjaar gemaakt.

4.4.5 VERPLEEGKUNDIGE ZORG BIJ PATIËNTEN MET EEN PAPILLAIR SCHILDKLIERCARCINOOM

De verpleegkundige zorg bij deze patiëntengroep is gericht op verschillende facetten. De pre- en postoperatieve verpleegkundige zorg zijn te vinden in paragraaf 4.5. Verpleegkundige diagnoses met betrekking tot hypothyreoïdie na schildklierchirurgie zijn dezelfde als beschreven in paragraaf 4.3.

Bij een jodiumbeperkt dieet zijn alle voedingsmiddelen waaraan kunstmatig jodiumhoudend zout is toegevoegd, niet toegestaan, maar ook schelpdieren, vis, eieren, leidingwater en lever mogen in die periode niet gegeten worden. Zeezout en dieetzout bevatten van nature ook een kleine hoeveelheid jodium. Daarnaast kan jodium voorkomen in medicatie, hoestdrank, contrastmiddelen, shampoo, betadinezeep, cosmetica en desinfectantia, maar denk ook aan homeopathische middelen, reformartikelen, vitaminepreparaten en bepaalde kleurstoffen zoals E127 en E124. De afdeling Nucleaire geneeskunde beschikt over een volledige lijst met dieetvoorschriften.

De leefregels waar eerder over gesproken is, hebben onder andere betrekking op het afstand houden ten opzichte van andere personen, toiletgebruik, deelname aan de samenleving, zwangerschap en borstvoeding. Deze regels gelden doorgaans voor maximaal twee weken. Zorg ervoor dat de patiënt deze informatie, beschikbaar op de afdeling Nucleaire geneeskunde, voor of zo snel mogelijk na de operatie krijgt, zodat hij zich thuis voor kan bereiden. Soms moeten jonge kinderen uit een gezin tijdelijk ergens anders logeren, of moet een bed in een andere kamer geregeld worden omdat gedurende een aantal dagen niet naast de partner geslapen mag worden. Tijdens de behandeling met radioactief jodium moet de patiënt zelfredzaam zijn, omdat de opname plaatsvindt in een gesloten kamer. De verpleegkundige is tijdens de opname wel altijd telefonisch bereikbaar, maar komt in principe niet op de kamer. Voor mensen die angstig zijn voor behandeling in een afgesloten ruimte, kan geregeld worden dat de ruimte vooraf te bezichtigen is.

Zorg ervoor dat de patiënt goed gebruikmaakt van de vitamine-C-tabletten om ontsteking van de speekselklieren te voorkomen en daarnaast extra kan drinken om de radioactiviteit zo snel mogelijk uit te plassen. Misselijkheid komt een enkele keer voor na toediening van de capsule. De arts kan hiervoor een anti-emetica voorschrijven.

Verder kunnen de volgende verpleegkundige diagnoses een rol spelen bij een patiënt met schildkliercarcinoom:
- angst, onzekerheden over uitkomsten, gevoelens van hulpeloosheid en onvoldoende kennis over schildklierkanker en behandeling;
- machteloosheid om controle op de situatie te kunnen uitoefenen;
- verdriet samenhangend met de diagnose;
- risico op inadequate therapiediscipline bij onvoldoende kennis over de ziekte, de behandelingen en de hulpverlening;
- misselijkheid.

De patiënt dient geïnformeerd te worden over het bestaan van de patiëntenorganisaties en brochures over ziektebeeld, diagnostiek en behandeling dienen te worden uitgereikt. Aan de patiënt moet duidelijk gemaakt worden tot wie hij zich kan wenden indien er extra informatie en/of ondersteuning nodig is gedurende het verloop van het verdere proces. Het is belangrijk om uitleg te geven bij alle procedures en de te verwachten zintuiglijke indrukken. Probeer te begrijpen hoe de patiënt de stresssituatie ervaart en speel hierop in door hem aan te moedigen zijn gevoelens, ervaringen en angsten te uiten en betrek eventueel familieleden bij de zorg. Neem de tijd om vragen te beantwoorden. Wijs op positieve veranderingen in de gezondheidstoestand, maar blijf realistisch. De patiënt wordt duidelijk gemaakt dat indien hij dat wenst hij gebruik kan maken van de psychosociaal deskundige en zelf daartoe het initiatief kan nemen.

In principe mag een patiënt na een operatie en/of behandeling met radioactief jodium zijn dagelijkse werkzaamheden gewoon uitvoeren. Dit is in sommige gevallen echter wel afhankelijk van de uitgebreidheid van de operatie en het soort werk. Dit wordt verder besproken in paragraaf 4.5. De patiënt kan klachten ervaren in de periode van hypothyreoïdie die hem niet in staat stellen zijn beroep uit te oefenen. De arts zal daarom vaak adviseren na de schildklieroperatie thuis te blijven van het werk tot ongeveer drie weken na de radioactieve-jodiumtherapie. De patiënt mag echter wel werken na de jodiumtherapie als hij zich daartoe in staat acht. Werkt de patiënt met kinderen jonger dan tien jaar, dan mogen de werkzaamheden pas worden hervat als de leefregels niet meer gelden. In alle andere gevallen dient wel afstand gehouden te worden van collega's. Zwangerschap binnen zes maanden na de behandeling dient te worden voorkomen. Dit geldt zowel voor vrouwen als mannen. Kort seksueel contact op zich is in deze periode geen bezwaar.

Bedenk dat de hier genoemde zorg gericht is op patiënten met een goed behandelbaar schildkliercarcinoom. Bij andere vormen van schildkliercarcinoom kan het voorkomen dat er eerder uitzaaiingen worden vastgesteld, waardoor ook meerdere operaties volgen of patiënten in trialverband chemotherapie krijgen toegediend. Het komt zelden voor dat een schildklieroperatie niet meer mogelijk is, maar in een dergelijke situatie kan bijvoorbeeld een palliatief traject worden ingezet. Radioactieve-jodiumtherapie wordt niet toegepast in de postoperatieve behandeling van het medullair schildkliercarcinoom en het anaplastisch schildkliercarcinoom.

4.5 Schildklieroperatie

4.5.1 INLEIDING

In Nederland komt de schildklierresectie (thyreoïdectomie) ongeveer tweeduizend keer per jaar voor. In 2009 werd bij 1194 patiënten een hemithyreoïdectomie verricht, 433 patiënten ondergingen een totale thyreoïdectomie en 400 patiënten een partiële thyreoïdectomie. Redenen voor deze operaties zijn onder andere klachten bij schildkliervergroting, disfunctioneren van de schildklier en schildkliercarcinoom. Aan de operatie gaat veelal een onderzoekstraject en een behandeling met medicijnen of bestraling vooraf.

De operatie aan de in het halsgebied gelegen schildklier vereist een zorgvuldige voorbereiding en nazorg. De schildklier is een kwetsbaar orgaan met veel belangrijke functies. Door onvoorbereid een schildklieroperatie te verrichten kunnen ernstige complicaties ontstaan. Bovendien ligt de schildklier in een vaat- en zenuwrijk gebied direct op en naast de trachea, hetgeen de operatie bemoeilijkt en het risico op complicaties zoals bloeding, zenuwbeschadiging en ademhalingsstoornissen vergroot (afb. 4.1).

Voor de patiënt kan een operatie, en dan vooral het idee van een wond in het halsgebied, beangstigend zijn. De verpleegkundige zorg richt zich op de begeleiding in de voorbereidingsfase en de pre- en postoperatieve zorg. Het tijdig herkennen van postoperatieve complicaties door een nauwgezette observatie kan levensbedreigende situaties voorkomen. Bij het plannen en uitvoeren van de verpleegkundige zorg is het vooral van belang de patiënt goed voor te lichten en te instrueren omtrent het postoperatieve verloop.

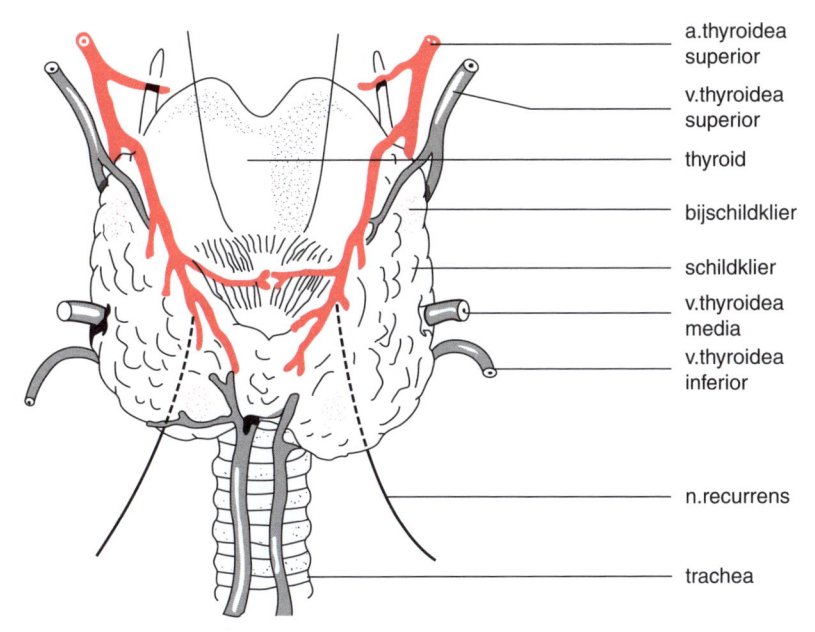

Afbeelding 4.1 Ligging van de schildklier ten opzichte van zenuwen en bloedvaten (a = arteria, v = vena, n = nervus).

4.5.2 SCHILDKLIEROPERATIE, INDICATIES EN VOORBEREIDING

Indicaties voor schildklieroperaties

Er bestaan verschillende redenen om de schildklier geheel of gedeeltelijk te verwijderen. Struma (vergroting van de schildklier) met klachten zoals druk op de trachea, oesofagus en het vena cava superior-syndroom (veneuze stuwing in het hoofd-halsgebied en soms in de armen) is een reden om een groot gedeelte van de schildklier weg te halen. Een adenoom in de schildklier wordt doorgaans verwijderd en histologisch onderzocht. Bij hyperthyreoïdie met een vergrote schildklier wordt in veel gevallen na een medicamenteuze voorbereiding ook een groot gedeelte van de schildklier verwijderd. Een reden voor totale verwijdering van de schildklier is het schildkliercarcinoom.

Onderzoeken van de schildklier

In de diagnostische fase worden onderzoeken gedaan naar de schildklierfunctie, de aanwezigheid van zwellingen of vergroting van de schildklier (zie par. 4.2.2). Kort voor de operatie wordt de schildklierfunctie nogmaals bepaald en een elektrocardiogram gemaakt in verband met mogelijke aritmieën. Ook wordt door de kno-arts een stembandinspectie verricht om mogelijke afwijkingen te constateren en na de operatie de toestand van de stembanden te kunnen vergelijken.

Medische voorbereiding op de operatie en nazorg

In verband met de kans op een thyreotoxische crisis en bloeding wordt een patiënt alleen geopereerd wanneer de schildklierfunctie normaal (euthyreotisch) is. Deze normalisering wordt verkregen door een medicamenteuze voorbehandeling met thyreostatica (schildklierremmende middelen). Een belangrijke bijwerking is agranulocytose. De klachten beginnen met koorts en keelpijn, waarop meteen het aantal leukocyten bepaald moet worden. De patiënt moet hierover ingelicht worden bij het starten van de therapie. Een andere bijwerking is een allergische huiduitslag met jeuk, die soms een andere vorm van therapie noodzakelijk maakt. Het moment van operatie hangt af van de uitslagen van de bloedonderzoeken naar de schildklierfunctie.

Om tot de operatie te kunnen overgaan is het van belang dat de patiënt een juist gewicht heeft, een normale polsfrequentie, een uitgerust en rustig gevoel en een normale lichaamstemperatuur. Medisch onderzoek moet uitwijzen dat de schildklierfunctie en de functie van de stembanden normaal zijn.

Indien noodzakelijk wordt de operatie uitgesteld en krijgt de patiënt een aanvullende behandeling ter correctie van de schildklierfunctie. Van belang is ook dat de patiënt met hyperthyreoïdie voor de operatie in een goede lichamelijke conditie verkeert. Door de verhoogde functie van de schildklier treden immers vermagering, gejaagdheid, moeheid en hartkloppingen op.

Na de operatie blijft de patiënt tweemaal per jaar onder medische controle in verband met een mogelijk recidief en de kans op hypothyreoïdie. Bij deze controle wordt steeds de schildklierfunctie bepaald en wordt een ecg gemaakt.

Schildklieroperatie

Een schildklieroperatie vindt plaats onder algehele anesthesie en duurt ongeveer anderhalf tot twee uur. De patiënt ligt met de nek in hyperextensie (overstrekte nek) op de operatietafel. Er wordt een horizontale snede laag in de hals gemaakt in de huidplooi tussen sternum en clavicula (kraagsnede van Kocher; afb.4.2). De schildklier wordt vrij geprepareerd en geheel of gedeeltelijk verwijderd. Bij een schildkliercarcinoom vindt een totale verwijdering plaats met halsklierdissectie. Het is van belang de nervus laryngeus recurrens en de bijschildkliertjes te sparen. Na de operatie worden één of twee drains in het operatiegebied achtergelaten. Deze kunnen meestal na 24 uur verwijderd worden, of wanneer de productie minder dan 10 ml/24 is.

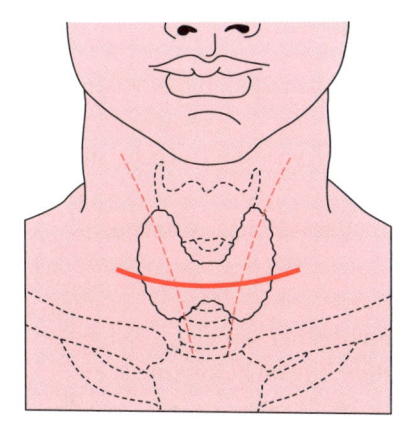

Afbeelding 4.2 *Plaats van de horizontale huidsnede laag in de hals voor een schildklieroperatie.*

Schildklieroperaties
- Hemithyreoïdectomie: verwijderen van een schildklierkwab.
- Subtotale thyreoïdectomie: verwijderen van een groot gedeelte van de schildklier (90%).
- Totale thyreoïdectomie: verwijderen van de gehele schildklier.
- Isthmusresectie: verwijderen van het smalle gedeelte van de schildklier tussen de linker en rechter schildklierkwab.

4.5.3 OPNAME VAN EEN PATIËNT VOOR EEN SCHILDKLIEROPERATIE

Bij opname is de patiënt vaak al bekend met de komende operatie en is behandeld met schildklierremmende medicijnen. Door de lange voorbereidingstijd kan echter de eventuele angst voor de operatie zijn

toegenomen. Ook kan het inzicht in de operatie en de gevolgen ervan verminderd zijn door de tijdsfactor. Gerichte vragen bij de verpleegkundige anamnese over het beeld dat de patiënt heeft van de operatie en de gevolgen ervan zijn essentieel. De belangrijkste aandachtspunten bij de verpleegkundige anamnese zijn:
- gevoelens en opvattingen omtrent de operatie, zoals angst voor pijn en benauwdheid;
- angst voor een operatie in het halsgebied, angst voor het litteken, angst voor eventuele complicaties;
- verwachtingen ten aanzien van het resultaat van de operatie, onzekerheid over de nabehandeling;
- kennis en inzicht in de operatie en de pre- en postoperatieve zorg;
- lichamelijke klachten: moeheid, gejaagdheid, transpireren, hartkloppingen;
- observatiegegevens: lichaamsgewicht, polsfrequentie, bloeddruk, lichaamstemperatuur;
- leefpatroon: activiteiten, slaapgewoonten, voeding en vocht, uitscheiding;
- gebruik van medicijnen in verband met de schildklierfunctie.

Voorlichting over de postoperatieve zorg

Geef de patiënt voorlichting over de narcose, het verblijf op de recovery, de wond, de drain(s) en lichaamshouding en beweging na de operatie. Het hechten van de wond gebeurt doorgaans met een onderhuidse/intracutane hechting of de wondranden worden gefixeerd met hechtpleisters. Laat de plaats van de wond en de wijze van wondhechting zien aan de hand van een tekening of foto. De wond geneest doorgaans goed en het litteken is na verloop van tijd nauwelijks zichtbaar. Om spanning op de wond te voorkomen is het raadzaam de patiënt voor te lichten omtrent de lichaamshouding na de operatie en het bewegen. De eerste 24 uur is de lichaamshouding halfzittend (semifowlerhouding). Instrueer de patiënt om de eerste twee dagen na de operatie met twee handen het achterhoofd te steunen bij het omhoogkomen, bewegen en hoesten en laat de patiënt met hoofd en bovenlichaam tegelijk naar links en rechts draaien. Hiermee wordt voorkomen dat er spanning op de wondranden komt. Na twee dagen mag de patiënt voorzichtig met het hoofd draaien en bewegen ter voorkoming van contractuur van de nekwervels. Vertel de patiënt dat na de operatie zowel wond- als keelpijn en als gevolg van de achterover gestrekte houding tijdens de operatie ook nekpijn kunnen optreden, waarvoor een pijnstillend middel gegeven kan worden.

Postoperatief is het van belang prikkelingen in de vingers en rond de mond na te vragen. Na de operatie heeft de patiënt een infuus, dat in blijft tot het calciumgehalte in het bloed normaal is. Leg de patiënt uit dat er na de operatie regelmatige controles plaatsvinden, zoals van de bloeddruk en de pols, en dat hij bij verschijnselen als benauwdheid en krampen direct moet waarschuwen.

Wanneer de patiënt na de operatie niet meer misselijk is, mag hij weer drinken en eten. Dat kan in het begin naar behoefte vloeibaar en halfvast zijn. Koele dranken worden vaak beter verdragen dan warme dranken. In principe zijn er geen beperkingen ten aanzien van het eten.

De lichamelijke voorbereiding van een patiënt op een schildklieroperatie bestaat uit de voorbereiding van het halsgebied en zo nodig, als er beharing aanwezig is, een gedeelte van de borst. Standaardprocedures worden uitgevoerd, zoals nuchter blijven en de zorg voor een goede nachtrust. Let preoperatief op lichamelijke verschijnselen die duiden op een stoornis van de schildklierfunctie zoals vermagering, gejaagdheid, snelle pols. Ook is aandacht nodig voor eventuele onzekerheid en angst. Een gesprek hierover, waarbij de patiënt zijn angst kan uiten en vragen kan stellen, kan geruststellend werken. Eventuele misvattingen of onbekendheid omtrent de operatie en de gevolgen kunnen besproken worden met de arts.

4.5.4 COMPLICATIES NA DE OPERATIE

Complicaties kunnen ontstaan door de werking van de schildklier zelf of door beschadigd weefsel in het wondgebied. Nauwkeurige observatie van het wondgebied en de vitale functies na de operatie is essentieel om tijdig te kunnen ingrijpen en ernstige gevolgen te voorkomen.

Nabloeding
Verschijnselen:
- zwelling in het wondgebied en de hals;
- spanning op de wondranden;
- toename bloedverlies via het verband, de drains en achter de hals;
- strak zitten van het verband;
- toenemende benauwdheid;
- shockverschijnselen.

Verpleegkundige interventies
Controleer de wond, het wondverband en de drainafloop. Controleer ook achter de hals, het bloed kan via de hals weglekken. Controleer de ademhaling en de bloeddruk. Neem bij aanhoudend bloedverlies, ver-

schijnselen van benauwdheid en shock direct contact op met de arts. Bij acute situaties van ademnood kan het noodzakelijk zijn de wondhechting door te knippen. Dien volgens voorschrift zuurstof toe. Een reoperatie in verband met de bloeding kan noodzakelijk zijn.

Beschadiging van of druk op de nervus laryngeus recurrens

Door de operatie kan de stembandzenuw eenzijdig beschadigd raken met als gevolg stembandverlamming. De kans op deze complicatie is klein en komt na 0,5 tot 2% van de operaties voor. Er kan tevens druk op de zenuw ontstaan door glottisoedeem en nabloeding.
Verschijnselen van eenzijdige stembandverlamming:
– zwakke stem, heesheid;
– improductieve hoest.

Verschijnselen van een dubbelzijdige stembandverlamming:
– inspiratoire stridor en dyspneu;
– cyanose.

Verpleegkundige interventies

Controleer de ademhaling en het stemgeluid. Waarschuw bij inspiratoire stridor direct de arts. Zorg dat er een tracheotomieset klaarstaat voor een spoedtracheotomie. Dien zuurstof toe volgens afspraak. Neem maatregelen zoals hiervoor bij nabloeding besproken zijn. Bij heesheid is inspectie nodig van de stembandfunctie door de kno-arts.

Hypocalciëmie

Dit kan ontstaan door onvoldoende doorbloeding van de bijschildklieren tijdens de operatie of beschadiging/verwijdering van de bijschildklieren.
Verschijnselen:
– prikkelingen, later kramp (tetanie);
– laryngospasme, krampen in de larynxmusculatuur kunnen ernstige ademhalingsproblemen opleveren en gaan gepaard met inspiratoire stridor, cyanose, angst;
– kramptoestand van de hand (buigen vierde en vijfde vinger en strekken van de overige vingers) na oppompen bloeddrukmanchet rond de bovenarm (teken van Trousseau);
– spasme van de gezichtsspier bij tikken op de wang (symptoom van Chvostek);
– epileptische insulten.

Verpleegkundige interventies
- Waarschuw de arts, voorkom dat de patiënt zichzelf beschadigt, laat volgens afspraak bloedonderzoek verrichten op calcium.
- Zorg voor toediening van medicijnen volgens voorschrift. De behandeling van hypocalciëmie bestaat uit toedienen van calcium in een acute situatie intraveneus en vitamine D, dit laatste verhoogt de opname van calcium uit de darm.
- Zorg voor assistentie bij spoedhandelingen. Bij laryngospasme kan een endotracheale intubatie noodzakelijk zijn of een tracheotomie.
- Geef de patiënt uitleg over de situatie.

Hypothyreoïdie
Onvoldoende functie van het resterende schildklierweefsel komt voor bij totale thyreoïdectomie. Verschijnselen:
- daling van de polsfrequentie;
- daling van de temperatuur;
- gewichtstoename;
- oedeem.

Verpleegkundige interventies
Observeer en rapporteer de verschijnselen en geef ze door aan de arts. Laat volgens afspraak schildklierbepalingen verrichten. Dien medicatie toe volgens voorschrift. Geef de patiënt uitleg over de situatie en de noodzaak van medicijnen.

Hyperthyreoïdie
Oorzaak is onvoldoende voorbereiding van de schildklier of onvoldoende remming van de schildklierfunctie.
Verschijnselen:
- hoge polsfrequentie;
- stijging van de temperatuur;
- gewichtsverlies;
- uitputtingsverschijnselen.

Verpleegkundige interventies
Observeer en rapporteer de verschijnselen en geef ze door aan de arts. Laat volgens afspraak schildklierbepalingen verrichten. Dien medicatie toe volgens voorschrift. Geef de patiënt uitleg over de situatie en de noodzaak van medicijnen.

Hartritmestoornissen

Oorzaken kunnen zijn hypo- of hyperthyreoïdie en hypocalciëmie.
Verschijnselen:
- onregelmatige pols, tachy- of bradycardie.

Verpleegkundige interventies

Rapporteer klachten van de patiënt zoals hartkloppingen, onregelmatige hartslag. Controleer pols en bloeddruk. Vraag volgens afspraak onderzoeken aan, zoals bloedonderzoek schildklierfunctie, ecg.

Benodigdheden voor complicaties na een schildklieroperatie
- *Hechtingverwijderset.* Bij ademhalingsobstructie ten gevolge van druk op de trachea door bloeding.
- *Endotracheale intubatieset.* Bij ademhalingsobstructie ten gevolge van epiglottisoedeem of beschadiging van de nervus laryngeus recurrens.
- *Tracheotomieset.* Bij ademhalingsobstructie ten gevolge van epiglottisoedeem of beschadiging van de nervus laryngeus recurrens.
- *Zuurstof.* In alle gevallen van O_2-tekort.
- *Calcium voor i.v.-toediening.* In geval van hypocalciëmie ten gevolge van functiestoornis van de bijschildklieren.

4.5.5 POSTOPERATIEVE ZORG

Observaties

Op de afdeling waar de patiënt na het verblijf op de recovery terugkomt, staat een aantal hulpmiddelen klaar in verband met complicaties (zie kader). In verband met het risico op ernstige complicaties worden patiënten na een schildklieroperatie soms de eerste 24 uur postoperatief bewaakt op de intensivecare-unit.

Wanneer de patiënt na het verblijf op de recovery naar de verpleegafdeling teruggaat, is het essentieel dat de verpleegkundige frequent en nauwgezet de vitale verschijnselen zoals bloeddruk, polsfrequentie, ademhaling, kleur en lichaamstemperatuur observeert. Tevens let men op verschijnselen van hypocalciëmie, hypo- en hyperthyreoïdie en heesheid. Deze gegevens en de observatiegegevens van de wond en de wonddrains dient men te vergelijken met verschijnselen van complicaties na een schildklieroperatie.

Verpleegkundige interventies lichaamshouding, beweging en ademhaling

De lichaamshouding is de eerste 24 uur na de operatie halfzittend, waarbij de semifowlerhouding met het hoofd gesteund door kussens het meest comfortabel is. Gebruik de bedtafel van het nachtkastje zodat de patiënt makkelijk bij benodigdheden kan, zoals drinken, een bekkentje, tissues, zonder dat hij het hoofd moet draaien.
Wanneer zich geen complicaties voordoen en de bloeddruk is stabiel, mag de patiënt op de operatiedag na de operatie uit bed. Vanaf de derde of vierde dag mag de patiënt voorzichtig het hoofd bewegen, dat wil zeggen draaien en op en neer bewegen, ter voorkoming van een contractuur. Ten gevolge van pijn en angst durft de patiënt zich soms nauwelijks te bewegen en door te ademen. Een goede uitleg en instructie kunnen dan helpen dit op te lossen.

Verpleegkundige interventies, pijn, slikklachten, stemveranderingen en de wond

Als gevolg van de lichaamshouding tijdens de operatie kan de patiënt last hebben van spierpijn in rug en nek. Ter verlichting kan enige massage helpen. Ook de wond kan pijn veroorzaken. Vul de pijnscore in ter beoordeling van de pijnintensiteit en geef pijnstilling volgens voorschrift. In het begin zal de patiënt ook last hebben van keelpijn, een droge keel en moeite met slikken. Dranken zijn bij voorkeur koel en niet warm. Zacht eten kan in het begin wenselijk zijn bij keelpijn en slikklachten. In principe mag de patiënt normaal eten na de operatie. Bevochtiging van de inademingslucht met een vernevelaar kan deze klachten verminderen.
Adviseer de patiënt niet te veel of geforceerd te praten, dit om oedeem van de stembanden te voorkomen of te verminderen. Ga na of de patiënt hees is na de operatie en of dat vermindert. Ga na of de patiënt de wond wil zien in het ziekenhuis, de wond zal er nog niet fraai uitzien kort na de operatie. Leg uit dat het definitieve litteken na een jaar gevormd is. Eventueel kan een sjaaltje de wond camoufleren. De intracutane wondhechting lost vanzelf op.

Voorbereiding op ontslag

Na de operatie en voor het ontslag krijgt de patiënt nog een aantal onderzoeken ter bepaling van de schildklierfunctie. Wanneer disfunctioneren van de schildklier dit nodig maakt, wordt de patiënt ingesteld op medicijnen. Bij heesheid wordt door de kno-arts een stembandinspectie gedaan. Wanneer heesheid aanhoudt, wordt de logopedist ingeschakeld. Voor ontslag gaat men na of de wond goed genezen is, het hoofd voldoende bewegingsmogelijkheden heeft en of de patiënt geen pijn- of slikklachten of stemveranderingen heeft. Verder wordt de patiënt bekendgemaakt met medische voorschriften, de leefregels en het belang van de blijvende medische nacontrole. Tevens krijgt de patiënt informatie bij welke verschijnselen hij contact op moet nemen met het ziekenhuis. Dit zijn veranderingen in de lichaamstemperatuur, de polsfrequentie en krampen.

Literatuur

Bayliss RIS, Tunbridge WMG. Ziekten van de schildklier. De feiten (2e druk). Houten: Bohn Stafleu van Loghum, 2003.
Goossen HG et al. (red). Leerboek Chirurgie. Houten: Bohn Stafleu van Loghum, 2006.
Jong JTE de, Jüngen IJD, Zaagman-Buuren MJ van. Interne Geneeskunde. Houten: Bohn Stafleu van Loghum, 2007.
Jüngen IJD. Interne Geneeskunde en Chirurgie. Houten: Bohn Stafleu van Loghum, 2009.
Smeltzer SC, Bare BG, Hinkle JL, Cheever KH, Brunner and Suddarth's Textbook of Medical-Surgical Nursing (11th ed). Philadelphia: Lippincott, Williams & Wilkins, 2008.
Tervoort MJ, Jüngen IJD. Medische fysiologie en Anatomie. Houten: Bohn Stafleu van Loghum, 2009.
Werkgroep Schildkliercarcinoom. Landelijke Richtlijn Schildkliercarcinoom. Utrecht: CBO, 2007.

Websites

www.nve.nl/werkgroep/verpleegkundigen Nederlandse Vereniging voor Endocrinologie met een werkgroep endocrinologieverpleegkundigen
www.schildklier.nl site van de Schilklier Stichting Nederland, van en voor schildklierpatiënten
www.huidinfo.nl
www.artsenapotheker.nl

5 Nieren en urinewegen

P.J. Gundlach, J.M. van der Putten-van Gils, E.M. Sesink, IJ.D. Jüngen en M. den Breejen

5.1 Chronische nierschade (CNS)

5.1.1 Inleiding

In de afgelopen vijftien jaar is het percentage mensen dat afhankelijk is van een nierfunctievervangende therapie meer dan verdubbeld. Van de ruim 12.000 mensen die in Nederland een nierfunctievervangende therapie ondergaan, heeft 55% een functionerende donornier en is 45% afhankelijk van een dialysebehandeling. Het aantal mensen met chronische nierschade (CNS) zal de komende jaren alleen maar toenemen, mede doordat de incidentie van nefrosclerose en diabetische nefropathie stijgt ten gevolge van de vergrijzing en de toename van obesitas. Werden er in de jaren 1970 nog leeftijdsgrenzen gesteld aan dialyse of transplantatie, nu zijn die grenzen helemaal verdwenen. Waar mensen voorheen vroegtijdig kwamen te overlijden ten gevolge van hartfalen, daar is de mortaliteit nu een stuk lager door de toepassing van dotter- en stenttechnieken. Deze veelal oudere patiënten kunnen dan wel nierschade ontwikkelen. Belangrijk hierin is de progressie van bestaande nierschade. Mensen in een eindstadium van nierfalen hebben een sterk verhoogd cardiovasculair risico. Cardiovasculair risicomanagement bij een patiënt met nierschade is belangrijk teneinde nierfunctieachteruitgang te vertragen of te beïnvloeden. Vroege screening van CNS bij risicogroepen kan leiden tot minder complicaties en vertraging van de nierschade. Naast acute en chronische nierschade wordt in dit hoofdstuk een patiëntencasus beschreven waarin de diverse stadia van nierschade bij volwassenen ten gevolge van diabetische nefropathie en hypertensie centraal staan. De casus richt zich op chronische nierschade. Tevens beoogt het hoofdstuk een leidraad te zijn voor verpleegkundigen inzake de te verlenen nefrologische zorg.

Meneer De Graaf is een 62-jarige man die al jaren bekend is met hypertensie, diabetes mellitus type II en nierfunctiestoornissen. Hij is net gepensioneerd na jarenlang als boekhouder werkzaam te zijn geweest bij een verzekeraar. Hij is getrouwd en heeft twee dochters van 30 en 33 jaar. Meneer De Graaf geniet van het leven. Samen met zijn vrouw maakt hij veel reizen naar het buitenland. Met zijn gezondheid heeft het niet altijd meegezeten. In verband met een verminderde nierfunctie is hij enkele jaren geleden door de huisarts doorgestuurd naar de nefrologiepolikliniek.

Meneer De Graaf heeft op zijn 44ste jaar een diabetes type II ontwikkeld. Zijn moeder had ook diabetes mellitus. Zij is op haar 59ste jaar gestorven aan de gevolgen van een CVA. De eerste jaren kon meneer De Graaf met tabletten zijn diabetes onder controle houden. Insulinegebruik was echter na verloop van tijd niet meer te vermijden. Hij ontwikkelt tevens hypertensie. De huisarts houdt in die jaren zijn nierfunctie in de gaten die echter wel langzaam verslechtert. Op 49-jarige leeftijd wordt hij tijdens een vakantie in Zwitserland getroffen door een myocardinfarct. Sinds vier jaar heeft hij periodieke jichtaanvallen.

Ondanks de antihypertensiva blijft zijn bloeddruk moeilijk te reguleren. Tevens blijft zijn gewicht parten spelen. Door het insulinegebruik en weinig bewegen weegt hij 102 kg bij een lengte van 1,85 m. De body-mass index is uitgerekend op 29,8. Pols: 58/min. Alcoholgebruik: 10 eh per week. Meneer De Graaf heeft nooit gerookt. De afgelopen tijd is de nierfunctie toch wel hard achteruitgegaan. Hij heeft een GFR van 28 ml/min. Tevens treden er enkele secundaire verschijnselen op. Het gezichtsvermogen gaat langzaam achteruit ten gevolge van een diabetische retinopathie. Hij gaat ieder jaar trouw naar de oogarts. Tijdens de laatste controle meldt hij dat het lijkt alsof hij op kussentjes loopt. De arts vermoedt een polyneuropathie ten gevolge van aantasting van de perifere zenuwen. We volgen meneer De Graaf op het moment dat zijn GFR nog 28 ml/min bedraagt. Hij bevindt zich derhalve in nierschadestadium 4 (tabel 5.1). Er is sprake van ernstige nierschade.

Medicatiegebruik:
- Insulatard® 3 × 12 eh;
- Lantus® 1 × 32 eh;
- metoprolol ZOC 1 × 100 mg;
- enalapril 2 × 20 mg;
- amlodipine 1 × 10 mg;

- allopurinol 1 × 100 mg;
- carbasalaatcalcium 1 × 100 mg;
- simvastatine 1 × 20 mg;
- bumetanide 2 mg;
- alfacalcidol 1 × 0,25 µg;
- eplerenon 1 × 25 mg.

Uit het ecg blijkt dat het linkerventrikel wat vergroot is. Dit is een complicatie van jarenlange hypertensie. De X-thorax gaf een normaal beeld te zien. Op de echografie van dat moment blijkt dat beide nieren wat verkleind zijn, ongeveer 8,5 cm en er is sprake van een lichte leversteatose.

Labwaarden:
- Hb 7, 5 mmol/l;
- kalium 4,9 mmol/l;
- creatinine 278 µmol/l;
- ureum 20,6 mmol/l;
- calcium 2,22 mmol/l;
- fosfaat 1,23 mmol/l;
- cholesterol 4,9 mmol/l;
- LDL 2,6 mmol/l;
- triglyceriden 2,78 mmol/l;
- urinezuur 0,46 mmol/l;
- HCO_3^- 21 mmol/l;
- HbA_{1c} 7,6%/60 mmol/mol;
- albumine 33 g/l;
- urine: proteïnurie 1,2 gram/24 uur;
- urine: sediment geen afwijkingen.

5.1.2 FYSIOLOGIE VAN DE NIEREN
Volumeregeling en klaring

Overtollige stoffen van het metabolisme (als ureum en creatinine) en zuren worden in de glomeruli uitgescheiden middels ultrafiltratie. Ureum is een afbraakproduct van de eiwitstofwisseling en creatinine is een afbraakproduct van de spierstofwisseling. De hoeveelheid ultrafiltraat die per minuut gevormd wordt, is de glomerulaire filtratiesnelheid (GFR, glomerular filtration rate). Van de 180 liter verdund ultrafiltraat dat per 24 uur gevormd wordt, verlaat uiteindelijk anderhalve liter het lichaam als urine. Terugresorptie- en excretieprocessen vinden plaats in de rest van het nefron, waardoor in het serum de elektrolytenen pH-waarden in balans blijven. De nieren spelen tevens een rol in de uitscheiding van veel medicamenten.

Renine-angiotensine-aldosteronsysteem (RAAS)
Het RAAS speelt een belangrijke rol in het handhaven van een goede bloeddruk. Wanneer er minder doorbloeding is in de nieren, dan wordt dit geregistreerd in het gebied gelegen tegen de afferente bloedvaatjes van de glomeruli. Renine is een enzym dat aangemaakt wordt bij hypotensie waarbij er sprake is van een verminderde doorstroming van de nierarteriën. Het zet het in de lever geproduceerde, angiotensinogeen om in angiotensine-I dat weer wordt omgezet in angiotensine-II onder invloed van ACE (angiotensin converting enzym). Hierdoor treedt vasoconstrictie op met bloeddrukstijging als gevolg. Angiotensine-II stimuleert tevens de bijnierschors tot de productie van aldosteron. Dit hormoon zorgt voor natrium- en waterretentie. Door het verhoogde natriumgehalte wordt water vastgehouden, neemt het circulerend volume toe en stijgt de bloeddruk. Uiteindelijk verbetert de doorbloeding van de nier waardoor de renineproductie weer afneemt.

Aanmaak van erytropoëtine (EPO)
Erytropoëtine is een hormoon dat voornamelijk in de nier geproduceerd wordt en het beenmerg stimuleert tot de aanmaak van erytrocyten.

Botstofwisseling
Calcium is belangrijk voor de opbouw van het skelet en heeft een rol bij de werking van het hart en het zenuwstelsel. Normaal gesproken wordt vitamine D met het voedsel opgenomen en in de huid gemaakt onder invloed van zonlicht. Na omzetting in de lever zetten de nieren dit om tot een actieve vorm van vitamine D. Deze stof bevordert de resorptie van calcium uit de darm en speelt een rol in het immuunsysteem.

5.1.3 DIAGNOSTIEK BIJ NIERSCHADE
Glomerulaire filtratiesnelheid
De glomerulaire filtratiesnelheid is de beste maat voor de nierfunctie en bedraagt bij gezonde jonge volwassen 120-130 ml/min. CNS wordt onderverdeeld in vijf stadia (tabel 5.1). Volgens de Kidney Disease Outcomes Quality Initiative (K/DOQI) van de Amerikaanse National Kidney Foundation wordt de diagnose CNS gesteld wanneer de gestoorde nierfunctie (klaring < 60 ml/min) langer dan drie maanden bestaat, onafhankelijk van de oorzaak.

Tabel 5.1	Stadia van chronische nierschade.		
stadium	mate van nierschade	eGFR (ml/min/1,73 m^2)	actieplan
1	(micro)albuminurie of sedimentafwijkingen met een licht verminderde of met normale nierfunctie	90	diagnose en behandeling, vooral gericht op vermindering risico hart- en vaatlijden (diabetes mellitus, hypertensie, hartfalen)
2	(micro)albuminurie of sedimentafwijkingen met een licht verminderde nierfunctie	60-89	monitoren progressie, evalueren en behandelen complicaties
3	matig ernstige nierschade	30-59	monitoren progressie, evalueren en behandelen complicaties
4	zeer ernstige nierschade	15-29	voorbereiden op nierfunctievervangende behandeling
5	nierfalen	< 15	nierfunctievervangende behandeling

Bron: Wee PM ter, Hagen C, Bommel EV, et al.

Urineonderzoek

Albumine als voorspellende factor

Urineonderzoek is essentieel ter evaluatie van nierschade. Zo kan de aanwezigheid van glucose en ketonen duiden op diabetes mellitus. Erytrocytencilinders in het sediment geven aan dat het in de urine gevonden bloed afkomstig is uit de nieren. De aanwezigheid van microalbumine is een aanwijzing voor beginnende nierschade. Albumine is het meest voorkomende eiwit in het plasma. Het heeft een belangrijke transportfunctie voor onder andere bilirubine, calcium en veel medicamenten. Soms is bij aanzienlijke sportieve inspanning, bij infecties of decompensatio cordis albuminurie te constateren. Bij gezonde mensen kan er nauwelijks albumine door de glomerulus heen. Derhalve is er bij microalbuminurie sprake van mogelijke pathologie.

Om te kijken of er sprake is van albuminurie zijn er diverse detectiemethoden. Wanneer een teststrookje positief is op eiwit betekent dit dat er al sprake is van macroalbuminurie (300 mg tot 3,5 g/24 u). Er is sprake van microalbuminurie wanneer er 30 tot 300 mg/24 u eiwitverlies is. Een gedetailleerde bepaling kan alleen plaatsvinden door kwantitatief urineonderzoek. Het is gebleken dat verlies van een geringe hoeveelheid eiwit in de urine, waarbij er sprake is van glomerulusschade, kan leiden tot progressieve nier-, hart- en vaatschade.

Een betrouwbare methode om albumineverlies te kwalificeren en te kwantificeren is het sparen van 24 uurs urine. Omdat het verzamelen nog wel eens misgaat, wordt vaker de voorkeur gegeven aan een portiebepaling. De mate van albuminurie voorspelt de snelheid van nierfunctieachteruitgang en is een diagnostisch gegeven omtrent het bepalen van de oorzaak.

Creatinineklaring

Er zijn twee gangbare methoden om de klaring te bepalen: de cockcroftformule en de MDRD-formule (modification of diet in renal disease). Deze laatste wordt steeds vaker gehanteerd om de GFR te beoordelen.

Bloedonderzoek

Het bepalen van het serum ureum en creatinine is niet voldoende om de GFR in te kunnen schatten. Het geeft wel een indruk van de nierfunctie. Doordat kalium onvoldoende wordt uitgescheiden, kan het serum kalium verhoogd zijn bij nierschade. ACE-remmers en angiotensine-II-remmers kunnen een hyperkaliëmie veroorzaken, terwijl diuretica een hypokaliëmie kunnen geven. In de diagnostische fase kunnen immunologische waarden verhoogd zijn. Voorbeeld hiervan is een positieve ANCA bij de ziekte van Wegener. Andere waarden die inzicht geven in de nierfunctie zijn het calcium- en fosfaatgehalte, hemoglobine, parathyreoïdhormoon (PTH) en bicarbonaat.

Beeldvormend onderzoek en nierbiopsie

Met behulp van echografie kan informatie verkregen worden over de grootte en contouren van de nieren. Verder kan een MRI- of CT-scan plaatsvinden. Op een CT-scan zonder contrastvloeistof zijn nierstenen goed te onderscheiden. Een nierbiopsie heeft vooral een plaats bij het bepalen van verschillende vormen van glomerulonefritis. Complicatie kan hierin het ontstaan van bloedingen zijn. Een angiografie biedt de mogelijkheid om een arteria renalisstenose of aneurysma uit te sluiten.

5.1.4 ACUTE EN CHRONISCHE NIERSCHADE

Nierschade is te verdelen in een acute en een chronische vorm. Wanneer in enkele dagen of weken een nierfunctieverlies optreedt van meer dan 50%, spreekt men van een acute nierschade. Belangrijk is hoelang de stoornis bestaat en wat de oorspronkelijke nierfunctie was. Dit is echter vaak lastig te achterhalen. Patiënten met stabiele chronische nierschade kunnen ook acute nierschade ontwikkelen.

Acute nierschade

Acute nierschade kan een prerenale, renale of postrenale oorzaak hebben. Vaak is er sprake van anurie (< 50 ml/24 u) of oligurie (< 400 ml/24 u) maar een normale urineproductie is ook mogelijk. Acute nierschade kan zonder symptomen verlopen terwijl er wel sprake is van ureum- en creatininestijging. Hierdoor kan uremie ontstaan. Uremie kenmerkt zich door een plots sterk teruglopende klaring. Eetlustverlies, misselijkheid, braken, moeheid en sufheid kunnen kenmerken zijn van uremie. In een gevorderd stadium is zelfs een uremisch coma mogelijk.

Bij een anurie kunnen hypertensie, oedemen en decompensatio cordis optreden doordat de circulatie overvuld raakt. Een uremische pericarditis kan optreden. Dit is een reden om acuut te dialyseren. Als de oorzaak van uremie niet kan worden opgeheven, is een nierfunctievervangende behandeling noodzakelijk. Een ander acuut symptoom is hyperkaliëmie, die bij dialysepatiënten en patiënten met eindstadium nierfalen vaak alleen met dialyse te bestrijden is. Acute nierschade kan geheel of deels reversibel zijn.

Oorzaken en behandeling van acute nierschade

Er worden drie vormen van acute nierschade onderscheiden.

- Prerenaal. Hier is sprake van een verminderde renale doorbloeding waardoor de nieren ischemisch worden. Mogelijke oorzaken zijn een verminderd circulerend vermogen door onder andere shock, arteria renalisstenose of een verminderd hartminuutvolume ten gevolge van hartziekten. Als de causale factor kan worden behandeld, zal de perfusie ook weer kunnen toenemen.
- Renaal. Wanneer de nier te lang ischemisch is, kan een acute tubulusnecrose of andere pathologie ontstaan. Dit kan het gevolg zijn bij ernstig trauma, hemolyse, als complicatie bij zwangerschap of bij medicatie-intoxicatie (bijvoorbeeld cytostatica, lithium of gentamycine). Een acute tubulusnecrose kan zich grotendeels of partieel herstellen. Vaak is wel enige tijd een dialysebehandeling nodig.
- Postrenaal. Steenlijden, carcinoom, metastasen of prostaathypertrofie kunnen leiden tot obstructie in beide urinewegen. Doordat er veel urine in de blaas of het nierbekken staat, zorgt de hoge druk in de nieren voor beschadigingen. Het opheffen van de obstructie kan snel leiden tot herstel van de nierfunctie.

Chronische nierschade

Chronische nierschade (CNS) kenmerkt zich door langdurige onvoldoende werking van de nieren. Wanneer de glomerulaire filtratiesnelheid, gedurende langer dan drie maanden, meer dan 50% is afgenomen en niet reversibel is, is er sprake van chronische nierschade. Afvalstoffen hopen zich op in het lichaam. Verdere nierfunctieachteruitgang is een progressief proces dat afgeremd kan worden door medicatie of door aanpassing van de leefstijl en het dieet. De behandeling is dan ook gericht op het behoud van de resterende nierfunctie. Uiteindelijk zal bij veel patiënten het werkzame weefsel echter steeds meer afnemen, zodat de nieren hun werk niet meer kunnen doen en nierfunctievervangende therapie noodzakelijk is. Deze evolutie kan met behandeling maanden tot jaren duren.

Oorzaken van chronische nierschade

Diabetische nefropathie en hypertensie zijn belangrijke oorzaken van chronische nierschade. Oorzaken van CNS liggen ook op prerenaal, renaal en postrenaal niveau. Mogelijke oorzaken zijn glomerulonefritis, erfelijkheidsziekten zoals cystenieren, medicatie-intoxicatie, urologische pathologie, interstitiële nefritis, vasculitis, de ziekte van Kahler of systeemziekten zoals SLE. Patiënten met diabetes mellitus, hypertensie en/of arterieel vaatlijden behoren tot de risicogroepen tot het verkrijgen van CNS. Andere bijdragende kenmerken zijn een hogere leeftijd (60+), roken, dyslipidemie, recidiverende urineweginfecties, niersteenlijden en obesitas.

5.1.5 VAN DIABETES NAAR DIABETISCHE NEFROPATHIE

Diabetische nefropathie is een belangrijke complicatie van diabetes mellitus. Het is geassocieerd met vroegtijdig overlijden ten gevolge van cardiovasculaire complicaties en nierfalen. Er is sprake van diabetische nefropathie wanneer er sprake is van een manifeste proteïnurie (300 mg/24 u), een vermindering van de GFR en bloeddrukstijging. Nefropathie bij een diabetespatiënt verloopt faseringsgewijs.

Bij een beginnende diabetes mellitus zijn de nieren in de eerste jaren wat vergroot. De cellen in de nier zijn hypertrofisch en er is sprake van toename van de cellen (hyperplasie), met name de glomeruli. Er is sprake van glomerulaire hyperfiltratie. Na verloop van tijd gaan er glomeruli ten gronde. Kenmerkend hierbij is een gering en later toenemend albumineverlies. In die eerste jaren hoeven het creatininegehalte en de klaring echter nog niet gestoord te zijn. Pas in een latere fase nemen niergrootte en vervolgens nierfunctie af. Bij diabetes mellitus typen I en II gaat nierschade vrijwel altijd gepaard met atherosclerose en hypertensie. Bij diabetes type II treden tevens meer problemen met de glucosestofwisseling op.

Behandeling

Leefstijlfactoren als een gezonde voeding, voldoende beweging, matig gebruik van zout en dierlijke eiwitten dragen bij in de behandeling. Diabetesregulatie en bloeddrukverlaging zijn belangrijke pijlers in de behandeling van microalbuminurie. Inzake de behandeling van hypertensie bij diabetische nefropathie worden met name ACE-remmers of angiotensie-II-receptorblokkers gebruikt. Ze verlagen de bloeddruk specifiek in de glomerulus waardoor er minder eiwitverlies optreedt. Tevens worden statines voorgeschreven ter correctie van het lipidenspectrum.

5.1.6 KENMERKEN EN BEHANDELING BIJ CHRONISCHE NIERSCHADE

CNS kent een langdurig verloop. Over de jaren is er een geleidelijk verlies van de nierfunctie. In de eerste stadia van CNS is het aannemelijk dat veel patiënten asymptomatisch zullen zijn. CNS hoeft op termijn niet altijd te leiden tot een nierfunctievervangende behandeling. Dit hangt af van het ziektebeeld en de progressie van de nierschade. Over het algemeen ontstaan vooral vanaf stadium 3 klachten en symptomen die met CNS te maken hebben (tabel 5.2). De urineproductie kan normaal blijven of ook langzaam verminderen. Een plotselinge infectie kan voor achteruitgang van de nierfunctie zorgen. Voorts kan de niergrootte afnemen.

Kenmerken van CNS zijn moeheid, oedeem of uremie. Andere verschijnselen zijn hoofdpijn, restless legs, neuropathie, jicht, nycturie, algehele malaise. Tevens kunnen decompensatio cordis, hyperkaliëmie en infecties optreden. De bloeddruk is vaak moeilijk te reguleren omdat het RAAS ontregeld is. Er kunnen cardiovasculaire complicaties optreden en een verstoring van het zuur-base-evenwicht waarbij in stadium 5 altijd een metabole acidose optreedt. Pas als de GFR daalt tot onder de 10 à 15 ml/min, is nierfunctievervangende therapie noodzakelijk. Nadruk ligt op het nemen van maatregelen om nierfunctieachteruitgang zoveel mogelijk te vertragen. Een gezonde leefstijl is gunstig. Hiertoe behoren voldoende beweging, niet roken en een zoutarm dieet. Een zo optimaal mogelijke glucose- en bloeddrukregulatie zijn evident. Al in de stadia 1 en 2 vertragen ACE-remmers en angiotensine-II-remmers het albumineverlies en beïnvloeden zodoende de nierfunctieachteruitgang. Een bijwerking van deze middelen kan hyperkaliëmie zijn. Dit kan grotendeels voorkomen worden door een diureticum toe te voegen en te letten op het dieet. Het is echter ook soms nodig om deze medicatie te staken. Bij de ACE-remmers treedt nog wel eens een storende hoest op ten gevolge van gestegen bradykininespiegels. Switch naar een ander antihypertensivum (meestal een angiotensie-II-remmer) is dan gewenst. Wanneer er sprake is van een progressief diabetische nierschade, is een eiwitbeperking een positieve factor. Het vermijden van de consumptie van veel dierlijke eiwitten leidt vaak ertoe dat het lipidenspectrum verbetert. Vanaf stadium 4 neemt de kans op atherosclerose, retinopathie en neuropathie toe. Controle en interventie zijn belangrijk. Door middel van diuretica, fosfaatbinders, actief vitamine D, erytropoëtine en andere medicatie kunnen complicaties aangepakt worden. Complicaties zijn onder andere renale anemie en stoornissen in de botstofwisseling.

Tabel 5.2 Gevolgen van chronische nierschade stadium 3-5.	
cardiovasculaire stoornissen	hypertensie linkerventrikelhypertrofie versnelde atherosclerose (diastolisch) hartfalen
metabole stoornissen	hyperlipidemie insulineresistentie metabole acidose hyperurikemie hyperhomocysteïnemie
seksuele disfunctie	
gestoorde calcium-fosfaathuishouding	renale osteodystrofie extraossale calcificaties
hematologische stoornissen	anemie verhoogde bloedingsneiging gestoorde afweer
neurologische stoornissen	concentratiestoornissen slaapstoornissen perifere neuropathie encefalopathie jeuk
gastro-enterologische stoornissen	verminderde eetlust misselijkheid en braken ondervoeding

Bron: CNS, 2009.

> De GFR is bij meneer De Graaf in het daarop volgende jaar tot onder de 15 ml/min gedaald. Dit betekent dat hij zich in stadium 5 bevindt, eindstadium nierfalen. Het is duidelijk. Hij moet voorbereid gaan worden op een toekomstige nierfunctievervangende therapie. Meneer De Graaf is erg ontdaan van dit bericht. Eerst

diabetes en hartproblemen, later de nierproblemen en nu zou hij moeten gaan dialyseren. Hoe moet hij nu nog verre reizen gaan maken? Hij wordt inmiddels begeleid en gecontroleerd via de predialysepolikliniek.

Hij heeft de laatste tijd vaker last van hypoglykemieën. Zijn HbA_{1c}-waarden blijken te verbeteren. Doordat de insulineklaring vermindert ten gevolge van het voortschrijdende nierfunctieverlies, heeft hij minder insuline nodig. Het serum hemoglobine is langzaam gedaald en is nu 6,6 mmol/l. Besloten wordt om te starten met erythropoëtine. Hij krijgt dit aangeleerd in de thuissituatie, zodat hij zich voortaan zelf kan injecteren. Na één oefensessie blijkt meneer De Graaf zelfstandig te zijn. Hij injecteert immers al jaren zijn eigen insuline.

De complicaties nemen toe. Hij ontwikkelt een metabole acidose. Het serum bicarbonaat is gezakt tot 16 mmol/l waardoor hij moet starten met natriumbicarbonaat. In de predialysefase vinden er diverse gesprekken plaats.

5.1.7 PREDIALYSEPOLIKLINIEK

Als de GFR gedaald is tot onder ongeveer 25 ml/min kan gesproken worden van de predialysefase. Binnen een multidisciplinaire setting participeren nefrologen, verpleegkundig specialist, predialyseverpleegkundige, transplantatiecoördinator, medisch maatschappelijk werker en de diëtist. Voorlichting en begeleiding zijn belangrijke taken van deze disciplines, waarbij zaken goed op elkaar afgestemd dienen te zijn. Vaak is niet goed te bepalen hoe snel iemand in aanmerking zal komen voor een nierfunctievervangende therapie. Patiënten moeten een keuze kunnen maken uit de diverse behandelmodaliteiten.

De beste nierfunctievervangende therapie is transplantatie, omdat alle nierfuncties hierin overgenomen worden. Indien de lichamelijke conditie het toelaat, kan iemand in aanmerking komen voor een transplantaatnier.

Binnen de periode in de predialysefase vinden verder informatiegesprekken plaats die moeten leiden tot een behandelkeuze. Dit betreft voorlichting over de behandelvormen, de sociale situatie, subsidies, aanpassingen in de voeding teneinde de patiënt zo optimaal mogelijk voor te bereiden op de toekomstige behandeling. Andere aandachtspunten liggen in de psychosociale begeleiding. Wat is de betekenis van chronisch ziek zijn en de invloed van de nierschade op het leven, de sociale aspecten, cosmetische effecten door bijvoorbeeld de dialysekatheter bij peritoneale dialyse of een shunt in de arm?

> Er vinden diverse gesprekken plaats. Meneer De Graaf krijgt uitgebreide informatie over peritoneale dialyse en hemodialyse. Hij kiest, mocht dit nodig zijn, voor peritoneale dialyse omdat hij hiermee zelfstandiger kan blijven dan met hemodialyse. Een dochter blijkt donor te willen zijn. Hiervoor kunnen voorbereidingen tot niertransplantatie worden gestart. De nierfunctie van meneer De Graaf blijft in de maanden daarna iets stabieler met een GFR van zo'n 15 ml/min. Zijn conditie gaat toch wel achteruit en hij heeft moeite te accepteren dat het zo slecht met hem gaat. Met de maatschappelijk werker heeft hij veelvuldig contact en hij bezoekt ook een aantal lotgenotenavonden. Zijn vrouw en dochters gaan ook mee.
>
> Meneer De Graaf en zijn dochter zijn zes maanden later voorbereid voor transplantatie. Hij hoopt dat hij getransplanteerd kan worden voordat dialyse nodig is. Hij heeft een keer een ernstige jichtaanval. De allopurinol helpt niet voldoende en er wordt een kuur colchicine voorgeschreven. Als pijnstiller gebruikt hij paracetamol. NSAID's zijn namelijk gecontra-indiceerd bij nierschade. Om het fosfaatgehalte te verlagen, is hij gestart met sevelamer (Renagel®).

5.1.8 NIERFUNCTIEVERVANGENDE THERAPIEËN

Niertransplantatie

Als er transplantatie plaatsvindt voordat er dialyse moet plaatsvinden, wordt dit pre-emptief transplanteren genoemd. Een voorbeeld hiervan is nierdonatie bij leven waarbij een nier wordt afgestaan door een familielid of bekende. Dit heeft de langste overlevingsverwachting van alle transplantatievormen.

De eigen nieren kunnen blijven zitten tenzij ze een infectiebron zijn. Cystenieren die te groot zijn dienen ook verwijderd te zijn voordat transplantatie kan plaatsvinden. Het is belangrijk dat donor en ontvanger op de hoogte zijn van de risico's. Contra-indicaties voor niertransplantatie zijn: aanwezigheid van maligniteiten, cardiovasculaire complicaties of infectiebronnen.

Hemodialyse

Voor hemodialyse is een toegang tot de bloedbaan nodig. Dit kan een tijdelijke oplossing zijn in de vorm van een katheter in de vena femoralis of vena jugularis. Een fistel (shunt) is een meer permanente toegang omdat deze bij iedere behandeling aangeprikt dient te worden om dialyse mogelijk te maken. De bloedvaten dienen geschikt te zijn om een shunt van te maken. Er zijn diverse typen fistels: de arterioveneuze fistel waarbij chirurgisch een verbinding tussen een arterie en een vene wordt gemaakt, veelal in de niet-dominante onderarm (afb. 5.1). Het bloed afkomstig van de arterie voedt als het ware de vene, waardoor deze in enkele weken kan rijpen tot een stevig bloedvat dat aangeprikt kan worden Als de eigen vaten niet goed genoeg zijn, kan een kunststofvat geplaatst worden. Infecties, stenosering en aneurysmavorming zijn de meest voorkomende complicaties.

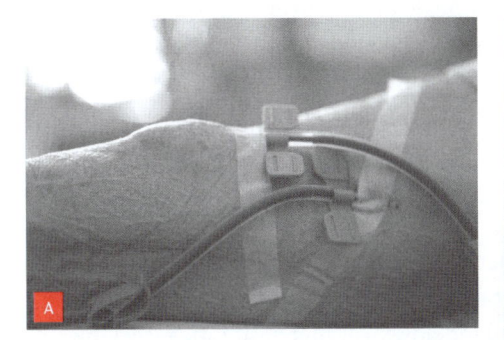

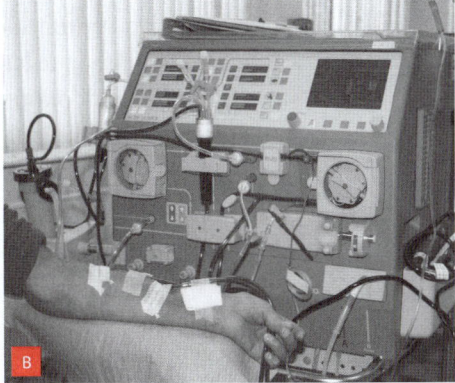

Afbeelding 5.1 Arterioveneuze fistel (shunt) met naalden in situ (A) en patiënt via arterioveneuze shunt aangesloten op de nierdialyse (B).

Bij hemodialyse wordt het bloed buiten het lichaam (extracorporaal) gezuiverd door een kunstnier. Om het bloed niet te laten stollen is antistolling noodzakelijk. In de kunstnier stroomt het bloed langs een halfdoorlaatbaar membraan. Aan de andere kant van het membraan stroomt dialysaat. De behandeling zorgt voor ultrafiltratie van overtollig vocht. Tevens worden via diffusie (op basis van concentratieverschillen tussen bloed en dialysaat) afvalstoffen als ureum, creatinine en kalium verwijderd. In het dialysaat zit ook bicarbonaat, waardoor tijdens de behandeling de pH-waarde van het bloed gecorrigeerd wordt. Hemodialyse is chronisch intermitterend. Aan de hand van de restnierfunctie en lichamelijke conditie dialyseert iemand driemaal per week, maar vaker kan ook. De behandeling duurt drie tot vijf uur. Dit kan in het ziekenhuis of door thuisdialyse. Tegenwoordig zijn er ook centra die nachtdialyse aanbieden.

Peritoneale dialyse

Bij peritoneale dialyse wordt een permanente katheter in de buikholte ingebracht. De buikholte wordt cyclisch, via de katheter, gevuld met een steriele elektrolyten- en glucoseoplossing. Het buikvlies fungeert hierbij als halfdoorlaatbaar membraan tussen het bloed en deze spoelvloeistof waardoor, net als bij hemodialyse, afvalstoffen verwijderd worden. Het vaatrijke peritoneum laat sommige stoffen zoals water, zout en afvalstoffen wel door, maar andere, zoals eiwitten en bloed, niet. De glucose in de vloeistof is hypertoon en trekt derhalve vocht aan vanuit de bloedbaan. Op deze wijze vindt ultrafiltratie plaats. De meest gangbare vormen zijn continue ambulante peritoneale dialyse (CAPD) en automatische peritoneale dialyse (APD). Combinaties zijn hierin mogelijk. Peritoneale dialyse heeft als groot voordeel dat het relatief makkelijk aan te leren is en uitgevoerd kan worden in de thuissituatie, op het werk of op vakantie. Grootste complicatie van peritoneale dialyse is peritonitis.

> Over een maand wordt meneer De Graaf getransplanteerd. Helaas verslechtert zijn nierfunctie nog meer ten gevolge van een pneumonie, die met succes behandeld wordt met antibiotica. De GFR blijft echter onder de 10 ml/min. De familietransplantatie kan toch op de geplande datum plaatsvinden en dialyse blijkt dus net niet nodig. Voor zowel vader als dochter verloopt de transplantatie c.q. de uitname ongecompliceerd. De dochter dient periodiek gecontroleerd te worden op de nierfunctie. Meneer De Graaf moet de rest van zijn leven immunosuppressiva gebruiken om afstoting te voorkomen.

5.1.9 VERPLEEGKUNDIGE DIAGNOSES
Chronische nierschade

- ondervoeding bij anorexie, misselijkheid en braken, verlies van smaak en reukzin, stomatitis, en niet-smakelijk voedsel;
- veranderd seksueel functioneren door libidoverlies, impotentie, amenorroe, steriliteit en moeheid;
- angst bij huidige situatie en onbekende prognose;
- verstoord zelfbeeld bij beperking van ontwikkelingsmogelijkheden;

- risico op overbelasting mantelzorgverlener bij langdurige zorgbehoefte ten gevolge van handicap en vereiste behandeling;
- ongemak bij moeheid, hoofdpijn, vochtretentie en anemie;
- chronische moeheid bij onvoldoende zuurstofvoorziening ten gevolge van anemie;
- risico op infectie bij invasieve ingrepen;
- machteloosheid door het slopende karakter van de ziekte;
- risico op inadequate therapiediscipline bij onvoldoende kennis over aandoening, dieet, farmacotherapie, symptomen en klachten bij complicaties, nazorgcontrole en hulpmogelijkheden.

Potentiële complicaties zijn een verstoorde vocht- en elektrolytenbalans, gastro-intestinale bloeding, hyperparathyreoïdie, pathologische fracturen, ondervoeding, anemie, vochtoverschot, hypoalbuminemie, polyneuropathie, decompensatio cordis, longoedeem, metabole acidose, shunttrombose, bloeding, uremie en harttamponnade.

Peritoneale dialyse
- risico op infectie bij toegankelijkheid van de buikholte, katheteruitgang en gebruik van dialysaat met een hoge concentratieglucose;
- risico op letsel bij katheteruitgang;
- angst bij huidige situatie en onbekende prognose;
- risico op ineffectief ademhalingspatroon bij immobiliteit, druk en pijn;
- acute pijn bij het inbrengen van de katheter, vervangen van het dialysaat en chemische irritatie van het buikvlies;
- ondervoeding bij anorexie;
- risico op overvulling bij vochtretentie ten gevolge van katheterproblemen;
- machteloosheid bij chronische ziekte en noodzaak tot voortdurende behandeling;
- risico op inadequate therapiediscipline bij onvoldoende kennis over reden van behandeling, medicijnen, thuisdialyse, symptomen en klachten bij complicaties, mogelijkheden om hulp te krijgen en nazorg.

Potentiële complicaties specifiek voor peritoneale dialyse: darm- of blaasperforatie, hyperglykemie, peritonitis, hyper- of hypovolemie.

Hemodialyse
- risico op letsel aan vasculaire insteekplaats;
- risico op infectie bij directe toegang tot de bloedstroom;

- machteloosheid bij levenslange behandeling en invloed op de manier van leven;
- risico op infectieoverdracht;
- angst bij huidige situatie en onbekende prognose;
- risico op inadequate therapiediscipline bij onvoldoende kennis over behandeling, zorg voor de shunt.

Potentiële complicaties specifiek voor hemodialyse zijn: verstoorde vochtbalans, verstoorde elektrolytenbalans, misselijkheid en braken, aneurysma, bloeding, shuntproblemen, stolselvorming, infectie, hepatitis B en C, koorts en rillingen, hemolyse, convulsies, hyper- en hypotensie, desequilibriumsyndroom, luchtembolie, sepsis, angst en aanpassingsproblematiek.

5.1.10 VERPLEEGKUNDIGE ASPECTEN

In deze paragraaf worden enkele onderwerpen behandeld die van groot belang zijn bij de verpleging van een patiënt met nierschade.

Medicatie bij patiënten met een chronische nierschade

Veel medicatie wordt renaal geklaard. Dit betekent dat de werkzame stof van het medicament de urinewegen passeert. Bij het verstrekken of toedienen van medicatie aan een patiënt met CNS moet rekening gehouden worden met de wijze en mate van toediening. Bij een patiënt met CNS duurt het langer voordat een stof door de nier wordt uitgescheiden. De biologische activiteit wordt dus verlengd. Bij hemodialyse speelt nog een andere factor mee: in welke mate passeert een medicijn het kunstniermembraan. Van ieder medicament dient afzonderlijk te worden bepaald of de doseringssterkte en het aantal giften aangepast dienen te worden. Dit hangt af van de mate van de nierfunctiestoornis. In geval van een dialysebehandeling moet bekeken worden of een medicament voor, tijdens of na de behandeling gegeven moet worden. Een aantal medicamenten heeft een kleine therapeutische breedte. Dit betekent dat de concentratie van het medicament waarbij het therapeutisch werkzaam is, dicht bij de toxische concentratie ligt. Aan de hand van de bloedspiegelbepaling moeten de giften aangepast worden. Nefrotoxiciteit kan ontstaan wanneer de bloedspiegelconcentratie overschreden wordt. Het gevolg is nieuwe, of verdere nierschade. Aandacht voor de bloedcontroles en overleg met de behandelend arts is belangrijk.

Dieetaspecten

Veel afbraakproducten uit de voeding worden uitgescheiden via de nieren. Bij nierschade blijven de afvalstoffen echter deels achter in het lichaam, waardoor klachten en symptomen kunnen ontstaan. Patiënten met nierschade bezoeken daarom altijd de diëtist. Jeuk wordt veroorzaakt door een hoog fosfaatgehalte. Een hyperkaliëmie kan hartritmestoornissen geven. Een eiwitbeperking ter voorkoming van uremie is soms nodig. Te veel eiwitbeperking kan echter ondervoeding veroorzaken en moet dus voorkomen worden. Niet zelden is een patiënt in het eindstadium van nierfalen of zijn dialysepatiënten ondervoed doordat ze moe zijn, geen eetlust hebben en veel medicijnen moeten gebruiken. Ook als nierfunctievervangende therapie gestart is, blijft begeleiding door een diëtist belangrijk. Het dieet is erop gericht om de bloedwaarden van ureum, natrium, calcium en fosfaat en kalium te corrigeren en de voedingstoestand te optimaliseren.

De aanbevolen hoeveelheid eiwit voor een dialysepatiënt hangt mede af van de hoogte van het ureumgehalte. Eiwitten zitten veel in vlees, kip, wild, vleeswaren, kaas, melkproducten, eieren, noten en pinda's. Kalium is een mineraal dat zich vooral in fruit, peulvruchten, aardappelen, vruchtendranken en groenten bevindt. Wanneer het kalium in het bloed te hoog is, is een kaliumbeperking noodzaak. Een te hoog kalium kan immers hartritmestoornissen of hartstilstand veroorzaken. Bij een verminderde nierfunctie wordt minder natrium uitgescheiden, waardoor oedemen en hypertensie kunnen ontstaan. Een natriumarm dieet is daarom noodzakelijk. Fosfaat is een mineraal dat samen met calcium zorgt voor stevigheid van het skelet. Als het fosfaat in het bloed stijgt, kan dat jeuk veroorzaken. Naast fosfaatbinders is fosfaatbeperking aanbevolen. Fosfaat zit praktisch in dezelfde producten als eiwit. Fosfaatbinders dienen ingenomen te worden tijdens de maaltijd, ook bij tussendoortjes.

Vochtbeperking en vochtbalans

Aandacht voor een eventuele vochtbeperking en voor de vochtbalans is evident. Bij nierschade kan oligurie of anurie optreden. Bij hemodialyse kan de restfunctie langzaam verdwijnen. Hoe minder restfunctie, des te meer vocht op een alternatieve manier het lichaam moet verlaten. Diuretica zijn dan geïndiceerd, evenals het ultrafiltreren van vocht tijdens de hemodialyse of peritoneale dialyse. Een vochtbeperking bestaat meestal uit 750 ml vochtintake per dag aangevuld met de urineproductie van 24 uur. Als iemand een urineproductie heeft van 400 ml/dag, dan mag hij daarop nog eens 750 ml drinken. Totaal 1150 ml/dag. Hier zit echter ook vocht uit vast voedsel in. Voor patiënten met een perifeer infuus en weinig restfunctie is het belangrijk dat ze een infuuspomp krijgen om te voorkomen dat een infuus te snel doorloopt.

Psychosociale aspecten

Bij patiënten met nierschade kan er sprake zijn van een verstoord evenwicht tussen psychisch, cognitief, sociaal en lichamelijk functioneren. Door de ziekte verandert de patiënt. De lichamelijke conditie gaat achteruit en er is direct verlies van lichamelijke functies als een veranderende urineproductie, libidoverlies en vermoeidheid. De patiënt met ernstige nierschade heeft te maken met een veranderend zelfbeeld. Op psychosociaal gebied is er verandering doordat de patiënt zich moet aanpassen aan een nieuwe situatie. Niet zelden komt depressiviteit voor. Bij zijn sociale functioneren moet hij opeens sterk rekening houden met medische handelingen, zorgverleners en omgeving. Vaak speelt dit ook een rol bij werk en vrije tijd. De patiënt gebruikt afweermechanismen die ook omschreven kunnen worden als aanpassingsmechanismen om zich aan te passen aan een nieuwe situatie. Vaak ervaren de patiënt en zijn omgeving veel steun van deze mechanismen. De belangrijkste zijn: ontkenning, verdringing en vermijding. Aanpassing en agressie spelen hierin ook een rol.

Voor de verpleegkundige is een belangrijke rol weggelegd in dit proces. Vaak valt dit binnen een multidisciplinaire context waarin arts, verpleegkundige en maatschappelijk werker nauw met elkaar samenwerken. Vaak heerst er angst bij de patiënt voor de toekomst. Het is belangrijk om deze angst bespreekbaar te maken en niet te bagatelliseren. De zorgverlener kan steun en geborgenheid bieden. Zowel in de preventie- als predialysefase is een goede voorlichting essentieel om zodoende wat zekerheid terug te geven en angst te reduceren.

Bij acute nierschade ontbreekt hiervoor vaak de tijd. De patiënt moet echter toch altijd zijn angsten, twijfels en emoties kunnen uitspreken. Lotgenotencontact kan hierin een bijdrage leveren, ook voor partner en kinderen.

Ethiek

Een dialysebehandeling is niet zelden lichamelijk en psychisch zeer intensief. De medische wetenschap kent weinig grenzen, technisch gezien kan bijna iedere patiënt behandeld worden. Door deze vooruitgang wordt de kans om in leven te blijven verhoogd. Patiënten, vooral die op hoge leeftijd, die voorheen vroegtijdig zouden komen te overlijden, hebben nu een kans op een kwantitatief langer leven.

Kwalitatief valt dit echter vaak te bezien. Ondanks goede informatie aan patiënt en naasten kunnen zij toch niet altijd goed inschatten in welke mate de behandeling een inbreuk is op hun leven. Aan de andere kant zijn er mensen die door de techniek maanden of jaren langer kunnen leven. Zij geven aan dat de leefkwaliteit matig is, maar de drang om te leven overwint vaak. Wat kan er? Wat mag er? Welke normen, waarden en andere gegevens spelen bij het maken van een keuze een rol? Elke patiënt heeft recht op behandeling en verzorging, in die behandeling waarin de patiënt toestemt nadat de zorgverlener de volledige informatie over die behandeling heeft gegeven. Er zou bij de behandeling een evenwicht dienen te bestaan tussen het gehoopte resultaat en de ongemakken die ze met zich meebrengt. De beslissing om te stoppen of niet te starten met dialyse komt frequent voor op een dialyse- of nefrologieafdeling. De beslissing dient op individuele basis te gebeuren. De patiënt moet de tijd hebben om oplossingen te zoeken voor zijn persoonlijke en sociale kwesties. Wie uiteindelijk de beslissing neemt, blijft openstaan. Een echt antwoord kan hier niet gegeven worden, want iedere patiënt en elke situatie zijn weer anders.

Shunt- en dialysekatheterzorg
De toegang tot de bloedbaan is essentieel voor een dialysepatiënt. Er is een aantal regels waar de zorgverlener alert op dient te zijn: geen bloeddruk meten aan de shuntarm. Ook is venapunctie of het plaatsen van een perifeer infuus gevaarlijk in verband met infectiegevaar. Een armbandje om de betreffende arm voorkomt fouten. Tevens mag de shuntarm niet te veel belast te worden. Bloedafname dient zoveel mogelijk op de dialyseafdeling plaats te vinden omdat daar toch al een toegang tot de bloedbaan gecreëerd wordt. Dialysekatheters worden na een dialysebehandeling altijd opgevuld met een heparine- of citraatoplossing. Op de verpleegafdeling moet hier altijd rekening mee worden gehouden vooral als een snelle toegang tot de bloedbaan nodig is. Patiënten met een dialysekatheter mogen niet douchen in verband met het risico op infectie. De shunt dient dagelijks gecontroleerd te worden op functioneren met een stethoscoop, ook op niet-dialysedagen.

Tot besluit
De incidentie van nierinsufficiëntie ten gevolge van diabetische nefropathie en nefrosclerose neemt nog steeds toe. Tijdige verwijzing naar een nefroloog is belangrijk met de doelstelling de progressie van nierschade te vertragen, nierfunctievervangende therapie uit te stellen en het liefst te voorkomen.
Tevens is het belangrijk om gebruik te maken van de waarde van een multidisciplinair team waarbij patiënten vroegtijdig kunnen worden geïnformeerd en kunnen komen tot een weloverwogen keuze over een

nierfunctievervangende therapie. De verpleegkundige nefrologische zorg draagt, in alle facetten die nierinsufficiëntie met zich mee brengt, in belangrijke mate bij tot het welzijn van de patiënt.

5.2 Blaascarcinoom

5.2.1 INLEIDING

Blaascarcinoom wordt niet altijd in een vroeg stadium ontdekt. Meestal gaan patiënten naar de huisarts wanneer er klachten zijn zoals bloed in de urine en pijn bij het plassen. Ze worden dan doorverwezen naar de uroloog. De patiënt met verdenking van een blaascarcinoom ondergaat voor het stellen van de diagnose invasief of niet-invasief blaascarcinoom verschillende onderzoeken. Deze onderzoeken zullen op de polikliniek urologie plaatsvinden en op de afdeling Radiologie. De patiënt ervaart veel spanning en heeft baat bij goede voorlichting en begeleiding door de uroloog en de verpleegkundige. Wanneer een niet-invasieve blaastumor wordt vastgesteld, komt de patiënt in aanmerking voor een TURB (transurethrale resectie van de blaas). Zowel in het poliklinische als in het klinische traject heeft de verpleegkundige een belangrijke taak de patiënt te begeleiden, voorlichting te geven over de onderzoeken en de intensieve verpleegkundige zorg te verlenen voor en na de operatie en andere behandelingen.
Deze paragraaf gaat over het diagnostische traject en de behandeling van een patiënt met een niet-invasief blaascarcinoom waarbij een relatief kleine operatie verricht wordt.

5.2.2 NIET-INVASIEF BLAASCARCINOOM

Volgens de Nederlandse Kankerregistratie werd in 2005 bij 2100 mannen en bij 700 vrouwen de diagnose blaascarcinoom gesteld. Het aantal sterfgevallen in 2005 was 950 bij mannen en 400 bij vrouwen. (Kankerregistratie IKC, 2005) De overleving na vijf jaar is voor mannen ongeveer 55-60% en voor vrouwen 45-50%. Bij niet-invasief (geen doorgroei in de blaasspier) blaascarcinoom, goed of matig gedifferentieerd, is de vijfjaarsoverleving 90%.
Roken is een bekende risicofactor voor het krijgen van blaascarcinoom: het risico op blaascarcinoom neemt toe met factor 2,5 tot 3 (Zeegers, 2002; Alberg, 2007). Bij mensen die werken met aromatische aminen (in de rubberindustrie) werd een verhoogd risico aangetoond. Ook schilders hebben een verhoogd risico, afhankelijk van de intensiteit en duur van de blootstelling en het type gebruikte verf (Golka, 2004). Er zijn aanwijzingen dat het stoppen met roken de

prognose (recidiefkans en mortaliteit door blaascarcinoom) in geringe mate gunstig beïnvloedt (Aveyard, 2002).
Blaastumoren kunnen snel en veelvuldig terugkomen of doorgroeien in de blaasspier of blaaswand (invasief). De patiënt met niet-invasief blaascarcinoom wordt opgenomen op de afdeling Urologie voor een transurethrale resectie van de blaas. Als de tumor solitair, primair en klein is, wordt, behalve een eenmalige blaasspoeling binnen 24 uur met cytostatica, geen nabehandeling gegeven, want de kans op recidief en progressie is uitermate klein. Alle andere niet-invasieve tumoren kunnen worden nabehandeld met een blaasspoeling direct na de TURB en poliklinische blaasspoelingen: hierdoor wordt de kans op recidief en zelfs progressie verkleind of uitgesteld. Voor deze blaasspoelingen en ter controle een cystoscopie, zal de patiënt regelmatig terug moeten komen op de polikliniek urologie.

> Meneer Karsemakers (46) is getrouwd en heeft twee zonen van dertien en vijftien jaar. Hij komt op de polikliniek urologie in verband met pijn bij het plassen, ook gaat het plassen moeizaam. Af en toe zit er bloed bij de urine. Ongeveer een halfjaar geleden is zijn bloed onderzocht vanwege prostaatklachten, waarbij er niets vreemds werd ontdekt. Bij een laatste controle van de huisarts blijkt zijn Hb te zijn gedaald. Hierdoor gealarmeerd heeft de huisarts meneer Karsemakers naar de uroloog doorverwezen.
> Tot op dit moment heeft meneer Karsemakers geen idee wat er aan de hand zou kunnen zijn, want zijn prostaat was goed, dit was pas gecontroleerd. Hij voelt zich verder goed. Het bloedverlies bij de urine heeft hij beschouwd als iets onschuldigs zoals een bloedneus.
> Op internet heeft hij informatie gezocht: daar leest hij over blaascarcinoom en nierkanker en dat dit minder voorkomende kankersoorten zijn. Verbaasd is hij over het feit dat blootstelling aan kankerverwekkende stoffen een rol kan spelen bij het ontstaan van blaascarcinoom en dat bij rokers de ziekte viermaal meer voorkomt als bij niet-rokers. Meneer Karsemakers werkt al meer dan 25 jaar bij een chemisch concern, waar pas de laatste vijftien jaar strengere voorschriften zijn voor het gebruik van giftige stoffen. Hij rookt al vanaf zijn tienerjaren.

5.2.3 DIAGNOSTISCHE FASE

De verpleegkundige op de polikliniek urologie begeleidt de patiënt tijdens de onderzoeken en zorgt ervoor dat hij is voorbereid op deze onderzoeken. De urinewegen, klachten bij het plassen en/of van het onderlichaam, zijn geen onderwerpen waar mensen makkelijk over praten en dan is er ook vaak nog angst voor de uitslag van een onderzoek of angst voor het onderzoek zelf. Er is veel onderzoek gedaan naar goede voorlichting en informatie die positief kunnen bijdragen aan het welbevinden van mensen met kanker in het ziekenhuis (rapportage werkgroep 6 NPK). Verder is een voorbereide en gerustgestelde patiënt beter in staat om een onderzoek te ondergaan.

Medisch onderzoek
– Urineonderzoek op sediment, kweek en cytologie.
– Bloedonderzoek op Hb, Ht, BSE, leukocyten, creatinine.
– Echografie van de nieren.
– Cystoscopie.
– Intraveneus pyelogram (IVP).
– CT-scan.
– MRI.

Urineonderzoek
Een urinekweek wordt gedaan voor het vaststellen van een infectie van de urinewegen. Hiervoor wordt vers geloosde midstream urine opgevangen in een steriel urinepotje. Ziekenhuizen hebben doorgaans een eigen protocol over het opvangen van urine voor een kweek. Bij cytologisch onderzoek van urine wordt gekeken naar afwijkende urotheelcellen en bloed in de urine. De urotheelcellen zijn de cellen die de binnenkant van de urinewegen bekleden: van de urethra, de blaas, de ureters en het nierbekken. Maligniteit van deze cellen is de meest voorkomende vorm van blaascarcinoom (90%). Afwijkende urotheelcellen komen niet overeen met gewone urotheelcellen. Hoe minder ze hierop lijken, des te slechter de cellen gedifferentieerd zijn. Deze cellen woekeren en misvormen sneller. Er wordt bij sedimentonderzoek gekeken naar mogelijke afwijkingen in de urine, zoals erytrocyten, leukocyten, kristallen. De aanwezigheid van erytrocyten kan mogelijk duiden op maligniteit, de aanwezigheid van leukocyten kan een uiting van een urineweginfectie zijn. Kristallen kunnen in het sediment duiden op de aanwezigheid van stenen.

Bloedonderzoek

Om het bloedverlies te meten wordt het Hb- en Ht-gehalte gecontroleerd. De filtratiesnelheid van de nieren wordt gecontroleerd door het bepalen van de creatininespiegel in het serum.

Echografie van de blaas en de nieren

Met behulp van een echografie kunnen afwijkingen in het nierbekken, de ureters en de blaas worden opgespoord. Bij afwijkende cellen in de urine wordt een echografie verricht om de tumor te lokaliseren. Een echografieapparaat zendt hoogfrequente geluidsgolven uit en vangt de door de organen teruggekaatste geluidsgolven op. Om de blaas goed te kunnen weergeven, moet deze vol zijn. Hiervoor moet de patiënt ongeveer anderhalf uur voor het tijdstip van het onderzoek 1 liter water drinken. Voor dit onderzoek hoeft de patiënt alleen de (onder)buik te ontbloten.
De gemiddelde duur van het onderzoek is tien minuten. Na het insmeren van de huid met geleidingsvloeistof worden met behulp van een transducer de blaas, de nierleiders en het nierbekken afgetast, waarna ze door het echoapparaat worden omgezet in beelden.

Cystoscopie en biopsie

Het onderzoek, waarbij de uroloog de blaasholte vanbinnen bekijkt, is de cystoscopie. Dit gebeurt met een cystoscoop, een dunne flexibele buis die via de urethra in de blaas wordt gebracht. Via de cystoscoop kan tegelijkertijd een biopsie gedaan worden voor histologisch onderzoek. Patiënten krijgen een folder over het onderzoek en informatie van de verpleegkundige, onder meer over dat ze op een onderzoekstafel liggen met de benen gespreid in beenhouders. Bij patiënten kan dit onderzoek angst veroorzaken voor het inbrengen van de cystoscoop, mogelijke pijn en weerstand tegen de houding die daarvoor moet worden ingenomen. Ook de bevindingen tijdens het onderzoek kunnen aanleiding zijn voor angst. Van belang is dat de patiënt weet dat de urethra vooraf verdoofd wordt met een verdovende gel zodat het onderzoek niet pijnlijk is.
Na het onderzoek kan er wat bloed bij de urine zitten, dit komt door irritatie of lichte beschadiging van het weefsel van de urethra en de blaas. Het urineren kan na de cystoscopie wat pijnlijk zijn. Door extra drinken is de urine minder geconcentreerd en spoelt de blaas goed door. Enkele glazen extra water per 24 uur buiten de normale dranken. De patiënt wordt gevraagd contact op te nemen met de polikliniek urologie wanneer er veel bloedverlies optreedt en het bloedverlies aanhoudt en de temperatuur boven de 38,5 °C stijgt. Ook bij een koude

rilling is het noodzakelijk dat er contact met het ziekenhuis opgenomen wordt. Koude rilling kan ontstaan doordat bacteriën via het weefsel van de urinewegen in de bloedbaan komen en een septikemie veroorzaken.

Beeldvormende onderzoeken

Wanneer uit de echografie en het weefselonderzoek blijkt dat er sprake is van een maligne tumor, kan een IVP afgesproken worden om na te gaan of er tumoren in de urinewegen zijn. Een IVP (intraveneus pyelogram) is een röntgenonderzoek van de urinewegen, waarmee de blaas, het nierbekken en de ureters duidelijk zichtbaar worden. Dit gebeurt na een intraveneuze inspuiting met een röntgencontrastmiddel. Uit onderzoek (Richtlijn urologie, Oncoline) blijkt dat een IVP ongeschikt beeldonderzoek is voor kleine tumoren in de lage urinewegen (urethra en blaas), zodat ziekenhuizen een CT-scan zullen laten doen. Voor een MRI wordt gekozen voor het onderscheiden van de mate van doorgroei (invasief/vasief). Een X-thorax wordt gedaan ter controle bij risico op uitzaaiingen en voor een botscan wordt gekozen bij aanwezigheid van botpijn en verhoogd serum alkalische fosfatasespiegel.

> Na deze onderzoeken blijkt meneer Karsemakers hoogstwaarschijnlijk een niet-invasief blaascarcinoom te hebben: de patiënt kan meekijken op het beeldscherm tijdens de cystoscopie en daar worden twee poliepachtige tumoren gezien. De uroloog vertelt aan meneer Karsemakers en zijn echtgenote dat deze tumoren op korte termijn verwijderd moeten worden, maar dat de behandeling pas wordt vastgesteld na verder onderzoek. Op dat moment reageert het echtpaar erg geschrokken, waarna ze helemaal stil worden. De uroloog zegt dat hij begrijpt dat dit nieuws hard aankomt en legt uit wat er tot nu toe uit de onderzoeken is gekomen, maar dat pas alles duidelijk wordt na de laatste onderzoeken. Hij vraagt of meneer en mevrouw Karsemakers nu vragen hebben en geeft aan dat hij bij verdere vragen telefonisch bereikbaar is. Hij zegt ervoor te zorgen dat de andere onderzoeken zo snel mogelijk zullen plaatsvinden en hoopt dat ze de komende tijd samen goed doorkomen. Als meneer en mevrouw Karsemakers dit willen, kan de verpleegkundige op de polikliniek zorgen voor een rustig moment en een geschikte ruimte voor het echtpaar om tot zichzelf te komen, waarbij de verpleegkundige kan vragen of ze thuis meer willen lezen over blaascarcinoom en eventueel de folder over blaascarcinoom van het KWF kan meegeven.

> Als meneer Karsemakers later op de polikliniek terugkomt, vraagt de verpleegkundige hoe het met hem en zijn vrouw is gegaan deze weken. Meneer Karsemakers vertelt dat hij na het slechte nieuws van de vorige keer de andere onderzoeken met veel meer spanning heeft ondergaan. De verpleegkundige kan hierop ingaan door aan te geven dat dit begrijpelijk is: dat het moeilijk zal zijn om alles te ondergaan en steeds te moeten afwachten. De patiënt kan zich gesteund voelen door de getoonde empathie.
>
> In de diagnostische fase is het van belang dat patiënten zich sociaal en emotioneel ondersteund voelen en daardoor in staat zijn om het soms zware traject goed te doorstaan. Dit vereist goede uitleg over de onderzoeken en interesse in de gemoedstoestand van de patiënt en zijn naasten.

5.2.4 BEHANDELING VAN BLAASCARCINOOM

De echografie en het IVP van meneer Karsemakers hebben uitgewezen dat de nieren en ureters geen tumoren bevatten. Dat is een goed teken, want nu komt meneer voor een relatief kleine operatie in aanmerking: de transurethrale resectie blaas (TURB). De uroloog heeft uitgelegd dat tijdens deze operatie de tumoren worden verwijderd uit de blaaswand en dat het weefsel wordt opgestuurd naar de patholoog. Deze onderzoekt hoe diep de tumoren zijn ingegroeid (vasief of invasief), of dat ze totaal (met schone snijranden) zijn verwijderd en welke gradering (slecht, matig of goed gedifferentieerd) ze hebben. Met de gradering (G) wordt de mate van differentiatie aangegeven: G1 betekent dat de tumorcellen goed gedifferentieerd zijn en nog redelijk op de urotheelcellen lijken; G2 betekent matig gedifferentieerd ofwel low-grade carcinoma en G3 betekent slecht gedifferentieerd ofwel high-grade carcinoma.

Het risico op het ontwikkelen van een recidief tumor (een nieuwe tumor) is groter indien:
– de primaire tumor groot was;
– de differentiatiegraad slecht was;
– er sprake was van meerdere tumoren;
– er al eerder sprake was van een recidief.

Transurethrale resectie blaas (TURB)
Transurethraal betekent dat rechtstreeks door de urethra (plasbuis) met een cystoscoop waarin een resectoscoop is geschoven één of meerdere tumoren worden verwijderd en opgestuurd voor patholo-

gisch onderzoek. De resectoscoop heeft een dunne metalen draad die door de uroloog om de tumor wordt geschoven, waarna met een elektrisch stroompje het weefsel wordt weggesneden. De tumor wordt uit de blaas gespoeld, opgevangen en voor pathologisch onderzoek opgestuurd. De beschadigingen in de blaaswand worden gecoaguleerd en de patiënt krijgt tijdelijk een katheter om de wondjes te laten genezen. Als de uroloog veel bloedverlies verwacht, krijgt de patiënt een spoelkatheter. Deze katheter bestaat uit twee lumen (kanalen), op een ervan is een spoelsysteem aangesloten met een zak NaCl 0,9%, zodat deze vloeistof in de blaas gedruppeld kan worden. Via het andere lumen kan de urine in een katheterzak aflopen. Op deze manier kan de verpleegkundige de blaas spoelen.

De TURB wordt verricht op de operatiekamer en gebeurt meestal onder spinale anesthesie (ruggenprik). Meestal is na deze operatie een aanvullende behandeling nodig, omdat een blaastumor opnieuw kan ontstaan (zie kader). De TURB is een betrekkelijk kleine operatie, waaruit na tien tot veertien dagen een belangrijke diagnose komt uit het pathologische onderzoek. Er wordt gekeken naar de grootte, het aantal, mogelijke ingroei en gradering van de tumor. Deze bevindingen bepalen de eventuele behandeling na de TURB en de prognose van het terugkomen van de blaastumor (recidief).

Blaasspoeling na TURB

Kankercellen in de blaas kunnen snel weer aangroeien. In een wetenschappelijk onderzoek (Sylvester, 2004) is aangetoond dat een eenmalige blaasspoeling met een cytostaticum binnen 24 uur na een TURB een aanzienlijke verlaging geeft van de recidiefkans van het niet-invasieve blaascarcinoom. Afhankelijk van de gradering en het aantal aanwezige tumoren wordt bepaald of er na de TURB nog blaasspoelingen gegeven moeten worden. Deze laatste spoelingen worden dan wekelijks poliklinisch gegeven. De behandeling bestaat uit een blaasspoeling met mitomycine, een cytostaticum dat volgens protocol indien mogelijk binnen 6 tot 24 uur na de resectie van de tumor moet worden toegediend. De spoeling wordt gegeven wanneer de urine minder bloed bevat en helder is. Dit omdat het pijnlijk kan zijn en in verband met toegang van de mitomycine tot de bloedvaten. Er is een uitgebreide folder over de blaasspoeling met mitomycine op de afdeling. De verpleegkundige gaat bij de patiënt na of de procedure nog mondeling moet worden toegelicht. Voor het werken met cytostatica is een richtlijn uitgegeven.

Meneer Karsemakers komt voor een TURB op de afdeling Urologie en zal ook direct na de ingreep een blaasspoeling met mitomycine krijgen. Op de afdeling heeft hij samen met zijn vrouw een opnamegesprek met de afdelingsverpleegkundige waarin de standaard opnamegegevens gevraagd worden. Meneer Karsemakers is nog nooit in een ziekenhuis opgenomen geweest, zodat de verpleegkundige rustig uitlegt hoe deze dag eruit gaat zien. Meneer Karsemakers is behoorlijk zenuwachtig voor de operatie en vooral voor de ruggenprik. Verder is hij op de hoogte van de blaasspoeling en heeft hij de folder al op de urologiepolikliniek gekregen. Hij is blij dat de tumoren eindelijk verwijderd worden, want hij is vooral bang dat de tumoren hard aan het groeien zijn en dieper zijn gegaan. De tijd die hij moest wachten voor deze operatie, is toch wel vier weken geworden. Meneer en mevrouw Karsemakers zijn hierover wel boos, want al met al heeft het toch acht weken geduurd vanaf het eerste bezoek aan de urologiepolikliniek tot nu. De verpleegkundige toont begrip voor deze boosheid en vertelt dat zij hun boosheid het beste kunnen bespreken met de uroloog. De uroloog kan ook uitleggen dat de situatie in die weken niet verergerd zal zijn.

Meneer Karsemakers is erg gespannen, waardoor het duidelijk is voor de verpleegkundige dat hij niet meer informatie kan opnemen voorafgaand aan de operatie. De verpleegkundige vertelt dat hij na de operatie duidelijke uitleg zal krijgen over de blaasspoeling na de operatie en de uitslag van de weefselonderzoeken. De verpleegkundige benadrukt dat ze te allen tijde vragen kunnen stellen. Mevrouw Karsemakers krijgt een afdelingsfolder met de bezoektijden en telefonische bereikbaarheid, zodat zij kan bellen voor informatie over haar echtgenoot.

Meneer en mevrouw Karsemakers vertellen vooral erg bang te zijn voor de uitslag en vragen zich af wanneer die bekend is. Meestal is de uitslag na tien tot veertien dagen bekend, dan zal ook een polikliniekafspraak worden gepland. Tijdens het gesprek blijkt duidelijk dat ze in staat zijn om elkaar te steunen, zodat de verpleegkundige inschat dat ze geen psychosociale ondersteuning nodig hebben.

5.2.5 POSTOPERATIEVE FASE

Meneer Karsemakers gaat naar de operatiekamer voor de TURB en na een uur arriveert hij op de verkoeverkamer, waar hij twee uur blijft voor de directe postoperatieve zorg met controles. Hij heeft bij terugkomst op de afdeling een intraveneus infuus en een gewone blaaskatheter. De urine is roze gekleurd. Hij heeft nog geen gevoel in zijn benen als gevolg van de spinale anesthesie. Hij is opgelucht dat de operatie achter de rug is en zegt zich wonderbaarlijk goed te voelen. Door de spinale anesthesie ervaart hij geen pijn, maar om het uitwerken van de verdoving op te vangen, krijgt hij paracetamol. De postoperatieve controles worden bij terugkomst gedaan en daarna om de twee uur. Afhankelijk van de observaties en het klinische beeld worden de controles daarna afgebouwd. Eten en drinken gaat goed.

Samen met de verpleegkundige kijkt meneer Karsemakers naar de katheter. De verpleegkundige geeft uitleg over de katheter en de ballon in de blaas. Twee uur nadat meneer Karsemakers op de afdeling is teruggekomen, is de urine licht van kleur en het gevoel in de benen is bijna volledig terug. Hij heeft geen pijn en zegt zich goed te voelen, zodat de blaasspoeling toegediend kan worden. Meneer Karsemakers blijkt na de TURB beter in staat te zijn om informatie op te nemen, zodat de verpleegkundige hem kan voorbereiden op de spoeling.

Verpleegkundige zorg bij de blaasspoeling

Het is van belang dat meneer Karsemakers zelf voelt of hij moet plassen een uur na de blaasspoeling en dat hij eventueel rechtop kan staan voor het plassen. Het gevoel in de onderbenen moet daarom terug zijn op het moment dat de blaasspoeling wordt toegediend.

De patiënt krijgt van de verpleegkundige informatie over de spoeling.

- Een uur voor de blaasspoeling mag de patiënt alleen enkele slokjes water drinken in verband met kans op verdunning en daardoor verminderde werking van de mitomycine.
- De mitomycine (ongeveer 60 ml) wordt toegediend via de katheter die hij in heeft, deze wordt hierna afgeklemd, de vloeistof blijft gedurende een uur in de blaas, daarna mag de vloeistof via de katheter aflopen. De blaaskatheter wordt daarna verwijderd.
- Na het verwijderen van de katheter is extra drinken van belang, bijvoorbeeld een liter limonade of water, zodat de patiënt de urine eerder en volledig kan uitplassen. Dit uitplassen moet dan zittend op het toilet gebeuren, zodat geen urine met cytostatica gemorst wordt, waarna de patiënt twee keer moet doortrekken.
- Wanneer een patiënt niet in het toilet kan plassen, is het belangrijk dat hij een urinaal gebruikt die afgesloten kan worden, zodat de verpleegkundige bij het vervoeren en legen minimaal aerosol contact heeft met de cytostatica.

5.2.6 POSTOPERATIEVE COMPLICATIES NA DE TURB
Bloedverlies
Wanneer een patiënt veel bloed verliest, bijvoorbeeld als de tumor diep weggesneden moet worden, kan het zijn dat de patiënt van de operatiekamer terugkomt met een blaasspoelkatheter. De spoeling blijft dan doorgaan totdat de urine licht kleurt. De vitale functies zoals pols, bloeddruk, kleur en temperatuur dienen bij bloedverlies frequent gecontroleerd te worden. Tevens wordt het HB onderzocht. Zo nodig krijgt de patiënt een bloedtransfusie. Een patiënt is in deze situatie vaak heel ongerust of het allemaal goed komt. In sommige gevallen moet de verpleegkundige de blaas handmatig spoelen met een blaasspuit gevuld met fysiologische zoutoplossing, om stolsels uit de blaas te spoelen. Dit kan erg gevoelig zijn en het zien van de stolsels kan de patiënt ongerust maken.

Blaasperforatie
Een blaasperforatie, waarbij de urine vrij kan komen in de onderbuik, kan een risico zijn van een TURB. De tumor dient volledig (diep genoeg) te worden weggesneden, waarbij het van belang is dat de spierlaag is meegenomen, zodat de doorgroei en daarbij de stagering goed bepaald kan worden. Wanneer de tumor door de spierlaag is gegroeid, is het een invasieve tumor, waarvoor een andere – meestal veel intensievere – behandeling nodig is. Een blaasperforatie kan zeer pijnlijk zijn in verband met de wond en lekkage van urine (en bloed) in de buik en de patiënt loopt ernstig infectiegevaar. Hierbij is het belangrijk te weten dat de patiënt (nog) niets voelt wanneer hij met een spinale anesthesie is verdoofd. De verpleegkundige zal de urine (hoeveelheid en kleur) en klachten van de onderbuik observeren.
De uroloog geeft na de operatie door aan de verpleegkundige of er diep gesneden moest worden en of er groot risico bestaat op blaasperforatie. Wanneer de verpleegkundige vermoedt dat er lekkage is van urine en/of bloed vanwege een blaasperforatie, zal zij de uroloog waarschuwen. Het beleid kan zijn dat er voorzichtig handmatig gespoeld mag worden, zodat de blaas goed geleegd kan worden via de katheter en er geen stolsels ontstaan die de katheter kunnen verstoppen. Verder kan er afwachtend beleid zijn met bijvoorbeeld een antibioticabehandeling intraveneus om infectie te voorkomen of te behandelen. De verpleegkundige zal dan regelmatig controles van temperatuur, pols en bloeddruk doen, pijnscores vragen en de urine observeren en meten. In acute situaties zal de patiënt een reoperatie ondergaan om de perforatie in de blaas te sluiten. De uroloog zal de patiënt op de hoogte brengen van deze situatie en de behandeling. Om te voorkomen dat er

zeer ernstige problemen optreden, zal er bij een (mogelijke) perforatie van de blaaswand geen spoeling met cytostatica gegeven worden per order van de uroloog.

(Diepe veneuze) trombose en longembolie

Trombose en longembolie kunnen leiden tot ernstige morbiditeit en zelfs mortaliteit. Na een operatie (door beschadiging van bloedvaten) en vooral na een spinale anesthesie waarbij mensen lang stilliggen, is het risico hierop sterk verhoogd. Bij chirurgisch klinische patiënten wordt dan profylactisch antistolling met fraxiparine toegepast. Verschijnselen van trombose zijn: zwelling van het been, de huid kan strak en glanzend zijn, het been kan rood/paars verkleuren en warm aanvoelen. Een longembolie treedt op als een longslagader wordt afgesloten door een bloedstolsel. Dit kan klachten geven van kortademigheid, pijn op de borst bij hoesten en zuchten en soms het opgeven van bloed. Een trombosebeen wordt vastgesteld met behulp van echodoppleronderzoek. Hierbij wordt door middel van geluidsgolven een beeld van de doorstroming van de bloedvaten gekregen.

Geen spontane mictie na het verwijderen van de blaaskatheter

Het kan voorkomen dat een patiënt na het verwijderen van de katheter niet tot spontaan plassen (mictie) komt. Dit gebeurt dan wanneer de operatie en de blaasspoeling op één dag gebeuren. Een oorzaak kan zijn dat de patiënt te gespannen is om na de operatie, de spinale anesthesie en het verwijderen van de katheter te plassen. Wanneer een tumor zich dicht bij de blaasuitgang (sluitspier) bevond en na de TURB op die plaats een wondje is ontstaan, kan dat ook een reden zijn om niet tot spontaan plassen te kunnen komen.

Voor de patiënt kan dat heel vervelend zijn, omdat hij dan nog niet naar huis mag gaan. Er wordt dan opnieuw een katheter ingebracht en de patiënt blijft een nacht in het ziekenhuis. De volgende dag lukt het de patiënt meestal om tot spontaan plassen te komen. In het ziekenhuis waarin meneer Karsemakers is opgenomen, is er een protocol waarin beschreven wordt dat een blaas(retentie) met niet meer dan 500 ml gevuld mag zijn, anders moet de patiënt een katheter krijgen of eenmalig gekatheteriseerd worden. De retentie in de blaas wordt gemeten door middel van een bladderscan. Dit is een pijnloze handeling te vergelijken met een echo. De verpleegkundige plaatst een beetje gel op de huid boven de blaas en scant met een soort ronde stick met lichte druk op deze plaats, waarna de inhoud van de blaas wordt gemeten. Op deze manier kan de verpleegkundige ook het residu meten.

> Meneer Karsemakers mag na spontane mictie met ontslag en krijgt een polikliniekafspraak voor over veertien dagen mee. Hij krijgt een leefregel met uitleg en instructie voor na een TURB, die de verpleegkundige samen met hem bespreekt. Ten gevolge van de spinale anesthesie loopt hij thuis nog risico op trombose. Hij moet dus alert zijn op de eerder genoemde verschijnselen. Na een periode kan de urine ineens bloederig zijn doordat er een korstje of stolsel in de blaas is losgegaan. Hierover hoeft meneer Karsemakers niet ongerust te zijn en het gaat vaak vanzelf over. Eventueel kan hij extra drinken om de blaas goed te spoelen. Door het manipuleren tijdens de operatie via de urinebuis naar de blaas en het plaatsen en verwijderen van de blaaskatheter, kan er risico zijn op een urineweginfectie. Koorts of een koortsrilling of pijn bij het plassen kunnen later thuis optreden. Wanneer er veel bloedverlies is, of wanneer spontaan urineren niet lukt en bij andere vragen of problemen, kan hij contact opnemen met de urologiepolikliniek.

Wanneer meneer Karsemakers terugkomt bij de uroloog, krijgt hij te horen dat de tumoren niet zijn doorgegroeid in de blaasspier of blaaswand maar tot in de lamina propria, de eerste binnenste laag van de blaaswand. De uroloog vertelt dat dit een T1-blaastumor is en dat de tumorcellen goed gedifferentieerd waren, dus weinig misvormd en dat is gunstig. Meneer en mevrouw Karsemakers zijn erg opgelucht. De vervolgbehandeling zal zijn vier weken wekelijks en daarna maandelijks tot zes maanden dezelfde (mitomycine)blaasspoelingen op de polikliniek Urologie. Meneer Karsemakers krijgt dan via een eenmalige katheter de mitomycine ingebracht op de polikliniek Urologie. Hij houdt de vloeistof dan weer een uur in de blaas en kan daarna zittend plassen op een toilet, waarna hij tweemaal moet doortrekken. Meneer Karsemakers krijgt driemaandelijks een cystoscopie ter controle.

5.3 Transurethrale resectie van de prostaat (TURP)

5.3.1 INLEIDING

De prostaat is onder de urineblaas gelegen, rondom het eerste gedeelte van de urethra, achter de symfyse en voor het rectum. De prostaat heeft de grootte van een kastanje en bestaat uit drie kwabben. Hij produceert ongeveer een derde van de zaadvloeistof, die via ongeveer vijftien openingen naar de urethra stroomt. In de buitenwand bevinden zich spiervezels die een functie hebben bij de zaadlozing. Buitenom de

prostaat lopen zenuwbundeltjes die belangrijk zijn voor het optreden van erecties.
Vanaf de leeftijd van veertig jaar neemt bij de meeste mannen de prostaat toe in volume. Het tempo van volumetoename is bij elke man verschillend.

5.3.2 BENIGNE PROSTAATHYPERPLASIE
Benigne prostaathyperplasie (BPH) is het toenemen van het prostaatweefsel. Door de volumetoename vernauwt de prostaat geleidelijk de urethra, zodat een traag toenemende hinder ontstaat voor de urinestroom door de urethra.
Deze traag toenemende hinder manifesteert zich door:
- vertraagd starten van het plassen;
- verminderde urinestraal (in kracht en volume);
- nadruppelen;
- verlengde duur van het plassen;
- onderbreken van de urinestraal;
- het niet meer volledig kunnen ledigen van de blaas;
- frequentere mictie overdag;
- nachtelijke mictie;
- moeilijker ophouden en verlies van urine bij mictiedrang;
- vaker urineweginfectie door urineretentie.

Tegenwoordig worden deze klachten ook wel aangeduid als lower urinary tract symptoms (LUTS). Testosteron wordt in de prostaat omgezet door het enzym 5-alfa-reductase tot het krachtiger dihydrotestosteron. Dit bindt zich aan de androgeenreceptor en dit resulteert in een verhoogde eiwitsynthese en hyperplasie van de prostaat. De prostaatvergroting is direct afhankelijk van de androgene stimulatie. Patiënten met lichte tot matige prostaatklachten kunnen geholpen worden met twee soorten medicatie: het eerste middel is een 5-alfa-resuctaseremmer, zoals finasteride (Proscar®), dat de groei van de prostaat remt en na langdurig gebruik kan leiden tot volumereductie van de prostaat. Het tweede middel is een alfa-1-receptorantagonist, zoals alfuzosine (Xatral®) en tamsulosine (Omnic®), dat zorgt voor de verlaging van de spierspanning van de gladde spieren van de blaashals en de prostaat, zodat de mictie al snel gemakkelijker verloopt na het starten van de therapie.

Urineretentie door BPH
In een verder gevorderd stadium kan de vergrote prostaat de blaashals volledig gaan afsluiten. Af en toe loopt de blaas als het ware over

en verliest de patiënt een scheutje urine, dit wordt een overloopblaas genoemd. Wanneer het plassen totaal onmogelijk wordt en de blaas plotseling overvuld raakt, is er sprake van acute urineretentie. Dit is een zeer pijnlijke en spoedeisende situatie, de patiënt is onrustig, heeft erge pijn, geeft aan dat hij niet kan plassen. Er moet zo snel mogelijk een katheter geplaatst worden en een korte ziekenhuisopname is nodig. Acute urineretentie leidt tot een verstoorde vocht- en elektrolytenhuishouding.

Door de overvulling van de blaas, met als gevolg stuwing in de ureters en de nieren, neemt de nierfunctie af en het creatininegehalte in het bloed stijgt. Door het plaatsen van de katheter in de blaas zal een grote hoeveelheid urine aflopen. Van belang is hierbij te letten op een vasovagale reactie.

Verpleegkundige interventies

- Controles van vitale functies: bloeddruk, pols, ademhaling en temperatuur.
- Direct reageren op vasovagale reacties van de patiënt (sterke bloeddrukdaling, misselijkheid, duizeligheid, zweten).
- Toedienen van voldoende intraveneus vocht, zorgen voor platliggende houding met de benen hoger, zo nodig toedienen van zuurstof. De verpleegkundige houdt overleg met de uroloog.
- Voorkomen van te snelle afvloed van urine via de katheter: niet meer dan 1000 ml in één keer en dan even enkele minuten wachten of de patiënt goed reageert (letten op pijn, vitale functies).
- Zorg voor bloedafname voor bepaling van de nierfuncties per order uroloog.
- Houd de vochtbalans bij, vochtinname moet evenveel zijn als vochtuitscheiding in overleg met uroloog.
- Observeer de pijn, houd de pijnscore bij, overleg met de uroloog over pijnstilling.
- Zorg voor eventuele medicijntoediening.
- Geef voorlichting aan de patiënt wanneer dit mogelijk is en aan familie, zodat zij weten wat er gebeurt.
- Zorg voor veiligheid van de patiënt: zorg dat er iemand in de buurt is, zorg dat de patiënt kan bellen, bevestig de bel onder handbereik, zet het bed in een lage stand. Zet in overleg met de patiënt de bedhekken omhoog en loop regelmatig binnen.

Na acute urineretentie ontstaat een korte periode van polyurie: dit betekent dat de nieren veel meer vocht zullen afscheiden om de afvalstoffen af te voeren die geconcentreerd in het bloed aanwezig zijn. Om deze reden moet de vochtbalans goed bijgehouden worden en moeten de nierfuncties regelmatig gecontroleerd worden. Wanneer de patiënt stabiel is en zich goed voelt, zal hij hoogstwaarschijnlijk met een katheter naar huis gaan. Zo kan de katheter de urine afvoeren en kan de blaas in zijn oude vorm terugkeren doordat hij steeds goed geleegd wordt. Na enige tijd zal deze patiënt in het ziekenhuis worden opgenomen voor het operatief verwijderen van het belemmerende gedeelte van de prostaat. Bij een zeer grote prostaat is het risico op complicaties bij een TURP verhoogd: de ingreep duurt dan te lang waardoor er veel bloedverlies is en de spoelvloeistof in de bloedcirculatie kan komen. Dan wordt gekozen voor retropubische prostatectomie volgens Millin, waarbij de prostaat via een snede in het prostaatkapsel wordt verwijderd.

Meneer Schoof (65) is getrouwd en heeft drie kinderen. Hij komt met plasklachten: hij moet vaak kleine beetjes plassen en heeft last van nadruppelen. De huisarts doet een rectaal toucher en laat op verzoek van meneer Schoof wat bloed afnemen ter controle van de PSA-waarde. Na een week blijkt de PSA normaal te zijn, maar volgens meneer Schoof worden de mictieklachten steeds erger. Hij voelt zich erg gehinderd in zijn dagelijkse bezigheden. Meneer Schoof wordt gevraagd of hij een symptoomscorelijst (zie kader) wil invullen. Het blijkt dat deze score hoog genoeg is om te worden doorverwezen naar de uroloog. Op de polikliniek Urologie ondergaat meneer Schoof een aantal onderzoeken.

Symptoomscorelijst
De international prostate symptom score (IPSS) is een vragenlijst met zeven items die door de American Urological Association is ontwikkeld en gevalideerd. Wanneer de score hoger dan 20 is, wordt de patiënt naar de uroloog doorverwezen (www.auanet.org).

Onderzoeken
Rectaal toucher: omdat de prostaat tegen de darmwand vlak bij het rectum ligt, kan de arts met gehandschoende vinger en wat glijmiddel daar langs betasten. Zo krijgt de arts een idee over de mate van vergroting en over de consistentie van de prostaat. Een gezwollen drukgevoe-

lige prostaat kan wijzen op prostatitis, bij prostaatcarcinooom is de prostaat verhard en soms wat vergroot. Urineonderzoek is nuttig om urineweginfectie uit te sluiten. Bloedonderzoek geeft informatie over de nierfunctie. Met transrectale echografie krijgt de uroloog een goede indruk van de grootte van de prostaat. Bij onduidelijkheid over de mate van prostaatobstructie of wanneer er twijfel is over de blaasspierkracht wordt er urodynamisch onderzoek verricht. Dit onderzoek wordt met behulp van dunne katheters verricht, waarbij de druk wordt gemeten: de blaas wordt gevuld en daarna geleegd en de patiënt krijgt instructies dat hij moet aangeven wanneer hij drang krijgt om te plassen en het niet meer kan ophouden. De verpleegkundige zorgt hierbij voor de uitleg en de begeleiding van de patiënt en voor het plaatsen van de katheters.

PSA

Prostaatspecifiek antigeen (PSA) is een glycoproteïne dat wordt geproduceerd door het glandulaire deel van de prostaat. Een verhoogd PSA-gehalte kan het gevolg zijn van prostaatvergroting, prostatitis, manipulatie van de prostaat (bijvoorbeeld biopsie) of prostaatkanker. Er zijn geen aanwijzingen voor een duidelijk verband tussen mictieklachten en de aanwezigheid van prostaatcarcinoom. Voor het uitsluiten van een lokaal uitgebreid carcinoom als oorzaak van de mictieklachten is het rectaal toucher in het algemeen voldoende. Ongeveer een kwart van de mannen met BPH (zonder prostaatcarcinoom) heeft een PSA-gehalte > 4 ng/ml.
Een (fout)positieve uitslag leidt doorgaans tot belastende vervolgdiagnostiek. De werkgroep Diagnostiek en behandeling van LUTS/BPH (NVU: richtlijnen binnen de urologie) acht de PSA-bepaling bij patiënten met mictieklachten en een niet-afwijkend rectaal toucher als een keuze van de patiënt, na adequate voorlichting over de voor- en nadelen ervan. Na de verschillende onderzoeken te hebben ondergaan, blijkt dat meneer Schoof in aanmerking komt voor een TURP. Zijn prostaatvolume is ongeveer 45 ml.

5.3.3 TURP

De ingreep gebeurt doorgaans onder spinale anesthesie, zodat er een pijnverdoving optreedt voor het onderste deel van het lichaam. De ingreep vindt plaats via de urethra. Voor een TURP maakt de uroloog gebruik van een speciale endoscoop: de resectoscoop. De resectoscoop is uitgerust met een beweegbare snijlis, waardoor een hoogfrequente stroom gestuurd wordt. Met deze snijlis kan de uroloog de prostaat wegnemen door het telkens opnieuw wegsnijden van kleine stukjes prostaat.

De resectie en daarna coaguleren gebeurt onder voortdurende irrigatie, waardoor het operatieterrein steeds wordt schoongespoeld en goed zichtbaar blijft ondanks de bloedingen. De stukjes prostaatweefsel vallen in de blaas. De resectie wordt steeds onderbroken om de blaas, die zich vult met blaasvloeistof, te legen en om de weefselstukjes naar buiten te spoelen. Na de behandeling worden deze opgestuurd voor microscopisch onderzoek door de patholoog.

Na de TURP zal de uroloog een spoelkatheter via de urethra in de blaas inbrengen. De blaas zal gespoeld worden met een spoelvloeistof, omdat de katheter verstopt kan raken door een bloedstolsel (afb.5.2). De snelheid van de blaasspoeling wordt geregeld op geleide van de hematurie. Als de katheter verstopt zit en niet doorgankelijk wordt door het spoelsysteem, is manueel spoelen met een blaasspuit noodzakelijk. Het blaasspoelen wordt gestopt als de urine geen stolsels meer bevat en minder bloederig is.

Bij deze ingreep bestaat het risico op nabloeding omdat bloedvaten worden doorgesneden. Symptomen hiervan zijn bleekheid, bloeddrukdaling, snelle pols, duizelig, klam, angstig. De urine blijft zeer langdurig bloederig en soms zijn er veel stolsels.

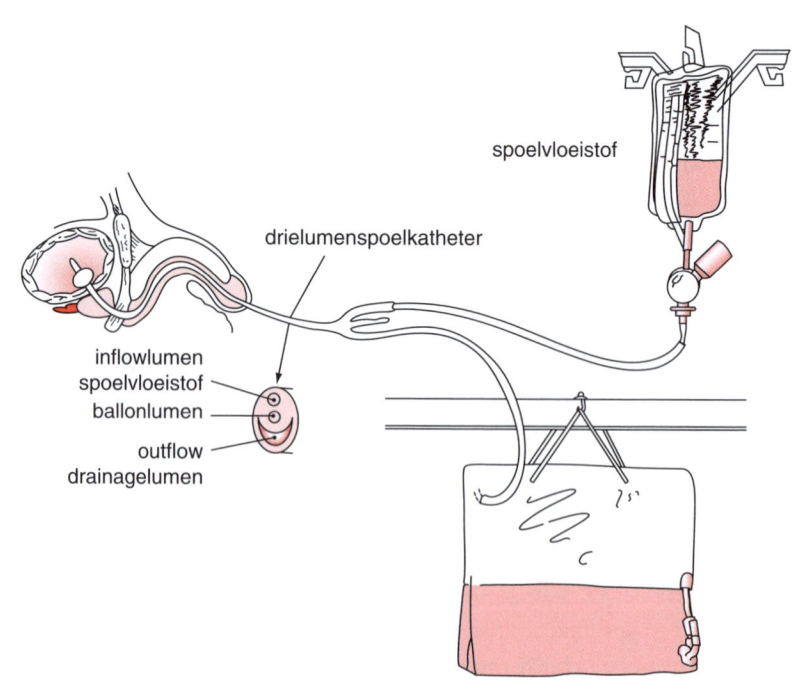

Afbeelding 5.2 Blaasspoelsysteem met een drielumenspoelkatheter.

Verpleegkundige interventies

- Zorg voor geruststelling van de patiënt: blijf in de buurt, leg uit wat er gebeurt en wat er gedaan wordt. Zorg ervoor dat de patiënt weet wanneer hij moet bellen (bij verstopping van de katheter) en zorg ervoor dat de verstopping snel verholpen kan worden. Wanneer de urine niet kan aflopen via de katheter, zal de blaas overvol raken, dit geeft een zeer pijnlijk en ongemakkelijk gevoel.
- Observeer de patiënt op pijnklachten en houd de pijnscore bij, zodat de pijnmedicatie kan worden aangepast.
- Controleer de bloeddruk en pols, neem contact op met de uroloog bij sterke bloeddrukdaling of als de patiënt in shock dreigt te raken.
- Zorg voor continue spoeling en het verwijderen van stolsels door manueel te spoelen: deze stolsels kunnen de katheter verstoppen en ook de bloeding in stand houden, omdat de spoelvloeistof er niet meer bij kan.
- De uroloog kan opdracht geven om tractie toe te passen: de ballon van de katheter fungeert dan als tampon in het wondbed en geeft daar druk om de bloeding te stoppen. Dit mag gedurende een afgesproken tijd om ischemie van het wondgebied te voorkomen. De ballon is na een TURP gevuld met 30 tot 50 ml vloeistof, omdat de 'blaasopening' groter is. De tractie wordt in één keer opgeheven en dan blijft de continue spoeling gehandhaafd. Daarna wordt gekeken of het bloedverlies minder wordt en de spoeling langzamer kan of gestopt kan worden.
- De uroloog kan opdracht geven om bloed af te nemen voor Hb-controle en om bloed toe te dienen.
- Houd de vochtbalans bij en let op het welbevinden van de patiënt in verband met het mogelijk ontstaan van een TUR-syndroom.

TUR-syndroom

Bij het wegsnijden van het prostaatweefsel ontstaan er ook beschadigingen aan de bloedvaten die daar lopen. Door het vele spoelen, om alles zichtbaar te houden voor de uroloog, kan via die beschadigde vaten spoelvloeistof in de bloedvaten komen. Dit leidt tot een verdunnigshyponatriëmie. Dit is het begin van een TUR-syndroom en het wordt gekenmerkt door hoofdpijn, desoriëntatie, verwardheid, misselijkheid en braken.

Andere kenmerken zijn daling van het Hb- en Na-gehalte in het bloed en in ernstige gevallen treedt er decompensatie op. Door het te lage Na-gehalte ontstaat er veel vochtopname in het weefsel, wat kan leiden tot cerebraal oedeem: de patiënt krijgt convulsies en kan in coma raken.

Het TUR-syndroom wordt behandeld met diuretische therapie, om te zorgen dat het lichaam het vocht zo snel mogelijk weer kwijtraakt en de blaasspoeling wordt onmiddellijk gestopt. Wanneer de patiënt een bloeding blijft houden, zal deze operatief moeten worden gestopt. Dit is een acute situatie waarbij de patiënt wordt opgenomen op de intensivecare-unit. De patiënt krijgt NaCl intraveneus om de natrium-kaliumbalans te herstellen.

Verpleegkundige interventies
- Observeer de patiënt intensief op genoemde klachten, verricht regelmatig de vitale controles.
- Geef informatie aan de patiënt over mogelijke verschijnselen, maar maak de patiënt niet onnodig ongerust.
- Houd een vochtbalans bij.
- Bij ontstaan van genoemde symptomen: zorg voor geruststelling, leg uit wat er gaat gebeuren, laat de patiënt niet alleen.
- Neem contact op met de uroloog en controleer de vitale functies.
- Zet spoelvloeistof uit, zorg voor bloedafname voor bepaling nierfuncties, Hb, eventueel kruisproef en stolling per order van de uroloog.
- Zorg voor i.v.-infuustoediening in overleg met de uroloog: elektrolyten en diuretica, dien zuurstof toe volgens voorschrift.
- Bereid de patiënt voor om hem zo comfortabel mogelijk naar de intensive care of operatiekamer te brengen.

Mogelijke klachten na een TURP
- De patiënt ervaart blaaskrampen ten gevolge van de verblijfskatheter (ballon) en het wondgebied. Wanneer de patiënt blaaskrampen heeft en de urine minder bloederig is, kan in overleg met de uroloog de katheter verwijderd worden. Wanneer de urine nog erg bloederig is, kan oxybutynine gegeven worden in overleg met de uroloog. Dit medicijn ontspant de spieren van de blaas en urinewegen.
- De patiënt kan niet spontaan plassen na het verwijderen van de katheter. De uroloog zal opnieuw een katheter plaatsen zodat de patiënt met ontslag kan gaan. Na twee weken zal de blaas tot rust zijn gekomen en zal de wond iets genezen zijn. De katheter wordt poliklinisch verwijderd.
- Mogelijk is de patiënt (tijdelijk) incontinent na verwijdering van de katheter. In overleg met de incontinentieverpleegkundige krijgt de patiënt in het ziekenhuis incontinentiemateriaal en een recept voor incontinentiemateriaal voor thuis. De incontinentie is meestal een tijdelijk probleem. Bij aanhoudende incontinentie zal de patiënt in

overleg met de uroloog naar de bekkenbodemfysiotherapeut worden verwezen.

> Meneer Schoof kan het ziekenhuis na twee dagen verlaten, het nabloeden duurde niet lang. Nadat het spoelen werd gestopt, bleek de urine weer helder te worden. Nadat de katheter was verwijderd, kon hij makkelijk spontaan plassen en hij merkte al op dat de porties steeds groter werden. Hij was hierover zeer opgelucht.

Ontslag

De patiënt kan het ziekenhuis na twee tot drie dagen verlaten, afhankelijk van het nabloeden uit de blaas. Verder krijgt de patiënt een polikliniekafspraak mee voor de uitslag van het weefselonderzoek. De inwendige wondgenezing duurt zes weken. In die periode kunnen er nog irritatieklachten bij het urineren zijn en kan er soms ineens wat bloed in de urine zijn. De patiënt krijgt een leefregel/ontslagformulier mee met daarin beschreven bij welke problemen hij contact moet opnemen met het ziekenhuis. Problemen kunnen zijn: temperatuurverhoging boven 38 °C, niet spontaan kunnen plassen, ernstig bloeden tijdens het plassen, hevige pijnklachten.
Na een TURP mag de patiënt zeker zes weken niet fietsen en krijgt hij het advies geen zware dingen te tillen. Autorijden mag eventueel na een week.

Mogelijke complicaties van de TURP

Het gevolg van deze ingreep kan zijn dat de zaadlozing niet meer naar buiten (antegraad) maar wel in de blaas (retrograad) loopt. Dit noemt men wel een droge zaadlozing, die overigens geen invloed op het gevoel van de erectie en het orgasme heeft. Na een TURP ontstaat bij 4% van de mannen impotentie. Een postoperatieve urineretentie komt bij ongeveer 7% van de gevallen voor, terwijl urethrastricturen bij 2,5 tot 10% van de mannen als complicatie voorkomen. Ook urineweginfecties en blaashalssclerose treden postoperatief bij ongeveer 2,5% van de patiënten op. Een minderheid heeft postoperatief een bloedtransfusie nodig, meestal door een nabloeding in het prostaatbed. Postoperatief blijft op de lange duur 1,5% van de mannen in meerdere of mindere mate incontinent.

5.4 Nierstenen

5.4.1 INLEIDING

Nierstenen komen vrij veel voor. In 2009 werden hiervoor in Nederland ruim 9000 mensen in het ziekenhuis behandeld. Verreweg de meeste behandelingen (8916) betroffen nier- en ureterstenen en een kleiner aantal betrof behandelingen voor stenen in de lagere urinewegen. De stenen ontstaan in de nieren en kunnen terechtkomen in het nierbekken, de ureters en de blaas. Steenvorming in de nieren kan recidiverend zijn, sommige patiënten zijn al vaker via een ingreep van hun stenen verlost. Na de eerste steenklachten kan door steenanalyse de oorzaak van de steenvorming duidelijk worden. Met adviezen voor onder andere voeding en vochtopname kan nieuwe steenvorming voorkomen worden.

Nierstenen geven niet altijd klachten en kleine stenen worden veelal spontaan uitgeplast, zelfs zonder dat het opgemerkt wordt. Soms gaat dat gepaard met microscopische hematurie. De grotere stenen blijven vaak rustig in de nier liggen zonder aanleiding te geven tot klachten. Het zijn vaak de kleinere stenen die pijnklachten geven, vooral als ze in de ureter afzakken en de afvoer van urine belemmeren. In meer dan 80% van de gevallen kunnen steentjes met een maximale doorsnede van 0,5 cm spontaan worden uitgeplast. Tijdens hun migratie passeren ze enkele natuurlijke hindernissen: de kelkhals, de overgang van pyelum naar ureter, over de kruising van de bloedvaten en de overgang van ureter naar de blaas. Een plotselinge obstructie van de urineafvoerwegen door een steen geeft aanleiding tot het typische ziektebeeld van de niersteenkoliek. Het is een aanvalsgewijs optredende, zeer hevige pijn lateraal lumbaal in de rug, flank of in de buik, soms uitstralend naar de blaas, het scrotum of de schaamlippen. De pijn kan gepaard gaan met misselijkheid en braken. De patiënt wordt vaak angstig, kan niet rustig blijven liggen en kreunt.

Stenen groter dan 2,5 cm zijn moeilijker te verwijderen. Omdat deze stenen door afsluiting van de urineweg schade aan de nieren kunnen veroorzaken, is het noodzakelijk ze in het ziekenhuis te verwijderen.

> Mevrouw Den Dunnen (33) belt 's avonds de huisartspost met plotseling ontstane, hevige buikpijn. De pijn bestaat nu anderhalf uur, komt in aanvallen en straalt uit naar de linkeronderbuik en lies. Zij is misselijk en heeft twee keer gebraakt. De pijn is zo erg, dat zij niet stil kan zitten. Zij is nu ook zieker geworden en heeft

een koude rilling gehad. Zij heeft al jaren last van recidiverende blaasontstekingen waarvoor zij antibiotica van de huisarts krijgt. Bij lichamelijk onderzoek wordt een zieke vrouw gezien met een temp van 39,9 °C. Zij heeft nu geen kolieken meer, maar aanhoudende pijn in de flank. RR 105/65, pols 90/min. Haar rechterflank is zeer gevoelig. De huisarts denkt aan een pyelonefritis op basis van een afsluitende steen met daarboven een hydronefrose (afb. 5.3). Bloedonderzoek (verhoogd CRP en leukocytose) en een echo bevestigen de diagnose.

De combinatie stuwing en infectie maakt drainage van de nier noodzakelijk. Een nefrostomiedrain (afb. 5.6a) wordt (onder lokale verdoving en echografische controle) ingebracht en purulente urine loopt af. De patiënt wordt eerst behandeld met antibiotica. Later wordt de drain gebruikt om een antegrade pyelografie (met behulp van contrastvloeistof) te verrichten om de steen te lokaliseren. Als de infectie is bestreden, wordt de steen vergruisd. Het gruis wordt voor analyse opgestuurd. Vervolgens wordt een controlepyelografie verricht om te kijken of de steen volledig verdwenen is. Aansluitend wordt de drain verwijderd en krijgt zij een antibiotische nabehandeling. Voorts krijgt zij algemene adviezen om recidief te voorkomen.

5.4.2 NIERSTEENZIEKTE

Ontstaan en samenstelling van stenen

De vorming van nierstenen vindt plaats door oversaturatie van de urine met kistrallen, vooral calcium- en oxalaatkristallen. Dit kan verschillende oorzaken hebben: te weinig urineproductie door te weinig drinken, overmatig transpireren, te veel uitscheiding van kristallen, verstoring van de pH van de urine (bij een lage pH treedt bij een lagere concentratie van calcium en oxalaat kristallisatie op: urinezuur kristalliseert bij een pH < 5,3), of te weinig kristallisatieremmers zoals citraat en bepaalde eiwitten. Calciumhoudende stenen komen het meest voor (80%), Zij bevatten vooral calciumoxalaat.

Aangezien niet iedereen bij oversaturatie stenen vormt, neemt men aan dat mensen die geen stenen vormen over inhibitoren beschikken die dit uitkristalliseren verhinderen. Er zijn naast magnesium, citraat, pyrofosfaten en AMP's (zure mucopolysachariden) ook onbekende inhibitoren die bij steenvormers onvoldoende of niet aanwezig zijn. Organische substanties zoals afgestoten urotheelcellen en witte of rode bloedcellen worden in de kern van veel stenen gevonden. Deze

normale nier   **uitgezette nier**

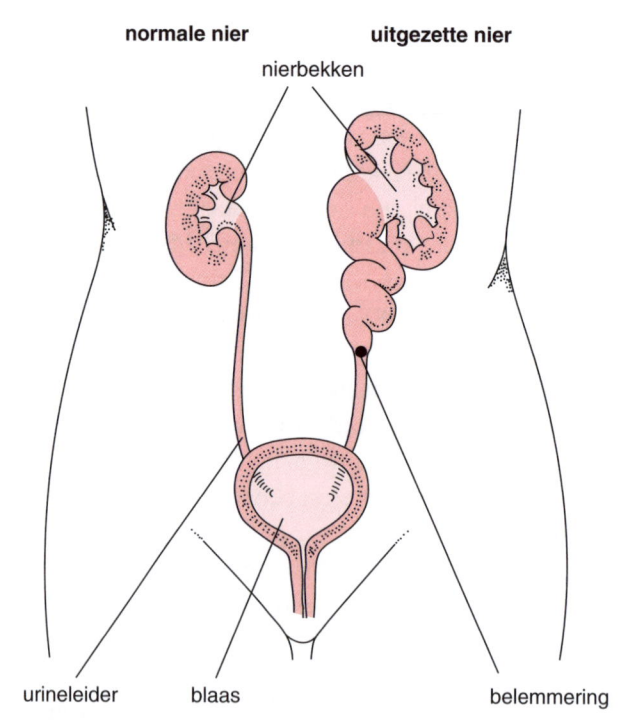

nierbekken

urineleider   blaas   belemmering

Afbeelding 5.3 Links gezonde nier, rechts hydronefrose, als gevolg van afsluiting door een steen.

stoffen kunnen dan als promotor van het steenvormingsproces worden beschouwd. Anatomische obstructies van de urinewegen zijn verantwoordelijk voor stase van urine en kunnen zo ook steenvorming veroorzaken. Urineweginfectie is een belangrijke oorzaak van steenvorming: beschadiging van urotheel en de aanwezigheid van ureumsplitsende bacteriën kunnen verantwoordelijk zijn. Daarnaast komen infectiestenen (stenen kunnen een infectie veroorzaken, maar een infectie kan ook stenen veroorzaken) voor (15-20%) en in 5% urinezuurstenen.

> **Oorzaken van steenvorming**
> - Hypercalciurie: hyperparathyreoïdie, sarcoïdose, overmatig calciumgebruik.
> - Hyperoxalurie: overmatig oxaalzuur in dieet (chocolade, sterke thee, verse bladgroenten), short bowel syndrome, autosomale leverenzymdeficiëntie.
> - Hyperuricosurie: jicht, cytostatica.

- Hypocitraturie: overmatig gebruik dierlijk eiwit, renale tubulaire acidose.
- Cystinurie: autosomaal overervende deficiëntie.

Stenen in de urinewegen kunnen ontstaan door concentraties in de urine van stoffen zoals calcium oxalaat, calciumfosfaat en een lage pH van de urine. Calciumoxalaatstenen komen het meeste voor (80%). Andere stenen zijn zeldzamer, zoals struvietstenen, ook wel infectiestenen genoemd, en cystine- en urinezuurstenen, die ontstaan door metabole afwijkingen. Door opgevangen stenen te analyseren kan de oorzaak van de steenvorming worden achterhaald. Bij metabole oorzaken van stenen wordt de patiënt na de behandeling door de uroloog doorverwezen naar de internist.

Symptomen en klachten

Kleine stenen (< 0,5 mm) die de urineweg niet afsluiten geven weinig of geen klachten, wel vaak hematurie. Deze stenen worden ook wel spontaan uitgeplast. De patiënt wordt gevraagd om de uitgeplaste steen op te vangen en mee te nemen voor steenanalyse.
Stenen die de urineafvoer afsluiten, kunnen hevige koliekpijn veroorzaken. De pijn begint in de flank en straalt uit naar de liezen. Een koliekaanval gaat gepaard met hevige bewegingsdrang en tevens kunnen misselijkheid en braken optreden. Andere klachten kunnen zijn: chronische pijn in de flank, hematurie, chronische cystitis en pyelonefritis/nierbekkenontsteking.
De acute pijn door de koliekaanval wordt behandeld met het NSAID diclofenac intramusculair of rectaal toegediend. Soms ook buscopan zetpillen of i.v. Wanneer dit niet voldoende werkzaam is, wordt morfine intramusculair toegediend.

Onderzoeken

Bij verdenking op nierstenen kunnen de volgende onderzoeken gedaan worden.
- *Urineonderzoek.* Een schoon sediment sluit meestal een steen of een infectie van de urinewegen uit. Wordt bij koliekpijn erytrocyturie gevonden, dan is de diagnose voldoende zeker en wordt gestart met de behandeling zonder verder onderzoek.
- *Echografie.* Wanneer er twijfel bestaat over de diagnose kan een echo van de nieren worden gemaakt. Ureterstenen worden hierop meest-

al niet gezien behalve als er dilatatie van het nierbekken of de ureter bestaat.
- *Buikoverzicht.* Een buikoverzicht kan stenen buiten de nieren laten zien. Echter sommige stenen zijn te klein of radiolucent (urinezuur- en kleine cystinestenen).
- *CT-scan.* Met een CT-scan kunnen ook radiolucente stenen opgespoord worden.

De huisarts verricht lichamelijk onderzoek van de nierloge, druk en slagpijn kunnen duiden op een pyelonefritis. Buikonderzoek wordt gedaan om andere aandoeningen uit te sluiten. De urine wordt onderzocht op urineweginfectie en erytrocyturie. Voor verder onderzoek en behandeling verwijst de huisarts de patiënt door naar de uroloog.
Een echografie is vaak een eerste onderzoek. De steen zelf is hiermee niet altijd zichtbaar, maar wel een ureterdilatatie die op de aanwezigheid van een steen wijst. Aanvullend kan een CT-scan duidelijkheid geven. Dit onderzoek is in de plaats gekomen van het intraveneuze pyelogram, dat vrij belastend is voor de patiënt. De CT-scan heeft de voorkeur boven dit onderzoek. Bij dilatatie van de ureter bij echografie of op de CT-scan, aanhoudende pijnklachten en erytrocyturie en een kleine steen die niet geloosd is en stenen groter dan 7 mm vindt doorverwijzing naar de uroloog plaats. In het ziekenhuis kunnen aanvullende onderzoeken plaatsvinden, zoals een urinekweek. Een urineweginfectie wordt behandeld met antibiotica voordat de steen verwijderd wordt.

Algemene adviezen
Voor preventie van de (recidief)vorming van nierstenen kunnen het opvolgen van de volgende gezondheidsadviezen effectief zijn.
- *Voldoende drinken,* zodat de urineproductie 2 liter per 24 uur is. Veel drinken verdunt de urine en dit verkleint de kans op het neerslaan van zouten in de urine. Na het eten en 's nachts is de urine sterk gesupersatureerd, daarom wordt aangeraden niet alleen overdag te drinken, maar vooral rond de maaltijden en 's nachts. Het advies is ook om de helft van de vochtopname uit water of mineraalwater te laten bestaan en de rest uit caloriearme dranken. Af te raden zijn het drinken van ijsthee en sterke thee zonder melk omdat thee veel oxalaat bevat.
- *Gezond eten,* niet te veel dierlijk vlees en weinig zout gebruiken.
- *Normale calciuminname.* Dierlijk eiwit veroorzaakt zuurbelasting voor de stofwisseling. Dit leidt tot zure urine en daarmee tot calciumverlies en een lage citraatuitscheiding. Een calciumbeperkt dieet

verhoogt de supersaturatie van urine voor calciumoxalaat, omdat bij een calciumtekort in de darm het altijd aanwezige vrije oxalaat niet wordt gebonden. Dit leidt tot een sterke opname van oxalaat uit de darm, met als gevolg een verhoging van het oxaalzuur in de urine.

Wanneer metabole stoornissen stenen veroorzaken, krijgen patiënten naast de algemene adviezen tevens medicijnen ter voorkoming van een recidiefsteen.
Het grootste gedeelte van de stenen passeert de ureter spontaan (90% van de stenen < 5 mm). De behandeling bestaat uit afwachten en pijnstilling. Behandeling van de steen is noodzakelijk wanneer deze niet spontaan geloosd wordt, een infectie onderhoudt, stuwing veroorzaakt, of groter wordt. Verwijdering van de steen kan op verschillende manieren. De keuze hiervoor is afhankelijk van de locatie van de steen, de grootte en de soort steen. Stenen in de blaas worden doorgaans niet behandeld, zij worden veelal uitgeplast.

Niersteenbehandelingen
Extracorporal shockwave lithotripsy (ESWL) ofwel de niersteenvergruizer

Deze ingreep vindt van buitenaf op het lichaam plaats met geluidsgolven die de steen vergruizen. Het gruis wordt daarna met de urine uitgeplast. Bij een steen groter dan 1,5 à 2 cm of wanneer problemen met de afvloed van de steen verwacht worden, wordt van tevoren een dubbel-J-katheter (een flexibel plastic buisje) in de ureter gebracht om bij veel gruis de afvloed van de nier te waarborgen. Grote stenen worden niet met ESWL behandeld omdat het lozen van gruis te lang duurt en met complicaties gepaard kan gaan (afb. 5.4). De ingreep kan zonder narcose plaatsvinden, de patiënt voelt alleen de schokgolven als een soort tikken. Wel wordt een uur voor de behandeling een pijnstiller gegeven.
Contra-indicaties voor ESWL zijn: zwangerschap en verhoogde bloedingsneiging. Ook bij hypertensie is voorzichtigheid geboden. Bij mensen met een te hoge bloeddruk wordt deze behandeling afgeraden, indien noodzakelijk wordt de bloeddruk verlaagd met medicijnen. In overleg met de arts wordt antistolling enkele dagen voor de behandeling tijdelijk gestopt.
Na de behandeling is het van belang veel te drinken om het gruis uit te plassen. In het begin kan de urine bloed bevatten, maar dat vermindert na enkele dagen. Na de behandeling kan de patiënt enkele dagen milde pijn in de flank hebben die soms gepaard gaat met hematurie. Het duurt enkele dagen tot weken voordat het gruis is geloosd. De lozing

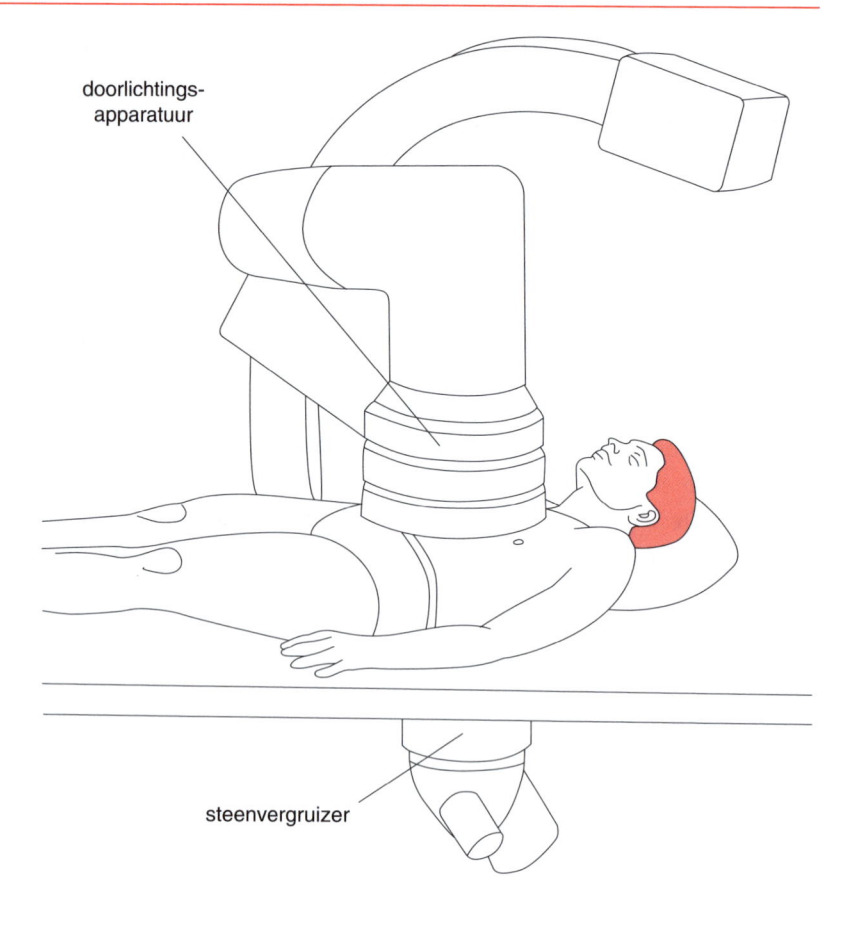

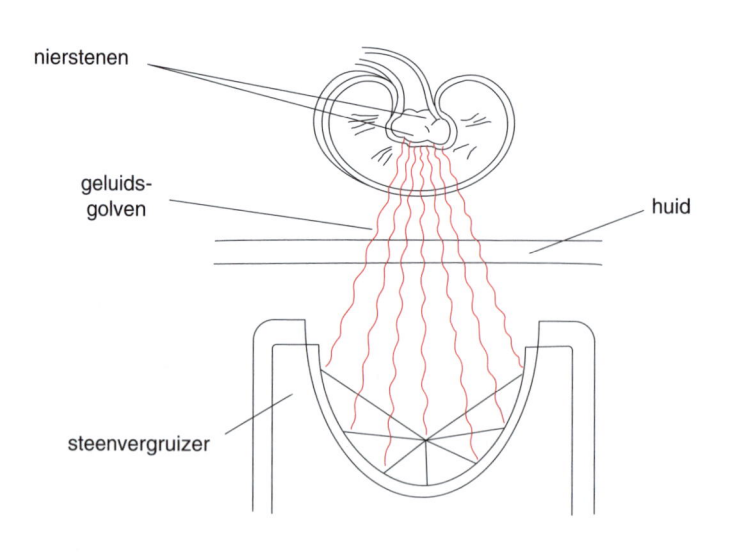

Afbeelding 5.4 Niersteenvergruizer.

kan een branderig gevoel bij het plassen veroorzaken. De schokgolven kunnen op de plaats waar de kop geplaatst is de huid beschadigen (roodheid, blauwe plek). Afhankelijk van de situatie (pijnstilling of kalmerend middel per infuus) verblijft de patiënt na de behandeling enkele uren op de afdeling Dagbehandeling.

Het is van belang dat de patiënt voldoende drinkt om te zorgen dat het gruis goed afgevoerd wordt. Alleen tijdens een koliekaanval wordt drinken afgeraden. De patiënt krijgt hiervoor diclofenac. De patiënt moet in geval van koorts boven de 38,5 °C contact opnemen met het ziekenhuis.

Het is niet altijd mogelijk de niersteen in één behandeling helemaal te vergruizen, soms moeten meerdere behandelingen plaatsvinden.

Ureteroscopische steenverwijdering

Tijdens een cystoscopie wordt een flexibele ureteroscoop opgevoerd in de ureter. Lage en kleine ureterstenen kunnen hierbij gefragmenteerd worden door een trilsonde en mogelijk met een dormiakorfje of tangetje worden verwijderd. Risico van de dormiatechniek en het tangetje is beschadiging van de ureterwand. Hierdoor kan hematurie ontstaan en vernauwing van de ureter. Deze behandeling mag niet blind gedaan worden, dat wil zeggen: niet zonder endoscopie. Na deze steeningrepen wordt veelal een ureterkatheter ingebracht om stuwing van urine te voorkomen. Deze behandeling vindt plaats onder algehele narcose.

Percutane steenverwijdering

Er wordt een toegang gemaakt tot de nierkelk of het pyelum afhankelijk van waar de steen zich bevindt. De toegang wordt met een steeds dikkere buis gedilateerd tot ongeveer 1 cm diameter. Dit gebeurt onder geleide van echografie. Via de ingebrachte pyeloscoop kan de steen opgezocht en gefragmenteerd worden met ultrasonore schokgolven. Vaak wordt gebruikgemaakt van een intracorporale vergruizer. Het ultrageluid wordt opgewekt in een generator die is verbonden met een holle sonde. De trillingen worden via deze sonde overgebracht. Via het holle kanaal wordt het gruis afgezogen. Vooraf wordt vaak een dubbel-J-katheter in de ureter ingebracht om te voorkomen dat de steen of het gruis in de ureter verdwijnt. Er wordt doorgaans een nefrostomiekatheter in de nier achtergelaten om stuwing van urine te voorkomen. Een percutane niersteenverwijdering vindt plaats onder algehele narcose. Vaak hebben de patiënten al eerder een nefrostomiekatheter gekregen omdat de steen de urineafvloed belemmerde.

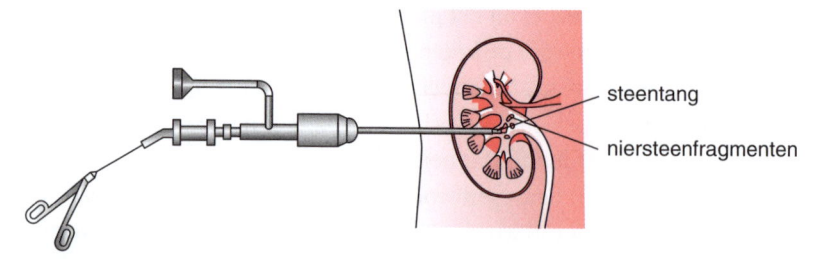

Afbeelding 5.5 Percutane nefrolithotomie voor het verwijderen van stenen in de nierkelk. Na het maken en verwijden van een gang via de flank naar de nier wordt een nefroscoop ingebracht. Met behulp van een steentang worden stenen of steenfragmenten verwijderd.

5.4.3 VERPLEEGKUNDIGE ZORG NA NIERSTEENINGREPEN

Na elke steenverwijdering, ongeacht de wijze waarop deze heeft plaatsgevonden, bestaat er risico op complicaties. Ten gevolge van weefseltrauma kan de afvoer vanuit het nierbekken in de ureter belemmerd raken. Het nierbekken heeft een beperkte capaciteit van 5 ml. Door obstructie zou uitzetting van het nierbekken en de nier zelf kunnen optreden met mogelijke schade aan het nierweefsel. Observatie en rapportage van de urineproductie, de afloop via drains en/of katheters zijn van groot belang. Ook aanhoudende pijnklachten of koliekachtige pijnen kunnen duiden op een urinewegobstructie (zie tabel 5.3). Zorg voor adequate pijnstilling en volg het beloop en de heftigheid van de pijn. Leg de patiënt uit tijdens een koliekaanval niet te veel te drinken. Dit geldt ook voor patiënten met koliekaanvallen terwijl een steen zich verplaatst en de patiënt de steen uitplast. De patiënten worden dan niet op dat moment maar vaak wel een andere keer geopereerd voor de andere nierstenen. Ze krijgen nu wel een nefrostomiekatheter en antibiotica en worden later opgeroepen. Controleer bij bloedverlies de polsfrequentie, de bloeddruk en de kleur. Controleer tevens de temperatuur, neem contact op met de arts bij een temperatuur > 38,5 °C. Er kan sprake zijn van een urineweginfectie met het risico van urosepsis.

Drains en katheters

Na het verwijderen van een urinewegsteen door middel van een operatie of een endoscopische ingreep wordt een drain geplaatst voor een onbelemmerde afvloed van urine. Soms worden drains ook geplaatst om een strictuur van de ureter te verwijden.

Tabel 5.3	Complicaties na niersteenoperaties of -ingrepen.	
complicatie	oorzaken	verschijnselen
nabloeding	beschadiging van weefsel door de operatie	hematurie bloedverlies via drains, de wond of/en katheters shockverschijnselen
urinewegobstructie	stolselvorming oedeem verstopping van de katheter	verminderde urineproductie pijnklachten stagnering van de drainafloop
urinelekkage via de wond	lekkage langs de nierdrain na verwijdering van de nierdrain verstopping van de nierdrain	excessief vochtverlies via de wond
urineweginfectie	opstijgende infectie via de blaaskatheter of drain onvoldoende diurese	ammoniakgeur van de urine troebele urine verhoogd BSE koorts
paralytische ileus	manipulatie tijdens een buikoperatie	uitzetting van de buik door te grote tussenruimte misselijkheid, braken shockverschijnselen afwezigheid van peristaltiek

Nelatonkatheter

Na een percutane nefrolitholapaxie wordt een nelatonkatheter het meest gebruikt (afb. 5.6A). Deze katheter heeft een laterale opening aan de bovenzijde. De drain is bedoeld om urine en bloed af te voeren en zodoende de nier te ontlasten. De katheter wordt verbonden met een steriel gesloten systeem met een aftappunt. Alle handelingen, zoals de verzorging van de drain en het verwisselen van de opvangzak, dienen aseptisch plaats te vinden.

Dubbel-J-katheter/JJ-katheter

Deze drain heeft aan weerszijden een flexibele kromming en is doorgankelijk. Een kromming komt in het nierbekken, de andere kromming komt in de blaas. De drain wordt gebruikt vanwege het niet goed aflopen van urine (zoals vernauwing door steen, tumor), veelal na een ureteroscopische steenverwijdering. Door de ingreep kan weefselschade ontstaan met het risico van een ureterstrictuur. De JJ-katheter is bedoeld voor het openhouden van de ureter en om verkleving van weefsel in de ureter tegen te gaan. Via de drain kan urine vanuit de nier in de blaas stromen. Hiermee wordt tevens de nier ontlast. De JJ-katheter wordt via een cystoscopie ingebracht en kan drie tot zes maanden

blijven zitten. Het verwijderen gebeurt ook weer via een cystoscopie met een klein tangetje wordt de drain naar buiten getrokken.
De pigtailkatheter heeft aan een kant een flexibel krulletje dit lijkt op een varkensstaart. Deze katheter heeft dezelfde functie als de JJ-katheter (afb. 5.6B).

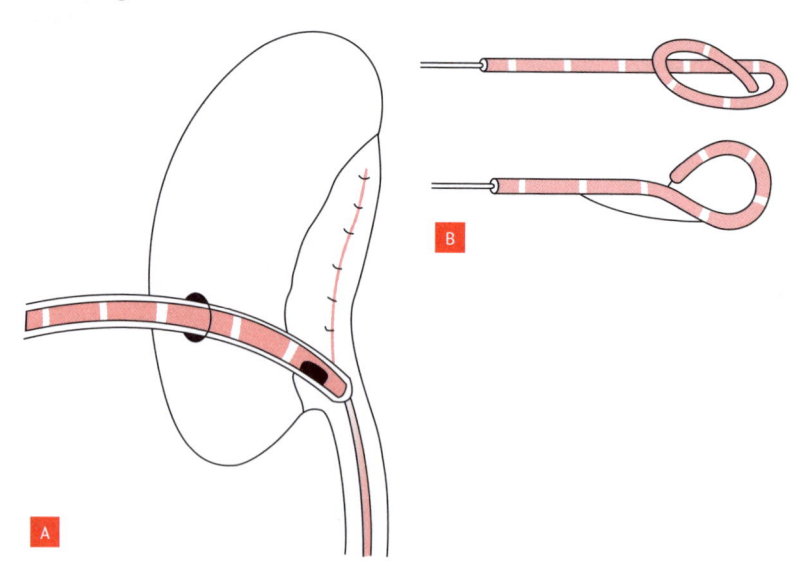

Afbeelding 5.6 Nelatonkatheter (A) en pigtailkatheter (B).

Ureterkatheter
Dit is een enkelvoudige dunne katheter met een opening aan de laterale zijde en een opening aan het uiteinde. Deze wordt soms gebruikt tijdens een steenverbrijzeling om verstopping van de ureter door steengruis tegen te gaan.

5.5 Stressincontinentie bij vrouwen

5.5.1 INLEIDING
Elke vorm van urine-incontinentie wordt gekenmerkt door haar eigen etiologie en kenmerkende symptomen. De verpleegkundige interventies zijn afhankelijk van de vorm van urine-incontinentie, maar ook van de specifieke problemen die de patiënt ervaart. Incontinentie komt vaker voor bij vrouwen dan bij mannen (750.000 vrouwen, 250.000 mannen). Deze paragraaf gaat over de behandeling van stressincontinentie bij vrouwen.
Veel vrouwen proberen hun urine-incontinentie te verbergen. Soms in die mate dat het grote invloed heeft op hun dagelijks leven. Sommige vrouwen stoppen met sporten en andere activiteiten omdat ze bang zijn hierbij urine te verliezen. De schaamte dat anderen kunnen zien

of ruiken dat er sprake is van urine-incontinentie is van invloed op de kwaliteit van leven. In het ergste geval leidt dit tot eenzaamheid en isolement. (Dit geldt uiteraard ook voor mannen.) Slechts de helft van alle vrouwen die urine-incontinentie hebben, zoekt professionele hulp.
De International Continence Society (ICS) heeft urine-incontinentie gedefinieerd als objectief aantoonbaar, ongewild urineverlies dat een sociaal en/of hygiënisch probleem vormt.
Verpleegkundigen vervullen een belangrijke rol binnen de zorgverlening aan patiënten met urine-incontinentieklachten. De veelal gespecialiseerde obstetrie en gynaecologie (O&G)-verpleegkundige beschikt over specifieke kennis op het gebied van de gynaecologie. Ze heeft te maken met een hoge turn-over, kortdurende verpleegrelaties en snelwisselende gezondheidssituaties. De specifieke kennis komt tot uiting in het ondersteunen en begeleiden van de gynaecologische patiënt tijdens de opname.

5.5.2 VORMEN VAN URINE-INCONTINENTIE

Veel voorkomende vormen van urine-incontinentie zijn stress(inspannings)incontinentie, urge(aandrang)incontinentie, gemengde incontinentie en functionele incontinentie. Andere vormen zijn reflexincontinentie (er bestaat geen controle over de blaasfunctie, bijvoorbeeld bij een neurologische aandoening als multiple sclerose) en overloopincontinentie (urineverlies door overvolle blaas, zonder dat van tevoren aandrang om te plassen is gevoeld).
Vrouwen jonger dan 65 jaar die urine verliezen, hebben in meerderheid stressincontinentie. Bij ouderen gaat het vaker om urge-incontinentie, gemengde incontinentie of functionele incontinentie.

Stressincontinentie
De term stressincontinentie staat zowel voor een symptoom als een diagnose. Het symptoom geeft aan dat urineverlies optreedt op momenten van intra-abdominale drukverhoging, zoals hoesten, lachen, tillen en niezen. In de diagnostiek duidt de term op een periode waarin de druk in de blaas de druk in de urethra overschrijdt waardoor urineverlies optreedt, hoewel er geen sprake is van contractie van de blaasspier (musculus detrusor). Onder normale omstandigheden trekt de blaasspier zich samen, waardoor de blaas geledigd wordt.

Urge-incontinentie
Urge-incontinentie is een symptoom. De patiënt met deze vorm van incontinentie kan de plas bij mictieaandrang onvoldoende ophouden en verliest dan, veelal op weg naar het toilet, urine. Dit kan berusten op instabiliteit van de blaasspier (musculus detrusor). Detrusorinsta-

biliteit is contractie van de musculus detrusor, spontaan of bij provocatie, gedurende de vullingsfase van de blaas, terwijl men de mictie probeert tegen te houden.

Gemengde incontinentie

Gemengde incontinentie is een combinatie van stressincontinentie en urge-incontinentie en kent dezelfde oorzaken.

Functionele incontinentie

Met het ouder worden gaan aandoeningen van het zenuwstelsel een belangrijke rol in het ontstaan van incontinentie spelen. Ook aandoeningen buiten het urogenitale systeem kunnen op oudere leeftijd leiden tot incontinentie. Het verlies van coördinatie en cognitieve functies kan een rol spelen, evenals beperkingen in de mobiliteit, waardoor men het toilet niet meer op tijd kan bereiken.

> Mevrouw Reeshof (58) is gehuwd en heeft twee kinderen. Zij wordt door de huisarts verwezen met klachten van urine-incontinentie. Deze klachten bestaan al jaren en treden met name op bij hoesten, niezen en andere drukverhogende momenten. Ook gaat ze steeds vaker plassen om urineverlies te voorkomen. Mevrouw Reeshof heeft een aantal jaren de klachten kunnen corrigeren met behulp van bekkenbodemspieroefeningen. De laatste tijd lukt dat niet meer. Sporten en hardlopen doet ze niet meer, bij deze activiteiten werd het urineverlies te erg. Mevrouw Reeshof is gezond, niet onder behandeling bij een specialist en ze gebruikt geen medicijnen. Vraagstelling: gaarne beoordeling of een operatieve correctie geïndiceerd is.

5.5.3 DIAGNOSTIEK

Het gehele diagnostische traject wordt in poliklinische setting uitgevoerd op bijvoorbeeld de bekkenbodempolikliniek in het ziekenhuis. De patiënt krijgt hier te maken met een multidisciplinair team dat bestaat uit een nurse-practitioner, incontinentieverpleegkundige, gynaecoloog, uroloog en bekkenfysiotherapeut. Dergelijke teams kunnen per ziekenhuis in samenstelling verschillen. Een goede diagnostiek is van belang om vast te kunnen stellen om welke vorm van incontinentie het gaat. Goede diagnostiek van de oorzaak en een daarop gerichte behandeling kunnen in veel gevallen tot volledig herstel van de incontinentie of in ieder geval tot acceptabele resultaten leiden. Wat de juiste behandeling is, hangt af van het type urine-incontinentie.

Bekkenbodemanamnese

De richtlijn urine-incontinentie van de Nederlandse Vereniging voor Obstetrie en Gynaecologie (NVOG) beschrijft de mogelijkheden tot diagnostiek en behandeling van de meest voorkomende vormen van urine-incontinentie door gynaecologen. De klinische beoordeling van een patiënt met ongewild urineverlies begint met een gedetailleerde bekkenbodemanamnese. De bekkenbodemanamnese wordt aangevuld met een klinische vragenlijst van de NVOG bij het eerste consult. Het afnemen van de bekkenbodemanamnese is bij uitstek een taak voor de verpleegkundige/nurse-practitioner, met eigen verantwoordelijkheid voor een verpleegkundig spreekuur. Om een juist beeld te krijgen is de verpleegkundige benadering van het probleem en het stellen van gerichte vragen aan de patiënt belangrijk. Hierbij is essentieel dat daarvoor voldoende tijd wordt uitgetrokken (minimaal een halfuur).

De vragen die tijdens de anamnese worden gesteld, zijn gericht op:
- inventarisatie van de hulpvraag van de patiënt;
- het in kaart brengen van de ernst van de incontinentie;
- inventarisatie van beperkingen en participatieproblemen (sociaal isolement);
- inventarisatie van oorzakelijke factoren;
- in kaart brengen van factoren die belemmerend kunnen werken voor herstel (andere aandoeningen);
- persoonlijke gegevens, wat heeft de patiënt zelf aan het probleem gedaan.

De anamnese die de verpleegkundige bij mevrouw Reeshof afneemt, levert de volgende gegevens op.
- *Reden komst*: urine-incontinentie en frequente mictie.
- *Algemeen*: leeftijd 58 jaar, gehuwd, woont met echtgenoot in een eengezinswoning, haar beroep is huisvrouw, lengte 1,69 m, gewicht 70 kg, bloeddruk 135/85 mmHg.
- *Voorgeschiedenis*: voelt zich gezond, geen eerdere behandelingen of operaties gehad.
- *Operaties*: geen.
- *Medicatie*: geen.
- *Intoxicatie*: rookt niet, drinkt af en toe een glas wijn, heeft geen allergieën.
- *Gynaecologische voorgeschiedenis*: menopauze bij 49 jaar, geen vaginaal bloedverlies, heeft een zoon, tijdens de vaginale bevalling is zij in-

geknipt, geen verzakkingsklachten, uitstrijkjes van de cervix via het bevolkingsonderzoek zijn niet afwijkend.
- Mictiepatroon: mictiefrequentie 11 keer per dag en 1-2 keer 's nachts, aandranggevoel matig tot normaal, hoeveelheid per keer 75-225 ml, goede straal tijdens mictie, plast achter elkaar door, perst niet, geen pijnklachten, geen urineweginfecties.
- Defecatiepatroon: frequentie ontlasting 1 keer per dag, consistentie normaal, geen obstipatie of diarree, perst niet.
- Seksuologie: heeft gemeenschap zonder problemen, verliest hierbij soms wat urine.
- Beleving van de klachten: vindt het urineverlies erg hinderlijk, moet vaak haar activiteiten onderbreken om naar het toilet te gaan om te voorkomen dat er urineverlies optreedt, drinkt minder als ze de deur uit moet. Doet aan volksdansen en linedansen, kan dit niet meer voluit doen door het urineverlies. Sport niet meer en beperkt het hardlopen.
- Bekkenfysiotherapie: twee jaar geleden heeft mevrouw twintig behandelingen bekkenfysiotherapie gehad. Dat heeft toen wel goed geholpen, maar nu hebben de oefeningen geen resultaat meer.

Mictie/incontinentiedagboek
Het mictie/incontinentiedagboek (2 × 24 uurs mictielijst) geeft inzicht in de mictiegewoonten, de mictiefrequentie, de mate van urineverlies en de vochtintake (afb. 5.7).

Gynaecologisch onderzoek
- Inspectie: geen afwijkingen.
- Speculumonderzoek: er is geen uitgesproken prolaps (verzakking). Lichte cystokèle (voorwand vagina), geen rectokèle (achterwand vagina) en een lichte decensus uteri (baarmoeder).
- Vaginaal toucher: geen afwijkingen.
- Rectaal toucher: niet uitgevoerd.
- Stresstest: druppels urineverlies.
- Functie bekkenbodemspieren: kan de bekkenbodemspieren goed aanspannen en ontspannen.

Aanvullend onderzoek
Bij onzekerheid over de soort incontinentie en/of om een urgecomponent (detrusorinstabiliteit) aan te tonen of uit te sluiten, is een blaasfunctieonderzoek (urodynamisch onderzoek) geïndiceerd. Voorafgaande aan dit onderzoek wordt een urinekweek gedaan. Een urineweginfectie kan de blaas prikkelen, waardoor frequente mictie en

24 uurs	MICTIELIJST		naam:				geb.datum:		
beginnen om 12.00 uur 's middags en doorgaan tot 12.00 uur 's middags de volgende dag (voor toelichting zie achterzijde)									
datum:			naar bed om: 00.15 uur				opgestaan om: 7.50 uur		
	tijd	activiteit	hoeveelheid urine	aandrang	pijn	urine-verlies	verband-wisseling	vochtinname	
								tijd	drinken
1	12.00 uur							12.30 uur	200 ml
2	13.00 uur	lezen	110 ml	+		+	X	14.20 uur	200 ml
3	13.53 uur	stofzuigen	75 ml	+				15.00 uur	200 ml
4	15.40 uur	lezen	125 ml	+				18.00 uur	yoghurt/vla
5	17.15 uur	koken	175 ml	++			X	20.00 uur	125 ml
6	18.45 uur	borduren	150 ml	++				21.15 uur	150 ml
7	20.55 uur	zitten	200 ml	++				8.10 uur	150 ml
8	2.40 uur	slapen	225 ml	++				10.30 uur	150 ml
9	7.50 uur	wakker	225 ml	++				11.25 uur	125 ml
10	8.48 uur	lezen	75 ml	+				uur	fruit
11	10.23 uur	lopen	100 ml	+				uur	ml
12	11.05 uur	trap aflopen	50 ml	+				uur	ml
13	uur		ml					uur	ml
14	uur		ml					uur	ml
15	uur		ml					uur	ml
16	uur		ml					uur	ml
17	uur		ml					uur	ml
18	uur		ml					uur	ml
19	uur		ml					uur	ml
20	uur		ml					uur	ml
		totaal	1510 ml					totaal	1300 ml

Toelichting bij de kolommen:

Activiteit: waar u mee bezig was toen u aandrang voelde of ongewild urineverlies had.

Aandrang en pijn: om de mate van aandrang /pijn aan te geven kunt u de volgende indicaties gebruiken:
geen - ; gering + ; matig + + ; sterk + + +

Urineverlies: om de mate van urineverlies aan te geven kunt u de volgende indicaties gebruiken:
geen - ; druppels + ; scheutje + +; straal + + +

drinken:
glas = 150 ml
kopje = 125 ml

soort gebruikte verbanden:
drogist / miniverband
....

Afbeelding 5.7 *Voorbeeld van een mictielijst, ingevuld door de patiënte uit de casus.*

blaasinstabiliteit kunnen optreden. Bij een positieve urinekweek is het belangrijk om deze eerst te behandelen met antibiotica, daarna kan het onderzoek plaatsvinden.

Urodynamisch onderzoek

Afhankelijk van de organisatie binnen de instelling of het specialisme kan dit onderzoek door verschillende zorgverleners (assistent-arts, verpleegkundige, nurse-practitioner of incontinentieverpleegkundige) zelfstandig worden uitgevoerd. Het urodynamisch onderzoek omvat meerdere functietests.
- *Flowmetrie.* Tijdens vulling de blaasdruk meten in relatie tot volume en tijd.
- *Residubepaling.* Na uitplassen wordt de hoeveelheid achtergebleven urine gemeten d.m.v. een bladderscan (zie par. 5.5.6).
- *Onderzoek naar de detrusorfunctie.* Als we zover zijn om te plassen, wordt er een signaal van de blaas via de zenuwen naar de hersenen verzonden. Als het signaal weer terugkeert, trekt de blaasspier (de detrusor) samen en de sluitspier (een spierlaag om de plasbuis)

ontspant zich. Door het samentrekken van de blaasspier wordt de urine door de plasbuis uit de opening geperst. Het plassen gaat door tot de blaas leeg is: compliantie, contractiliteit, blaascapaciteit en meting van de sterkte van onwillekeurige detrusorcontracties bij provocatietests.
- *Valsalva-leakpointpressure.* De intra-abdominale druktoename die nodig is om urineverlies te veroorzaken in afwezigheid van detrusoractiviteit.
- *Detrusor-leak point pressure.* De laagste detrusordruk waarbij urineverlies optreedt in afwezigheid van een detrusorcontractie.
- *Pressure flow-onderzoek.* Registratie van de stroomsterkte tijdens de mictie in relatie tot detrusoractiviteit; differentiatie tussen urethraobstructie en/of contractiliteitsstoornis van de blaas.
- *EMG-meting van de bekkenbodemspieren.* Beoordeling van de bekkenbodemactiviteit.

De resultaten van het urodynamische onderzoek worden geïnterpreteerd in relatie met de overige klinische bevindingen. Bij de patiënt uit de casus is er geen urodynamisch onderzoek uitgevoerd. Er was geen indicatie voor omdat er anamnestisch geen sprake van urgeklachten was.

5.5.4 NIET-OPERATIEVE BEHANDELINGEN

De behandeling is afhankelijk van de vorm van de incontinentie, de eventuele oorzaken en de ernst van de symptomen. Bij de behandeling van de diverse vormen van incontinentie komt allereerst niet-medicamenteuze behandeling in aanmerking indien dit fysiek en cognitief mogelijk is; voornamelijk op grond van een reële kans op vermindering van de incontinentie. In de behandeling van incontinentie neemt de farmacotherapie op dit moment nog geen prominente plaats in. Voor de behandeling van stressincontinentie is geen effectief medicijn op de markt. Alleen behandeling met oestrogenen kan soms effectief zijn.

Bekkenbodemfysiotherapie

Bekkenbodemfysiotherapie en reëducatie is niet-invasief en weinig belastend. Bekkenbodemfysiotherapie door een gespecialiseerd, geregistreerd bekkenfysiotherapeut wordt in de richtlijn van de Nederlandse Vereniging voor Obstetrie en Gynaecologie (NVOG) aanbevolen als de eerste behandeling van keuze voor alle patiënten met incontinentieproblematiek. Het doel van deze therapie is het aanleren hoe de bekkenbodemspieren te gebruiken en de spierkracht te verbeteren, al dan niet met blaastraining en ondersteund met biofeedback. De bekkenfysiotherapeut geeft een persoonlijk advies over onder andere de ademhaling, houding en beweging, drinken, voeding en toiletgedrag. De behandeling door een gespecialiseerde bekkenfysiotherapeut levert geen risico's of bijwerkingen op.

Bekkenbodemtraining

Bekkenbodemtraining begint met een heldere uitleg van de bouw en de functie van de bekkenbodem, want (bewustzijns)oefeningen zijn slechts mogelijk als men weet waar wat zit. De behandeling begint vaak met een aantal tests om te bekijken of de spanning en ontspanning van de bekkenbodemspieren goed is. Deze tests gebeuren met behulp van biofeedback en aan de hand van oefeningen zoals: de schede sluiten en intrekken, een wind tegenhouden en het oefenen van houdingen en bewegingen waarbij min of meer automatisch de bekkenbodemspieren goed aangespannen kunnen worden.

Bekkenbodemoefeningen

Door te oefenen worden de spieren sterker, zodat ze op buikdrukverhogende momenten (zoals hoesten, tillen, bukken, gaan staan) aangespannen kunnen worden om de plas tegen te houden. Ook een goede ademhaling en een ontspannen lichaamshouding zijn belangrijk, want hierdoor kan men beter aanvoelen waar en wanneer de spanning vastgezet wordt.

> **Oefeningen**
> - Ophouden van een plas en/of een windje.
> - De bekkenbodemspieren aanspannen, even vasthouden (vijf tellen) en dan weer loslaten.
> - Na elke keer aanspannen maximaal ontspannen.
> - Tijdens aanspannen uitademen en tijdens ontspannen inademen.

De oefeningen kunnen uitgevoerd worden tijdens wachtmomenten (bijvoorbeeld wachten op de lift, bij een stoplicht, tijdens de afwas). Het is de bedoeling dat de bekkenbodemspieren 10 tot 15 keer achter elkaar worden aangespannen, de oefeningen meer dan 10 keer per dag herhaald worden en dagelijks uitgevoerd worden. Het kan weken tot maanden duren voordat er enig resultaat merkbaar is. Over het algemeen kan het effect na een periode van drie maanden redelijkerwijs beoordeeld worden. Motivatie en doorzettingsvermogen zijn zeer belangrijk om de training vol te houden en ook te blijven trainen nadat de behandeling bij de bekkenfysiotherapeut is beëindigd. Om het effect te behouden moet de vrouw levenslang de oefeningen onderhouden.

Plastechniek en blaastraining

Een goede plastechniek houdt in: aannemen van de goede plashouding op het toilet, de tijd nemen om te plassen, niet stoppen tijdens het plassen, niet meepersen tijdens het plassen (eventueel kort napersen na het plassen als er een residugevoel is), na ontlasting afvegen richting anus, het genitale gebied niet te vaak met zeep wassen.

De blaastraining heeft als doel de plasgewoonten van de patiënte te wijzigen. Vrouwen met urine-incontinentieklachten hebben zich vaak aangeleerd frequenter te gaan plassen, zonder dat er sprake is van echte aandrang. Dit om urineverlies te voorkomen. De training bestaat uit het aanleren van het vergroten van het tijdsinterval tussen de micties. Het streven is om stapsgewijs de interval te vergroten (drie uur) door bij aandrang te trachten de mictie uit te stellen.

Biofeedback

Biofeedback is een afkorting van biologische feedback. Via een beeldscherm wordt informatie verkregen over het aan- en ontspannen van de bekkenbodemspieren. Deze spieractiviteit wordt gemeten via een elektrode die tijdens de oefeningen in de schede of de anus wordt geplaatst.

Oestrogenen

Een gebrek aan het hormoon oestrogeen kan leiden tot verminderde doorbloeding (atrofie) en daarmee een verzwakking van het weefsel van de vagina, de urinebuis en de gehele bekkenbodem. Met een kortdurende behandeling (drie tot zes maanden) met oestrogenen kan dit tekort worden tegengegaan en een duidelijke vermindering van de klachten geven. Vaginale toediening heeft de voorkeur boven orale therapie, omdat dit plaatselijk is. De vaginale resorptie is afhankelijk van de kwaliteit van het epitheel en is groter bij atrofisch epitheel. Bij herstel van het vaginale epitheel neemt de resorptie af en daalt de effectiviteit van de behandeling.

Pessarium/ring

Het gebruik van een pessarium/ring kan worden overwogen, het kan een acceptabele vorm van behandeling zijn. De klachten van stressincontinentie kunnen door het dragen van een ring verbeteren. Een ring kan op langere termijn toch onvoldoende helpen en irritatie van de schedewand geven (meer afscheiding en bloedverlies). Een ring moet elke drie tot zes maanden schoongemaakt worden.

5.5.5 STRESSINCONTINENTIEOPERATIE, TVT

Het preoperatieve poliklinische traject van mevrouw Reeshof is afgerond en omdat de klachten niet voldoende zijn verbeterd met bekkenfysiotherapie, kiest mevrouw Reeshof voor de TVT-operatie. Bij stressincontinentie die niet herstelt door bekkenfysiotherapie, kan deze operatie worden gedaan. Er bestaat een aantal operatieve ingrepen voor de behandeling van stressincontinentie. Bij zo'n operatie wordt de plasbuis ondersteund. Op dit moment bieden de retropubische suspensie volgens Burch en de tension-free vaginal tape (TVT) de beste kans op genezing of sterke verbetering van de stressincontinentie. De langetermijneffecten van de diverse chirurgische technieken zijn nog niet voldoende bekend, omdat er slechts weinig gerandomiseerde vergelijkende studies met voldoende power zijn gedaan om duidelijke conclusies te kunnen trekken.

TVT is rond 1995 ontwikkeld in Zweden en wordt steeds meer toegepast in Nederland. De kans dat het urineverlies helemaal verdwijnt, is ongeveer 86%. Bij 8% van de vrouwen vermindert het urineverlies duidelijk, maar is niet verdwenen. Bij 6% van de vrouwen helpt de operatie niet. Er is dus geen garantie op succes.

De operatie kan uitgevoerd worden onder narcose of met epidurale verdoving. Als eerste wordt er een foleykatheter in de blaas ingebracht en wordt de blaas geleegd. De urethra, die wat naar beneden is gezakt, wordt omhooggetrokken. Een tension-free vaginal tape is een draagbandje van fijngeweven kunststof (niet-oplosbaar materiaal). De gynaecoloog brengt het draagbandje via de vagina in en zorgt ervoor dat dit achter het schaambeen langs onder de huid net boven het schaambeen uitkomt (afb. 5.8). Het bandje wordt niet vastgemaakt omdat het door de weerstand van het omliggende weefsel niet kan verschuiven en binnen korte tijd hiermee vergroeit. De twee uiteinden van het bandje worden net onder de huid afgeknipt. Daarna wordt de huid gehecht met oplosbare hechtingen. Om ontstekingen te voorkomen wordt er tijdens de operatie een antibioticum gegeven.

De operatie duurt ongeveer dertig minuten.

Ter voorbereiding op de opname doorloopt de patiënt de standaard preoperatieve screening (zie: Sesink & Jüngen, 2010).

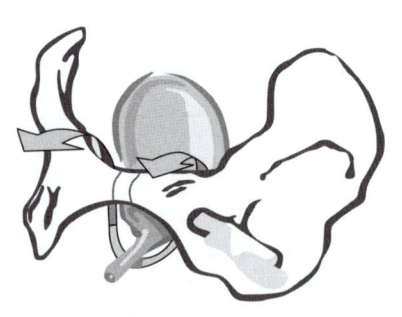

Afbeelding 5.8 *Tension-free vaginal tape draagbandje ingebracht via de vagina achter het schaambeen.*

5.5.6 VERPLEEGKUNDIGE ZORG BIJ OPNAME, OPERATIE EN ONTSLAG

Verpleegkundige zorg voor een patiënt die een TVT-ingreep ondergaat

De patiënt is in de poliklinische fase geïnformeerd over de diagnose, de opname en de behandeling. De patiënt is voorbereid, aspecten van zorg en nazorg zijn besproken en georganiseerd. De patiënt wordt op de dag van de operatie (nuchter) opgenomen en gaat de dag na de operatie weer naar huis. Er gebeurt veel in korte tijd. De verpleegkundige zorg is erop gericht door een rustige, respectvolle en empatische benadering, de patiënt vertrouwen in de opname en behandeling te geven.

Opnamefase

De verpleegkundige die de patiënt opneemt, dient om een goed beeld te krijgen van de patiënt, haar medische, lichamelijke en psychosociale gegevens te verzamelen. Belangrijk is om in een gesprek met de patiënt een indruk te krijgen van de ideeën, verwachtingen en vragen omtrent de komende ingreep en de periode daarna. Tijdens het gesprek zorgt de verpleegkundige voor privacy en houdt rekening met het gegeven dat men niet zo makkelijk praat over privacygevoelige zaken. Voor het vaststellen van mogelijke verpleegproblemen zijn de volgende gegevens van belang:
- de reactie van de patiënt op de komende ingreep, eventuele angst en onzekerheid;
- kennis en inzicht omtrent de operatie en de pre- en postoperatieve zorg, vragen, onduidelijkheden, misvattingen;
- lichamelijke klachten, zoals moeheid;
- sociale en relationele gegevens.

De verpleegkundige informeert de patiënt over:
- de te verwachten duur van de opname;

- wat zij na de operatie kan verwachten (infuus, verblijfskatheter);
- pijnbestrijding en bestrijding van misselijkheid na de operatie;
- het te verwachten beloop van de opname;
- de gang van zaken op de afdeling.

Preoperatieve fase
De taken die de verpleegkundige uitvoert in de preoperatieve fase zijn over het algemeen beschreven in een standaardprocedure. Deze omvat een beschrijving van de verpleegkundige interventies bij de preoperatieve zorg voor een gynaecologische patiënt.

Postoperatieve fase
De taken die de verpleegkundige uitvoert in de postoperatieve fase zijn over het algemeen beschreven in een standaardprocedure. Deze omvat een beschrijving van de verpleegkundige interventies bij de postoperatieve zorg voor een gynaecologische patiënt. De directe postoperatieve zorg is gericht op het vroegtijdig signaleren van complicaties. Observaties geven een belangrijke informatie over vitale functies.

Verpleegkundige interventies
- Controle van polsfrequentie, bloeddruk en temperatuur.
- Controle van de vaginale afscheiding en het bloedverlies.
- Controle van de afloop van de verblijfskatheter (urineproductie, aspect van de urine, pijnklachten, doorgankelijkheid of lekkage, verwijderen van de blaaskatheter een dag na de operatie).
- Nadat de katheter verwijderd is en de patiënt voor de eerste keer geplast heeft (binnen vier uur na het verwijderen van de katheter), wordt een bladderscan gemaakt door de verpleegkundige (zie kader).
- Controle van het infuus: loopt het goed? (2000 ml zoutoplossing per 24 uur). Zit er nog voldoende vloeistof in het infuus, is de insteekplaats pijnlijk of rood?
- Zorgen voor pijnmedicatie volgens het pijnprotocol (bijvoorbeeld: voltaren 3 × 50 mg en paracetamol 3 × 1000 mg).
- Helpen met mobiliseren zodra de patiënt voelt dat zij dit kan, meestal twee tot drie uur na de operatie (eerst rechtop zitten, daarna ondersteuning van de verpleegkundige uit bed). Indien dit goed gaat, kan de patiënt verder vrij mobiliseren.
- Bewaken van de urineproductie, de vochtintake en de defecatie.

Bladderscan

Met behulp van een scanapparaat met een sensor wordt een bladderscan gemaakt. Hiermee wordt gemeten of de patiënt goed uitgeplast heeft. Nadat er wat gel op de huid is aangebracht, wordt de sensor van het scanapparaat ongeveer 3 cm boven de symphysis pubica geplaatst. En gericht naar de positie van de blaas. Met een druk op de knop wordt de scan gemaakt.

Het meten van residu in de blaas na mictie met een bladderscan is een vriendelijke manier en niet belastend voor de patiënt, omdat:
- het een uitwendige meting is;
- de patiënt hoeft zich niet uit te kleden, alleen de buik ontbloten;
- de meting kan meerdere keren herhaald worden;
- de scan is eenvoudig te bedienen door de verpleegkundige;
- het scannen is niet pijnlijk;
- het is niet nodig om eenmalig te katheteriseren om het residu te bepalen;
- het resultaat van de scan is direct af te lezen op het display van het apparaat.

Indien het plassen niet lukt of het residu is groter dan 200 ml, wordt er door de verpleegkundige eenmalig gekatheteriseerd om de blaas te legen. Na enige uren, als de patiënt weer aandrang heeft, wordt er opnieuw een bladderscan na het plassen uitgevoerd. Indien het plassen lukt en er is een residu kleiner dan 150 ml, mag de patiënt naar huis. Is dit niet het geval, dan wordt er opnieuw een verblijfskatheter ingebracht en gaat de patiënt met de verblijfskatheter naar huis.

Tabel 5.4 Complicaties na een TVT-operatie.		
complicaties	beschrijving	verpleegkundige interventie
bloeding in de vagina tijdens de operatie	indien er tijdens de operatie een bloeding in de vagina is opgetreden, brengt de gynaecoloog een gynaecologische tampon (een lang gaaslint dat de vagina opvult) in	de verpleegkundige controleert de tampon op bloedverlies
bloeduitstorting in de buikwand	een bloeduitstorting bij de insteekplaatsen ontstaat door ophoping van bloed. De bloeduitstorting kan zich uitbreiden naar het omliggende weefsel. Soms komt het bloed door de insteekwondjes naar buiten	de verpleegkundige plakt een gaasje of pleister op de wondjes

complicaties	beschrijving	verpleegkundige interventie
mictieproblemen, mictie komt niet op gang, moeizame mictie en urineretentie (er blijft urine in de blaas achter)	sommige vrouwen lukt het, nadat de katheter is verwijderd, niet om te plassen of het lukt niet om goed uit te plassen. Een tijdelijke verblijfskatheter is dan noodzakelijk. Meestal lukt het plassen na een paar dagen wel, een enkele keer blijft de klacht bestaan. Dan moet de patiënt leren zichzelf te katheteriseren.	de verpleegkundige houdt de vochtbalans bij, controleert na het verwijderen van de katheter of de patiënt geplast heeft, hoeveel de patiënt geplast heeft en of de blaas na het plassen goed leeg is. Dit kan met behulp van een bladderscan gedaan worden. Indien deze niet aanwezig is, wordt het residu door middel van eenmalige katheterisatie gemeten
urineweginfectie	door de tijdelijke verblijfskatheter kan er een uirneweginfectie ontstaan. Deze kan behandeld worden met antibiotica	de verpleegkundige controleert of de patiënt klachten bij het plassen heeft en laat eventueel een urinekweek doen
beschadiging van urethra of blaas (perforatie)	tijdens de operatie kan een beschadiging van de blaas ontstaan (perforatie). Dit wordt vrijwel altijd direct herkend (bloed in de urine). Deze perforatie geneest vanzelf en er zijn geen blijvende nadelen	de verpleegkundige controleert of er bloed in de urine zit
aandrang (urge) klachten	het is bekend dat ongeveer zes op de honderd vrouwen na de operatie vaker moeten plassen dan voorheen. Meestal is dit van tijdelijke aard	dit probleem wordt niet door de verpleegkundige gesignaleerd gedurende de opname, omdat dit zich pas na enige tijd manifesteert

Voorbereiding op ontslag

De opnameduur van patiënten met een TVT-operatie varieert van 24 tot 48 uur. Voorafgaand aan het ontslag vindt een gesprek plaats met de verpleegkundige. Samen met de patiënt worden de ontslagcriteria die na deze operatie gelden doorgenomen. Er wordt nagegaan welke vragen en onzekerheden de patiënt nog heeft. De verpleegkundige vertelt wat de patiënt tijdens de herstelperiode thuis kan verwachten en wat ze wel en niet mag doen.

De verpleegkundige geeft de patiënt informatie over de nazorgaspecten tijdens de herstelperiode.

- Het is belangrijk regelmatig te plassen (ten minste vijfmaal per dag).
- Het is niet nodig extra te drinken (normaal is anderhalf tot twee liter per dag).
- De eerste weken kan er nog wel urineverlies optreden of kan men het gevoel hebben over een weerstand te moeten plassen, dit verdwijnt vanzelf.
- Omdat er een wondje in de vagina zit, kan er nog een paar dagen wat bloedverlies of bloederige afscheiding optreden.

- Om de ontlasting soepel te houden, zodat de patiënt niet hoeft te persen wordt er een recept voor magnesiumoxidetabletten 500 mg meegegeven.
- Bij onverwachte verschijnselen, zoals koorts, veel pijn, veel bloedverlies of niet goed kunnen (uit)plassen, moet de patiënt contact opnemen met de behandelend arts of de polikliniek.

De patiënt krijgt het advies na het ontslag een aantal weken rustig aan te doen. Deze periode heeft het draagbandje nodig om zich goed te hechten in het omliggende weefsel. Het is belangrijk dat de patiënt zich aan de volgende leefregels houdt om extra druk op de bekkenbodem te voorkomen.
- Twee weken niet bukken, rekken of strekken en zwaar tillen.
- Vier weken niet fietsen.
- Drie weken niet werken.
- Vier weken geen geslachtsgemeenschap.
- Twee weken geen tampons gebruiken (om infectie te voorkomen).
- Twee weken niet baden of zwemmen (dit mag weer zodra er geen bloederige afscheiding meer is).
- Twee weken niet autorijden (het reactievermogen kan verminderd zijn, met name na een narcose, en om ongewenste druk op de bekkenbodem, bijvoorbeeld door plotseling remmen, te voorkomen).
- Niet persen bij mictie en defecatie.
- Bij patiënten die met een verblijfskatheter naar huis gaan, geeft de verpleegkundige specifieke instructie/uitleg over hoe de patiënt met de katheter moet omgaan en wat het verdere verloop van de behandeling zal zijn.

Literatuur

Achterberg TH van, Eliens AM, Strijbol NCM. Effectief Verplegen deel 1: Handboek ter onderbouwing van het verpleegkundig handelen. Dwingeloo: Kavanah, 2002.

Alberg AJ, Kouzis A, Genkinger JM, Gallicchio L, Burke AE, Hoffman SC, et al. A prospective cohort study of bladder cancer risk in relation to active cigarette smoking and household exposure to secondhand cigarette smoke. Am J Epidemiol 2007;165:660-6.

Aveyard P, Adab P, Cheng KK, Wallace DM, Hey K, Murphy MF. Does smoking status influence the prognosis of bladder cancer? A systematic review. BJU Int 2002;90:228-39.

Bangma CH (red). Urologie, tweede herziene druk. Houten: Bohn Stafleu van Loghum, 2008.

Barry MJ, Fowler FJ Jr, O'Leary MP, et al. The American Urological Association symptom index for benign prostatic hyperplasia. J Urol 1992;148:1549-57.

Beers MH (red). Merck Manual Medisch Handboek, 2de ed. Houten/Antwerpen: Bohn Stafleu van Loghum, 2005.
Beevers G, Lip GYH, O'Brien E. Hypertensie. Nieuwe inzichten in diagnostiek en behandeling. Maarn: Prelum, 2007, pp. 110-25.
Bo K, Kvarstein B, Nygaard I. Lower urinary tract symptoms and pelvic floor muscle exercise adherence after 15 years, Obstet Gynecol 2005;105:999-1005.
Boon TA. Basisboek Urologie. Utrecht: De Tijdstroom, 2001.
Cammu H, Nylen M van, Blockeel CL, Kaufman L, Amy JJ. Who will benefit from pelcic floor muscle training from stress urinary incontinence, Am J Obstet Gynecol 2004;191:1152-7.
Carpenito LJ. Zakboek Verpleegkundige Diagnosen, vertaling van Handbook of Nursing Diagnosis. 9e ed. Groningen/Houten: Wolters-Noordhoff; 2002, pp. 465-6, 569, 571.
Clinical Practice Guidelines for Chronic Kidney Disease: Evaluation, Classification and Str.atification. Part 4. Definition and classification of stages of chronic kidney disease guideline 1. K/DOQI. 2000 (cited 2008, jun 28). Available from URL:http://www.kidney.org/professionals/kdoqi/guidelines_ckd/p4_class_g1.htm.
Cnossen N, Konings S. Management van chronische nierinsufficiëntie. HaCaSpect 2006;Apr:12-4.
College voor zorgverzekeringen. Farmacotherapeutisch Kompas. Utrecht: Roto Smeets, 2008.
Deshape JP. Zorgvraag voor urine-incontinentie zal blijven toenemen. Patiënt Care, speciale editie, 2005.
Gezondheidsraad. Urine-incontinentie. Den Haag: Gezondheidsraad, 2001, publicatie nr. 2001/12.
Golka K, Wiese A, Assento G, Bolt HM. Occupational exposure and urological cancer. World J Urol 2004;21:382-91.
Gray M. Assessment and Management of Urinary Incontinence. The nurse practitioner, 2005 juli, pp. 33-43.
Haalboom JRE, Smit J. Silhouet van de Interne Geneeskunde. Houten: Bohn Stafleu van Loghum, 1999. pp. 314-40.
Heineman MJ. Probleemgeoriënteerd denken in de gynaecologie, obstetrie en voortplantingsgeneeskunde, een praktijkboek voor de opleiding en de kliniek. Utrecht: De Tijdstroom, 2003.
Jüngen IJD. Interne Geneeskunde en Chirurgie. Houten: Bohn Stafleu van Loghum, 2009.
Klankbordgroep Gevaarlijke Stoffen. Richtlijn Cytostatica. Utrecht: Sectorfondsen Zorg en Welzijn, 2004.
Landelijke werkgroep richtlijn blaascarcinoom. Urotheelcarcinoom van de blaas. Landelijke richtlijn, Versie: 1.0. Utrecht: Vereniging van Integrale Kankercentra, 2009.
Jong PE, Koomans HA, Weening JJ. Klinische Nefrologie, 3e dr. Maarssen: Elsevier Gezondheidszorg, 2000. pp. 3, 8, 214-45.
Jong JTE de, Jüngen IJD, Zaagman-Buuren MJ van. Interne Geneeskunde, 5e herz dr. Houten: Bohn Stafleu van Loghum, 2007.
Jüngen IJD, Zaagman-Buuren MJ van. Pathologie. Houten: Bohn Stafleu van Loghum, 2006.
Meinders AE, Boogaerts MA, Erkelens DW, Vermeij P. Therapie in de Interne Geneeskunde, 3e dr. Maarssen: Elsevier Gezondheidszorg, 2003. pp. 707-26.
Nederlandsche Internisten Vereniging & CBO kwaliteitsinstituut voor gezondheidszorg. Richtlijn Diabetische Nefropathie. Houten: Van Zuiden, 2006.
Nielen MMJ, Schellevis FG, Verheij RA. Preventie van chronische nierinsufficiëntie in de huisartsenpraktijk. NIVEL, 2006.

Nierstichting (red). Feiten en Cijfers. Bussem, 2007.
Nierfunctievervanging Nederland. Rotterdam: Stichting RENINE, 2008.
Oppe M, Treur MJ, Barendregt W, Charro FCH de. Statistisch Verslag 2007.
Rapportage werkgroep 6. Voorlichting en Psychosociale Zorg. Nationaal Programma Kankerbestrijding NPK 2005- 2010.
Reitsma WD, Elte JWF, Overbosch D. Differentiële diagnostiek in de interne geneeskunde, 2e dr. Houten: Bohn Stafleu van Loghum, 2009.
Raymakers JA, Kreutzer, HJA, Schneeberger P. Interpretatie van medisch laboratoriumonderzoek. Houten: Bohn Stafleu van Loghum, 2005.
Smeltzer SC, Bare BG, Hinkle JL, Cheever KH. Brunner, Brunner & Suddarth's Textbook of Medical-Surgical Nursing, 11th ed. Philadelphia: Lippincott Williams & Wilkins, 2008.
Sijpkens YWJ. PREPARE. LVDT Magazine 2005;4:18-21.
Tiggeler RGWL, Versluijs CFH. Leerboek Dialyseverpleegkunde, 3e dr. Maarssen: Elsevier Gezondheidszorg; 2003. pp. 162-78, 241-4, 304-9, 354-9, 519-20, 653, 699-705.
Wee PM ter, Hagen C, Bommel EV, et al. Richtlijn voor de behandeling van patiënten met Chronische Nierinsufficiëntie (CNS). Nieuwegein: Nederlandse Federatie voor Nefrologie, 2009.
Werkgroep Veilig werken met cytostatica NKI-AVL. Kwaliteitshandboek Cytostatica. Amsterdam.
Wolffenbuttel BHR. Epidemiologie en pathofysiologie van diabetische nefropathie. Ned Ts Diabetologie 2008;6(1):3-11.
Wonthergem T van. Ethiek op de dialyseafdeling. ORPADT FORUM 2004(2).
Zeegers MPA, Goldbohm RA, Brandt PA van den. A prospective study on active and environmental tobacco smoking and bladder cancer risk (The Netherlands). Cancer Causes Control 2002;13:83-90.
Zietse R. Cardiovasculair risicomanagement bij de patiënt met nierinsufficiëntie. Nefrologie Capita selecta. Alphen aan den Rijn: Van Zuiden, 2006(5).

Websites

www.artsennet.nl/kenniscentrum/k_richtlijnen/k_nhgstandaarden/NHGStandaard
www.auanet.org site van de American Urological Association. Hierop is de IPPS-vragenlijst te vinden
http://www.bekkenbodem.net SBP, Stichting bekkenbodempatiënten, bekkenbodemcentra.
www.betermetarbo.nl/gevaarlijke-stoffen.html
http://www.diakonessenhuis.nl gynaecologie, bekkenbodempoli, patiëntenfolders
www.dialyse.startpagina.nl
www.dialyse.venvn.nl
www.eurotransplant.com
www.fk.cvz.nl Farmacotherapeutisch Kompas, College voor zorgverzekeringen
www.ikcnet.nl/kankerregistratie
www.kankerbestrijding.nl
www.nier.startpagina.nl
www.nierstichting.nl
www.nigz.nl gezondheidsinstituut NIGZ. Hier kan de brochure Orgaan- en weefseldonatie gedownload worden
www.nki-avl.nl/professionals/zorg+info
www.npknet.nl site van het Nationaal Programma Kankerbestrijding

http://www.nvog.nl NVOG-richtlijn 55, Urine-incontinentie, september 2004
www.nvu.nl site van de Nederlandse Vereniging van Urologen. Hier zijn te vinden
(richtlijn LUTS lower urinary tract symptoms en de BPH, benigne prostaathyperplasie
www.oncoline.nl
www.prismant.nl/Informatie-expertise/Thema's/Ziekenhuisstatistieken
www.transplantatiestichting.nl
www.urolog.nl site voor urologie zowel voor patiënten als voor professionals
www.urologie.vnvn.nl site van de vereniging van urologieverpleegkundigen

Mammacarcinoom 6

H. Hauer

6.1 Inleiding

De ziekte borstkanker, de behandelingen en alle consequenties daarvan hebben vaak een enorme impact op het leven van de persoon die aan de ziekte lijdt. Er zijn veel verschillende behandelingen mogelijk voor patiënten met borstkanker. De keuze van de behandeling is afhankelijk van het stadium waarin de borstkanker zich bevindt en de wens van de patiënt. Patiënten worden vaak geconfronteerd met moeilijk keuzes over verschillende behandelopties tijdens het hele behandeltraject. Het is per patiënt verschillend hoe de behandeling eruit zal zien, welke consequenties dit zal hebben en hoe zij hiermee om zal gaan.

Verpleegkundigen zijn tijdens het behandeltraject vaak het directe aanspreekpunt. Het is aan hen om medische informatie te verduidelijken, aanvullende informatie te geven over de ziekte en de behandeling en de mogelijke gevolgen hiervan. Om adviezen te geven over hoe om te gaan met symptomen/ongemakken ten gevolge van de ziekte en de behandeling. Om psychosociale ondersteuning te geven tijdens het gehele zorgproces, waarbij ook aandacht moet zijn voor de thuissituatie en het sociale netwerk van de patiënt. Verpleegkundigen dienen problemen te signaleren op psychosociaal en fysiek gebied en daarop interventies te plegen. Hierbij is het belangrijk om rekening te houden met de individuele zorgbehoefte van elke patiënt.

In dit hoofdstuk wordt een beknopte beschrijving gegeven van de medische behandeling van het mammacarcinoom en zal aan de hand van een casus de verpleegkundige zorg voor patiënten met een mammacarcinoom worden beschreven.

6.2 Medische behandeling van het mammacarcinoom

6.2.1 INCIDENTIE EN RISICOFACTOREN

Borstkanker is in Nederland de meest voorkomende vorm van kanker bij vrouwen. Uiteindelijk ontwikkelt één op de acht vrouwen borstkanker op enig tijdstip in hun leven. In 2007 werd er in Nederland bij 12.843 vrouwen borstkanker vastgesteld. In 2007 overleden circa 3200 vrouwen aan deze ziekte (bron: IKC).

Hoewel een mammacarcinoom ook op kan treden voor het dertigste levensjaar, is het voornamelijk een ziekte van de middelbare en oudere leeftijdsgroepen. Van alle patiënten met een mammacarcinoom is 70% ouder dan vijftig jaar.

Een duidelijke oorzaak van het ontstaan van een mammacarcinoom kan niet worden aangewezen. Wel zijn er risicofactoren bekend, zoals familiair voorkomen, een vroege menarche en/of late menopauze, kinderloosheid, langdurig hormoongebruik (oestrogeen en progesteron), overgewicht na de overgang, structureel alcoholgebruik.

Bij mannen komt borstkanker ook voor, dit is echter zeldzaam, circa 1 op de 1500 mannen krijgt borstkanker (Oldenburg et al., 2007).

De incidentie van borstkanker neemt toe met ongeveer 1% per jaar, maar gelukkig neemt de laatste tien tot vijftien jaar het sterfterisico met zo'n 1 tot 1,5% per jaar af. Deze positieve ontwikkeling is een gevolg van vroege diagnose door het bevolkingsonderzoek naar borstkanker, doordat vrouwen sneller actie ondernemen bij symptomen, door betere behandelingen zoals adjuvante chemotherapie en hormonale therapie.

Bevolkingsonderzoek

In 1989 is gestart met de invoering van het bevolkingsonderzoek borstkanker. Alle vrouwen in de leeftijdsgroep 50 tot 75 jaar krijgen iedere twee jaar een oproep voor een mammografie. Door het bevolkingsonderzoek worden tumoren in een eerder stadium ontdekt, waardoor de overlevingskansen na de behandeling beter zijn.

6.2.2 DIAGNOSTIEK

Er zijn verschillende redenen om diagnostiek van de borsten te verrichten. Er zijn vrouwen die zelf een knobbeltje ontdekt hebben of een andere klacht van de borst hebben zoals tepeluitvloed, een huid- of tepelintrekking, ontstekingsverschijnselen. Een andere reden om diagnostiek te verrichten is als er een afwijking gevonden wordt op een mammografie.

De diagnose borstkanker wordt gebaseerd op de tripeldiagnostiek.

1 *Lichamelijk onderzoek.* Palpatie van de borsten en de regionale lymfekliergebieden in de oksel en rond het sleutelbeen.
2 *Beeldvormend onderzoek.* Mammografie (afb. 6.1) van beide borsten en echografie van de afwijking in de borst en van de oksel. Bij een mammografie wordt de borst tussen twee kunststofplaten samengedrukt en worden er vanuit twee richtingen röntgenfoto's gemaakt. Met een echografie worden met geluidsgolven dichtheidsverschillen in de borst onderzocht.
3 *Cytologisch/histologisch onderzoek.* Bij een cytologische punctie worden met een dunne naald losse cellen uit de afwijking opgezogen. Bij een histologische punctie wordt met een dikke naald een stukje weefsel uit de afwijking gebiopteerd.

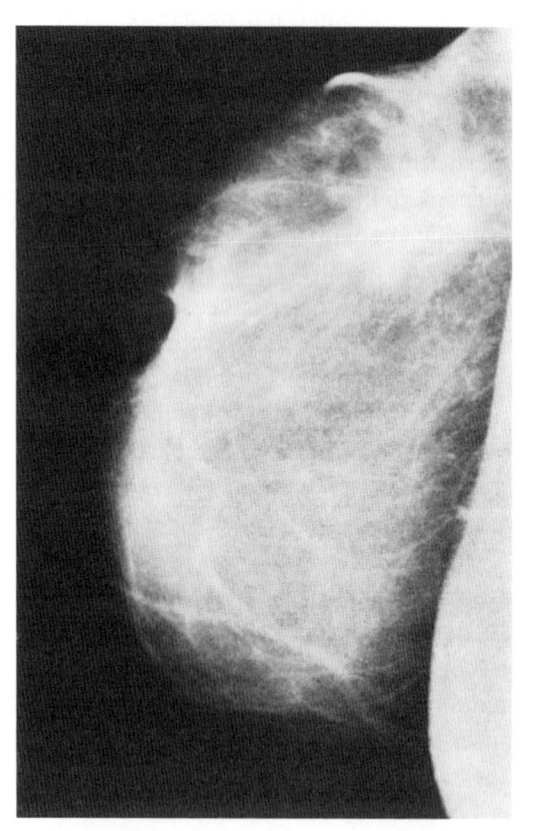

Afbeelding 6.1 Mammogram met een duidelijke maligne afwijking.

Als uitbreiding van de tumor met bovenstaande onderzoeken nog onduidelijk is, of als er onduidelijkheid blijft bestaan over de aard van de afwijking, kan met een MRI-scan aanvullende informatie worden verkregen. Een enkele keer kan met bovenstaande onderzoeken geen

diagnose verkregen worden. Er zal dan een diagnostische excisiebiopsie verricht worden door de chirurg, maar dit is een zeldzaamheid.
Veel aandoeningen in de borst zijn goedaardig en behoeven meestal geen behandeling. Als goedaardige afwijkingen klachten veroorzaken, kunnen ze operatief verwijderd worden. Het is heel belangrijk om met grote zekerheid vast te stellen dat de afwijking in de borst goedaardig is. Daarvoor is vaak de bovenstaande diagnostiek, die in principe multidisciplinair wordt besproken. In deze bespreking wordt definitief vastgesteld dat de afwijking goedaardig is.

Er bestaan verschillende typen borstkanker. Het meest voorkomend is het ductaal carcinoom. Dit is een carcinoom dat ontstaat in de melkgangen van de borst. In de meeste andere gevallen gaat het om een lobulair carcinoom. Hierbij is de tumor ontstaan in de melkklierkwabben en groeit vaak verspreid door de borst. Door deze groeiwijze wordt een lobulair carcinoom vaak in een later stadium ontdekt dan een ductaal carcinoom.

Borstkanker wordt soms zo vroegtijdig ontdekt, dat de tumor zich beperkt tot de melkgangen (ductaal carcinoom in situ, DCIS) of tot de melkklierkwabben (lobulair carcinoom in situ, LCIS). De borstkankercellen zijn dan nog niet ingegroeid in het omliggende borstweefsel, waarin zich lymfe- en bloedvaten bevinden. Daarom is er in dergelijke gevallen geen risico op lymfeklieruitzaaiingen of uitzaaiingen elders in het lichaam.

6.2.3 BEHANDELING VAN BORSTKANKER

De behandeling van borstkanker is van een aantal factoren afhankelijk. Men hanteert daarbij het TNM-systeem. Dit is een internationaal tumorclassificatiesysteem. Hierbij gaat men de aanwezigheid en de grootte van de tumor na (T), de aanwezigheid van lymfekliermetastasen (N) en metastasen op afstand (M). Op grond van deze classificatie wordt een beslissing genomen voor de behandeling. Men maakt hierbij gebruik van een landelijke richtlijn die vanuit literatuur en onderzoeksgegevens is ontwikkeld (Richtlijn Behandeling van het mammacarcinoom). Ook individuele factoren als leeftijd, algehele conditie en voorkeur van de patiënt spelen een rol bij de beslissing voor de behandeling.

De behandeling van borstkanker bestaat vaak uit een combinatie van chirurgie, radiotherapie, chemotherapie en/of hormonale therapie en steeds vaker ook immunotherapie.

Bij veel patiënten beperkt de borstkanker zich bij diagnose tot de borst en oksel. De behandeling heeft dan als opzet genezing (curatief). Als er metastasen verder in het lichaam worden gevonden, is genezing

niet meer mogelijk. De behandeling zal zich dan richten op het remmen van de ziekte met een goede kwaliteit van leven (palliatief).
De in opzet curatieve behandeling van borstkanker rust op twee belangrijke pijlers.
- *Lokale behandeling.* Chirurgie en radiotherapie zijn lokale behandelingen om de tumor te verwijderen en de kans op terugkeer van de tumor zo klein mogelijk te maken met zo weinig mogelijk verminking.
- *Adjuvante systemische behandeling.* Chemotherapie, hormonale therapie en immunotherapie zijn behandelingen die het hele lichaam aangrijpen en gericht zijn op het vernietigen van eventueel aanwezige maar nog niet zichtbare (micro)metastasen in het lichaam.

Men onderscheidt twee soorten borstoperaties: een borstsparende operatie en een mastectomie. De kans op lokale terugkeer van de ziekte (recidief) na een borstsparende behandeling hoort minder dan 1% per jaar follow-up te zijn; dus na tien jaar minder dan 10%. Deze richtlijn geldt ook voor de lokaal recidiefkans na borstamputatie. De overlevingskans na een borstsparende behandeling en een mastectomie zijn vergelijkbaar. Uit onderzoeken is gebleken dat patiënten die een borstsparende behandeling hebben ondergaan minder psychosociale problemen ervaren als na een mastectomie (Oshumi et al., 2007).
Of een borstsparende operatie mogelijk is, hangt af van de grootte en de plaats van de tumor en de grootte van de tumor in verhouding tot de grootte van de borst. Bij zowel een borstsparende operatie als een mastectomie wordt onderzocht of er lymfekliermetastasen zijn. Lymfogene metastasering komt bij ongeveer 30% van de patiënten met een mammacarcinoom voor. Er zijn drie manieren om dit vast te stellen: met echografie en cytologische punctie, een schildwachtklierprocedure en een okselklierdissectie. Bij de behandeling van een ductaal carcinoom in situ kunnen de diagnostiek en de behandeling van de oksel meestal achterwege blijven.

Borstsparende behandeling
Bij een borstsparende behandeling wordt alleen de tumor met omliggend gezond weefsel verwijderd en een schildwachtklierprocedure of een okselklierdissectie verricht. De operatie wordt altijd gevolgd door radiotherapie van de borst.

Mastectomie
Deze ingreep wordt uitgevoerd als een borstsparende operatie niet mogelijk is, of als dit de wens is van de patiënt. Hierbij wordt de hele

borstklier met omliggend vetweefsel en huid verwijderd en een schildwachtklierprocedure of een okselklierdissectie verricht.

Schildwachtklierprocecdure
Lymfogene metastasering treedt het eerst op in de lymfeklier waar de tumor rechtsreeks op draineert, de zogenoemde schildwachtklier. Deze schildwachtklier wordt opgespoord door een radioactieve speurstof rond of op de plaats van de tumor in te spuiten. Deze stof wordt door het lymfesysteem opgenomen en komt op die manier terecht bij de schildwachtklier. Vervolgens wordt een lymfoscintigrafie gemaakt die de schildwachtklier zichtbaar maakt. Tijdens de operatie wordt er ook nog een blauwe kleurstof rond of in de tumor gespoten. De schildwachtklier kleurt dan blauw aan en is nog radioactief. De schildwachtklier wordt operatief verwijderd en onderzocht. Als de schildwachtklier metastasen bevat, volgt een okselklierdissectie. Als de schildwachtklier geen of minimale tumorcellen bevat, hoeft er geen behandeling van de oksel te volgen.

Okselklierdissectie
Hierbij worden de lymfeklieren uit de oksel van het laagste okselniveau tot in de okseltop operatief verwijderd. Klachten die patiënten na een okselklierdissectie kunnen overhouden, zijn lymfoedeem van de arm (5-10%) en blijvende pijnklachten of functiebeperking van de schouder (10-20%).

6.2.4 BORSTRECONSTRUCTIE
Een borstreconstructie ondersteunt het herstel van de patiënt in grote mate, doordat ze de psychologische, sociale en seksuele morbiditeit die geassocieerd zijn met het verlies van de borst doet verminderen. Vrouwen krijgen echter niet meer hun 'eigen' borst en gevoel terug. Het is mogelijk direct (in één operatie met de mastectomie) of op een later tijdstip een reconstructie te verrichten. Het voordeel van een directe reconstructie is dat er meestal minder operaties nodig zijn, dat het cosmetisch resultaat vaak beter is en dat de patiënt direct weer een zekere vorm terug heeft. Als er een grote kans is op radiotherapie na de operatie, wordt er meestal afgezien van een directe reconstructie. Radiotherapie verhoogt namelijk het risico op complicaties na een borstreconstructie. Er zijn verschillende reconstructieve methoden die toegepast worden: met een implantaat (prothese) of met lichaamseigen weefsel (huid, spier, vetweefsel).
Een nieuwe trend in de chirurgische behandeling van borstkanker is de oncoplastische borstsparende operatie. Met deze techniek kan

men een ruimere excisie verrichten van de tumor en het omliggende weefsel, terwijl de vorm van de borst behouden blijft. Bij deze ingreep wordt het omliggende klierweefsel gebruikt om het defect te vullen. De borst wordt hierdoor wel kleiner. Deze techniek wordt vooral toegepast indien het te verwachten cosmetische resultaat matig is door de grootte van de te verwijderen tumor in verhouding tot de grootte van de borst.

6.2.5 PA-UITSLAG

Al het weefsel dat bij de operatie weggenomen is, wordt door de patholoog onderzocht. Naar aanleiding van deze weefseluitslag (PA-uitslag) wordt gekeken of een aanvullende of adjuvante systemische behandeling aan te raden is. Chemotherapie wordt ook wel vooraf aan de operatie gegeven (neo-adjuvant) om een grote tumor te laten slinken, zodat bijvoorbeeld een borstsparende behandeling mogelijk wordt. Een ander belangrijk aspect is dat je het effect van de chemotherapie kunt meten als je deze voorafgaande aan de operatie geeft en de tumor nog aanwezig is.

6.2.6 BORSTKANKER EN ERFELIJKHEID

Circa 5-8% van alle patiënten met borstkanker heeft de ziekte gekregen door erfelijke aanleg. De hoogte van het risico op een erfelijke of familiaire vorm van borstkanker hangt af van het aantal aangedane familieleden, de leeftijd ten tijde van de diagnose en de mate van verwantschap. Men spreekt van een erfelijke vorm van borstkanker als bij drie of meer familieleden borst- of eierstokkanker in ten minste twee opvolgende generaties optreedt.

Inmiddels zijn er twee genen geïdentificeerd die een rol spelen bij het ontstaan van borstkanker: het BRCA1- en het BRCA2-gen. BRCA staat voor breast cancer. Waarschijnlijk zijn er nog meer genen die een rol spelen. Vrouwen bij wie door DNA-onderzoek een defect of mutatie wordt gevonden in het BRCA1- of BRCA2-gen, hebben een risico van 60-80% op het krijgen van borstkanker. Vrouwen met een BRCA1-genmutatie hebben daarnaast een risico van 30-60% op het krijgen van eierstokkanker, dit risico bedraagt 5-20% voor vrouwen met een BRCA2-genmutatie (Oldenburg et al., 2007). Deze vrouwen kunnen kiezen uit twee strategieën. Ze kunnen kiezen voor intensieve controles, of voor een preventieve behandeling waarbij de borsten en/of de eierstokken preventief operatief worden verwijderd.

6.2.7 PSYCHOSOCIALE ASPECTEN

Borstkanker en de consequenties daarvan hebben vaak een grote invloed op het leven van de persoon die aan de ziekte lijdt. In de eerste plaats is er de verstoring van toekomstperspectieven en soms het uitzicht op een beperkte levensduur. Wat eerst een vanzelfsprekend levenspad leek, wordt vaak wreed verstoord bij het vernemen van de diagnose. Daarnaast is er de last van de directe gevolgen van de ziekte: het ondergaan van medische ingrepen, de onzekerheid bij bespreking van diagnose en prognose, lichamelijke klachten, disfunctioneren in het dagelijkse leven en soms lichamelijke verminking. Ook voor de sociale omgeving, met name de partner en de kinderen, betekent de ziekte een belasting; vanwege de behoefte mee te leven met de emotionele reacties van de patiënt, vanwege de praktische consequenties van de ziekte en de behandeling en vanwege het gezamenlijk gewijzigde toekomstbeeld. Een ingrijpende ziekte als borstkanker vergt veel van het aanpassingsvermogen en kan leiden tot negatieve emotionele gevolgen, zoals angst, spanning, onzekerheid, piekeren en depressie.

6.3 Preoperatieve fase

6.3.1 MAMMAPOLIKLINIEK

Steeds meer ziekenhuizen beschikken over een mammapolikliniek. Dit is een polikliniek die gespecialiseerde zorg verleent aan patiënten met een borstafwijking. Er wordt gewerkt in een multidisciplinair team, dat veelal bestaat uit chirurg, nurse-practitioner, radioloog, patholoog, internist, radiotherapeut, mammacareverpleegkundige en zo mogelijk een plastisch chirurg.

Veel mammapoliklinieken zijn zo georganiseerd, dat sneldiagnostiek mogelijk is. Er werken verschillende specialisten tegelijkertijd op deze polikliniek, waardoor lichamelijk onderzoek en aanvullend onderzoek meestal op één dag kunnen plaatsvinden. Het streven hierbij is om patiënten dezelfde dag of binnen enkele dagen de uitslag te kunnen geven.

In de meeste ziekenhuizen wordt het behandelplan vastgesteld in het multidisciplinair team. De mammacareverpleegkundige ziet de patiënten vaak direct na het slechtnieuwsgesprek, ze geeft psychosociale begeleiding tijdens het diagnostische en het behandeltraject. Een andere belangrijke taak is het informeren van patiënten over de gevolgen van de ziekte en de behandeling. De mammacareverpleegkundige is het directe aanspreekpunt voor patiënten.

> Mevrouw Kuipers (56) heeft een afspraak op de mammapolikliniek nadat er bij het bevolkingsonderzoek een afwijking is ontdekt op de mammografie. Na een gesprek met een chirurg en een lichamelijk onderzoek wordt zij verwezen naar de radiologieafdeling. Daar worden een mammografie en een echografie van haar borst en oksel gemaakt. De mammografie en echografie laten een grillige verdichting zien in haar rechterborst die verdacht is voor een mammacarcinoom (afb. 6.2). Er wordt een punctie gedaan om een definitieve uitslag te krijgen.
>
> Als mevrouw Kuipers later samen met haar man voor de uitslag komt, blijkt het helaas inderdaad te gaan om een mammacarcinoom. De chirurg bespreekt de mogelijkheid van een borstsparende behandeling of een mastectomie met een schildwachtklierprocedure. Mevrouw en meneer Kuipers zijn erg geschrokken door de diagnose. Na het gesprek met de chirurg worden ze opgevangen door de mammacareverpleegkundige, die alle informatie nog eens met hen doorneemt.
>
> Er wordt een afspraak gemaakt voor een tweede gesprek met de chirurg en een tweede gesprek met de mammacareverpleegkundige waarin ruimte is om eventuele vragen te beantwoorden of informatie te herhalen. Mevrouw Kuipers geeft in het tweede gesprek bij de mammacareverpleegkundige aan dat ze erg angstig is, ze heeft moeite zich te concentreren, slaapt matig en voelt zich rusteloos. Ze heeft veel moeite met het nemen van een beslissing over de behandeling, vindt het moeilijk om de consequenties van de verschillende behandelopties te overzien.

6.3.2 VERPLEEGKUNDIGE DIAGNOSES PREOPERATIEVE FASE

Angst en onzekerheid

De diagnose borstkanker komt voor alle patiënten als een schok. Het zet hun leven voor korte of langere tijd op de kop. Het roept vaak vragen op als: Waarom overkomt mij dit? Kan ik wel genezen? Hoe ga ik nu met mijn omgeving om? Waar kan ik nog op vertrouwen? Zo grijpt borstkanker niet alleen lichamelijk maar ook emotioneel en sociaal op het leven in.

Patiënten kunnen heel verschillend reageren op de schok van de diagnose. Sommige patiënten worden heel verdrietig, anderen worden kwaad. Patiënten kunnen ook angstig worden door het plotselinge verlies van hun toekomstperspectief, alles wat zeker leek of vanzelfsprekend was, valt zomaar weg. Ook het gevoel dat hun autonomie, hun zelfcontrole wordt aangetast, kan angstgevoelens oproepen. Patiënten kunnen angstig zijn voor de behandeling en de mogelijke gevolgen hiervan.

De mate van angst kan variëren van licht tot panisch. De mate van angst wordt bepaald door de duur en de hevigheid van de angst, de aanwezigheid van fysiologische, emotionele en cognitieve symptomen. Een andere factor is de mate waarop de angst het dagelijkse leven van de patiënt verstoord (Henke-Yarbo et al., 2003).

Voor veel patiënten is alle onzekerheid die een diagnose en het behandeltraject oproepen in zijn totaliteit moeilijk te overzien. Deze onzekerheid kan de angst van patiënten doen verergeren. Veel patiënten helpt het om structuur te creëren door het behandelproces op te delen in verschillende onderdelen. Zo kun je patiënten adviseren zich eerst te richten op de operatie en alles wat hen daarna eventueel nog staat te wachten aan nabehandelingen voorlopig even te laten rusten. Een andere manier om angst te reduceren is het zoeken van afleiding of ontspanning: bijvoorbeeld muziek, lezen, sport, yoga.

Het is belangrijk dat patiënten vertrouwen hebben in het behandelteam. De verpleegkundige ondersteunt de patiënt door haar angst serieus te nemen en in samenwerking met andere disciplines relevante informatie te verstrekken. Tevens worden in overleg ook de direct betrokkenen geïnformeerd, zodat zij een ondersteunende rol kunnen spelen. Het is aangetoond dat goede communicatie met borstkankerpatiënten leidt tot minder angst en depressie (Klaren et al., 2004). Patiënten die veel sociale steun ervaren, kunnen over het algemeen beter omgaan met hun angstgevoelens. Het is dus belangrijk om de directe omgeving zo veel en zo snel mogelijk bij het proces te betrekken (Henke-Yarbo et al., 2003).

Het is goed om patiënten te wijzen op de extra mogelijkheden die er bestaan voor psychosociale ondersteuning. Binnen het ziekenhuis kun je denken aan maatschappelijk werker en psycholoog. Buiten het ziekenhuis bestaan er ook diverse begeleidingsmogelijkheden. Hierbij kun je denken aan de patiëntenvereniging Borstkanker Vereniging Nederland, die kan voorzien in lotgenotencontact. Er zijn centra die gespecialiseerd zijn in de psychosociale zorg voor kankerpatiënten. Ook de huisarts kan een rol spelen in de begeleiding van patiënten.

Onzekerheid over de behandelopties

Het oordeel van de patiënt over de medische mogelijkheden en de te verwachten uitkomsten wordt steeds belangrijker geacht. Er zijn aanwijzingen dat het betrekken van de patiënt bij de besluitvorming rondom de behandeling tot positieve effecten leidt, onder meer op het gebied van angst, depressie en patiënttevredenheid. Het is dus belangrijk om patiënten goed te informeren over de diverse behandelmogelijkheden en te ondersteunen bij het maken van hun keuze. De interventie bestaat uit het gericht kijken naar de agenda van de patiënt. Help de patiënt om na te gaan welke persoonlijke waarden een rol spelen bij de beslissing. Formuleer samen met de patiënt vragen en ondersteun haar bij het verkrijgen van de informatie waar zij behoefte aan heeft (Neufeld, 1993).

Het is bekend dat veel van de gegeven informatie aan patiënten verloren gaat door de emoties die in de fase vlak na de diagnose een rol spelen. Het is daarom belangrijk om alle gegeven informatie zoveel mogelijk te ondersteunen met schriftelijk informatiemateriaal. Daarnaast is het goed om patiënten te adviseren om iemand mee te nemen naar de gesprekken en tussentijdse vragen zoveel mogelijk op papier te zetten. De hoeveelheid en het soort informatie die de patiënt wil hebben, varieert en wordt onder andere beïnvloed door de copingstijl van de patiënt en de fase in het ziektetraject. Bij de meeste borstkankerpatiënten is de behoefte aan informatie in alle fasen van de ziekte groot, met name over het ziektestadium, de overlevingskansen en de beschikbare behandelingen. Uit onderzoek blijkt dat borstkankerpatiënten veel belang hechten aan persoonlijke voorlichting. Er zijn echter ook patiënten die zich beter voelen bij alleen de hoognodige informatie.

Naast mondelinge en schriftelijke informatie kun je patiënten ook wijzen op informatiemogelijkheden op het internet. Sommige patiënten hebben behoefte aan informatie van lotgenoten, hen kun je verwijzen naar de patiëntenvereniging Borstkanker Vereniging Nederland.

6.4 Postoperatieve fase

6.4.1 ZIEKENHUISOPNAME

Door het ontstaan van mammapoliklinieken heeft er een verschuiving plaatsgevonden in de verpleegkundige zorg van kliniek naar polikliniek. Mede hierdoor werd het mogelijk de opnameduur te verkorten. Patiënten worden tegenwoordig voorafgaand aan de ziekenhuisopname uitgebreid voorgelicht op de polikliniek door de mammacareverpleegkundige. Deze voorlichting bestaat uit aanvullende informatie over de ziekte en de behandeling en de mogelijke gevolgen hiervan. Informatie over de opnameperiode, de operatie (aard, tijdsduur), medicatie (premedicatie, pijnstilling, tromboseprofylaxe), afspraken over informatie aan familie en patiënt, contact met familie en bezoek. Ook zal informatie gegeven worden over wat patiënten kunnen verwachten in de periode na ontslag (leefregels, eventueel ontslag met drain). Vaak wordt ook al een verpleegkundige anamnese afgenomen. Hiernaast is er aandacht voor de gevoelens en emotionele behoeften van de patiënt en direct betrokkenen en ruimte voor psychosociale ondersteuning. Eventuele problemen kunnen vroegtijdig worden gesignaleerd.

De opnameduur voor een borstoperatie beslaat tegenwoordig één tot enkele dagen, afhankelijk van de ingreep, afspraken per ziekenhuis en condities van de patiënt. Als er een okselklierdissectie is verricht, zal er een vacuümdrain in de wond van de oksel achtergelaten worden om het wond- en lymfevocht af te voeren. Bij een mastectomie zal er soms ook nog een vacuümdrain in het wondgebied van de borst achtergelaten worden. De wonddrains blijven afhankelijk van het ziekenhuisbeleid gemiddeld één tot vijf dagen in situ. Patiënten gaan indien de drain nog in situ is, meestal met drain naar huis.

De wond wordt primair gesloten met hechtingen. Hiervoor worden meestal oplosbare hechtingen gebruikt. Als dit niet het geval is, zullen de hechtingen na ongeveer zeven dagen verwijderd mogen worden. Na de operatie is de wond meestal afgedekt met een steriel gaas. Zodra de wond niet meer lekt, kan het verband eraf, zodat de wond kan drogen aan de lucht. Patiënten mogen de eerste dag na de operatie weer douchen, de wondnaad is dan voldoende gesloten.

Patiënten krijgen voordat ze naar huis gaan in een ontslaggesprek met de verpleegkundige instructies mee voor de wond, drain, mobiliteit, pijnstilling. Patiënten die een mastectomie hebben ondergaan, krijgen een tijdelijke prothese aangemeten voordat zij met ontslag gaan. Deze is van zacht materiaal en licht van gewicht. Met een definitieve prothese wordt gewacht totdat de wond goed genezen is. Er bestaan veel verschillende soorten definitieve prothesen. Het is belangrijk dat patiënten goede prothesevoorlichting krijgen voordat zij tot de aanschaf van een prothese overgaan. De patiëntenvereniging Borstkanker Vereniging Nederland verzorgt op diverse plaatsen in het land prothesevoorlichting.

Mevrouw Kuipers heeft na een aantal gesprekken met de chirurg en de mammacareverpleegkundige en het doornemen van de schriftelijke informatie gekozen voor een borstsparende behandeling. Ze wordt op de dag van de operatie opgenomen. De dag voor de operatie heeft het onderzoek naar de schildwachtklier plaatsgevonden. Tijdens de operatie blijkt de schildwachtklier tumorcellen te bevatten en worden in dezelfde operatie ook de lymfeklieren uit de oksel verwijderd. Er is een drain achtergelaten

> in de wond van de oksel. De volgende dag mag mevrouw Kuipers naar huis. Voordat zij naar huis gaat, krijgt ze een ontslaggesprek met de verpleegkundige. Ze krijgt een poliafspraak mee voor de PA-uitslag bij de chirurg voor over tien dagen.

6.4.2 VERPLEEGKUNDIGE DIAGNOSES
Postoperatieve pijn

Allereerst is het belangrijk om de pijn in kaart te brengen. Vraag de patiënt naar de aard, de locatie, de duur en intensiteit van de pijn. Een veelgebruikt hulpmiddel om de intensiteit van pijn te meten is de pijnscore. Hierbij geeft de patiënt op een schaal van nul tot en met tien een cijfer aan haar pijnbeleving. Nul staat voor geen pijn en tien voor de ergst denkbare pijn. Patiënten worden preoperatief al geïnformeerd over deze pijnscore. Postoperatief zal patiënten geregeld gevraagd worden om een pijncijfer te geven.

Als een patiënt postoperatief plotseling een toename heeft van pijnklachten, is het van belang om het wondgebied te inspecteren op zwelling. Een van de complicaties na een operatie is een nabloeding. Een nabloeding kan een zwelling geven van het wondgebied, die pijn kan veroorzaken.

Patiënten krijgen na de operatie op vaste tijden pijnmedicatie. Die bestaat uit paracetamol, zo nodig aangevuld met een NSAID. Het is belangrijk om patiënten goed te instrueren over de pijnmedicatie, wat, wanneer en hoe ze deze moeten innemen en hoe ze de pijnmedicatie thuis zelf af kunnen bouwen. Patiënten zijn soms geneigd om de pijnmedicatie thuis te snel af te bouwen. Belangrijk is om te benoemen dat na een okselklierdissectie de pijn enige weken tot enkele maanden kan aanhouden.

Patiënten die pijn hebben, zijn geneigd om oppervlakkig adem te halen, wat de pijn in de borst kan verergeren. Je kunt patiënten instrueren vanuit de buik adem te halen door ze de handen op hun buik te laten leggen en de ademhaling te laten voelen (Baron, 2007). Een andere pijnverlichtende maatregel kan het zoeken van ontspanning en afleiding zijn. Het is belangrijk dat patiënten hun activiteiten afstemmen op hun pijnbeleving.

Door de oksel lopen gevoelszenuwen, die bij een okselklierdissectie vaak doorgesneden worden. Dit kan vervelende gevolgen hebben, zoals gevoelloosheid, een doof gevoel aan de binnenkant van de bovenarm en de oksel. Dit komt bij 60-70% van de patiënten voor. Bij 5% van de vrouwen geeft het ook aanhoudende pijnklachten (Oldenburg et al., 2007). Deze zenuwpijn ontstaat door beschadiging van de nervus intercostobrachialis.

Na een mastectomie kunnen patiënten fantoompijn ervaren. Hierbij ervaart de patiënt de geamputeerde borst als aanwezig. Hierdoor kunnen vreemde sensaties ontstaan, zoals jeuk aan de tepel of pijn in de borst, alsof die er nog is. Deze sensaties treden meestal kort na de operatie op en verminderen doorgaans vanzelf.

Bewegingsbeperking van de schouder

Na een okselklierdissectie bestaat een verhoogde kans op een bewegingsbeperking van de schouder. Bij circa 70% van de patiënten komt een beperking in de arm/schouderfunctie voor direct na de operatie. Het komt regelmatig voor dat patiënten angst hebben om de arm te bewegen, zij zijn bang dat zij het wondgebied hiermee zullen beschadigen. Ook patiënten die pijn hebben, zullen geneigd zijn hun arm stil langs het lichaam te houden en zo min mogelijk te bewegen.

Om spieratrofie en een schoudercontractuur te voorkomen is het belangrijk dat patiënten hun arm gelijk na de operatie bij normale activiteiten gebruiken. Daarnaast zullen zij geïnstrueerd moeten worden over oefeningen die gericht zijn op functieherstel van het schoudergewricht. Het advies is om hier vijf tot zeven dagen na de operatie mee te beginnen (CBO, 2006). De oefeningen moeten een aantal keren per dag uitgevoerd worden. Het is belangrijk dat patiënten hierbij niet forceren, maar de oefeningen binnen de pijngrens uitvoeren. Adequate pijnstilling is belangrijk om de oefeningen uit te kunnen voeren en de arm zoveel mogelijk te gebruiken bij normale dagelijkse activiteiten. Het is aan te bevelen om patiënten schriftelijke informatie over de oefeningen mee naar huis te geven. In veel ziekenhuizen zal de oefeninstructie deels of in zijn geheel door de fysiotherapie verzorgd worden. De verpleegkundige heeft een belangrijke rol bij het verduidelijken van de oefeninstructie, het motiveren van patiënten om de oefeningen te doen en bij het signaleren van problemen met de schouderfunctie. Meestal is de functie van de arm en de schouder na enige maanden weer vrijwel normaal. Als er na enige weken geen verbetering in de schouderfunctie is opgetreden, zal uitgebreidere interventie van een fysiotherapeut in de eigen omgeving geïndiceerd zijn.

Chirurgisch gesloten wond met drain

Na een operatie kunnen complicaties als een nabloeding en een wondinfectie optreden. Het risico op deze complicaties is ongeveer 5% (Wobbes et al., 2007). Een nabloeding zal meestal in de eerste 24 uur na de operatie optreden. De verpleegkundige dient direct postoperatief de wond en de drain geregeld te inspecteren. Symptomen van een nabloeding kunnen zijn: zwelling van het wondgebied, een plotselinge toename van pijn, bloederige wondlekkage, forse bloederige drainproductie, tensiedaling. Een wondinfectie treed meestal na vijf dagen na de operatie op. Symptomen van een wondinfectie kunnen zijn: vurige roodheid, koorts, zwelling, toename van de pijn en eventueel uittreden van troebel wondvocht.

Nadat de drain verwijderd is, kan zich wond- en lymfevocht (ook wel seroom genoemd) ophopen in het wondgebied. Het kan enige tijd duren voordat het lichaam het seroom weer op natuurlijke wijze zal afvoeren. Als zich veel seroom ophoopt in het wondgebied, kan er te veel spanning op het litteken komen te staan. Dit kan ook pijnklachten veroorzaken. Er zal dan een seroompunctie gedaan worden, waarbij met een spuit en naald het seroomvocht afgezogen wordt. In de meeste ziekenhuizen zal de seroompunctie door de mammacareverpleegkundige verricht worden. Vaak zullen deze seroompuncties een aantal malen nodig zijn.

Patiënten moeten voordat zij met ontslag gaan duidelijk geïnstrueerd worden over de wond- en drainverzorging. Patiënten wordt geadviseerd dagelijks het wondgebied te inspecteren op infectieverschijnselen en seroomophoping. Patiënten krijgen instructie om vanaf de eerste dag postoperatief de wond onder de douche te spoelen. Als douchen niet mogelijk is, kan de wond schoongemaakt worden met een desinfectans. Bij wondlekkage kan de wond afgedekt worden met een steriel gaas. Patiënten wordt geadviseerd om na een okselklierdissectie de eerste drie weken geen deodorant te gebruiken. Na een borstsparende operatie krijgen patiënten het advies een beha te dragen overdag, dit zorgt ervoor dat de wond gesteund wordt. Als patiënten met een drain naar huis gaan, krijgen zij instructie over de dagelijkse inspectie van de drain op doorgankelijkheid, productie, vacuüm, aspect drainvocht. Zij leren hoe ze de draininsteekplaats kunnen verzorgen en hoe zij een drainpot moeten verwisselen.

De verpleegkundige zal samen met de patiënt en eventueel de partner de wond bekijken en verzorgen. Met name na een mastectomie kan deze confrontatie emotioneel belastend zijn voor een patiënt. De verpleegkundige zal samen met de patiënt een afspraak maken wanneer, waar en met wie zij voor de eerste keer naar de wond wil kijken. Veelal is er sprake van een rouwproces, rouw om het verlies van de borst. Gevoelens van verminking en verlies van vrouwelijkheid spelen hierbij een rol. Het is belangrijk dat de verpleegkundige tijd neemt voor deze confrontatie, zodat er rustig en ongestoord ingegaan kan worden op de reacties en gevoelens van de patiënt. Het is goed om alvorens met de patiënt naar de wond te kijken eerst te beschrijven hoe de wond eruitziet. Vermeden moet worden de wond als 'mooi' te beschrijven. Beter is om te zeggen dat de wond er rustig uitziet.

Lymfoedeem

Een vervelende complicatie na een okselklierdissectie is het optreden van lymfoedeem. Ongeveer 10% van de patiënten ontwikkelt lymfoedeem na een okselklierdissectie. Als er ook nog bestraling van de oksel plaatsvindt, kan dit risico oplopen tot 25%. Lymfoedeem kan meteen na de operatie optreden, maar kan ook pas na vele jaren ontstaan. Doordat lymfeklieren zijn verwijderd en/of bestraald, heeft het lymfesysteem minder mogelijkheden het vocht af te voeren. Meestal ontstaat lymfoedeem in de arm, maar het kan ook voorkomen in de borst. Lymfoedeempreventie richt zich op het zo veel mogelijk uitsluiten van risicofactoren. Alle patiënten die een okselklierdissectie hebben ondergaan met eventueel bestraling van de oksel, moeten voorgelicht worden over wat lymfoedeem is, wat de oorzaken en symptomen zijn en welke preventieve maatregelen ze zelf kunnen nemen ter voorkoming van lymfoedeem. Preventieve maatregelen bestaan onder andere uit het voorkomen van infecties door wondjes en huidbeschadigingen te voorkomen. Het voorkomen van overbelasting door werkzaamheden gelijkmatig over de dag te verdelen en geen zware voorwerpen te dragen met de aangedane arm. Het voorkomen van afvoerbelemmering door de arm niet te lang te laten afhangen, geen knellende kleding te dragen en geen bloeddrukmeting te verrichten aan de aangedane arm. Het voorkomen van overmatige hitte of koude door voorzichtigheid bij zonnebaden, saunabezoek. Naast preventie van lymfoedeem moeten patiënten ook geïnformeerd worden over maatregelen bij beginnend lymfoedeem en over wanneer zij contact moeten opnemen met het ziekenhuis. Bij beginnend lymfoedeem kunnen zij de aangedane arm hoog op een kussen leggen en oefeningen doen die de spierpompfunctie van de arm stimuleren. Patiënten moeten contact opnemen met het ziekenhuis als het lymfoedeem na veertien dagen nog aanwezig is.
Afhankelijk van de ernst van het lymfoedeem ondervinden patiënten er hinder van. De lichamelijke klachten zijn een strak, zwaar gevoel in de arm en krachts- en mobiliteitsverlies. Daarnaast kunnen psychische klachten ontstaan doordat patiënten in hun dagelijkse leven beperkt worden (Beaulac et al., 2002).
Een vroegtijdige behandeling van lymfoedeem is belangrijk om irreversibele veranderingen te voorkomen. Een eenmaal ontstaan lymfoedeem is zonder behandeling een progressieve aandoening die

kan leiden tot functievermindering van de arm. Hoe eerder een juiste behandeling wordt ingesteld, des te beter is het resultaat en des te sneller wordt dit resultaat bereikt. De behandeling van lymfoedeem is gericht op het terugdringen van of het niet doen toenemen van het oedeem van de arm. Het doel hiervan is de functionaliteit van de arm te herstellen en de klachten weg te nemen. De meest gebruikte behandelmethoden zijn: manuele lymfedrainage, lymfetaping, zwachtelen, elastische kous, oefentherapie en compressietherapie. Vaak wordt een combinatie van deze methoden toegepast. De behandeling wordt door een in oedeemtherapie gespecialiseerde fysiotherapeut gegeven. Een andere, minder toegepaste behandelmethode is microlymfechirurgie. Hierbij worden er één of meer shunts aangelegd, die een verbinding maken tussen het gebied waar de lymfeafvloed verstoord is en een bloedvat elders in de arm.

6.5 Adjuvante fase

6.5.1 ADJUVANTE MEDISCHE BEHANDELING

Naar aanleiding van de uitslag van het pathologisch onderzoek na de operatie wordt gekeken of een aanvullende of adjuvante behandeling zinvol is. Het doel van de adjuvante behandeling is om eventueel aanwezige maar nog niet zichtbare micrometastasen te vernietigen en daardoor de kans op een terugkeer van de ziekte te verkleinen. De kans op micrometastasen neemt toe met de uitgebreidheid van de primaire tumor en met het aantal aanwezige lymfekliermetastasen. Met adjuvante medicamenteuze therapie wordt de kans op terugkeer van de ziekte binnen tien jaar na de behandeling met 15 tot 40% (gemiddeld 25%) verminderd (Early Breast Cancer Trialists' Collaborative Group, 2005). Een adjuvante behandeling kan bestaan uit aanvullende radiotherapie, chemotherapie, hormonale therapie, immunotherapie of een combinatie van deze.

Het besluit om wel of geen adjuvante behandeling voor te schrijven is afhankelijk van de prognose en wordt gebaseerd op de aanwezigheid van lymfeklieruitzaaiingen, de tumorgrootte, de hormoongevoeligheid en de groeisnelheid van de tumor, de expressie van groeifactoren op de tumorcellen en de leeftijd en conditie van de patiënt.

6.5.2 PROGNOSE

De prognose bij borstkanker is afhankelijk van de aard en de grootte van de tumor, de aanwezigheid van lymfekliermetastasen, de hormonale gevoeligheid van de tumor, de leeftijd van de patiënt en de gegeven behandeling. De relatieve vijfjaarsoverleving bij borstkanker bedraagt 85%. Als de borstkanker beperkt is tot de borst, bedraagt deze 90-100% (afb. 6.2).

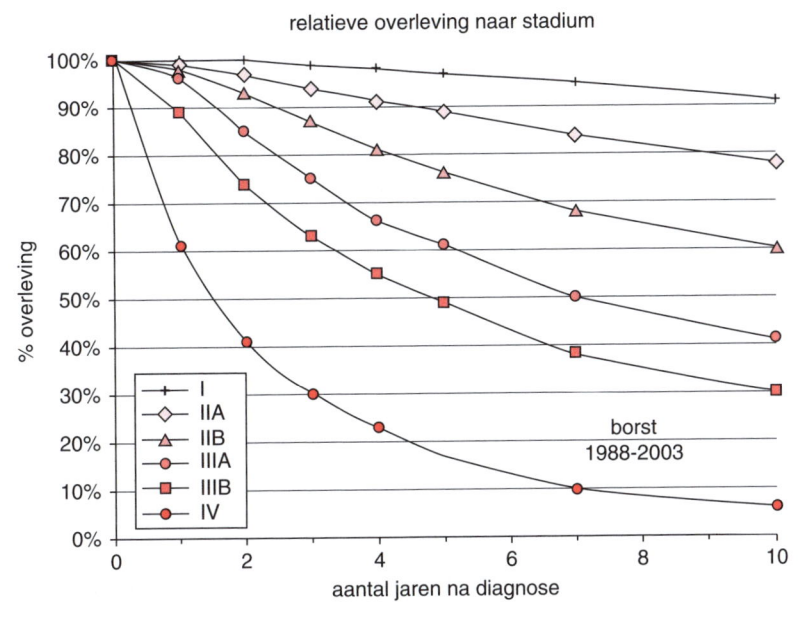

Afbeelding 6.2 *Relatieve overleving bij borstkanker (bron: IKC, 2005).*

> **Stadia borstkanker**
> – *Stadium I*. Tumor is kleiner dan 2 cm en de kanker beperkt zich tot de borst.
> – *Stadium II*. Tumor is groter dan 2 cm en/of de kanker heeft zich verspreid naar de lymfeklieren in de oksel. Bij borstkanker in stadium II zitten de aangetaste lymfeklieren niet aan elkaar vast, noch aan de omliggende structuren.
> – *Stadium III*. De diameter van de tumor is groter dan 5 cm en/of heeft zich verspreid naar lymfeklieren die aan elkaar of aan omliggende structuren vastzitten. Borstkanker – onafhankelijk van tumorgrootte – die zich verspreid heeft naar huid, thoraxwand of lymfeklieren in de borst wordt ook ingedeeld in stadium III.
> – *Stadium IV*. De borstkanker – onafhankelijk van tumorgrootte – heeft zich uitgezaaid naar andere organen of de lymfeklieren die niet in de omgeving van de borst liggen.

6.5.3 RADIOTHERAPIE BIJ BORSTKANKER

Na een borstsparende operatie wordt altijd bestraling gegeven op de borst nadat eerst het tumorgebied radicaal is verwijderd. Hierbij gaat het om 25 tot 35 korte uitwendige bestralingen verdeeld over vijf tot zeven weken, waarbij er iedere werkdag een bestraling plaatsvindt. Als na een borstsparende operatie bestraling achterwege blijft, is de kans op terugkeer van een tumor in de borst twee tot drie keer zo groot. Afhankelijk van de leeftijd en of de tumor helemaal is verwijderd, wordt vaak nog een extra dosis bestraling (boost) gegeven op het littekengebied. Meestal bestaat deze uit een aantal extra uitwendige bestralingen. Een andere manier om deze boost te geven is door middel van inwendige radiotherapie. Hierbij worden in het littekengebied van de borst een aantal holle naalden geplaatst. De naalden worden aangesloten op een zogenoemd afterloadingapparaat dat een radioactieve stof, irridium of cesium, in de naalden brengt. Voor deze behandeling is een opname in het ziekenhuis nodig. Inwendige radiotherapie wordt tegenwoordig minder vaak toegepast in de behandeling van borstkanker.

Na een mastectomie is bestraling na de operatie veelal niet nodig. Bestraling van de thoraxwand zal alleen plaatsvinden indien de tumor groter blijkt dan 5 cm, bij ingroei in de borstspier of als er andere redenen zijn waardoor de kans op terugkeer van de tumor aanzienlijk is. Afhankelijk van het al dan niet aanwezig zijn van lymfeklieruitzaaiingen, wordt er ook nog op de regionale lymfeklierstations (oksel, langs het sternum en langs het claviculum) bestraald. Locoregionale bestraling bij borstkanker kent bijwerkingen, maar ze komen over het algemeen maar bij een minderheid van de patiënten voor.

De belangrijkste bijwerkingen op korte termijn zijn huidreacties en vermoeidheid. De huid kan geïrriteerd raken door de bestraling en ziet dan rood zoals na zonnebrand en voelt droog aan. In zeldzame gevallen kan de bestraling leiden tot blaarvorming. De huid herstelt zich weer na afloop van de bestraling. Na bestraling bij een borstsparende behandeling kan een borst gezwollen raken door ophoping van vocht. Ook op lange termijn kunnen er bijwerkingen ontstaan zoals bindweefselvorming in het bestralingsgebied. Het weefsel voelt dan stugger aan. Na bestraling van de oksel, neemt de kans op lymfoedeem toe. Lymfoedeem ontstaat meestal in de arm, maar kan ook optreden in de borst of de borstwand. Andere bijwerkingen die op lange termijn kunnen ontstaan, zijn hartschade of longfibrose als hart en/of longen in het bestralingsveld lagen.

6.5.4 CHEMOTHERAPIE BIJ BORSTKANKER

Chemotherapie is de behandeling van kanker met celdelingremmende medicijnen: cytostatica. Er zijn verschillende soorten cytostatica, elk met een eigen invloed op de celdeling. De medicijnen kunnen op verschillende manieren worden toegediend, per infuus, als injectie of als tablet. Via het bloed verspreiden zij zich door het lichaam, waar ze op vrijwel alle plaatsen kankercellen kunnen bereiken.

Meestal worden de cytostatica gedurende enkele uren toegediend via een infuus. Dat gebeurt volgens een vast schema, doorgaans eenmaal per twee tot drie weken. Zo'n toedieningsschema met 'rustperioden' heet een cytostaticakuur. Een cytostaticakuur wordt enkele malen herhaald. Vaak worden er 5 à 6 kuren gegeven.

De gevoeligheid van borstkanker voor een cytostaticum is verschillend. Om een zo goed mogelijk resultaat te bereiken, bestaat de behandeling daarom meestal uit een combinatie van verschillende cytostatica (Sesink, Jüngen (red.) et al., 2010).

6.5.5 HORMONALE THERAPIE BIJ BORSTKANKER

Borstkliercellen hebben de hormonen oestrogeen en progesteron nodig om te kunnen functioneren en om te groeien. Die hormonen worden voornamelijk in de eierstokken gemaakt, en gedeeltelijk ook in de bijnieren en in het onderhuids vetweefsel. De hormonen hechten zich aan de borstkliercellen op speciale hechtplaatsen: de receptoren. Borstkankercellen hebben soms ook deze receptoren. Als dat het geval is, kunnen oestrogeen en progesteron zich hechten aan de tumorcellen en op die manier de groei van de tumorcellen bevorderen. De tumorcel is dan hormoongevoelig. Hormonale therapie is gericht op het remmen of blokkeren van de geslachtshormonen, om op die manier de groei van de tumor of van uitzaaiingen af te remmen. Ook wordt de vorming van een nieuwe tumor uit een achtergebleven tumorcel (recidief) geremd.

Hormonale therapie kan op een aantal manieren worden toegepast. Veel patiënten krijgen hormoonpreparaten, dat zijn medicijnen die de aanmaak of de werking van de eigen hormonen afremmen. Bij patiënten die nog premenopauzaal zijn, wordt de behandeling met hormoonpreparaten vaak gecombineerd met het uitschakelen van de eierstokken. Dit kan met medicijnen of door het operatief verwijderen van de eierstokken. De medicijnen die gegeven worden om de eierstokfunctie uit te schakelen bestaan uit injecties met langwerkende hormonen.

De bijwerkingen en gevolgen van de hormonale therapie hangen samen met het type hormonale therapie en of patiënten pre- of postmenopauzaal zijn. Premenopauzale patiënten, bij wie de eierstokfunctie wordt uitgeschakeld, komen vervroegd in de overgang met de daarbij behorende klachten. Bij postmenopauzale patiënten kan de hormonale therapie overgangsklachten verergeren (zie: Sesink, Jüngen (red.) et al., 2010).

6.5.6 IMMUNOTHERAPIE BIJ BORSTKANKER

Immunotherapie is een behandeling met medicijnen die de werking van het eigen afweer- of immuunsysteem versterkt, met als doel de kankercellen te herkennen, aan te vallen, uit te schakelen en te verwijderen. De medicijnen die bij immunotherapie worden gebruikt, binden zich aan een bepaald eiwit dat aan de buitenkant van de kankercellen zit. De kankercellen kunnen zich hierdoor niet meer vermenigvuldigen en de tumor kan niet groter worden.

Het eiwit dat bij de groei van borstkankercellen een rol speelt, heet HER2 of HER2-neu. Is HER2-neu in grote mate aanwezig, dan wordt dat HER2-overexpressie of een HER2-positieve tumor genoemd. Het medicijn dat bij immunotherapie voor borstkanker wordt gebruikt, heet Herceptin®. Herceptin® blokkeert de functie van het HER2-eiwit. De kankercellen kunnen zich dan niet meer delen, waardoor de groei van de tumor wordt afgeremd. Herceptin® kan bij borstkanker alleen gegeven worden als er sprake is van HER2-overexpressie. 25 à 30% van de vrouwen met borstkanker heeft een tumor met HER2-overexpressie.

Herceptin® wordt vaak gegeven in combinatie met chemotherapie, omdat het de werking van sommige cytostatica lijkt te vergroten. Het wordt toegediend per infuus, in principe eens per week, in sommige gevallen eens per drie weken. Hoe vaak deze behandeling gegeven moet worden, is nog niet bekend. Nu wordt deze behandeling meestal een jaar lang gegeven.

Herceptin® wordt over het algemeen goed verdragen door patiënten. De bijwerkingen zijn meestal veel milder dan bij chemotherapie. De volgende bijwerkingen kunnen voorkomen: griepachtige klachten, buikpijn, diarree, misselijkheid en hartklachten. Bij ongeveer 3% van de patiënten treden hartklachten op. Meestal zijn deze van voorbijgaande aard, maar in zeldzame gevallen kan het om ernstige en blijvende hartschade gaan. Daarom wordt tijdens de behandeling de hartpompfunctie regelmatig gecontroleerd.

6.6 Herstelfase na borstkanker

6.6.1 INLEIDING

Uit onderzoek blijkt dat 20 tot 50% van de patiënten met een mammacarcinoom klachten ervaren in de follow-upfase. Dit is de fase waarin de behandeling is afgerond en zij alleen nog voor controle het ziekenhuis bezoeken. Veel patiënten met een mammacarcinoom ervaren de periode na de behandeling als een moeilijke tijd. De meeste patiënten kijken uit naar het einde van de behandeling, maar krijgen dan vaak onverwacht te maken met het omgaan met verliezen op verschillende gebieden.

Het verlies van de supervisie door het behandelteam, de veiligheid van de behandeling en de steun van de medische hulpverleners vallen weg. Het gevoel van wat normaal is, is weggevallen doordat het leven niet meer is zoals het voor de behandeling was. Ook ervaren patiënten verlies in hun dagelijkse functioneren: de beperkingen door lichamelijke klachten ten gevolge van de behandeling, de veranderde sociale rollen. Daarbij is tevens het oorspronkelijke lichaamsbeeld verloren gegaan, onder andere door veranderingen in uiterlijk en seksueel functioneren. Patiënten moeten in deze periode hun zelfbeeld herzien en leren omgaan met de angst voor terugkeer van de ziekte en een onzeker toekomstperspectief.

Deze fase gaat vaak gepaard met klachten van diverse aard. De klachten zijn onder te verdelen in lichamelijke, psychische en sociale klachten, waarbij men zich dient te realiseren dat de klachten elkaar onderling vaak beïnvloeden.

Mede door de verbeterde overlevingsperspectieven is er de laatste jaren een toenemende aandacht voor kwaliteit van leven. Hierbij wordt steeds vaker erkend dat patiënten na een behandeling voor kanker klachten overhouden die hun belemmeren bij het weer oppakken van hun leven. Er komen steeds meer kankeroverlevenden. Dit heeft onder andere geleid tot het ontwikkelen van revalidatieprogramma's voor kankerpatiënten waarin zowel aandacht is voor lichamelijk als voor psychosociaal herstel.

De Borstkanker Vereniging Nederland pleit voor een rol van de mammacareverpleegkundige in de follow-upfase. In steeds meer ziekenhuizen komen patiënten na afloop van de behandeling ook terug bij de mammacareverpleegkundige. De rol van de mammacareverpleegkundige bestaat uit het signaleren van klachten die het individuele herstel van een patiënt in de weg staan. Daarnaast zal de mammacareverpleegkundige informatie en adviezen geven bij deze klachten en indien gewenst verwijzen naar gespecialiseerde hulpverleners/instanties.

Psycho-educatie is een belangrijk onderdeel hiervan. Psycho-educatie is een vorm van informatievoorziening die de patiënt inzicht geeft in haar problematiek, de wijze waarop ze kan omgaan met deze problemen en hoe ze ze kan leren accepteren. Bij deze begeleiding hoort ook uitleg geven over de herstelfase, de klachten en gevoelens die in deze fase kunnen optreden en hoe hiermee om te gaan. Het normaliseren van klachten maakt hier deel van uit. Veel patiënten hebben in deze fase het gevoel dat ze geen klachten meer mogen hebben en hun leven weer opgepakt moeten hebben. Veel patiënten helpt het als ze horen dat de klachten en gevoelens die zij ervaren bij veel meer patiënten in deze fase voorkomen (afb. 6.3).

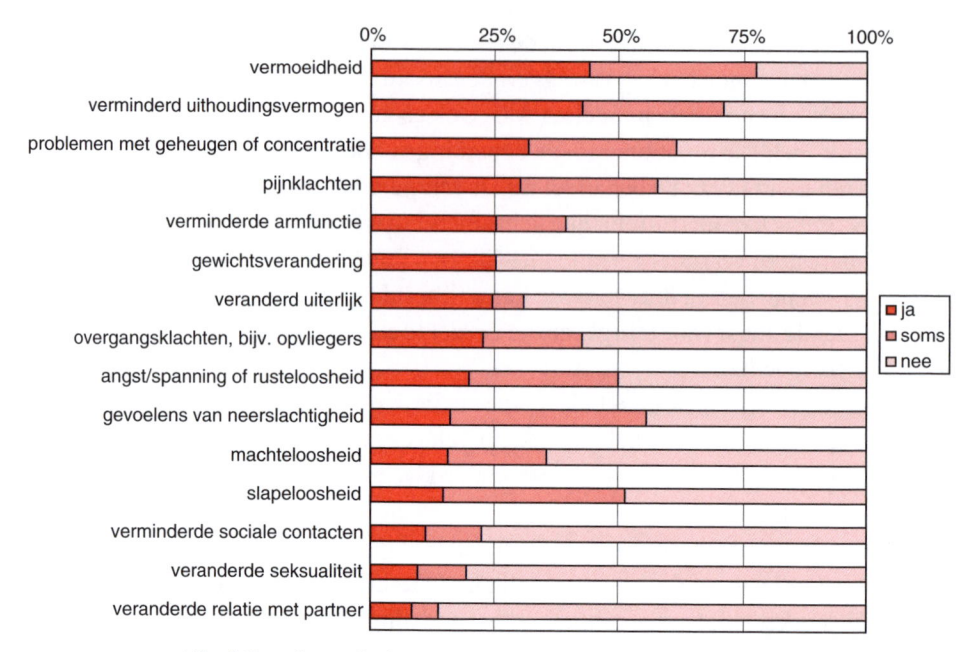

Afbeelding 6.3 *Klachten na de behandeling. Onderzoek NKI/AvL waarbij 135 vrouwen zes tot twaalf weken na afloop van hun behandeling voor borstkanker een vragenlijst hebben ingevuld waarop ze konden aangeven of ze ja, soms, nee last hadden van de genoemde klachten.*

Mevrouw Kuipers komt tien weken na het afronden van de behandeling terug bij de mammacareverpleegkundige. Na de operatie is ze eerst gedurende zes weken bestraald op de borst, met een extra dosis op het littekengebied. Hierna heeft ze zes kuren chemotherapie gehad. Sinds twee maanden is ze begonnen met de hormonale therapie.

> Mevrouw Kuipers geeft aan dat het nog niet goed met haar gaat. Ze heeft nog steeds veel last van vermoeidheid, rust iedere dag drie uur en komt verder tot weinig activiteit. Haar man kookt en doet een groot deel van het huishouden. Ze geeft aan veel moeite te hebben met haar veranderde uiterlijk. Ze is 6 kg aangekomen sinds ze begonnen is met de hormonale therapie. Haar borst is door de operatie en radiotherapie veranderd: er zit een deukje bij het litteken en hij is een stuk kleiner dan haar andere borst. Haar haren beginnen wel weer te groeien, maar zijn ook heel anders als voor de chemotherapie: het is veel stugger en krult ineens. Ze heeft het idee dat ze er heel anders uitziet vergeleken met voor de behandeling en vindt het daarom lastig om haar sociale contacten weer op te pakken.
> Mevrouw Kuipers heeft sinds ze met de hormonale therapie is begonnen veel last van overgangsklachten, opvliegers, slapeloosheid, stemmingswisselingen. Alles bij elkaar valt het haar erg tegen nu. Ze had gedacht dat het na de behandeling alleen maar beter zou gaan en dat ze inmiddels haar leven wel weer grotendeels opgepakt zou hebben.

6.6.2 VERPLEEGKUNDIGE DIAGNOSES

Vermoeidheid

Tijdens en na de behandelingen is vermoeidheid de meest gehoorde klacht. Vermoeidheid treedt in deze periode op bij 70 tot 90% van de patiënten. Ook in de periode kort na de behandeling komt vermoeidheid veel voor onder patiënten. Dit is de periode van fysiek en psychosociaal herstel. Dit alles gaat gepaard met emoties, wat onder meer een verklaring geeft voor vermoeidheid in deze fase. Bij het uitblijven van herstel kan een vicieuze cirkel optreden van vermoeidheid – rust nemen – afname van conditie – vermoeidheid. In deze fase is het belangrijk dat belasting en belastbaarheid op elkaar worden afgestemd. Sommige patiënten hebben moeite met het vinden van een balans tussen rust en activiteit. Ze zijn geneigd om zodra ze zich goed voelen te veel te gaan doen, waardoor ze daarna erg veel rust nodig hebben. Zo kan een jojo-effect ontstaan. Het is belangrijk om patiënten adviezen te geven over hoe ze hun energie kunnen reguleren. Je kunt patiënten adviseren een dagboek bij te houden, zodat ze inzicht krijgen in hun patroon van vermoeidheid en de relatie met activiteiten en rustmomenten. Patiënten kunnen het beste hun activiteiten gelijkmatig verdelen over de week en afwisselen met rustmomenten. Het is belangrijk dat patiënten leren realistische doelen en prioriteiten te stellen in hun activiteiten. Fysieke training kan een positief effect hebben op vermoeidheid (Kirshbaum, 2007). Er zijn daarom revalidatieprogramma's voor kankerpatiënten ontwikkeld. Deze programma's zijn meestal groepsgericht en bestaan naast fysieke training ook uit psychosociale zorg, waarvan lotgenotencontact een onderdeel uitmaakt. Je kunt patiënten ook stimuleren zelf activiteiten met een regelmaat te doen, bijvoorbeeld wandelen of fietsen.

Vermoeidheid kan een enorme impact hebben op het dagelijkse leven van een patiënt. Hierbij kun je denken aan veranderde sociale rollen, problemen met concentratie, prikkelbaarheid, veranderde stemming, problemen met werkhervatting. Patiënten met vermoeidheidsklachten ervaren regelmatig onbegrip vanuit hun omgeving. De vermoeidheid is voor de omgeving niet zichtbaar en de behandeling is toch al enige tijd afgerond. Patiënten zullen vaak zelf hun grenzen duidelijk moeten aangeven naar hun omgeving. Bij een deel van de patiënten (20 tot 40%) is vermoeidheid na een jaar nog aanwezig. Dit wordt chronische vermoeidheid genoemd. Vermoeidheid die waarschijnlijk wel ontstaat als gevolg van de behandeling, maar die blijft bestaan door factoren als somberheid, angst voor terugkeer van de ziekte, te veel of juist te geringe activiteit, slaapproblemen. Niet alle patiënten krijgen uiteindelijk hun oude energieniveau terug. Zij zullen de vermoeidheid moeten leren accepteren en hun leven hierop aanpassen.

Verstoord lichaamsbeeld

Een verstoord lichaamsbeeld kan omschreven worden als het hebben van negatieve gevoelens over de beleving van eigenschappen, functie of beperkingen van het eigen lichaam of van lichaamsdelen. De wijze waarop iemand naar zichzelf kijkt en zichzelf beleeft, hangt samen met zijn houding, gedachten en persoonlijke waarden. Wat iemand denkt over zijn lichaam, zijn fysieke verschijning, wordt beïnvloed door maatschappelijke opvattingen, interacties en relaties met anderen. Zelfwaardering speelt daarbij een grote rol.

Bij verlies van een lichaamsdeel of -functie, ontstaat verstoring van dit lichaamsbeeld. Hierbij kunnen negatieve gevoelens ten opzichte van het eigen lichaam ontstaan of kan een persoon zichzelf anders gaan waarderen. Gevoelens van waardeloos zijn of verminderde seksuele uitstraling hebben, kunnen ontstaan. Daarnaast kan het gevoel ontstaan geen controle meer te hebben. Een positieve verandering ten aanzien van het lichaamsbeeld zal geleidelijk plaatsvinden (Richtlijn verstoord lichaamsbeeld, 2006).

Om een indruk te krijgen van het verstoorde lichaamsbeeld van een patiënt, kan haar gevraagd worden haar veranderde uiterlijk te beschrijven en te vertellen wat dat voor haar betekent. Moedig de patiënt aan haar gevoelens, gedachten en ervaringen te uiten. Geef voorlichting over mogelijke oorzaken van het veranderde uiterlijk, eventuele maatregelen bij het omgaan met of verbetering van het veranderde uiterlijk. Moedig de patiënt aan te kijken naar het aangedane lichaamsdeel en het aan te raken. Moedig activiteiten aan die erop gericht zijn een nieuw lichaamsbeeld te bewerkstelligen, bijvoorbeeld nieuwe kleding kopen of een bezoek aan de kapper. Geef informatie over fasen van verliesverwerking en dat gevoelens van ontkenning, boosheid en verdriet hierbij horen. Geef informatie over deelprothesen, aanpassingen aan beha's, mogelijkheid tot plastische chirurgie. Bespreek de potentiële gevolgen van de ziekte en/of behandeling voor de seksualiteit. Attendeer de patiënt op mogelijkheden van psychosociale ondersteuning en lotgenotencontact. Na een borstsparende behandeling kan bij minstens 70% van de patiënten een goed cosmetisch resultaat bereikt worden. Het cosmetische resultaat is afhankelijk van het volume van het geëxcideerde weefsel, de tumorlokalisatie, het volume van de borst en het resultaat van de radiotherapie (Wobbes et al., 2007). Ook door radiotherapie kan de borst van vorm veranderen. Er bestaan diverse plastisch-chirurgische mogelijkheden bij slechte cosmetiek. Bij retractie van het littekengebied (een 'deukje') kan er elders van het lichaam vet weggezogen worden om ingespoten te worden in het littekengebied. Dit wordt lipofilling genoemd. Sommige vrouwen bij wie na de behandeling een forse asymmetrie is ontstaan, kiezen voor een borstvergroting of een reductie van de andere borst.
Niet alleen een slecht cosmetisch resultaat na de behandeling, maar ook gewichtsverandering, haarverlies en depressieve gevoelens kunnen het zelfbeeld van een patiënt negatief beïnvloeden.

Overgangsklachten
Chemotherapie kan de eierstokken beschadigen en de hormoonproductie ervan verminderen. Hormonale therapie is gericht op het remmen of blokkeren van de geslachtshormonen. Hierdoor kunnen bijwerkingen als overgangsklachten ontstaan (zie par. 6.5).
– *Vasomotore verschijnselen (zoals opvliegers, nachtelijk transpireren).* Adviezen die je patiënten kunt geven zijn onder andere het vermijden van uitlokkende factoren zoals koffie, alcohol, scherpgekruid eten, koolzuurhoudende dranken, warme, slecht geventileerde kamer, stress, en het dragen van kleding van natuurlijke materialen (katoen, linnen, zijde). Wanneer opvliegers een probleem blijven, kan

men proberen hier iets aan te doen met een niet-hormonale therapie. De beste resultaten zijn in dit verband beschreven van een lage dosis van een antidepressivum, venlafaxine, en een lage dosis van het antihypertensivum clonidine (Nortier et al., 2005). Er is enig wetenschappelijk bewijs dat ontspanningsoefeningen, lichaamsbeweging en acupunctuur verlichting kunnen geven van de opvliegers.
- *Urogenitale verschijnselen (zoals wegblijven afname of uitblijven van menstruatie).* Atrofie van het vaginaepitheel waardoor er een verhoogde kans is op vaginale schimmelinfecties en droog slijmvlies in de vagina. Atrofie van lage urinewegen, waardoor sneller urineweginfecties kunnen ontstaan. Patiënten die last hebben van een droog slijmvlies in de vagina, kunnen pijn bij het vrijen ervaren. Hen kun je het gebruik van een glijmiddel adviseren, zoals Sensilube of Replens. Patiënten met klachten van de urinewegen kun je adviseren goed te blijven drinken en oefeningen te doen om de bekkenbodemspieren te versterken (Henke-Yarbo et al., 2003).
- *Afname van de botdichtheid.* Acties die patiënten zelf kunnen ondernemen om het risico op osteoporose te verminderen, zijn: belast bewegen zoals wandelen en hardlopen, dagelijkse consumptie van melkproducten, voldoende buitenlucht of vitamine D, eventueel calciumsuppletie. Bij vrouwen met een hoog risico op osteoporose kan een botdichtheidsscan gemaakt worden. Bij osteopenie of osteoporose wordt gestart met medicatie met bifosfonaten.
- *Verhoogd risico op hart- en vaatziekten door veranderde vetsamenstelling bloed.* Adviezen om risico op hart- en vaatziekten te beperken zijn onder andere: letten op de hoeveelheid en het soort vetten in voeding, voorkomen van overgewicht, regelmatige lichaamsbeweging.
- *Gewichtstoename.* Veel vrouwen komen aan in gewicht tijdens de hormonale therapie doordat de stofwisseling verandert.
- *Pijnlijke gewrichten, spieren en pezen.* Een warme douche kan helpen tegen pijnlijke spieren en gewrichten. Het is van belang dat patiënten voldoende blijven bewegen.
- *Psychische verschijnselen (zoals concentratieproblemen, stemmingswisselingen en depressieve gevoelens).*
- *Verminderd libido, droog slijmvies van de vagina, waardoor seksuele problemen kunnen ontstaan.* Ongeveer 30% van de vrouwen die behandeld zijn voor een mammacarcinoom ervaren seksuele problemen. (Oldenburg et al., 2007.) Adviezen bij seksuele problemen kunnen bestaan uit het geven van voorlichting over de gevolgen van ziekte en behandeling voor uiterlijk en seksualiteit. Bespreek de mogelijke behoefte aan intimiteit, troost en lichamelijke aanraking. Moedig de

patiënt en haar partner aan de problemen en gevoelens met elkaar te bespreken. Benoem de mogelijkheden van extra begeleiding.

6.7 Gemetastaseerde borstkanker

Bij een aantal vrouwen die worden behandeld voor borstkanker zullen zich vroeger of later metastasen verder in het lichaam, metastasen op afstand, ontwikkelen. Dit ondanks de zo optimaal mogelijke operatie met eventuele bestraling van de oorspronkelijke tumor en ondanks eventuele adjuvante behandeling. De meest voorkomende locaties van metastasen zijn de longen, botten en lever. Ook komt het nog voor dat vrouwen uit angst met een tumor in de borst niet naar de dokter durven gaan, waardoor de borstkanker in een vergevorderd stadium wordt gediagnosticeerd.

Bij gemetastaseerde borstkanker is genezing niet meer mogelijk. De belangrijkste doelstelling van de behandeling is het handhaven of verbeteren van de kwaliteit van leven door het bestrijden van klachten. Hierbij is het van belang om de gunstige effecten van de behandeling af te wegen tegen de bijwerkingen ervan. Er is een groot verschil in overleving, deze kan variëren van enkele maanden tot vele jaren.

Literatuur

Baron RH. Surgical Management of Breastcancer. Seminars in Oncolgy Nursing 2007;23(1):10-9.
Beaulac SM, McNair LA, Scott TE. Lymphedema and Quality of Life in Survivors of Early Stage Breast Cancer. Arch. Surgery 2002;137(11):1253-7.
Bendz I, Fagevik Olsén M. Evaluation of immediate versus delayed shoulder exercises after breast cancer surgery including lymph node dissection – a randomised controlled trial. Breast 2002;11(3):241-8.
CBO, Het kwaliteitsinstituut voor de gezondheidszorg. Richtlijnen Behandeling van het mammacarcinoom. 2005, herziening 2006.
CBO, Het kwaliteitsinstituut voor de gezondheidszorg. Landelijke Richtlijn Lymfoedeem, 2006.
Early Breast Cancer Trialists Collaborative Group. Effects of chemotherapy and hormonal therapy for early breast cancer on recurrence and 15-years survival: an overview of the radomised trials. Lancet 2005;365:1687-1717.
Garsen B. Harde feiten over zachte zorg, lezing congres Kanker, groeiende zorg. Utrecht: Helen Dowling Instituut, 2003.
Gordon M. Verpleegkundige Diagnostiek: proces en toepassing. Utrecht: Lemma, 1995.
Henke-Yarbo H, Hansen-Frogge M, Goodman M. Cancer Symptom Management, Sudbury, Massachusetts: Jones and Bartletts Publishers, 2003.
IKC. Feiten en Fabels over kanker in Nederland. Utrecht: Vereniging van Integrale Kankercentra, 2005.

Kirshbaum MN. A review of the benefits of whole body exercise during and after treatment for breast cancer. Journal of Clinical Nursing 2007:16(1):104-21.

Klaren AD, Meer CA van der. Oncologie. Houten: Bohn Stafleu van Loghum, 2004.

Nederlands Kanker Instituut/Antoni van Leeuwenhoek ziekenhuis. Vervroegd in de overgang. Utrecht: Academic Pharmaceutical Productions bv, 2006.

Neufeld KR, Degner LF, Dick JAA. Nursing intervention strategy to foster patient involvement in treatment decisions. Oncology Nursing Forum 1993 May;20(4):631-5.

North American Nursing Diagnosis Association (NANDA). Definities en classificaties 1999-2000. Houten/Diegem: Bohn Stafleu van Loghum, 1999.

Nortier H, Pelger R. Een tumor: wat kunnen hormonen hieraan doen? Alles over kanker en hormonale therapie, in de serie Spreekuur Thuis. Wormer: Inmerc bv, 2005.

Ohsumi S, Shimozuma K, Ono M. Quality of Life of Breast Cancer Patients and Types of Surgery for Breast Cancer – Current Status and Unresolved Issues. Breast Cancer 2007;14(1):66-73.

Oldenburg HJ, Vrancken Peeters MJ, Bohemen J van. Het Borstkankerboek. Amsterdam: Thoeris, 2007.

Sesink EM, Jüngen IJD (red). De verpleegkundige in de AGZ, Algemene Verpleegkundige Zorg. Houten: Bohn Stafleu van Loghum, 2010.

Vereniging van Oncologie Verpleegkundigen. Richtlijn Verstoord Lichaamsbeeld. Oncoline 2006.

Wobbes Th, Nortier JWR, Koning CCE. Handboek Mammacarcinoom. Utrecht: De Tijdstroom, 2007.

Websites

www.oncoline.nl
www.ikcnet.nl
www.cbo.nl

7 Hiv en aids

S. Wijnands

7.1 Inleiding

Aan het begin van de jaren tachtig van de vorige eeuw werden de eerste gevallen van aids ontdekt bij een aantal jonge (homoseksuele) mannen. Ze vertoonden allen dezelfde symptomen: een longontsteking (PJP) en een zeldzame vorm van huidkanker, het kaposisarcoom. De patiënten bleken een verstoorde afweer te hebben, waardoor opportunistische infecties (gelegenheidsinfecties) een kans kregen. De verstoorde afweer wordt veroorzaakt door het humane immunodeficiëntievirus (hiv). Iemand die met dit virus is geïnfecteerd, loopt het risico om hiv-gerelateerde infecties of tumoren te ontwikkelen. Wanneer een van deze infecties of tumoren is geconstateerd, wordt de diagnose aids gesteld. Aids staat voor acquired immunodeficiency syndrome:
- *acquired* wil zeggen: tijdens het leven opgelopen, dus niet geërfd;
- *immuno* duidt op het immuunsysteem, het natuurlijke afweersysteem in ons lichaam dat ons beschermt tegen ziektes veroorzaakt door ziekteverwekkers van buitenaf (bacteriën, virussen, schimmels, parasieten);
- *deficiency* betekent tekort, gebrek, verminderde functie;
- *syndrome* verwijst ernaar dat het ziektebeeld wordt gekenmerkt door een verzameling ziekteverschijnselen.

7.2 Hiv

Hiv komt het lichaam binnen via de bloedbaan, via seksuele contacten (in het bijzonder via anaal geslachtsverkeer), intraveneus drugsgebruik met geïnfecteerde spuiten en transfusies met geïnfecteerd bloed. Een moeder met hiv kan tijdens de zwangerschap of de bevalling het virus doorgeven aan haar kind en ze kan het virus ook doorgeven via de borstvoeding.

Hiv is een virus dat de afweer tegen ziekteverwekkers, het immuunsysteem, verzwakt. Een geïnfecteerde met hiv noemt men seropositief. Er zijn twee typen hiv bekend: hiv-1 en hiv-2. Hiv-1 komt over de hele wereld voor, hiv-2 vooral in de West-Afrikaanse landen. Hoewel beide typen aids kunnen veroorzaken, lijkt hiv-2 minder snel tot ziekteverschijnselen te leiden. Sinds de komst van de combinatietherapie in 1996 wordt de diagnose aids steeds minder gesteld en ook overlijden er steeds minder mensen aan de gevolgen van aids.

Het virus behoort tot de retrovirussen. Een retrovirus is een virus dat genetische informatie opslaat in de vorm van RNA in plaats van DNA. Het virus valt met name de CD4-cellen (T-helper of T4-cellen) aan en dat zorgt voor zowel kwantitatieve als kwalitatieve beschadiging. T-helpercellen zijn een bepaald soort witte bloedcellen en hebben als belangrijkste functie dat ze het afweersysteem activeren op momenten dat een ziekteverwekker (bacterie, schimmel, parasiet of virus) het lichaam binnendringt. Zij geven als het ware het startsignaal voor de activatie van de talrijke onderdelen waar een normaal functionerend afweersysteem over beschikt. CD4-cellen bevinden zich in het bloed en in de thymus.

De thymus is het 'opleidingscentrum' van de CD4-cellen. Hier wordt een deel van de CD4-cellen voorzien van informatie over eerder doorgemaakte infecties. Vervolgens blijven deze cellen jarenlang 'slapend' aanwezig, tot ze zich weer in de bloedbaan begeven. Ze bevinden zich dan in:
– lymfeklieren (bijvoorbeeld onder de oksels en in de hals);
– ander lichaamsvocht (bijvoorbeeld hersenvocht en seminaal vocht);
– de darmwand.

Hiv valt vooral deze CD4-cellen aan, infecteert ze en vermenigvuldigt zich in deze cellen. De nieuw gevormde virussen verlaten de CD4-cel, die hierdoor afsterft en hiv komt vrij in het bloed. Deze vrijgekomen virusdeeltjes infecteren opnieuw CD4-cellen en als er niets wordt gedaan, komen er steeds meer hiv-deeltjes in het bloed die de CD4-cellen aanvallen en vernietigen. Gelukkig worden er dagelijks miljoenen nieuwe CD4-cellen aangemaakt, waardoor het afweersysteem langere tijd goed kan functioneren. Op een gegeven moment zijn er echter zo veel hiv-deeltjes in het bloed, dat de aanmaak en afbraak van CD4-cellen ernstig verstoord raken. Hierdoor verzwakt de natuurlijke afweer van het lichaam en krijgen ziekteverwekkers een kans toe te slaan, die ze bij mensen met een gezond afweersysteem niet zouden krijgen. Mensen met een gezonde afweer hebben tussen de 500 en 1200 CD4-cellen per mm^3 bloed. Het aantal CD4-cellen in het bloed kan sterk wisselen door allerlei factoren zoals stress, roken, een infectie, het gebruik van de anticonceptiepil.

In het algemeen correleren CD4-celtellingen goed met de mate van klachten. Bij vroegtijdige, asymptomatische hiv-infectie worden meestal gangbare niveaus gevonden en merkt de patiënt niets. Komt het aantal onder de 500 per mm^3, dan werkt het afweersysteem niet meer optimaal en kunnen er klachten ontstaan, bijvoorbeeld een candidainfectie. Bij toenemende klachten worden meestal steeds lagere aantallen CD4-cellen gezien. De grens tussen asymptomatische en symptomatische hiv-infectie wordt vaak gelegd bij 200 CD4-cellen per mm^3. Onder die waarde is iemand erg vatbaar voor opportunistische infecties. Bacteriën, schimmels en virussen kunnen dan vrijwel ongehinderd binnendringen. Deze infecties heten opportunistische infecties genoemd, omdat mensen met een gezonde weerstand er niet vatbaar voor zijn.

Deze infecties zijn meestal levensbedreigend. Een voorbeeld van een opportunistische infectie bij hiv-positieven is een bepaalde longontsteking (PJP). Naast infecties kunnen door hiv bepaalde vormen van kanker, bijvoorbeeld kaposisarcoom, ontstaan.

7.3   Aids

Men spreekt van aids als er sprake is van één of meer opportunistische infecties of een hiv-gerelateerde tumor. Meestal is dan ook het aantal CD4-cellen in het bloed gedaald tot beneden de 200 per mm^3.

Als de diagnose aids eenmaal is gesteld, leidt dit (zonder specifieke behandeling) gemiddeld binnen drie jaar tot de dood. De diagnose aids krijgt de patiënt als men een van de volgende opportunistische infecties heeft:
- candida albicans in onder andere de slokdarm;
- invasieve baarmoederhalskanker;
- coccidioïdomycose, gedissemineerd of buiten de longen;
- cryptokokkeninfecties met name hersenvliesontsteking;
- cryptosporidiuminfectie (veroorzaakt diarree);
- CMV-infecties, met name netvliesontsteking;
- hiv-encefalopathie (aidsdementie);
- herpessimplexinfectie (onder andere genitale herpes);
- histoplasmose;
- isospora-infectie (diarree);
- kaposisarcoom;
- longontstekingen, wanneer ze vaker optreden;
- bepaalde lymfomen;

- MAC-infectie en atypische mycobacterie-infecties;
- tuberculose (in de longen of elders);
- PJP (longontsteking);
- progressieve multifocale leuko-encefalopathie (PML);
- toxoplasmose-encefalitis;
- salmonella-infectie (salmonellose);
- wastingsyndroom.

De beoordeling van de ernst van de hiv-infectie en de definitie van aquired immunodeficiency syndrome (aids) zijn een bron van discussie. In de praktijk is een beoordeling van de ernst van de hiv-infectie op grond van laboratorium- en klinische bevindingen zeer bruikbaar gebleken. De laboratoriumcategorieën zijn gebaseerd op het aantal CD4-cellen: meer dan 500 CD4-cellen (categorie 1), tussen de 200 en 500 CD4-cellen (categorie 2) en minder dan 200 CD4-cellen per mm^3 (categorie 3).

Op klinische gronden wordt er onderscheid gemaakt tussen asymptomatische hiv-seropositiviteit (hiv-seropositiviteit zonder klachten, categorie A), symptomatische klachten die met de hiv-infectie samenhangen maar niet behoren tot de officiële indicatorziekten (categorie B) en opportunistische en andere secundaire complicaties ten gevolge van de afweerstoornis, dit zijn de indicatorziekten waarmee de diagnose aids wordt gesteld (categorie C). In de 'aids case definition' is nauwkeurig beschreven welke infecties en complicaties gerekend worden tot de indicatorziekten. Als een patiënt eenmaal een opportunistische infectie of andere complicatie behorend tot categorie C heeft doorgemaakt, houdt hij deze classificatie, ook al zijn er geen tekenen meer van de betreffende aandoening. Iemand die hiv-positief is, kan er overigens jaren over doen om aids te ontwikkelen. De tijd tussen een hiv-infectie en het krijgen van aids verschilt van persoon tot persoon. Bij sommige personen kan aids zich binnen een jaar na de hiv-infectie ontwikkelen, bij anderen kan dat tien jaar of langer duren. Door het gebruik van combinatietherapieën wordt de diagnose aids steeds langer uitgesteld.

Anders dan in de Verenigde Staten wordt in Nederland (en in Europa) de diagnose aids uitsluitend gesteld op klinische gronden (categorie C). In de Verenigde Staten is ook de laboratoriumbevinding van minder dan 200 CD4-cellen per mm^3 bloed een criterium waarmee de diagnose aids gesteld kan worden. Dit betekent dat daar ook de categorieën A en B tot de diagnose aids kunnen leiden. In Nederland en veel andere landen is die uitbreiding van de definitie niet overgenomen.

7.3.1 VIRAL LOAD

Dit is het aantal hiv-deeltjes per kubieke milliliter bloed. Om te controleren hoe groot de viral load van het bloed is, wordt getest op hiv-deeltjes, de zogenoemde hiv-RNA. De uitslag van de test wordt uitgedrukt in x hiv-RNA-kopieën per ml bloed. De viral load kan oplopen tot boven het miljoen. Net als het aantal CD4-cellen schommelt ook de viral load per meting en zal hoog zijn bij infecties zoals de griep. Wanneer de viral load bij twee metingen achter elkaar sterk toeneemt, bijvoorbeeld verdubbelt, dan is er waarschijnlijk wel wat aan de hand. Het is belangrijk om de viral load te bepalen, omdat dit een voorspelling geeft over de progressie van de infectie. Hoe hoger de viral load, hoe groter het risico op het ontwikkelen van aids, maar ook hoe groter het risico om anderen te besmetten met hiv. De virale load en het aantal CD4-cellen bepalen het moment waarop de behandeling van de hiv-infectie dient te worden ingezet.

Viralloadbepalingen worden ook gebruikt om te beoordelen of de hiv-remmers aanslaan. Een behandeling slaat optimaal aan als de viral load na een maand met circa 95% is gedaald en binnen een halfjaar ondetecteerbaar is. Dat wil niet zeggen dat er geen virus meer aanwezig is, maar de apparatuur registreert minder dan vijftig kopieën per ml bloed.

Afname van de viral load wordt uitgedrukt in logs:
- als de viral load daalt van 100.000 tot 10.000, spreken we van afname van 1 log;
- als de viral load daalt van 100.000 tot 1000, is dit een afname van 2 log;
- neemt de viral load af van 100.000 tot 100, dan is dit een afname van 3 log.

7.4 Diagnose van een hiv-infectie

Na de acute of primaire hiv-infectie heeft de afweer geleerd om hiv te bestrijden. De geïnfecteerde cellen worden door de geactiveerde afweer opgeruimd en er worden antistoffen aangemaakt, die moeten voorkomen dat hiv meer cellen gaat infecteren. Die antistoffen blijven meestal levenslang in het bloed aanwezig. Bloedonderzoek kan de aanwezigheid aantonen van antistoffen, die aangeven dat er een infectie heeft plaatsgevonden, dat de persoon in kwestie dus hiv-positief bevonden is. Een eerste screening op de aanwezigheid van hiv-antistoffen vindt plaats met een techniek die is gebaseerd op het ELISA-principe (enzyme-linked immunosorbent assay). De gevoeligheid en betrouwbaarheid van de test zijn hoog, maar niet 100%. Daarom moet, indien de ELISA-test positief is, worden vastgesteld of de gevonden antistoffen werkelijk tegen hiv zijn gericht, of dat er sprake is van een positieve test door andere antistoffen die toevallig in het bloed aanwezig zijn, maar niets met hiv te maken hebben. Voor deze bevestiging wordt hetzelfde serummonster onderzocht met een zogenoemde western blottingtechniek. Bij deze test wordt de antistofreactie tegen de afzonderlijke structurele virale eiwitten zichtbaar gemaakt. De meest gebruikte ELISA-tests detecteren zowel hiv-1- als hiv-2-antistoffen. Net als bij andere virale infecties zijn antistoffen pas na enkele weken aantoonbaar. Men spreekt van een windowfase tussen het moment van de infectie en het moment waarop antistoffen detecteerbaar worden. In veel gevallen is die windowfase drie tot zes weken. Bij verreweg het merendeel van de hiv-seropositieve patiënten zijn binnen drie maanden antistoffen aantoonbaar gebleken. Bij een relatief laag percentage patiënten kan de windowfase echter tot zes maanden duren. Daarom is het algemene advies om pas drie maanden na een potentiële infectie een definitieve uitspraak over de afwezigheid van antistoffen te doen. Er is in Nederland geen aangifteplicht van hiv-seropositiviteit of aids. Zekere getallen over aantallen patiënten ontbreken dan ook. Het totale aantal volwassenen in Nederland met hiv in de leeftijdscategorie 15 tot en met 49 jaar wordt geschat op 21.500. Ongeveer 40% van de hiv-besmette mensen weet niet dat zij de ziekte hebben. Het geschatte aantal hiv-geïnfecteerden is hoger dan het aantal geregistreerden, omdat niet iedereen zich bewust is van zijn hiv-status. Een grote bron van zorg blijven de niet-geregistreerde en onbehandelde dragers van het virus. Die groep draagt in grote mate bij aan het in stand houden en verspreiden van het virus. Wereldwijd wordt het aantal hiv-seropositieve patiënten geschat op 33,4 miljoen mensen en zijn er in 2008 2 miljoen mensen aan aids overleden. Het merendeel daarvan woont op het Afrikaanse continent, met name in het gebied ten zuiden van de Sahara (www.sanquin.nl).

7.5 Behandeling van hiv

7.5.1 WANNEER BEGINNEN MET ANTI-HIV-BEHANDELING?

De Nederlandse Vereniging voor AIDS Behandelaren heeft een boekje met richtlijnen voor antiretrovirale behandeling in Nederland opgesteld. Hierin staat de consensus uit welke groepen virusremmers de behandeling dient te bestaan. Een krachtige combinatiebehandeling met meerdere anti-hiv-middelen wordt highly active antiretroviral therapy (HAART) genoemd. In dit boekje komen tevens verschillende behandelaspecten aan bod, zoals criteria voor start van de behandeling, keuze van het soort behandeling, behandeling van zwangere vrouwen en kinderen, enzovoort.

Een eventuele start met behandeling hangt van verschillende factoren af, in eerste instantie wordt gekeken naar het aantal CD4-cellen en het hiv-1-RNA (aantal kopieën per ml). Verder wordt bij de beslissing steeds meer naar de individuele patiënt gekeken. De aanbevelingen van de Nederlandse Vereniging van Aids Behandelaren (Richtlijn Antiretrovirale behandeling, 2006) zegt dat mensen die nog geen klachten hebben met combinatiebehandeling moeten beginnen als:
- het aantal CD4-cellen onder de 200 per mm³ bloed komt;
- het aantal CD4-cellen tussen de 200 en 350 per mm³ bloed ligt en de viral load groter is dan 100.000 deeltjes per ml;
- er sprake is van klachten die samenhangen met de hiv-infectie.

7.5.2 BEHANDELING MET HIV-REMMERS

Er is op dit moment geen medicijn waardoor het hiv verdwijnt. Wel is het zo, dat er goede behandelmethoden zijn in de vorm van anti-hiv-middelen, de zogenoemde antiretrovirale middelen. Zij kunnen de vermenigvuldiging van hiv-deeltjes in het bloed sterk en langdurig afremmen. De behandelmogelijkheden zijn op dit moment zelfs zo goed, dat er sprake is van een chronische infectieziekte. Het doel van de behandeling is om de viral load te verlagen tot minder dan 50 kopieën van het virus per mm³ bloed en het aantal CD4-cellen op een zo hoog mogelijk niveau te houden of te brengen.

Om het virus zo goed mogelijk te remmen worden verschillende soorten (meestal 3, soms 4) medicijnen gebruikt, dus een combinatietherapie ook wel HAART (highly active antiretroviral therapy) genoemd. Als de therapie is gestart, zal de viral load dalen, het aantal CD4-cellen meestal toenemen en het afweersysteem kan zich herstellen. De introductie van HAART in 1996 heeft het klachtenpatroon ten gevolge van infecties en andere complicaties veranderd. Infecties komen minder vaak voor en het aantal sterfgevallen ten gevolge van aids is duidelijk afgenomen. Een ander gevolg van HAART is dat de behandelbaarheid van veel infecties lijkt te verbeteren. Verder heeft het succes van HAART gezorgd voor een verminderd gebruik van antibiotica ter voorkoming van infecties. Een keerzijde van de langdurige, zware behandeling zijn de langetermijnbijwerkingen en de resistentie van het virus. Bij een ernstige stoornis van het afweersysteem wordt het risico op het ontwikkelen van een opportunistische infectie groter. Voor enkele infecties, bijvoorbeeld met *Pneumocystis jiroveci*, die een bepaald soort longontsteking (PJP) veroorzaakt, is onder die omstandigheden het belang van antibioticagebruik ter voorkoming van zo'n infectie vastgesteld. Patiënten met minder dan 200 CD4cellen per mm^3 bloed krijgen daarom standaard een antibioticum (cotrimoxazol) voorgeschreven om PJP te voorkomen (profylaxe). Nu het echter mogelijk is om met HAART het afweersysteem te verbeteren, blijkt bij veel patiënten het aantal CD4-cellen ruim boven die kritische grens van 200 cellen te komen. Volgens richtlijnen in de Verenigde Staten, die zijn overgenomen in de Nederlandse richtlijnen, kan bij patiënten met meer dan 200 CD4-cellen per mm^3 bloed na drie tot zes maanden de profylaxe gestopt worden (USPHS/IDSA guidelines, 1999).

7.5.3 HOE VAAK CD4-CELLEN BEPALEN?

In Nederland wordt het aantal CD4-cellen en de viral load volgens de behandelrichtlijn twee- tot viermaal per jaar bepaald. Indien wordt begonnen met een behandeling, zal dat vaker zijn. Wanneer de viral load ondetecteerbaar (dus minder dan vijftig kopieën van het virus per mm^3 bloed) is, wordt het aantal CD4-cellen twee- tot viermaal en de viral load twee- tot viermaal per jaar bepaald.

> Meneer De Waard (60) meldt zich in het weekend op de eerste hulp. Hij is benauwd en maakt zich bijzonder ongerust. De benauwdheid blijft toenemen: hij is zelfs in rust flink benauwd en kan nauwelijks een hele zin uitspreken. Hij voelt zich uitgeput en behoorlijk ziek en zegt ook dat hij koorts heeft. Thuis heeft hij 38,5 °C gemeten. Sinds een paar dagen heeft hij pijn op de borst, door het vele hoesten, maar toch maakt de pijn op de borst de onzekerheid groter. Op aanraden van zijn partner zijn zij naar de eerste hulp gegaan, zonder vooraf overleg met de dienstdoende huisarts. Zo erg als de klachten nu zijn, heeft hij niet eerder meegemaakt. In het verleden heeft hij vaak last gehad van bronchitis, maar dat werd door de huisarts behandeld met een antibioticakuur. Zo ook deze keer, echter tot nu toe zonder resultaat.
>
> De korte anamnese levert nog wat aanvullende gegevens. Meneer De Waard is een blanke homoseksuele man. Hij heeft sinds vier jaar een relatie met zijn huidige partner. De laatste maanden bestaan er gezondheidsproblemen: hij heeft al twee maanden aanvallen van koorts en is 7 kg afgevallen. De laatste tijd heeft hij een aantal keren last gehad van candida-infecties in de mond. Bovendien is er al langere tijd sprake van vermoeidheid. Vorige week werd hij benauwd en merkte hij dat hij de trap naar zijn etage niet meer op kon.

> Vanwege de ernst van de klachten wordt meneer De Waard per direct opgenomen op de verpleegafdeling Interne Geneeskunde. De opnamereden is dyspneu en tachypneu. De artsen denken aan een opportunistische infectie bij een gevorderde hiv-infectie. Boven aan de diagnoselijst staat *Pneumocystis jiroveci*-pneumonie (PJP), maar ook tbc staat hoog in de differentiaaldiagnose (in verband met het verhoogde risico op tbc als co-infectie bij hiv). De patiënt wordt in bronisolatie geplaatst, vanwege mogelijk besmettingsgevaar en de isolatie blijft bestaan totdat de diagnose tbc is uitgesloten.

7.5.4 DIAGNOSTISCHE FASE

Het onderzoek richt zich in eerste instantie op de benauwdheidsklachten en bestaat uit meten van bloedsaturatie en een X-thorax. Het afgenomen bloedgas laat de volgende waarden zien (normaalwaarden tussen haakjes): pH 7,47 (7,35-7,45); pCO_2 31 (36-44) mmHg; pO_2: 57 (70-100) mmHg; bicarbonaat 22,2 mmol/l; base-excess −0,5 (−3,0-3,0); O_2-sat. 92,4 (95-98)%.

Op de thoraxfoto is een interstitieel beeld te zien passend bij het beeld van een PJP, en dit vraagt om nader onderzoek. Ook word er een algemeen bloedonderzoek aangevraagd, inclusief een CD4-bepaling.

> Meneer De Waard wordt gevraagd of er een hiv-sneltest mag worden afgenomen. Hij geeft stilzwijgend toestemming, als de laborant bloed wil afnemen, knikt hij met zijn hoofd en steekt zijn arm uit. De hiv-test blijkt positief. De uitslag wordt hem meegedeeld en daarbij wordt verteld dat dit nog niet bevestigd is. De uitslag ondersteunt voorlopig het vermoeden van de artsen dat er sprake is van een hiv-infectie. De diagnose is pas definitief als de uitslag van de bevestigingstest positief is. Meneer De Waard had dit totaal niet verwacht en schrikt behoorlijk van deze uitslag. Zijn partner is op het moment van de uitslag niet in de kamer aanwezig.

7.6 Pneumocystis jiroveci-pneumonie (PJP)

Pneumocystis jiroveci, voorheen bekend als *Pneumocystis carinii*, is het organisme dat verantwoordelijk is voor PJP. *Pneumocystis* is een eencellige schimmel die voorkomt in de luchtwegen van zoogdieren en mensen. P. jiroveci wordt geïnhaleerd en nestelt zich in de longblaasjes, waar het als extracellulair organisme verblijft. Bij mensen met een normale afweer wordt deze infectie onderdrukt en zal geen schade veroorzaken. Bij mensen met een immuniteitsstoornis zal P. jiroveci zich vermenigvuldigen en langzamerhand de longblaasjes vullen. Momenteel is PJP de meest voorkomende opportunistische infectie bij hiv en is het optreden van PJP bij een aanzienlijk deel van hiv-positieve patiënten de eerste klinische manifestatie van een tot dan toe onbekende hiv-infectie. Pneumocystis kan alleen bij een gestoorde afweer van de gastheer een (fataal verlopende) longontsteking veroorzaken. De frequentie waarmee PJP wordt gezien, is de laatste jaren aanzienlijk afgenomen door het succes van de profylaxe bij de risicogroepen, waaronder die van hiv-positieve patiënten nog steeds de grootste is.

7.6.1 VERSCHIJNSELEN VAN PJP

Kenmerkend zijn: een aanhoudende droge, niet-productieve hoest, toenemende kortademigheid, koorts en een snelle oppervlakkige ademhaling als defensiemechanisme tegen het pijnlijke hoesten. Er ontstaat een progressieve hypoxemie. Cyanose rondom de mond, extremiteiten en slijmvliezen. De respiratoire symptomen zijn niet altijd de eerste of de meest op de voorgrond tredende tekenen van PJP. Veel mensen hebben een paar weken of maanden van koorts, vermoeidheid en gewichtsverlies (constitutionele symptomen) achter de rug voordat respiratoire symptomen zich ontwikkelen.

7.6.2 DIAGNOSTIEK

Een röntgenfoto vertoont diffuse, bilaterale interstitiële infiltraten (tweezijdige infiltraten in de ruimte tussen het longblaasje en het bloedvat). De definitieve diagnose wordt gesteld door aantonen van Pneumocystis jiroveci-organismen in bronchoscopisch verkregen bronchoalveolaire spoelvloeistof of bronchusbiopten, waarvan een sediment wordt gemaakt na behandeling met een slijmreducerend middel. Van het geresuspendeerde en eventueel gewassen sediment worden preparaten gemaakt voor de verschillende aantoonreacties. Bronchoalveole lavage (BAL)-vloeistof wordt beoordeeld op mycobacteria, en fungi, zoals P jiroveci die de longontsteking PJP veroorzaakt.

7.6.3 MEDISCHE VOORSCHRIFTEN

De voorgeschreven handelwijze bij PJP bestaat uit:
- zuurstoftoediening (op geleide van de saturatie);
- 500 cc NaCl i.v./24 uur;

- 3 dd cotrimoxazol 1920 mg per os gedurende veertien dagen;
- 2 dd prednison 40 mg volgens afbouwschema.

Orale behandeling met cotrimoxazol in hoge doseringen (driemaal daags 1920 mg), wordt beschouwd als de eerste keuze van behandeling bij PJP. Misselijkheid, gegeneraliseerd exantheem en koorts zijn bijwerkingen die bij een groot percentage hiv-geïnfecteerde patiënten kunnen voorkomen en soms ernstig genoeg zijn om de therapie per direct te wijzigen. Andere mogelijke bijwerkingen zijn hepatotoxiciteit en beenmergsuppressie. In de meeste gevallen zijn de bijwerkingen reversibel na staking van de cotrimoxazol. Aanvullende behandeling met corticosteroïden zoals prednison is nuttig gebleken bij patiënten met een ernstige PJP en wordt aanbevolen voor alle patiënten die zich presenteren met een arteriële pO_2 < 70 mmHg. Corticosteroïden maakt het lichaam zelf aan in de bijnier. Door corticosteroïden zoals prednison toe te dienen, wordt de werking van de bijnier ontregeld. Daarom mag er nooit ineens gestopt worden met het geven van corticosteroïden en moet men langzaam afbouwen, zodat de bijnier de kans krijgt zich aan te passen.

- Dag 1-5: 2 dd 40 mg.
- Dag 6-10: 1 dd 40 mg.
- Dag 10-14: 1 dd 20 mg.

> Op de afdeling daalt regelmatig de zuurstofsaturatie. Allereerst is het van belang om de benauwdheid op te heffen waarvoor meneer De Waard 3 l O_2 krijgt toegediend. Hierbij is zijn zuurstofsaturatie 96%, bij inspanning duikt deze echter veelvuldig naar 84%. Naast de acute benauwdheid is meneer De Waard volledig in verwarring over wat hem allemaal overkomt. Hij heeft een diagnose te horen gekregen waarvan hij op dit moment de gevolgen niet kan overzien. Zijn partner was niet aanwezig en hij weet op dit moment niet hoe en wanneer hij het aan zijn partner moet vertellen. Bovendien maakt hij zich ernstig zorgen om zijn eigen gezondheid, maar is ook bevreesd voor de gezondheid van zijn partner.

7.6.4 VERPLEEGKUNDIGE INTERVENTIES

Voor dit moment zijn de verpleegkundige interventies gericht op het draaglijk maken van de klachten door het reduceren van angst, voorlichting geven over komende onderzoeken, opheffen van benauwdheid en beoordelen van de voedingstoestand en de vochtintake. Ook

wordt hulp geboden bij de lichamelijke verzorging en het voorkomen van complicaties als gevolg van de slechte lichamelijke conditie. De verpleegkundige diagnose luidt: respiratoire insufficiëntie ten gevolge van longontsteking (PJP). De daaruit voortvloeiende interventies (zie ook tabel 7.1) zijn:
- ondersteuning in ADL;
- zuurstoftoediening volgens voorschrift;
- medicatieverstrekking volgens recept (cotrimoxazol), observeren mogelijke toxische reactie;
- patiënt in half rechtopzittende houding plaatsen;
- patiënt binnen zijn mogelijkheden mobiliseren;
- patiënt stimuleren tot uiten van emoties (angst, verwardheid, verdriet);
- observeren van ademhaling van de patiënt volgens voorschrift van arts (saturatiemeter);
- observeren van kenmerken van onrust en angst;
- observeren en rapporteren van huidskleur;
- observeren van effect van toegepaste therapie.

De meest comfortabele houding is rechtop zitten, zodat de luchtwegen zoveel mogelijk vrij zijn. Een beperking van de activiteiten is op dit moment ook belangrijk om de dyspneu te doen afnemen, immers bij inspanning daalt de saturatie.

7.6.5 ANGST

Angst wordt omschreven als een gevoel van beklemming en bezorgdheid dat samen met een activering van het autonome zenuwstelsel optreedt als reactie op een niet te duiden dreigend gevaar of onheil. Angst voor de dood wordt gedefinieerd als zich zorgen maken, ongerust zijn over, bevreesd zijn voor de dood of het sterven. In deze casus kan de angst direct toegeschreven worden aan de benauwdheid, maar ook angst na het horen van de diagnose. Mogelijke kenmerken zijn: inslaapstoornis, doorslaapstoornis, emotionele labiliteit, (verbale) agressie, transpiratie, paniekaanvallen, verminderd gevoel van eigenwaarde, tachycardie, verhoogde bloeddruk, tachypneu, verhoogde bewegingsactiviteit, verwijde pupillen.

De verpleegkundige probeert de angst te reduceren door voldoende uitleg te geven aan de patiënt over de onderzoeken die zullen volgen. Een individueel gesprek met de patiënt vindt plaats in een ruimte die privacy biedt. In het gesprek is er gelegenheid om de angst onder woorden te brengen. De recente diagnose hiv/aids, de gevolgen van

hiv/aids voor het sociale leven van de patiënt en gevoelens van schuld en schaamte kunnen bijvoorbeeld worden besproken.
Verpleegkundige handelingen:
- Zorg voor atmosfeer van acceptatie en veiligheid.
- Stimuleer de patiënt om angst en emoties onder woorden te brengen.
- Beoordeel de mate van angst.
- Observeer of verrichtingen of medicatie de angst verminderen.

> De sputumtests waren drie keer opeenvolgend negatief voor tbc en meneer De Waard mocht uit de isolatie. Ondertussen is bekend dat het aantal CD4-cellen 110 per mm^3 bloed bedraagt. De conclusie is: aids op basis van PJP. Dit vindt meneer De Waard moeilijk te accepteren. Hij heeft veel vragen over deze diagnose en wat die betekent voor de toekomst. Om het opnieuw optreden van een PJP te voorkomen zal hij gedurende drie maanden of langer cotrimoxazol als onderhoudsdosering gebruiken, totdat het aantal CD4-cellen boven de 200 is gestegen.

7.6.6 GEWICHTSVERLIES

Tijdens de verschillende stadia van hiv/aids en de bijkomende PJP is er meestal sprake van veel gewichtsverlies. Bij gewichtsverlies gaat het om een ontoereikende voedselinname, minder dan de aanbevolen dagelijkse hoeveelheid. Het gewicht is 10 tot 20% onder het ideale gewicht dat hoort bij lengte en lichaamsbouw. De huidplooien van de triceps, de omtrek van de bovenarm en de omtrek van de bovenarmspieren zijn minder dan 60% van de standaard. Gewichtsverlies kan eveneens gepaard gaan met spierzwakte, (pijn)gevoeligheid, snelle irritatie, verwardheid, moeheid, prikkelbaarheid, verlaagd serumalbumine, verlaagd transferrine en verminderde eetlust. De vermagering bij hiv/aids kan verschillende oorzaken hebben.
- Candida in de mond kan zich uitbreiden naar de slokdarm en een obstakel vormen voor de passage van voeding.
- Verandering in de stofwisseling en dehydratie door onvoldoende intake.
- Vermoeidheid veroorzaakt door de koorts en het hoesten.

De behandeling van de hiv-infectie door medicatie zal tot vermindering van de klachten leiden die het gewichtsverlies tot gevolg hebben.

7.6.7 VERPLEEGKUNDIGE INTERVENTIES

Het gewichtsverlies is het gevolg van ondervoeding, vaak ook veroorzaakt door aantasting van het mondslijmvlies, een veel bijkomende complicatie. Voordat men gewichtsverlies wil aanpakken, moet men eerst de ondervoeding samen met de aantasting van het mondslijmvlies aanpakken. De verpleegkundige biedt zo nodig hulp aan de patiënt tijdens de inname van de voeding en ziet erop toe dat de vochtintake voldoende is.

> Spoedig verbetert de conditie van meneer De Waard en nemen de benauwdheidsklachten af. Voor hem betekent dit dat hij zal starten met hiv-remmers (HAART) zodra de klachten van PJP zijn afgenomen en de hoge dosering cotrimoxazol wordt verminderd naar een onderhoudsdosering. Naar verwachting is dit binnen twee weken. HAART is een levenslange therapie en vereist een therapietrouw van 95% om het virus effectief te onderdrukken. Bij het starten van HAART kunnen toxische verschijnselen van de medicatie ontstaan. Meneer De Waard krijgt uitgebreide instructie over mogelijke bijwerkingen, hoe deze te herkennen, en hoe te handelen indien bijwerkingen zoals exantheem, misselijkheid, buikpijn, diarree zich voordoen. Er wordt gekozen voor één keer daags medicatie, om een optimale therapietrouw te garanderen. Meneer De Waard heeft inmiddels zijn partner op de hoogte gesteld. Die was aanvankelijk erg geschrokken, maar tevens ook bang zelf besmet te zijn. De relatie staat zwaar onder druk op dit moment. De partner krijgt een hiv-sneltest aangeboden en weet binnen twintig minuten de uitslag. Gelukkig is de hiv-test bij de partner negatief. Op dag vijf wordt meneer De Waard ontslagen uit het ziekenhuis. Zijn conditie is een stuk verbeterd. In het vervolg zal hij zich op de polikliniek laten behandelen voor de hiv-infectie. Meneer De Waard en partner hebben beiden behoefte aan een informatief gesprek, voordat hij weer naar huis gaat.
> De verpleegkundig specialist hiv/aids wordt in consult geroepen en zij brengt meneer De Waard een bezoek op de afdeling. Zij zal hem na ontslag driemaandelijks zien op de polikliniek voor verdere behandeling van de hiv. De verpleegkundig specialist kan meneer De Waard op allerlei gebieden die gerelateerd zijn aan de hiv-infectie ondersteunen, waarbij de nadruk ligt op het leren leven met hiv en de kwaliteit van het leven.

Counseling

Counseling is het begeleiden van de patiënt bij het maken van verantwoorde keuzes en het verwerken of accepteren van een ongewenste situatie. Het is een communicatiestrategie die ervan uitgaat dat mensen uiteindelijk altijd zelf verantwoordelijk zijn voor hun keuzes en dat de hulpverlener dit keuzeproces ondersteunt door relevante informatie te geven op het juiste moment, en in te gaan op reacties, bezwaren en vragen.

Bron: E. van der Jagt, Wat is counseling? Soa-Bulletin, 2003.

Meneer De Waard wil allereerst een aantal praktische zaken met de verpleegkundig specialist bespreken: Aan wie vertel ik het? Moet ik mijn werkgever vertellen dat ik hiv-positief ben? Mogelijke reacties van vrienden en familie en hoe daarmee om te gaan. Hij piekert over de betekenis die seksualiteit krijgt na de diagnose aids, met name hoe relationele en seksuele contacten met zijn partner zullen verlopen. Zal hij problemen ervaren die te maken hebben met een verminderde behoefte aan seks of vermijding van seks enerzijds en anderzijds juist een verhoogde behoefte aan steun, troost, intimiteit en niet-seksueel lichamelijk contact? Is de kwaliteit van de communicatie binnen zijn relatie groot genoeg om zich aan te passen aan de nieuwe situatie, zeker nu de partner seronegatief blijkt te zijn?

De verpleegkundige geeft aan dat het belangrijk is seksuele problemen bespreekbaar te maken, en in latere consulten hierop terug te komen. Indien nodig zijn er in de toekomst mogelijkheden tot verwijzing naar een psycholoog/seksuoloog, maar dat is op dit moment niet aan de orde.

Tabel 7.1 Standaard voor patiënten opgenomen met Pneumocystis jiroveci pneumonie.

diagnose	doel	interventie
voedingstekort als gevolg van: misselijkheid en braken (medicatiegeïnduceerd); anorexia; kortademigheid; verandering in de smaaksensatie (door medicatie); verhoogde nutritionele behoefte	voldoende intake van voeding, zichtbaar door gewichtstoename	diëtistverwijzing; kleine, frequente, makkelijk verteerbare maaltijden; voedingssupplementen; anti-emeticum; favoriet voedsel; aan tafel eten; zoetigheid; zo nodig enterale voeding

diagnose	doel	interventie
gevaar voor infecties als gevolg van verzwakt immuunsysteem	beschermen tegen mogelijke infecties, zodat immuunsysteem zich herstelt	bij temperatuur > 38 °C: bloedonderzoek; dagelijkse controle leukocyten en differentiatie; bij flebitis infuus verwijderen; handhygiëne handhaven;
dreigend vochttekort als gevolg van vochtverlies door: zweten (koorts), braken, tachypneu, diarree	handhaven homeostase	intake en output bijhouden; toediening NaCl i.v.; anti-emeticum; onderzoek feces/infecties; medicamenteus behandelen diarree
dreigend onvoldoende perifere weefselperfusie door hypoxie	voldoende weefselperfusie; zuurstofsaturatie > 90%; cyanose opheffen of voorkomen	saturatie > 90% handhaven; 4/24 uur O_2-saturatie controleren; ademfrequentie per minuut opnemen
risico decubitus door: bedrust; cachexie; hypoxie	intacte schone en droge huid behouden	huid inspecteren; mobiliteit verhogen; druk-, trek- en schuifkrachten verlagen
mogelijk veranderingen in de renale productie door intrarenale schade als gevolg van medicijngebruik	nierschade voorkomen; creatinine binnen de normaalwaarden houden; geen eiwit of bloed in de urine	eenmaal daags serumcreatinine controleren; als creatinine stijgt, stoppen met cotrimoxazol
sociale isolatie als gevolg van psychosociale impact van de diagnose hiv	sociale contacten onderhouden; voldoende sociale interactie bewerkstelligen	enkele vrienden aanmoedigen te spreken over hiv-status; familie en vrienden ondersteuning aanbieden

Literatuur

Jong JTE de, Zaagman-Buuren MJ van, Vries DJM de, Jüngen, IJD. Interne Geneeskunde. Houten: Bohn Stafleu van Loghum, 2007.
Nederlandse Vereniging van AIDS Behandelaren (NVAB), Nederlandsche Internisten Vereniging. Richtlijn Antiretrovirale behandeling. Herziene versie december 2007.
Schadé A, Boenink AD, Danner SA (red). Handboek HIV en psychische Klachten. Utrecht: De Tijdstroom, 2010.
Smeltzer SC, Bare BG, Hinkle JL, Cheever KH. Brunner, Brunner & Suddarth's Textbook of Medical-Surgical Nursing, 11th ed. Philadelphia: Lippincott Williams & Wilkins, 2008.

Websites

www.aidsfonds.nl
www.sanquin.nl Stichting Sanquin Bloedvoorziening
www.wip.nl Werkgroep Infectie Preventie
www.vchiviaids.venvn.nl VCHA, verpleegkundig consulenten hiv en aids

8 Huidaandoeningen

P.C.M. Eland-de Kok en J. Huizinga

8.1 Constitutioneel eczeem

8.1.1 INLEIDING

Eczeem is een steriele ontstekingsreactie van de huid die veroorzaakt wordt door inwerking van één of meer externe en interne factoren. Eczeem is de verzamelnaam voor diverse huidziekten met eenzelfde soort huiduitslag. Eczeem gaat gepaard met roodheid (erytheem), blaasjes (vesikels), bultjes (papels), schilfering en jeuk.

Mensen worden zelden in het ziekenhuis opgenomen vanwege hun eczeem. Als er sprake is van een opname, dan is dat vaak in een academisch ziekenhuis. Meestal is de behandeling poliklinisch, waarbij steeds vaker de verpleegkundige begeleiding biedt aan de patiënten met eczeem in het streven naar adequaat zelfmanagement. Eczeem komt ook voor bij patiënten die om een andere reden zijn opgenomen in het ziekenhuis. Het is goed dat de verpleegkundige tijdens de opname ook aandacht heeft voor de huidaandoening en de gevolgen ervan voor de patiënt.

Er worden verschillende typen eczeem onderscheiden op grond van hun pathogenese. Eerst worden kort enkele veelvoorkomende vormen van eczeem beschreven. Vervolgens wordt uitgebreid ingegaan op constitutioneel eczeem: wat constitutioneel eczeem is, hoe het behandeld kan worden en wat de verpleegkundige diagnoses en interventies kunnen zijn.

8.1.2 ECZEEM

Er zijn verschillende soorten eczeem. Eczeem wordt gekenmerkt door het gelijktijdig aanwezig zijn van roodheid, blaasjes, papels, schilfering en jeuk. Eczeem is niet infectieus. De meest voorkomende soorten zijn: contacteczeem, seborroïsch eczeem, asteatotisch eczeem en constitutioneel eczeem. Contacteczeem is te verdelen in allergisch contacteczeem en ortho-ergisch contacteczeem. Bij allergisch contacteczeem wordt de ontsteking uitgelokt door contact van de huid met een stof waarvoor contactallergie bestaat en die van buitenaf de huid binnendringt en daar het afweersysteem in de huid activeert. Het afweersysteem is bij contactallergisch eczeem in het verleden al eens in contact geweest met een bepaalde stof (het allergeen) en heeft daarop de mogelijkheid ontwikkeld om in het vervolg met ontsteking te reageren. Contacteczeem ziet er meestal uit als 'gewoon' eczeem. Er zijn veel stoffen die een contactallergie kunnen veroorzaken. De meest voorkomende allergenen zijn onedele metalen (bijvoorbeeld nikkel), rubberbestanddelen en cosmeticaconserveringsmiddelen. Bekende voorbeelden zijn eczeemplekken op de buik door nikkelen knopen van spijkerbroeken of eczeem aan de oorlellen door oorbellen.

In 80% van de gevallen zijn de handen aangetast en het gezicht vaak rond de ogen. Meestal zijn allergietests (plakproeven) nodig om de stof waarvoor de allergie bestaat te identificeren.

Ortho-ergisch contacteczeem

Deze vorm wordt veroorzaakt door beschadiging van de huid door inwerking van irriterende stoffen. Deze stoffen veroorzaken bij contact met de huid celbeschadiging. Hier zijn geen immunologische processen bij betrokken. Dit is bij volwassenen de meest voorkomende huidaandoening op handen en armen en ontstaat door stoffen die de huid door een directe inwerking beschadigen. Deze vorm komt vaak voor bij mensen die (beroepsmatig) veel in contact komen met water, zeep, afwasmiddelen, schoonmaakmiddelen of agressieve stoffen uit de industrie. Als deze stoffen zeer regelmatig en van wisselende tijdsduur in contact met de huid zijn, kan eczeem ontstaan. Ortho-ergisch eczeem komt voornamelijk aan de handen voor. In eerste instantie ontstaan rode, schilferende plekken. Bij voortdurend contact met de hierboven genoemde irritantia ontstaan kloven en krijgt het eczeem een chronisch karakter. De behandeling van dit eczeem bestaat uit het (zoveel mogelijk) voorkomen van contact met de irriterende stoffen, de huid invetten en handschoenen dragen. Het eczeem zelf wordt behandeld met een dermatocorticosteroïd (Sillevis Smitt et al., 1998).

Seborroïsch eczeem

Deze vorm van eczeem kenmerkt zich door het optreden van erytheem en schilfering op plaatsen met veel talgklieren, hoofd, gezicht en hals. Het gist *Pityrosporum ovale* speelt hierbij een belangrijke rol. De aandoening komt vaker voor bij mannen en het heeft twee pieken in voorkomen, te weten in de eerste drie maanden na de geboorte en tussen achttien en veertig jaar. Seborroïsch eczeem is een schilferende en licht jeukende huidafwijking. De meest voorkomende lokalisaties zijn: de plooien langs de neus, wenkbrauwen en de haarlijn langs het voorhoofd, oogleden en oorschelpen, borst en rug tussen de schouderbladen en het behaarde hoofd. Het belangrijkste aspect van de behandeling is het reduceren van de hoeveelheid gist op de huid. Hiervoor zijn speciale antigistcrèmes en -shampoos in de handel.

Asteatotisch eczeem

Dit eczeem wordt ook wel craquelé-eczeem genoemd. Er ontstaan ten gevolge van bijvoorbeeld vaak wassen met water en zeep of een droge omgevingslucht barstjes in de hoornlaag. Men ziet een droge, rode, gebarsten huid, die veel jeuk geeft. Het komt vrij veel voor, met name aan de onderbenen van oude mensen. Bij deze vorm van eczeem en bij alleen al een droge huid is het advies om niet te heet en niet te vaak te wassen, douchen of baden en geen zeep te gebruiken maar een badolie. De droge huid wordt ingevet met een basiszalf en als dat nodig is behandeld met een dermatocorticosteroïd (Sillevis Smitt et al., 1998).

Constitutioneel eczeem (CE)

Constitutioneel eczeem is de bekendste vorm van eczeem. Constitutioneel eczeem is een chronische multifactorieel bepaalde aandoening en maakt deel uit van het atopisch syndroom (atopie), waarbij persoonlijke of familiaire aanleg de belangrijkste factor is om dit syndroom te krijgen.

In totaal zijn er in Nederland ongeveer 400.000 mensen met constitutioneel eczeem. Het komt veel voor bij jonge kinderen. De prevalentie neemt af met de leeftijd. Circa 1 op de 5 jonge eczeempatiënten heeft ernstig eczeem.

De aanleg voor CE blijft altijd bestaan, evenals de droge huid. De klachten kunnen echter verdwijnen. Op vierjarige leeftijd is 40 tot 50% van de patiënten klachtenvrij. Bij 75% is voor de puberteit het eczeem weg. Een derde van de patiënten die klachtenvrij waren, krijgt na de puberteit opnieuw klachten.

8.1.3   DIAGNOSE VAN ECZEEM

De diagnose eczeem is een klinische diagnose, die gesteld kan worden op basis van de anamnese en het lichamelijk onderzoek. Jeuk moet aanwezig zijn om de diagnose constitutioneel eczeem te kunnen stellen. Drie nevencriteria moeten aanwezig zijn voor de diagnose:

- een voorgeschiedenis van huidafwijkingen in huidplooien, zoals elleboogplooien, knieholten, op de enkels of in de nek, bij kleine kinderen op de wangen;
- astma of hooikoorts (of bij een eerstegraads familielid);
- droge huid in het afgelopen jaar;
- de aandoening is begonnen onder de leeftijd van twee jaar (geldt niet bij kinderen onder de vier);
- zichtbare huidafwijkingen in de huidplooien (of bij kinderen onder de vier jaar op wangen, voorhoofd, strekzijden van ledematen).

Atopisch syndroom

Constitutioneel eczeem maakt deel uit van het atopisch syndroom. Atopie is een erfelijke vorm van overgevoeligheid, waarbij immunoglobuline een rol speelt. Door een overdreven reactie van het lichaam op bepaalde onschuldige stoffen, allergenen, ontstaat een ontstekingsreactie in het lichaam. Die ontstekingsreactie kan zich uiten op verschillende plekken:
- in de huid presenteert het zich als eczeem;
- in de slijmvliezen van neus en ogen als rhinoconjunctivitis (hooikoorts);
- in de luchtwegen als astma;
- in de slijmvliezen van het maag-darmkanaal als voedselallergie.

Vaak komt binnen een familie bij verschillende personen eczeem, hooikoorts, astma en/of voedselallergie voor.

8.1.4 OORZAKEN EN VERSCHIJNSELEN VAN CONSTITUTIONEEL ECZEEM

Zowel allergische als niet-allergische factoren spelen een rol. Een combinatie van factoren speelt een rol bij het ontstaan van eczeem. De belangrijkste hierin is de aanleg, daarnaast kunnen soms allergenen een rol spelen, maar vooral ook niet-allergenen. We noemen dit ook wel irriterende of beïnvloedende factoren.

Irriterende of beïnvloedende factoren
- water;
- zeep;
- droge huid;
- droge lucht;
- warmte;
- fel zonlicht;

- transpiratie;
- psychische gesteldheid;
- algehele conditie zoals ziek-zijn;
- wol;
- alcohol;
- stress.

Allergenen

Bij een allergische aandoening reageert het lichaam op bepaalde stoffen, allergenen, alsof het om gevaarlijke indringers gaat. Het lichaam vertoont een overdreven afweerreactie op deze tamelijk onschuldige stoffen. De relatie tussen constitutioneel eczeem en allergenen is niet eenduidig. Er zijn veel factoren van invloed op het eczeem. Allergenen zijn een van de factoren die, in combinatie met andere factoren, het eczeem kunnen verergeren.

Verschijnselen van constitutioneel eczeem

Zowel de lokalisatie als de verschijningsvorm is afhankelijk van de leeftijd van de persoon en het stadium waarin het eczeem verkeert. Vanaf de geboorte is de gehele huid droog, soms al met jeuk. Vanaf twee tot drie maanden ontstaat vaak jeuk bij een acuut (nattend) eczeem op het gelaat, de behaarde hoofdhuid, romp en de strekzijde van de armen en benen. Het 'narcosekapje' in het gelaat en het luiergebied blijft meestal vrij. Vanaf de leeftijd van één jaar tot ongeveer veertien jaar is het eczeem meer aanwezig rondom de ogen, in de elleboogholten/knieholten, polsen en enkels.

Vanaf de leeftijd van veertien jaar presenteert het zich vaak als chronisch terugkerend eczeem met periodes van rust en verergeringen. Vaak zijn dan het gelaat, hals en nek aangedaan en andere lichaamsdelen: de romp en ledematen (afb. 8.1).

Fasen van eczeem

Eczeem kan grofweg in twee fasen worden onderverdeeld: acuut en chronisch. Bij een acuut eczeem is de huid rood en gezwollen en voelt warm aan. De patiënt heeft het gevoel 'in brand' te staan. Er zijn bultjes (papels) en blaasjes (vesikels) op de huid aanwezig. Sommige vesikels zijn open en scheiden vocht af, het zogenoemde 'natten'. Een acute aanval duurt enkele dagen tot enkele weken. Daarna drogen de vesikels in en ontstaan korstjes, de huid is droog en schilferig en wordt minder rood.

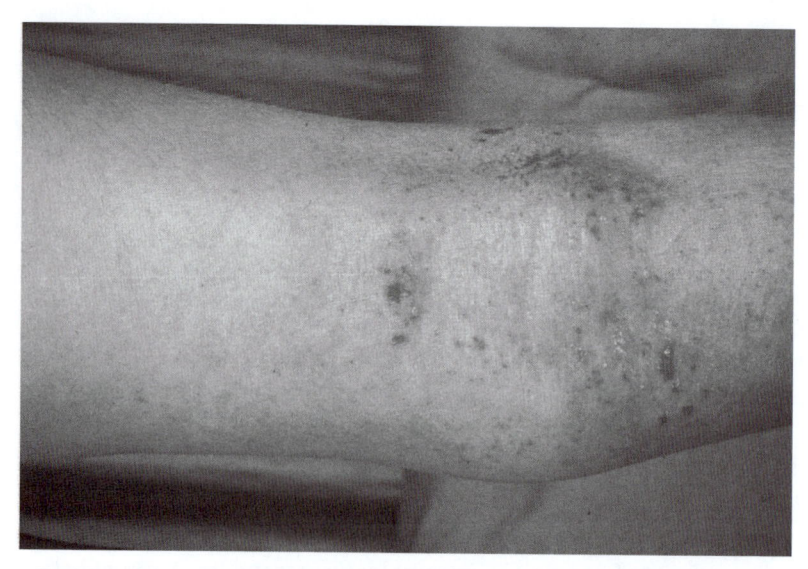

Afbeelding 8.1 *Constitutioneel eczeem in de elleboog met krabeffecten.*

Bij een chronische fase van eczeem neemt de roodheid af, de schilfering toe en is de huid wat dikker. De huidlijnen worden grover dan normaal (lichenificatie). In de stugge en/of droge huid kunnen kloven ontstaan.

De verschijnselen van de chronische en de acute fase van eczeem kunnen na elkaar maar ook tegelijkertijd voorkomen. Daarnaast kent eczeem een wisselend verloop, met betere en slechtere periodes. Een van de belangrijkste klachten van eczeem is (soms hevige) jeuk. Door wrijven en krabben neemt de jeuk toe. Veel krabben leidt vaak tot wonden. Zo ontstaat er gemakkelijk een vicieuze cirkel. Jeuk kan het dagelijkse leven ingrijpend beïnvloeden.

8.1.5 GEVOLGEN VAN ECZEEM

Er is veel onderzoek gedaan naar de psychosociale gevolgen van CE. Hoewel de literatuur niet eenduidig is in de aard van de gevolgen, wordt wel duidelijk dat CE impact heeft en dat patiënten met CE een lagere kwaliteit van leven ervaren. De gevolgen van CE op psychosociaal functioneren en kwaliteit van leven zijn onderzocht in populaties van kinderen, ouders en volwassenen.

Kinderen

Veel gerapporteerde problemen bij kinderen zijn slaapproblemen, ook gerelateerd aan jeuk, gedragsveranderingen en angst. Bij gedragsveranderingen kun je denken aan prikkelbaarheid, huilen, druk zijn. Ook ervaren kinderen in de schoolleeftijd sociale isolatie door negatieve reacties van de buitenwereld of beperkingen bij bijvoorbeeld zwemmen en in bad gaan.

Ouders

Ook ouders ervaren slaapproblemen en vermoeidheid door het verstoorde slaappatroon van hun kind. Gevolgen voor de emotionele gezondheid zijn onder meer schuldgevoelens en zelfverwijten als de ouders zelf atopisch zijn. Ook hebben ouders zorgen over allergieën, effecten van medicatie en de ontwikkeling van hun kind. De zorg voor het kind leidt tot werkverzuim en beperkingen in de sociale activiteiten (zoals zwemmen) van het gezin.

Volwassenen

Ook volwassen patiënten met CE rapporteren slaapproblemen. Depressieve klachten en sociale angst komen voor. De zichtbaarheid van CE kan gepaard gaan met schaamtegevoelens. Schaamte kan de patiënt belemmeren in het dagelijks leven. Het kan onzeker maken en het gevoel van eigenwaarde beïnvloeden. Het hebben van eczeem en het vaak moeten zalven, betekenen een belasting voor het dagelijks leven. Jeuk, pijn, slecht slapen, verminderde concentratie en krabgedrag zijn klachten die stress op kunnen leveren. Ook de mogelijke irritatie die dat in de omgeving oplevert, speelt hierbij een rol. Leven met eczeem kan ook doorwerken op relaties. Een actief eczeem vraagt veel energie en de patiënt heeft extra tijd nodig voor behandeling en voor zichzelf. Dit kan onbegrip bij de partner geven en spanningen in de relatie.
De huid is een tastorgaan. Warmte en aanraking van de huid met CE kunnen leiden tot extra jeuk, wat gevolgen kan hebben voor de beleving van seksualiteit. Ook dit kan spanningen geven. In de thuissituatie kunnen woonomgeving en activiteiten soms zo aangepast worden, dat het eczeem hanteerbaar is. Dit is in de werkomgeving vaak moeilijker. De patiënt is afhankelijk van de mogelijkheden op de werkplek en van de bereidheid van werkgever en collega's om hieraan mee te werken. Bezigheden of hobby's kunnen CE verergeren. Soms zijn alternatieven mogelijk of nodig.

8.1.6 BEHANDELING VAN CONSTITUTIONEEL ECZEEM

De behandeling van CE kan bestaan uit:
- lokale behandeling met medicinale en indifferente zalven of lichttherapie;
- systemische therapie, zoals:
  - immunosuppressiva, om eczeem te behandelen;

- antibiotica, om secundaire infecties te behandelen;
- antihistaminica om symptomen als jeuk te bestrijden;
– voorlichting en begeleiding.

Lokale behandeling

Lokale therapie is een belangrijke eerste stap in de behandeling van constitutioneel eczeem. De lokale therapie bestaat uit:
– dermatocorticosteroïden;
– lokale immunomodulatoren;
– utravioletlichttherapie;
– teerderivaten.

Dermatocorticosteroïden zijn de eerste keuze bij de behandeling van eczeem. Deze middelen remmen de ontsteking in de huid, waardoor roodheid en jeuk afnemen. Dermatocorticosteroïden zijn er in verschillende klassen (klasse 1 zwakste en klasse 4 sterkste). Voorbeeld van klasse 1 is hydrocortison 1% en van klasse 2 triamcinolonacetonide 0,1%. Ze zijn er ook in verschillende soorten basisproducten (zalf, crème of lotion). De keuze voor een bepaald middel is onder andere afhankelijk van de ernst van het eczeem en de huidgebieden die aangedaan zijn. Voor de behandeling van eczeem kan gestart worden met een lage klasse om bij onvoldoende resultaat een sterker werkend dermatocorticosteroïd voor te schrijven. In de acute fase van een ernstig eczeem heeft het de voorkeur direct te beginnen met een sterk werkend dermatocorticosteroïd (klasse 3 of 4), zodat de ontsteking in de huid snel en krachtig wordt onderdrukt.

Vaak wordt voor plaatsen waar de huid een andere samenstelling heeft, een minder sterk dermatocorticosteroïd voorgeschreven of een lagere frequentie gebruikt. Deze plaatsen zijn het gelaat, rondom de ogen en in huidplooien. Van belang is de hoeveelheid zalf goed te doseren (zie kader).

Dosering dermatocorticosteroïd

De fingertip unit (Long, 1991) wordt gebruikt om de patiënt te informeren over de hoeveelheden dermatocorticosteroïd die hij mag smeren per lichaamsdeel. De fingertip unit (FTU) of vingertopdosering (VTD) is de hoeveelheid zalf uit de tube vanaf de top van de wijsvinger tot het eerste gewricht (afb. 8.2). Eén FTU/VTD komt overeen met ongeveer 0,5 g crème of zalf, wat voldoende is om de oppervlakte van een hand (150 cm^2) volledig in te smeren (tabel 8.1).

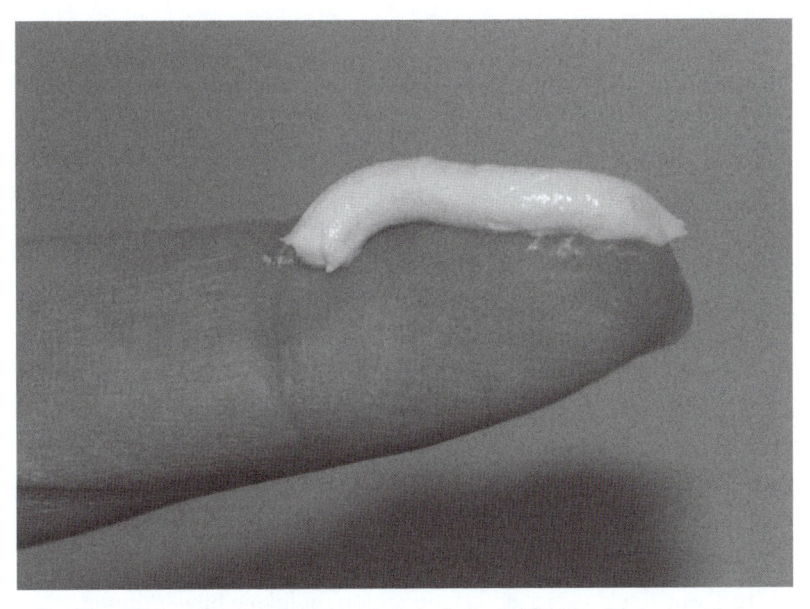

Afbeelding 8.2 Vingertopdosering (VTD): de hoeveelheid zalf uit een tube vanaf de vingertop tot aan het eerste vingerkootje (bron: www.huidinfo.nl/vingertopeenheid.html).

Tabel 8.1	VTD bij volwassenen.						
hoofd + hals	hand	arm	been + voet	borst + buik	rug + billen	hele lichaam	
2,5	1	3	8	7	7	40	
hals/nek	handrug	elleboogplooi	knieholte	buik	billen		
1/0,5	0,5	0,5	0,5	3	3		

Afbouwen van dermatocorticosteroïden

Na de start van een intensieve behandeling is vaak binnen één tot twee weken duidelijke verbetering zichtbaar. Het is van belang de behandeling bij voldoende verbetering geleidelijk af te bouwen. Plotseling stoppen met corticosteroïdzalf kan een reboundeffect geven. Er zijn verschillende mogelijkheden om af te bouwen. In de CBO-richtlijn wordt de voorkeur gegeven aan afbouwen in dezelfde klasse met een pulseschema (een aantal dagen achter elkaar wel, een aantal dagen niet gebruiken). Het is ook mogelijk om af te bouwen naar een lagere klasse en dan later over te gaan op het pulseschema. Als laatste kan er ook worden gekozen voor een behandeling om de dag.

Bijwerkingen van de dermatocorticosteroïden
Lokale bijwerkingen van dermatocorticosteroïden zijn bekend uit de praktijk. De meest genoemde zijn:
- atrofie (dunner worden van de huid);
- teleangiëctasieën (zichtbare haarvaatjes);
- haargroei;
- papulopustels (puisten);
- striae;
- dermatitis perioralis (een eruptie rond de mond, kin en wangen die bestaat uit roodheid en puistjes).

Wanneer dermatocorticosteroïden goed worden gebruikt, kunnen bijwerkingen sterk beperkt worden. De aanbeveling in de CBO-richtlijn luidt dan ook dat behandelaars patiënten dienen te informeren dat het langdurig gebruik van een klasse 1 of klasse 2 dermatocorticosteroïd zelden zal leiden tot lokale bijwerkingen. Ook het intermitterend gebruik van een klasse 3 zal zelden leiden tot lokale bijwerkingen. Bovendien zijn de meeste bijwerkingen reversibel. Het onderdrukken van de ontsteking in de huid is van belang: als de huid onvoldoende behandeld wordt, raakt deze zeker beschadigd door het eczeem en het krabben.

Topische immunomodulatoren (TIM's)
TIM's zijn een alternatief voor dermatocorticosteroïden als lokale anti-inflammatoire behandeling van CE. Er zijn twee soorten TIM's die geschikt zijn voor de behandeling van mild tot matig eczeem, met name voor patiënten die onvoldoende reageren op andere lokale therapieën en voor patiënten die bijwerkingen ondervinden van dermatocorticosteroïden. De twee TIM's zijn: tacrolimuszalf 0,1 en 0,03% (Protopic®) en pimecrolimus 1% crème (Elidel®). TIM's zijn ontstekingsremmend (anti-inflammatoir), oraal worden ze gebruikt om afstoting bij transplantaties te voorkomen.

Indifferente middelen
Bij CE is er vaak sprake van een droge huid. Vette, indifferente middelen (ook wel neutrale - of onderhoudszalven genoemd) en badoliën worden in de praktijk vaak als onderhouds- of basistherapie toegepast. Ze zorgen ervoor dat de huid vet blijft, niet uitdroogt en bescherming biedt tegen prikkels van buitenaf. Er bestaan verschillende soorten indifferente middelen, die voornamelijk verschillen in de hoeveelheid vet en water. Een zalf (unguentum) bevat het meeste vet en het minste

water (geschikt voor heel droge huid); een lotion bevat veel water en weinig vet (geschikt voor behaarde delen); een crème (cremor) zit qua samenstelling tussen een zalf en een lotion in. De keuze voor een bepaald basisproduct is sterk afhankelijk van de conditie van de huid, het seizoen en de persoonlijke voorkeur van de patiënt. Er is geen beperking in het aantal keren dat het middel per dag wordt aangebracht. Veel toegepaste indifferente middelen zijn: vaseline-lanettecrème FNA, unguentum of cremor cetomacrogolzalf FNA, lanettezalf FNA, unguentum leniens, vaseline-cetomacrogolzalf, paraffine in cremor cmc, paraffine/vaseline ana. Geadviseerd wordt om de patiënt een aantal middelen te laten uitproberen om na te gaan wat het beste bij hem past.

Overige behandelingen
Voor de behandeling van secundaire infecties zijn antibioticazalven, -crèmes of -tabletten geïndiceerd. Antiseptica zoals Betadinescrub® of Hibiscrub® worden gebruikt om de huid te desinfecteren en te reinigen. Huidinfecties door virussen, zoals een herpesinfectie, worden behandeld met antivirale middelen. Indien lokale therapieën onvoldoende effect hebben, kan bij volwassenen ultravioletlicht worden toegepast, zoals UVA1, bad-PUVA en small band UVB.
Teer is een al zeer lang gebruikt middel bij constitutioneel eczeem. Teerzalven (liquor carbonis en pix lithantracis) hebben een anti-inflammatoire werking en zijn effectief in de behandeling van CE. Een behandeling met teerzalf schrijft de arts tegenwoordig minder vaak voor vanwege de gebruiksonvriendelijkheid (geur en kleur) en vanwege de vaak goede resultaten met dermatocorticosteroïden. Ook staan de eventueel carcinogene en teratogene (schadelijk in zwangerschap) effecten van het gebruik van teerderivaten ter discussie.
Antihistaminica worden vaak voorgeschreven ter bestrijding van de jeukklachten. In de CBO-richtlijn Constitutioneel Eczeem geeft de werkgroep aan dat er alleen plaats is voor sederende antihistaminica in de behandeling van CE.
Bij patiënten met ernstig eczeem, die onvoldoende reageren op intensieve zalftherapie, eventueel in combinatie met lichttherapie, is het mogelijk te behandelen met sterke ontstekingsremmende medicijnen in tablet- of capsulevorm, de zogenoemde orale immunosuppressieve middelen. Deze medicijnen worden gebruikt bij de behandeling van afstotingsreacties na orgaantransplantaties of bij aandoeningen als astma, reuma of de ziekte van Crohn.

Het bekendste middel is prednison. Dit middel wordt over het algemeen in korte kuren voorgeschreven. Orale corticosteroïden zijn effectief en kunnen als acute interventietherapie bij exacerbaties worden overwogen. De kans op bijwerkingen bij langdurig gebruik is aanzienlijk. Ook middelen als ciclosporine en azathioprine of mycofenolzuur kunnen ingezet worden bij ernstige, moeilijk behandelbare eczemen. Gebruik van deze middelen vereist intensieve controles van onder andere bloedwaarden (CBO-richtlijn, 2006).

8.1.7 VERPLEEGKUNDIGE ZORG

Constitutioneel eczeem is een chronische huidaandoening. Een patiënt met een chronische aandoening staat voor de taak: 'balans te vinden tussen de eisen die de ziekte en behandeling aan hem stelt en de eisen die het leven stelt' (Grypdonck, in: Pool & Egtberts, 2001). De patiënt staat voor de opgave om de ziekte, het eczeem, en de gevolgen daarvan een plaats te geven in het leven. Daarbij wordt gestreefd naar adequaat zelfmanagement, wat inhoudt dat de patiënt zelf beslist hoe hij vormgeeft aan de eisen die de ziekte aan hem stelt. Daarom is informatie nodig over de het doel van de voorgeschreven behandeling en leefregels, maar ook over de consequenties van het afwijken daarvan. Veel voorkomende verpleegkundige diagnoses bij patiënten met eczeem zijn: jeuk, verstoord slaappatroon, therapieontrouw en ineffectieve coping.

Jeuk

Al sinds 1660 wordt jeuk gedefinieerd als een onplezierig gevoel dat aanzet tot de behoefte om te krabben (Gieler, 2002). De diagnose jeuk wordt beschreven door Carpenito (2002, p. 175) als 'impaired comfort related tot pruritus'. De etiologie van jeuk als het gaat om eczeem, is de chronische huidaandoening. Bepalend kenmerk van jeuk is krabben, wrijven of schuren of verbale uitingen van jeuk. Samenhangende factoren zijn krabeffecten op de huid, zoals een huiddefect, korstjes, vergroving van het huidoppervlak, droge huid en psychosociale klachten als slaapproblemen, vermoeidheid, gevoelens van stress en een veranderde stemming (Eland & Van Os, 2008).

De belangrijkste behandeling van jeuk is de behandeling van het eczeem. Voorlichting, aangepast aan de kennis en de ervaring van de patiënt, is een belangrijke interventie. Daarbij gaat het om de volgende thema's:
- het ziektebeeld CE: wat is het, oorzaken, gevolgen, chroniciteit, exacerbaties;

- behandeling van CE: corticosteroïden, teerzalven, systemische medicatie, lichttherapie;
- techniek van het zalven, afbouwschema's;
- techniek van huidverbinden;
- verzorging van de droge huid: douchen/baden, huidverzorgingsproducten, toepassen van indifferente middelen.

Als het gaat om jeuk, is informatie nodig over wat jeuk is, de gevolgen van jeuk en interventies om met jeuk om te gaan. Maatregelen om jeuk te verlichten zijn: verkoelen van de huid met bijvoorbeeld coldpacks of mentholzalf, afleiding zoeken en medicatie zoals sederende antihistaminica. Interventies om gevolgen van krabben te beperken zijn de nagels kort en schoonhouden, handschoenen in de nacht bij krabben in de slaap en de huid bedekken, bijvoorbeeld door het dragen van een verbandpak.

Psychosociale begeleiding van de patiënt met jeuk is nodig om hem te ondersteunen in het omgaan met de gevolgen van jeuk. Aanvullend op de medische behandeling, voorlichting en begeleiding zijn cognitieve gedragsinterventies mogelijk. Zo'n interventie is bewustwordingstraining, waarbij de patiënt een aantal dagen een dagboek bijhoudt om inzicht te krijgen in de mate waarin en omstandigheden waaronder jeuk optreedt. Vervolgens kan de patiënt door een stapsgewijs programma (habit reversal) leren om het krabben te verminderen. Relaxatie wordt aanbevolen bij slaapproblemen of als er sprake is van gevoelens van stress door de jeuk of door de huidaandoening (Eland & Van Os, 2008).

Verstoord slaappatroon

Een verstoord slaappatroon wordt omschreven als een verstoring van de hoeveelheid en kwaliteit van de slaap (Nanda, 2003; Gordon, 2008). Bepalende kenmerken zijn onder meer langdurig waken en moeite met inslapen. Samenhangende factoren zijn psychologische factoren als piekeren of spanning en lichamelijk ongemak als jeuk en depressieve gevoelens, die ook als gevolg van CE optreden.

Adequate behandeling van de huidaandoening leidt tot een vermindering van de jeuk, wat mogelijk leidt tot een verbetering van het slapen. Sederende antihistaminica verminderen jeuk en bevorderen de slaap. Ook ontspanningsoefeningen kunnen spanning verminderen, afleiding geven van bijvoorbeeld piekeren en jeuk en daarmee het slapen bevorderen.

Therapieontrouw

Therapieontrouw wordt gedefinieerd als het niet opvolgen van een aanbevolen behandeling hoewel de patiënt zich daar eerder wel toe bereid heeft verklaard (Nanda, 2003; Gordon, 2008). Bepalende kenmerken zijn onder meer complicaties of verergering van symptomen. Samenhangende factoren zijn bijvoorbeeld de intensiteit van het plan en kennis, vaardigheden en opvattingen van de patiënt. Als het gaat om de behandeling met dermatocorticosteroïden komt een corticofobie, angst voor de mogelijke bijwerkingen van de corticosteroïden, veel voor. Vaak is deze corticofobie de reden van het niet goed behandelen van het eczeem, waardoor men het eczeem niet onder controle krijgt. Uit onderzoek blijkt dat een goede arts-patiëntrelatie en duidelijke voorlichting over het gebruik van dermatocorticosteroïden de angst kan verminderen.

Therapieontrouw kan ook samenhangen met het gebruik van de indifferente zalven. Vette zalven, bijvoorbeeld in het gelaat, geven een glimmende huid. Door de patiënt verschillende indifferente zalven te laten uitproberen, kan de patiënt die zalf kiezen, die het beste bij hem of haar past, dat bevordert het gebruik van de zalf.

Eczeem vraagt langdurige, intensieve verzorging van de huid, die ingepast moet worden in het dagelijks ritme van de patiënt. Om vol te kunnen houden helpt het om bedacht te zijn op risico's. Dat zijn situaties waarin het nieuwe gedrag, i.c. de dagelijkse huidverzorging, in het gedrang komt, maar ook bijvoorbeeld sombere gedachten of gevoelens waardoor de patiënt niet gemotiveerd is tot nieuw gedrag. Follow-upconsulten kunnen de patiënt helpen in het omgaan met risico's en mogelijke terugval. De verpleegkundige complimenteert de patiënt met wat wel is gelukt en schrijft mislukkingen toe aan factoren buiten de patiënt. Nieuwe kansen worden benadrukt.

Ineffectieve coping

Ineffectieve coping wordt gedefinieerd als een stoornis in het aanpassings- of probleemoplossend vermogen (Nanda, 2003; Gordon, 2008). Bepalende kenmerken hierbij zijn stress, uitingen van angst of depressie. Uit onderzoek blijkt dat gevoelens van hulpeloosheid van invloed zijn op het ontstaan van psychosociale klachten bij patiënten met jeuk bij huidaandoeningen. Psychosociale gevolgen van CE zijn onder meer depressieve klachten, angst, schaamte en sociaal isolement. Ook kunnen problemen ontstaan op het werk, in relaties en in de opvoeding.

De verpleegkundige kan de patiënt ondersteunen met op maat gesneden voorlichting over CE, de behandeling en verzorging van de huid.

Bij psychosociale problemen is het van belang om gevoelens bespreekbaar te maken. Sta de patiënt bij, neem hem serieus, ga in op vragen die hij heeft en toon begrip. Steun bieden is een basishouding in de begeleiding van patiënten met eczeem.

8.2 Psoriasis

8.2.1 INLEIDING

Psoriasis is een veel voorkomende chronische huidaandoening waarbij vaak rode schilferende plekken zichtbaar zijn. Psoriasis is niet besmettelijk. De uitgebreidheid van de aandoening varieert van enkele plekken, bijvoorbeeld aan de ellebogen, tot plekken verspreid over het hele lichaam, inclusief het behaarde hoofd en de plooien. De psoriasisplekken kunnen hevige jeuk veroorzaken, maar ook pijnlijk zijn. Ook gewrichtsklachten kunnen voorkomen bij psoriasis. Het is een chronische aandoening die lichamelijke klachten zoals vermoeidheid en pijn kan geven, maar ook psychosociale gevolgen kan hebben. Gevoelens van schaamte en sociaal isolement komen voor. In deze paragraaf wordt kort beschreven wat psoriasis is, hoe het behandeld kan worden en wat de verpleegkundige zorg aan psoriasispatiënten kan inhouden.

8.2.2 KENMERKEN VAN PSORIASIS

Psoriasis is een roodschilferende huidaandoening. Het gelijktijdig optreden van roodheid (erytheem) en schilfering (squamae) is een kenmerk. Erfelijke aanleg en deels bekende en onbekende factoren spelen een rol bij het ontstaan van psoriasis.

Bij psoriasis is sprake van een verhoogde celdeling in de epidermis. De epidermis bestaat voor een groot gedeelte uit keratinocyten (hoorncellen). Deze keratinocyten ontstaan in de onderste laag van de epidermis, het stratum basale, door celdeling. Ze schuiven vervolgens langzaam op naar de buitenste laag, het stratum corneum (hoornlaag), en tijdens dit proces veranderen ze van vorm. Er worden ook bepaalde eiwitten en vetten gevormd die nodig zijn voor een goed functioneren van de hoornlaag.

Uiteindelijk blijven er platte, met hoorn gevulde celresten over, de hoornlaag. Dit proces gebeurt bij iedereen in de huid en je merkt er normaal gesproken vrijwel niks van. Het proces van aanmaak en afschilfering duurt gewoonlijk 28 tot 30 dagen.

De huid bij psoriasis

Bij psoriasis is de levensloop van de keratinocyten verstoord. Het evenwicht tussen de aanmaak van de keratinocyten in de onderste laag en het afschilferen aan de bovenkant is verstoord. Er treedt een versnelde celdeling en een verminderde uitrijping van de keratinocyten op. De normale 28 tot 30 dagen worden teruggebracht tot drie tot vijf dagen. Het stratum corneum is veel dikker door de versnelde celdeling en de verminderde uitrijping van de hoorncellen. De hoornlaag hecht zich ook minder goed met als gevolg schilfering. De dikke, witte schilferlaag geeft de kenmerkende (zilver)witte kleur aan een psoriasisplek. Ook is er sprake van een ontsteking (inflammatie) in de huid. Door de toename van ontstekingscellen en het dikker worden van de epidermis wordt de huid dikker en voelt vaster aan. Dit wordt induratie genoemd. De bloedvaten gaan wijder openstaan door de ontsteking, waardoor de huid op de psoriasisplek een rode kleur krijgt. Dit is niet altijd duidelijk zichtbaar door de witte schilfers. De diagnose wordt meestal door de huisarts gesteld op het klinische beeld. Bij twijfel over de diagnose, onvoldoende effect van de behandeling of ernstige vormen van psoriasis verwijst de huisarts naar de dermatoloog. Bij twijfel over de diagnose wordt een stukje huid weggenomen voor histologisch onderzoek (huidbiopt). Bij arthritis psoriatica verwijst de huisarts naar de reumatoloog.

Oorzaak van psoriasis

Wat precies de oorzaak van psoriasis is, is nog niet bekend, maar erfelijke aanleg speelt een rol. Er zijn enkele factoren bekend die bij mensen met deze aanleg psoriasis kunnen uitlokken of een bestaande psoriasis kunnen verergeren. Factoren die een rol kunnen spelen bij het uitlokken of verergeren van psoriasis zijn: stress, infecties, huidbeschadiging en geneesmiddelengebruik. Patiënten geven aan dat spanning, bijvoorbeeld voor een examen, of stress leidt tot een verergering van de psoriasis. Ook infecties zoals een keelontsteking of een urineweginfectie kunnen leiden tot een exacerbatie van de psoriasis. Van een aantal medicijnen wordt beschreven dat ze psoriasis kunnen verergeren: bepaalde bloeddrukmedicijnen (bètablokkers), NSAID's, het antimalariamedicijn chloroquine en lithiumcarbonaat (stemmingsstabilisator). Beschadiging van de huid van iemand met psoriasis, bijvoorbeeld door krabben of een litteken na een operatie, kan leiden tot psoriasis op die plek. Dit wordt het köbnerfenomeen genoemd.

Prevalentie van psoriasis

Psoriasis komt vrij veel voor, ongeveer 2% van de Nederlandse bevolking heeft een vorm van psoriasis. Ongeveer twee derde van de patiënten heeft een milde psoriasis met maar enkele plekken. Ongeveer een derde heeft een matige tot ernstige vorm. Psoriasis kan op elke leeftijd beginnen, maar bij 75% ontstaat het voor het veertigste jaar. Bij ongeveer 10% van de mensen met psoriasis begint het al voor het tiende levensjaar.

Verschillende vormen van psoriasis

Psoriasisplekken kunnen op het hele lichaam voorkomen, maar er zijn wel 'voorkeurslokalisaties'. Dit zijn de strekzijden van de ellebogen, de knieën en op het behaarde hoofd. Psoriasis kan ook voorkomen in de huidplooien, de gehoorgangen, de navel en aan de handpalmen en voetzolen.

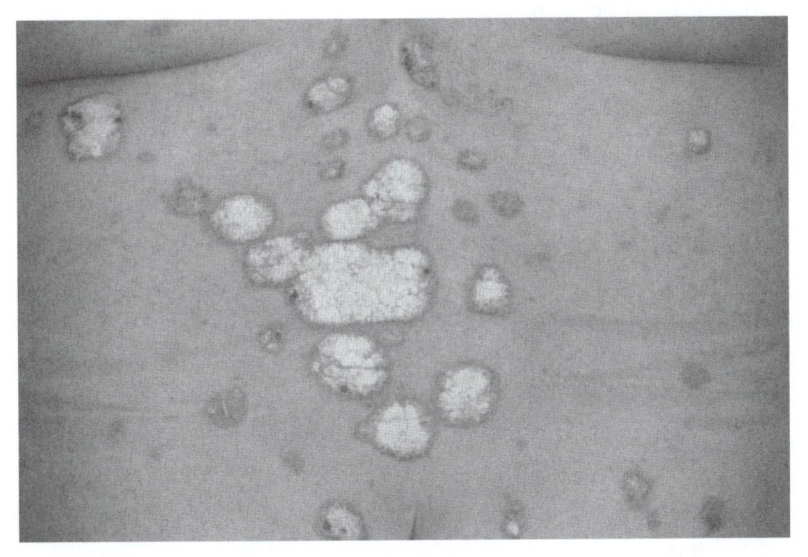

Afbeelding 8.3 Psoriasis vulgaris op de rug.

- *Psoriasis vulgaris*. De meest voorkomende vorm, ongeveer 90%, is psoriasis vulgaris (psoriasis en plaque of plaquepsoriasis; afb. 8.3). De scherp begrensde roodschilferende plekken komen over het hele lichaam voor, maar het meest op de strekzijden van de ellebogen, knieën, laag op de onderrug en het behaarde hoofd. Psoriasis van het behaarde hoofd wordt psoriasis capitis genoemd.
- *Psoriasis inversa*. Psoriasis in de huidplooien wordt psoriasis inversa genoemd. De plekken zijn rood, maar schilfers ontbreken vaak. Deze plekken kunnen een branderig, schrijnend gevoel geven, maar ook erg pijnlijk zijn.
- *Psoriasis guttata*. Bij psoriasis guttata ('druppelpsoriasis') zijn verspreid over het lichaam talrijke, zeer kleine, scherp begrensde, roodschilferende psoriasisplekjes zichtbaar. Deze vorm komt vaker

bij kinderen en jongvolwassenen voor en ontstaat vaak na een keelontsteking (streptokokkeninfectie).
- *Psoriasis unguium*. De nagels zijn bij psoriasis vaak aangedaan, psoriasis unguium. In de nagel kunnen putjes zichtbaar zijn, geel-witbruine verkleuringen (olievlekfenomeen), de nagels kunnen verdikt zijn (subunguale hyperkeratose) en de nagels kunnen aan de uiteinden loslaten (onycholysis).
- *Arthritis psoriatica*. Psoriasis kan ook samengaan met gewrichtsontstekingen. Dit wordt arthritis psoriatica (psoriasis arthropathica) genoemd. Meestal ontstaan gewrichtsklachten nadat de huidklachten al langer bestaan.
- *Pustuleuze psoriasis*. Pustuleuze psoriasis (psoriasis pustulosa) is een zeldzame vorm van psoriasis. Er zijn pustels in de psoriasisplekken zichtbaar. Bij het type Von Zumbusch zijn de pustels verspreid over het hele lichaam, patiënten kunnen hierbij ernstig ziek zijn. Bij het type van Andrews en Barber (psoriasis pustulosa palmoplantaris) zijn aan de handpalmen en voetzolen pustels zichtbaar.
- *Psoriasis universalis*. Bij psoriasis universalis (erytrodermie) is de hele huid rood en schilferend. Ook deze vorm komt zelden voor. Ziekenhuisopname is hierbij geïndiceerd, omdat bij deze vorm een groot oppervlak van de huid aangedaan is, waardoor de patiënt veel warmte en vocht verliest. Er is een risico op onderkoeling en uitdroging en er is sprake van eiwitverlies door de uitgebreide schilfering.

8.2.3 BEHANDELING VAN PSORIASIS
Behandeling
Psoriasis is niet te genezen en het beloop van de ziekte is onvoorspelbaar. De behandeling van psoriasis is zowel gericht op het onder controle krijgen van en het voorkomen van een exacerbatie van de psoriasis, als op het reduceren van de negatieve gevolgen voor de kwaliteit van leven. Veel behandelingen kunnen thuis worden uitgevoerd. Er zijn ook verschillende dagbehandelcentra waar patiënten terechtkunnen. Bij een uitgebreide ernstige of therapieresistente psoriasis kan iemand worden opgenomen in een ziekenhuis. Het zalven wordt dan tijdelijk overgenomen en er wordt eventueel systemische medicatie gestart.

> Meneer De Jong (43) is een alleenstaande man die al meer dan dertig jaar bekend is met ernstige psoriasis vulgaris. Hij is altijd werkzaam geweest als timmerman. Mede in verband met pijnklachten in zijn schouders, vingers en knieën kan hij zijn werk-

zaamheden niet meer uitvoeren. Hij is momenteel bezig met een afkeuringsprocedure, wat nogal wat spanningen veroorzaakt. Meneer De Jong is de afgelopen tien jaar ongeveer tweemaal per jaar opgenomen op de verpleegafdeling Dermatologie in verband met een exacerbatie. Hij staat onder controle van de afdeling Reumatologie in verband met zijn gewrichtsklachten. Tot op heden zijn er geen aanwijzingen gevonden voor arthritis psoriatica.
De huidige exacerbatie bestaat sinds enkele weken en is thuis niet onder controle te krijgen met lokale klasse-4-corticosteroïden en calcipotriol (vitamine-D3-derivaat). Daarnaast wordt een vette zalf gesmeerd. De plekken jeuken en meneer De Jong slaapt slecht. Hij is erg moe, de exacerbatie kost veel energie. De psoriasisplekken reageerden in het verleden goed op ditranolpasta en nabehandeling met lichttherapie (UVB) in combinatie met lokale corticosteroïden in een afbouwschema. Korte contacttherapie met ditranol in dagbehandeling vijfmaal per week leverde onvoldoende resultaat op.
Er zijn diverse systemische orale therapieën geprobeerd. Deze werden gestaakt vanwege de bijwerkingen (leverproefstoornissen, vermoeidheidsklachten, toename gewrichtsklachten) of in verband met onvoldoende verbetering van de psoriasis.

Dermatologisch onderzoek
Op het behaarde hoofd zijn scherp begrensde erythematosquameuze plaques op de haargrens en achter de oren te zien. Verspreid over het lichaam (vooral op armen, benen en rug) zijn scherp begrensde erythematosquameuze plaques zichtbaar. De schilfering is plaatjesvormig en zilverwit. In de bilnaad en de navel is erytheem te zien.

Lokale behandeling
Meneer De Jong wordt tijdens de ziekenhuisopname behandeld met ditranolpasta op de plekken eenmaal daags. Ditranol (anthraline of cignoline) heeft effect op de celdeling, de uitrijping van de hoorncellen en de ontstekingsactiviteit in de huid. Het is een zeer effectief middel, dat in verschillende concentraties gemaakt wordt. De concentratie wordt langzaam opgehoogd, bij een te snelle ophoging kan verbranding van de huid optreden. Een nadeel van ditranol is dat het onuitwasbare paarsbruine verkleuringen van kleding en beddengoed geeft. Er zijn verschillende behandelschema's voor ditranol. Bij korte contacttherapie in dagbehandeling wordt ditranolcrème op de psoriasis-

plekken gesmeerd en na een inwerktijd, variërend per ziekenhuis van 10 tot 45 minuten, weer afgewassen. Per week wordt het percentage van de crème opgehoogd.

Meneer De Jong gaat dagelijks in bad met een badolie om de schilfers los te weken. Daarnaast worden de psoriasisplekken ontschilferd met een zalf die salicylzuur bevat. Als de plekken ontschilferd zijn, kan de zalf beter inwerken. Tussendoor wordt de droge huid ingesmeerd met een vette zalf. Er zijn verschillende crèmes en zalven om de huid soepel te houden en te voorkomen dat de huid uitdroogt. Persoonlijke voorkeur speelt hierbij een rol. Overdag kan bijvoorbeeld een crème of vetcrème gesmeerd worden en voor de nacht kan een vette zalf in combinatie met een (oude) pyjama gebruikt worden. Er zijn ook speciale 'zalfpakken' op recept verkrijgbaar. De plekken op het behaarde hoofd worden voor de nacht ingesmeerd met een zalf die salicylzuur bevat om te zorgen dat de schilfers loslaten. Om de zalf goed te laten inwerken wordt 's nachts een plastic douchemutsje gedragen. Overdag worden de plekken na het haren wassen ingesmeerd met een corticosteroïdlotion. Om de plekken op het behaarde hoofd goed in te kunnen zalven worden er met een kam scheidinkjes getrokken. De plekken in de bilnaad en navel worden, in verband met het risico op verbranding door de ditranol, gezalfd met een corticosteroïdzalf in een afbouwschema. Lokale corticosteroïden onderdrukken de ontstekingsreactie en symptomen zoals jeuk. Ze worden ingedeeld in vier sterkten, van zwak naar zeer sterk werkend (klasse 1-4). Bijwerkingen kunnen zijn huidatrofie, striae en het maskeren van symptomen van parasitaire, schimmel- en bacteriële infecties. Plotseling stoppen met lokale corticosteroïden kan leiden tot reboundverschijnselen. Teerzalf, bijvoorbeeld koolteer, kan ook worden gebruikt bij de behandeling van psoriasis. Teer werkt ontstekingsremmend en jeukstillend. Het nadeel van teer is de geur en de donkere teersoorten geven vlekken in kleding en beddengoed. Bijwerkingen kunnen zijn irritatie, ontstaan van puistjes en risico op verbranding in combinatie met uv-licht. Koolteer behoort tot de groep risicovolle stoffen.

Lichttherapie

Veel mensen met psoriasis geven aan dat hun psoriasisplekken verbeteren in de zon. Uv-straling heeft een ontstekingremmende werking op de huid. Bij lichttherapie, ook wel fototherapie genoemd, worden mensen behandeld met ultraviolette stralen. Er zijn twee vormen van lichttherapie: UVB en PUVA. Een behandeling (lichtkuur) met UVB bestaat uit 25 à 30 belichtingen. Mensen gaan voor deze behandeling twee- of driemaal per week naar een polikliniek of dagbehandelcentrum Dermatologie. Er is ook een mogelijkheid om UVB-therapie thuis toe te passen. Bijwerkingen die voor kunnen komen, zijn roodheid, verbranding en droge huid met jeuk.

PUVA staat voor psoraleen-UVA. Bij deze lichtbehandeling worden psoralenen gecombineerd met UVA. Psoralenen zijn geneesmiddelen die de huid extra gevoelig maken voor UVA-licht en worden voorafgaand aan de belichting als tabletten of capsules gegeven. Ook kan het aan het badwater worden toegevoegd, dit wordt bad-PUVA genoemd. PUVA wordt ook wel fotochemotherapie genoemd. De behandeling wordt twee tot drie keer per week gedurende zes tot tien weken gedaan. De meest voorkomende bijwerkingen zijn jeuk, droge huid en verbranding van de huid. De capsules en tabletten kunnen onder andere misselijkheid, diarree en hoofdpijn veroorzaken. Na het innemen van psoraleen moeten de huid en de ogen minstens acht uur beschermd worden tegen zonlicht. Langdurige behandeling met lichttherapie kan leiden tot vroegtijdige veroudering van de huid en het risico op het ontstaan van bepaalde vormen van huidkanker is iets verhoogd.

Systemische behandeling

Voorbeelden van systemische therapieën bij psoriasis zijn: methotrexaat, ciclosporine, retinoïden (acitretine) en fumaraten (fumaarzuur). Bij meneer De Jong werd gestart met een 'biological'. Deze medicijnen worden sinds 2004 in Nederland toegepast bij mensen met psoriasis. Het zijn gemodificeerde eiwitten die zijn ontwikkeld om immunologische processen te beïnvloeden. Het zijn dure medicijnen en alleen patiënten met een matige tot ernstige plaque psoriasis die aan een aantal criteria voldoen, komen in aanmerking voor een behandeling met een biological.

Alternatieve behandelwijzen en kuren

Veel mensen met een chronische huidaandoening als psoriasis kiezen voor alternatieve behandelingen zoals homeopathie, acupunctuur of bioresonantietherapie. Er worden ook kuurreizen voor mensen met psoriasis georganiseerd, bijvoorbeeld naar de Dode Zee in Israël. In Nederland zijn ook kuurcentra waar mensen met psoriasis terechtkunnen.

8.2.4 VERPLEEGKUNDIGE ZORG
Verpleegkundige diagnoses

De gevolgen van het hebben van psoriasis worden vaak onderschat. Psoriasis kan grote gevolgen hebben voor de kwaliteit van leven van de patiënt, op zijn gevoel van eigenwaarde, zijn zelfbeeld en zijn relatie. Het ingaan op opmerkingen van patiënten en het bespreekbaar maken van problemen is een belangrijke verpleegkundige interventie. Enkele opmerkingen van psoriasispatiënten: 'Het lijkt wel of het sneeuwt als ik mijn kleren uittrek.' 'Ik durf niet met mijn kind naar het zwembad, omdat iedereen naar me kijkt.' Of: 'Mensen durven me geen hand te geven.'

Jeuk
Meneer De Jong heeft jeuk en slaapt hierdoor slecht. Hij kan zich redelijk beheersen met krabben. De jeukklachten verdwijnen na de ingestelde therapie vrij snel. Het is niet noodzakelijk om aanvullende maatregelen te nemen (zie par. 8.1.8).

Inadequate sociale interactie
Schaamtegevoelens en negatieve reacties van anderen kunnen leiden tot inadequate sociale interactie. De uitgebreidheid van de psoriasis zegt niets over het voorkomen van schaamtegevoelens. Ook patiënten met een paar plekjes kunnen veel problemen hebben en zich schamen voor zichtbare rode plekken of schilfers die loslaten. Anderen kunnen afwijzend reageren door bijvoorbeeld geen hand te willen geven, omdat ze bang zijn dat het besmettelijk is. Gevoelens van schaamte kunnen leiden tot een negatief zelfbeeld en zelfs tot sociaal isolement. Maak gevoelens van schaamte bespreekbaar. Geef informatie over het lotgenotencontact via de Psoriasisvereniging Nederland (PVN) en de Psoriasis Federatie Nederland (PFN).

Verstoord zelfbeeld en lichaamsbeeld
Gevoelens van schaamte kunnen leiden tot een negatief zelfbeeld. Reacties van anderen kunnen tot nog meer onzekerheid leiden. Daardoor kan bijvoorbeeld de drempel om naar de kapper of naar het zwembad te gaan erg hoog zijn. Kennis over de aandoening kan helpen bij het omgaan met reacties en onbegrip van anderen. Ook de onvoorspelbaarheid van de psoriasis kan leiden tot onzekerheid bij patiënten, het gevoel geen controle te hebben over je eigen lichaam. Patiënten kunnen eventueel doorverwezen worden naar een medisch maatschappelijk werker of een psycholoog voor extra begeleiding en hulp bij het leren leven met psoriasis.

Inadequate therapiediscipline

Psoriasis is een chronische huidaandoening en het kost veel tijd en energie om de huid dagelijks te verzorgen. Het ziektebeloop is niet te voorspellen. De activiteit van de psoriasis kan sterk wisselen. Periodes van spontane verbetering en verergering wisselen elkaar af. Het is belangrijk dat patiënten weten welke zalf ze waar en wanneer het beste kunnen zalven en wat de werking en bijwerkingen van de verschillende lokale en systemische therapieën zijn. Voorlichting over de aandoening en voorlichting en instructie over de behandeling kunnen helpen bij het bevorderen van zelfmanagement.

Pijn

Meneer De Jong heeft pijnlijke gewrichten (schouders, vingers, knieën) en neemt af en toe paracetamol; dit blijft beperkt tot enkele keren per maand. Sommige pijnstillers kunnen de psoriasis verergeren. De psoriasisplekken zelf kunnen ook pijnlijk zijn, bijvoorbeeld in de huidplooien. Als de huid beschadigd is, kan een verband dat niet aan de huid plakt, de huid beschermen.

Meneer De Jong ervaart spanningen als gevolg van de afkeuringsprocedure. Er wordt hem een gesprek met een maatschappelijk werker aangeboden in verband met de spanningen die hij aangeeft. Dit vindt hij niet noodzakelijk, omdat hij hier goed over kan praten met familie.

Literatuur

Amatya B, Wennersten G, Nordlind K. Patients' perspective of pruritus in chronic plaque psoriasis: a questionnaire-based study. J Eur Acad Dermatol Venereol 2008;22:822-6.

Bijl J van der. Self efficacy en diabetes educatie. Het Handboek Zorgvernieuwing. Houten: Bohn Stafleu van Loghum, 2002.

Bruijnzeel-Koomen CAFM, Sillevis Smitt JH, Boukes FS, Everdingen JJE van. Richtlijn Constitutioneel Eczeem. Ned. Tijdschr Geneesk. 23 juni 2007;151(25):1399-1402.

Carpenito LJ. Nursing diagnoses Apllication to Clinical practice, 9th ed. Philadelphia Lippincott Williams & Wilkins, 2002, pp. 175-85.

Charman CR, Morris AD, Williams HC. Topical corticosteroid phobia in patients with atopic eczema. Br J Dermatol. May 2000;142(5):931-6.

Cleveringa JP, Dirven-Meijer PC, Hartfelt-Faber G. Nonneman MMG, Weissscher P. Boukes FS. NHG-Standaard Constitutioneel Eczeem. Huisarts en Wetenschap 2006; 49(9): 458-65.

Eland P, Os H van. Eczeemportaal. Dermatologieverpleegkundigen begeleiden patiënten via de computer. TvZ Tijdschr Verpleegk 2006;5:36-9.

Eland-de Kok PCM, Van Os-Medendorp H. Jeuk. Verpleegkundige zorg voor patiënten met huidaandoeningen en jeuk. In: Achterberg T., Eliens AM, Strijbol NCM (red). Effectief verplegen 1, 3de druk. Dwingeloo: Kavanah, 2008.

Gieler U, Niemeier V, Brosig B, Kupfer J. Psychosomatic aspects of pruritus. Dermatology & psychosomatics 2002;3:6-13.

Gordon M. Handleiding verpleegkundige diagnostiek, 4^e druk. Maarssen: Elsevier, 2008.

Long CC, Finlay AY. The finger-tip unit a new practical measure. Clin Exp Dermatol 1991;16:444-7.

Kerkhof PC. Options for the treatment of psoriasis: a multifactorial approach. Clin Dermatol 2008;26(5):419-23.

Lensen G, Eland P, Versnick A. Psoriasis: verpleegkundige aspecten. Derma Novum Tijdschr huidzorg maart 2001:2-4.

Nederlandse Vereniging Dermatologie en Venereologie. Richtlijn Constitutioneel Eczeem. Utrecht: CBO, 2006.

Nederlandse Vereniging voor Dermatologie en Venereologie. Richtlijn Foto(chemo)therapie en systemische therapie bij ernstige chronische plaque psoriasis. Utrecht: CBO, 2009.

North American Nursing Diagnosis Association. Nanda verpleegkundige diagnoses, definities en classificaties 2003-2004. Houten: Bohn Stafleu van Loghum, 2003.

Pasmans SGMA. De behandeling van constitutioneel eczeem bij kinderen. Praktische Pediatrie 2007;1:19-25.

Pool A, Egtberts J. De steen de berg oprollen. Theorie en praktijk van verpleegkundige psychosociale zorg aan chronisch zieken. Utrecht: NIZW, 2001.

Psoriasis Vereniging Nederland, afdeling Noord-Brabant en Zeeland. Psoriasis Beeld Beleving Behandeling. Nijmegen: Uitgeverij De Stiel, 2002.

Rapp SR, Cottrell CA, Leary MR. Social coping strategies associated with quality of life decrements among psoriasis patients. Br J Dermatol 2001;145:610-6.

Ronda L, Jones L. Treating severe psoriasis: an update. Nursing Standard 2005;20(4): 57-65.

Schön MP, Henning-Boehncke W. Psoriasis. N Engl J Med 2005;352:1899-912.

Sillevis Smitt JH, Everdingen JJE van, Haan M de. Dermatovenereologie voor de eerste lijn, 6e geheel herziene dr. Houten/Diegem: Bohn Stafleu van Loghum, 1998.

Stichting September, Erlandsson S, Kollaard S (red). Zorgboek Psoriasis. Meppel: Giethoorn Media Groep, 2006.

Verboom P, Hakkart-Roijen L van, Sturkenboom M, Zeeuw R de, Menke H, Rutten F. The cost of atopic dermatitis in the Netherlands: an international comparison. Brit J of Dermatol 2002;147:716-24.

Williams HC. On the definition and epidemiology of atopic dermatitis. Dermatologic Clinics 1995;13:649-57.

Websites

www.cbo.nl
www.rivm.nl
http://www.fk.cvz.nl
www.dermatology.org.uk/index.asp?portal/quality/index.html
www.stichtingaquamarijn.nl/index.php
www.umcutrecht.nl/eczeemportaal
www.umcutrecht.nl/omgaan-met-jeuk
www.umcutrecht.nl/eczeem-volwassenen

www.umcutrecht.nl/eczeem-kinderen
www.huidinfo.com
www.pvnnet.nl
www.psoriasis-fn.nl
www.huidarts.info
www.huidarts.com
www.dermatologie.venvn.nl

# Hoofd-halschirurgie

E.R. Baldal

9.1 Inleiding

Kanker is een van de meest ingrijpende ziektes waarmee mensen geconfronteerd kunnen worden. Nergens in het lichaam zijn de groei van tumoren en effecten van de behandeling zo opvallend als in het gezicht of de hals. Ondanks het dragen van bijvoorbeeld een sjaal zijn de littekens te zien, het spreken is anders/moeilijker te verstaan, het tot zich nemen van voeding is niet meer als voorheen, hoesten is een veel optredend verschijnsel. Soms is het niet te voorkomen dat er een tracheacanule gedragen moet worden.

Per jaar krijgen 17 per 100.000 mensen te horen dat zij een maligne tumor hebben in het hoofd-halsgebied (Werkgroep Hoofd-Hals Tumoren www.whht.nl). Dit is 5% van alle soorten maligniteiten. Er zijn verschillende risicofactoren voor een maligniteit in het hoofd-halsgebied. De belangrijkste risico's zijn roken en het drinken van alcohol (vooral sterke drank). Bij mannen komt vaker stembandcarcinoom voor dan bij vrouwen, mannen roken meer en gebruiken in de regel meer sterke drank. Tegenwoordig is de tendens dat deze aantallen iets verschuiven.

In dit hoofdstuk wordt de behandeling en de verpleegkundige zorg besproken van een patiënt met een larynxcarcinoom bij wie een tracheostoma aangelegd wordt. Tevens wordt in de laatste paragraaf ingegaan op de specifieke aspecten bij een tracheotomie.

9.2 Maligne tumoren in het hoofd-halsgebied

Onder de maligniteiten in het hoofd-halsgebied vallen tumoren van de lymfeklieren, de speekselklieren in de mond, de neus en de bijholten, het bot, de keelholte (farynx) en het strottenhoofd (de larynx) en de weke delen. Deze maligniteiten aan de keel, neus, oor, mondbodem, speekselklier of hals vallen onder hoofd-halsoncologie.

Voor het larynxcarcinoom geldt dat stemverandering, zoals heesheid na bijvoorbeeld griep, die langer dan drie weken aanhoudt en die ondanks een antibioticumkuur niet overgaat, sterk verdacht is voor stembandcarcinoom. Een patiënt die ongewenst afvalt, slikklachten heeft en eventueel pijnuitstraling heeft naar een van de oren, wordt verdacht van een tumor achter in de keel (orofarynx of hypofarynx). Voor lipcarcinoom geldt dat het roken van een pijp en zonlicht een grote rol kunnen spelen. Het verschijnsel lipcarcinoom is het ontstaan van een ruw plekje dat lijkt op een koortslip die maar niet overgaat.

Alle patiënten die in ziekenhuizen of bij de huisarts worden verdacht of gediagnosticeerd voor een hoofd-halstumor, worden doorgestuurd naar een gespecialiseerd hoofd-halscentrum. De hoofd-halscentra bevinden zich in de Universitaire Medische Centra, in het Erasmus Medisch Centrum - Daniel den Hoedkliniek in Rotterdam en het Integraal Kanker Centrum Antoni van Leeuwenhoek Ziekenhuis in Amsterdam.

> Meneer Bal (56) is gescheiden en heeft twee volwassen kinderen. Sinds vijf maanden heeft hij een hese stem en soms pijn in de keel, wat uitstralend naar het rechteroor. Meneer Bal rookt sinds zijn vijftiende jaar, drinkt dagelijks een paar flesjes bier, in het weekend meer. Hij heeft een eigen zaak in elektronica en wijt zijn klachten aan de drukte. Na vier maanden gaat hij toch naar de huisarts, die hem een antibioticumkuur voorschrijft. Dit lijkt enige verbetering te geven. Bij controle twee weken later vraagt de huisarts nogmaals naar de klachten. Die zijn niet verdwenen en bovendien is meneer Bal onbedoeld 3 kg afgevallen. De huisarts maakt diezelfde dag een afspraak met een hoofd-halscentrum. De familie krijgt de volgende dag een uitnodiging om later diezelfde week te komen. Een uitgebreide brief geeft informatie over wat hen die dag op de polikliniek te wachten staat: afspraken met meerdere specialisten, een oncologieverpleegkundige, een diëtist en een mondhygiënist. Op de polikliniek van het hoofd-halscentrum wordt het diagnostische traject ingezet om zo spoedig mogelijk de diagnose te stellen en een behandelplan op te zetten. Meneer Bal reageert gelaten, hij kan zich de situatie nog niet voorstellen. Zijn zoon is realistisch en vraagt naar eventuele behandelopties en hoelang die duren in verband met hun zaak in elektronica.

9.2.1 DIAGNOSTIEK

Het stellen van de diagnose door een huisarts is door onbekendheid met deze tumorsoorten vaak lastig. Bovendien melden de patiënten zich nogal eens te laat aan, heesheid is niet iets waarvoor je naar de huisarts gaat, denkt men. Als een patiënt met stemverandering zich bij de huisarts presenteert, is er een duidelijk protocol voorhanden wanneer de patiënt moet worden doorgestuurd naar een specialist. Afhankelijk van de nabijheid van een hoofd-halscentrum wordt de patiënt eerst naar een kno-arts in een algemeen ziekenhuis gestuurd of direct naar het hoofd-halscentrum. De behandeling vindt echter uitsluitend plaats in een hoofd-halscentrum.

In de spreekkamer op de polikliniek wordt als eerste onderzoek stembandinspectie met flexibele laryngoscoop gedaan, dit onderzoek heeft geen verdoving nodig. De hoofd-halsoncoloog bepaalt of de diagnostische route ingepland wordt. De verschillende onderzoeken worden binnen tien dagen gepland.

Een laryngoscopie waarbij het strottenhoofd bekeken wordt, vindt plaats onder algehele narcose. Bij dit onderzoek worden biopten afgenomen voor weefselonderzoek en er wordt een CT-scan gemaakt van hoofd en hals, alsmede een CT-thorax en zo nodig een echoscopie van de hals met klierpunctie. Beide onderzoeken gebeuren om eventuele uitbreiding naar de lymfeklieren in kaart te brengen en te boordelen of er geen metastasen in de longen zijn.

De leden van de werkgroep hoofd-halsoncologie stellen, nadat alle uitslagen bekend zijn, de diagnose en zetten het behandelplan op. Dezelfde week krijgen de patiënt en zijn naasten de uitslag van de hoofd-halsoncoloog. De oncologieverpleegkundige legt alles nogmaals uit: meneer Bal moet een totale laryngectomie ondergaan waardoor de stembanden verwijderd worden. Zij neemt alle informatie betreffende de operatie door, de familie neemt de schriftelijke informatie en de dvd over een patiënt die een stembandoperatie ondergaat mee naar huis. Een ruime week na de uitslag wordt de patiënt uitgenodigd voor de opname en de operatie.

9.2.2 BEHANDELING

In een vroeg stadium is stembandcarcinoom met een CO_2-laserbehandeling goed te opereren zonder restverschijnselen. Wanneer de tumor uitgebreider is, wordt een radiotherapeutische behandeling in curatieve opzet aangeboden. Bij grotere larynxtumoren wordt een totale larynxextirpatie gevolgd door radiotherapie, mogelijk met chemotherapie.

Bij de operatie wordt het strottenhoofd verwijderd, dat bestaat uit het gebied boven de stembanden, stemspleet en het gebied onder de stemband en het strottenklepje. Na een laryngectomie of larynxextirpatie wordt de luchtpijp eindstandig in de hals gehecht. Er ontstaat een ronde opening aan de voorzijde van de hals, de tracheostoma.
Dit is een blijvende ingreep, de stembandfunctie is door de laryngectomie voorgoed opgeheven. Dit in tegenstelling tot een tracheotomie die na een luchtpijpsnede ontstaat. Hierbij blijven de stembanden intact (par. 9.6).

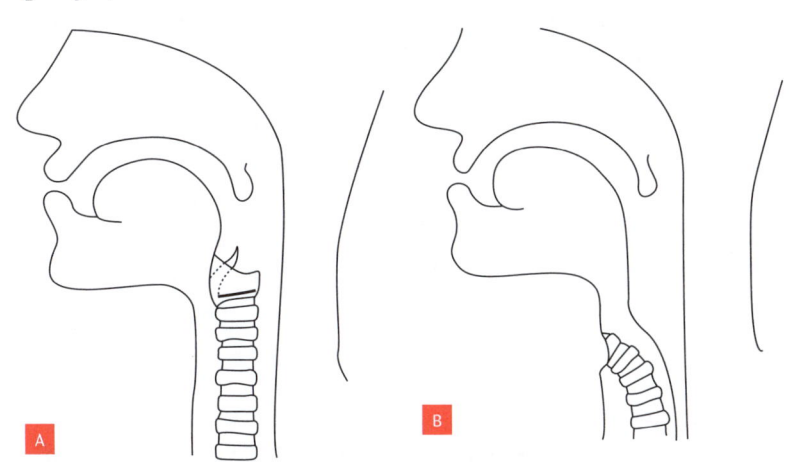

Afbeelding 9.1 *Hoofd-halsgebied met luchtpijp, situatie voor de operatie (A). Situatie na de laryngectomie, de luchtpijp is eindstandig in de hals gehecht (B) (bron: IKC).*

9.2.3 GEVOLGEN VAN DE BEHANDELING
Verlies van de stembandfunctie
De stembanden zijn verwijderd en de lucht gaat via de stoma naar buiten. Direct na de operatie heeft de patiënt geen spreekmogelijkheid. De patiënt kan na een dergelijke ingreep weer opnieuw leren spreken met behulp van een spreekbutton. Voor de wondgenezing wordt dit gedurende tien dagen sterk ontraden, de wondnaden moeten zonder verhoogde druk kunnen genezen.

Beperking van de ademhaling
In de hals wordt een tracheostoma aangelegd waarbij de luchtpijp in de hals is geplaatst. Hierdoor is de luchtweg korter, de normale bevochtiging van de luchtweg via de neus-mondholte en het strottenhoofd is afwezig. De lucht wordt niet zoals normaal opgewarmd en gefilterd door de slijmvliezen. Dit heeft als gevolg kans op uitdrogen

van de slijmvliezen van de luchtpijp. Hierdoor is er kans op infectie van de luchtwegen. Dit vermindert de ademhalingscapaciteit. Om de neusfunctie over te nemen wordt de stoma afgeplakt met een stomapleister met filter. Deze verwarmt en filtert de ingeademde lucht. Doordat er geen luchtstroom meer door de neus is, kan de patiënt vrijwel niet meer ruiken.

Gevolgen voor het uiterlijk
Voor de patiënt is een laryngectomie een zeer mutilerende ingreep, immers, er ontstaat een 'gat' in de hals. Er zijn verschillende manieren om de stoma aan het zicht te onttrekken. De stoma kan bedekt worden met een bandje rond de hals met een 10×10-gaasje eroverheen gehangen, of met een stomapleister met filter. Ook bestaan er stoffen rolkragen en halsdoeken in verschillende dessins of een halsdoekje (befje) van kunststof met plakrand dat voor de stoma kan worden geplakt. Voor dames bestaan er halssieraden die voor de stoma gehangen kunnen worden. Deze artikelen worden verstrekt door speciale hulpmiddelorganisaties en de patiëntenvereniging. Via een machtiging is de verzekering meestal bereid bij te dragen in de kosten.

Gevolgen voor de sociale contacten
De patiënt spreekt anders of moeilijk en heeft kanker gehad waaraan hij is geopereerd. Omdat dergelijke kanker weinig voorkomt, zijn er minder lotgenoten dan bijvoorbeeld bij patiënten met borstkanker. Voor deze speciale groep patiënten bestaat sinds 1969 de NSvG, Patiëntenvereniging voor stembandlozen, de oudste patiëntenvereniging in Nederland. Deze vereniging is per regio opgedeeld in kringen. De leden van een kring zijn goede bekenden van elkaar en helpen elkaar en de partners met raad en daad. Het is aan te bevelen de patiënt te wijzen op deze verenigingen (www.kankerpatient.nl/nsvg).

9.3 Multidisciplinaire behandeling

De behandelaar is een kno-arts met het specialisme hoofd-halsoncologie, ook wel een hoofd-halschirurg genoemd. Deze specialist is degene bij wie de patiënt terechtkomt na doorverwijzing door de huisarts of de kno-arts uit een algemeen ziekenhuis. De behandeling is multidisciplinair en bestaat in de hoofd-halscentra uit een werkgroep hoofd-halsoncologie. Deze leden hebben gezamenlijk de zorg voor een patiënt die in een hoofd-halscentrum wordt aangeboden. De chirurgische behandeling gebeurt in een hoofd-halscentrum, de radiotherapeutische behandeling kan ook in een ziekenhuis in de nabijheid van de woonplaats van de patiënt. Een patiënt uit bijvoorbeeld Meppel wordt gediagnosticeerd en geopereerd in het Universitair Medisch Centrum Groningen. Indien radiotherapie nodig is, kan deze patiënt in Zwolle worden bestraald. De controles zullen om en om in Groningen en Zwolle plaatsvinden.

De landelijke werkgroepen van medisch, paramedisch en verpleegkundig specialisten hoofd-halstumoren houden structureel overleg over ontwikkelingen in de hoofd-halszorg. Ook is er regelmatig contact met het bestuur van de Patiëntenvereniging voor stembandlozen en de Patiëntenvereniging Klankbord.

Tabel 9.1	Multidisciplinaire werkgroep hoofd-halschirurgie.
medische disciplines	keel-neus-oorarts
	kaakchirurg
	radioloog
	radiotherapeut
	plastisch chirurg
	prothetist
	patholoog
	medisch oncoloog (internist)
	oncologisch chirurg
paramedische disciplines	verpleegkundig specialist hoofd-halsoncologie
	nurse-practitioner hoofd-halsoncologie
	logopedist
	mondhygiënist
	fysiotherapeut
	medisch maatschappelijk werkende
	diëtist
	geestelijk verzorger

9.4 Opname en preoperatieve fase

Twee dagen voor de operatie wordt meneer Bal opgenomen, zijn zoons komen mee. Na de mondelinge en schriftelijke informatie plus de dvd die de patiënt en familie thuis hebben kunnen bekijken, wordt door de oncologieverpleegkundige gecheckt of patiënt en familie de informatie hebben begrepen. De verpleegkundige is het eerste aanspreekpunt voor de patiënt. Alle informatie wordt doorgenomen en zo nodig nog een keer uitgelegd.

Er wordt tracheostomamateriaal getoond. De (speeksel)afzuiginstallatie wordt uitgelegd, de patiënt leert om de eerste zeven dagen speeksel uit de mond te zuigen. Hoe minder speeksel de wondnaden passeert, hoe beter de genezing zal zijn. De verpleegkundige geeft uitleg over het belang van schriftelijke uiting van gevoelens door de patiënt, natuurlijk kan de verpleegkundige ook veel zien aan de mimiek van de patiënt, maar gevoelens van eenzaamheid of angst kunnen beter opgeschreven worden. De verpleegkundige zal tijd nemen om de patiënt te begeleiden en te ondersteunen. Meneer Bal en zijn familie maken kennis met alle mensen van het behandelteam: de zaalarts, de operateur, de verpleegkundigen, de maatschappelijk werker, de logopedist, de fysiotherapeut en de geestelijk verzorger.

Na het opnemen van de anamnese is bekend dat meneer Bal mogelijk ontwenningsverschijnselen van nicotine en alcohol kan ondervinden. Naast begeleidende gesprekken door de oncologieverpleegkundige en de zaalarts kunnen er medicijnen worden voorgeschreven. Ook het inschakelen van een nurse-practitioner psychiatrie kan nodig zijn.

De rol van de paramedische disciplines

- *Maatschappelijk werkende*. De maatschappelijk werkende voert een kennismakingsgesprek en indien de familie of de patiënt het wenselijk achten, wordt er een vervolgtraject ingezet. De familie van meneer Bal geeft aan de begeleiding zelf aan te kunnen. De patiënt geeft aan ervoor te gaan en voelt zich vol vertrouwen. De zoon neemt de zorg van de zaak over en zal zo mogelijk regelmatig op bezoek komen. Hij mag dagelijks op de bezoekuren komen van 15.00 tot 20.00 uur.
- *Fysiotherapeut*. De fysiotherapeut komt om ademhalingstechnieken door te nemen en de nieuwe ophoesttechniek aan te leren.
- *Logopedist*. De logopedist heeft een belangrijke rol. Zij zal immers de nieuwe spraak met de patiënt gaan oefenen. De logopedist neemt de verschillende spreekmogelijkheden door en toont de hulpmiddelen hiervoor. De afspraak wordt gemaakt dat ze de tiende dag na de operatie terugkomt voor de eerste spraaklessen.
- *Diëtist*. De diëtist bepaalt de caloriebehoefte. De patiënt zal na de operatie tien dagen via een neus-maagsonde voeding krijgen.
- *Patiëntenvoorlichter/lotgenoot*. Voor de operatie plaatsvindt, bezoekt een patiëntenvoorlichter/lotgenoot van de patiëntenvereniging de patiënt op de verpleegafdeling om te laten zien dat er na de operatie een volwaardig leven te leven is. Deze persoon neemt ruim de tijd om vragen en eventuele twijfels weg te nemen, vooral voor de naasten is de lotgenoot een grote steun. De naasten zien de stoma

en horen de 'nieuwe' stem. Ze kunnen vragen stellen over de eerste periode thuis na de ziekenhuisopname.

9.5 Postoperatieve fase

Na de operatie verblijft de patiënt op een 24 uursrecovery ter observatie, de volgende dag komt de patiënt terug op zijn eenpersoonskamer. Een van de oncologieverpleegkundigen krijgt de zorg voor deze patiënt en stelt het verpleegplan op.

9.5.1 VERPLEEGKUNDIGE DIAGNOSES, VERPLEEGPROBLEMEN EN INTERVENTIES

Infectierisico
Na een laryngectomie zijn er verschillende infectierisico's. In het geopereerde gebied kan een wondinfectie ontstaan. Een luchtweginfectie kan ontstaan doordat de luchtweg korter is en uit kan drogen. Slijm in de luchtweg dat niet opgehoest wordt, kan een bron van infectie zijn. Een blaasontsteking kan ontstaan door de aanwezigheid van een verblijfskatheter postoperatief.

Verpleegkundige interventies
Van belang is minimaal driemaal daags temperatuur, pols en bloeddruk te controleren en daarover te rapporteren. Een temperatuurverhoging is afwijkend en kan een teken zijn van een beginnende infectie. Observeren van de wond op roodheid, zwelling, pijn en fistelvorming is van belang. Ook moet gelet worden op de productie en het vacuüm zijn van de redondrains. Zorg voor dagelijkse verzorging van de wond rond de tracheostoma.
Speeksel en slijm wordt afgezogen en niet ingeslikt, de patiënt doet dit na instructie zo mogelijk zelf. Een intraveneus infuussysteem en de blaaskatheter worden volgens protocol verzorgd.

Inadequate communicatie
De patiënt kan na de operatie zijn behoeften niet verbaal kenbaar maken. Hij is aangewezen op non-verbale en schriftelijke communicatie. Er kan onzekerheid, angst en mogelijk paniek ontstaan wanneer niet goed op de mimiek en gebaren gereageerd wordt.

Interventies
Het spreekt voor zich dat er een elektronisch waarschuwings- en alarmsysteem is, check de werking van het systeem. Ligt de bel wel onder handbereik bij het verlaten van de kamer? De verpleegkundige

biedt de patiënt optimale veiligheid door steeds bereikbaar te zijn en hem nauwlettend te observeren. Zij moet aangeven om de hoeveel tijd ze weer bij de patiënt terugkomt, direct reageren op het alarmeringssignaal en adequate maatregelen treffen bij dreigende complicaties zoals benauwdheid of dreigende verstikking. Controleer de grootte van de stoma: bij het dragen van de canule moet zekerheid bestaan over de doorgankelijkheid van de binnencanule.

Stel bij non-verbale reacties korte en gesloten vragen om na te gaan wat er aan de hand is. Het is beter aan te geven de patiënt niet te begrijpen dan zomaar iets aan te nemen. Probeer te achterhalen waarover de patiënt iets duidelijk wil maken; iets met de stoma, honger, dorst, kou, warm, of gaat het over het bezoek of de televisie?

De patiënt zal zijn vragen, emoties en angsten op papier moeten zetten. Dat valt voor de meeste patiënten niet mee: ze zijn niet gewend emoties te beschrijven. Ook is het belangrijk om voordat de operatie plaatsvindt te weten of de patiënt zich voldoende schriftelijk kan uitdrukken en of er eventueel sprake is van analfabetisme. Zo nodig moet er gezorgd worden voor een andere communicatiemogelijkheid. Soms maken familieleden een boek met plaatjes, zodat de patiënt kan aanwijzen of hij het koud of warm heeft, dorstig, hongerig, misselijk, angstig of verdrietig is.

Opnieuw leren spreken

De patiënt leert na tien dagen met de logopedist op een nieuwe manier spreken: met een spreekbutton. In een kleine fistel tussen de luchtpijp en slokdarm wordt (tijdens de operatie) een kunststof button geplaatst met een beweegbaar klepje. De patiënt kan gewoon inademen. Tijdens het uitademen moet hij de stoma afsluiten, zodat de uitademing via het klepje naar de slokdarm richting mondholte gaat. Op deze manier kan hij spraakgeluiden produceren die goed te verstaan zijn. Het aanleren van deze nieuwe manier van spreken kost inspanning en doorzettingsvermogen, als de patiënt zijn eerste woorden spreekt is dat enorm emotioneel. Ondersteuning door een deskundige logopedist is onontbeerlijk (afb. 9.2).

Daarnaast bestaat de slokdarmspraak: de patiënt hapt lucht en boert die weer op. Op de juiste manier aangeleerd kan de patiënt hier een goede stem mee ontwikkelen. Sommige patiënten kunnen hun werkzame leven weer voortzetten met deze manier van spreken. Voor anderen is het moeilijk aan te leren. Dit heeft onder andere met de anatomie van de slokdarm te maken.

In laatste instantie wordt gekozen voor elektronisch spreken door middel van een elektrolarynx, bijvoorbeeld de Servox (afb. 9.3). Dit geeft echter een mechanisch geluid dat niet prettig is om naar te luisteren. Gelukkig is de techniek door mobiele telefonie sms en e-mail steeds meer in opmars. De patiënt is meer en meer gewend met deze technologie om te gaan om zo contact met de buitenwereld te hebben.

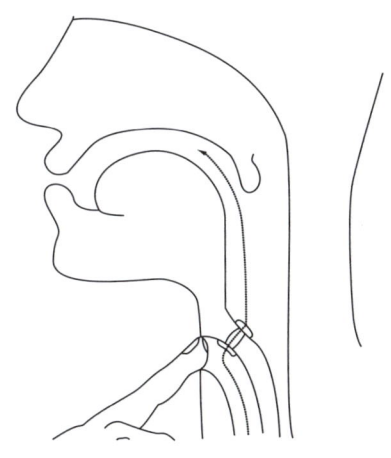

Afbeelding 9.2 *Patiënt met een spreekbutton. De vinger wordt op de opening van de stoma gehouden, zodat de lucht niet naar buiten gaat maar via de spreekbutton naar de mond, zodat er geluid geproduceerd wordt.*

Risico van verminderde ademhaling

Direct na de operatie is een canule geplaatst om de stoma open te houden. De canule kan verstopt raken door hypersecretie van sputum of een stolsel. Dit kan acute ademnood veroorzaken. De patiënt wordt hierdoor angstig en benauwd. De binnencanule moet direct doorgankelijk gemaakt worden, zodat een vrije ademweg ontstaat. Na een paar dagen wordt de gehele tracheacanule uit de stoma verwijderd. Er wordt geobserveerd of de stoma open en op grootte blijft en de patiënt goed kan ademen. Dit moet altijd onder nauwkeurig toezicht van een deskundige verpleegkundige gebeuren. Als de stoma te veel krimpt, merkt de patiënt snel dat de lucht moeilijker ingeademd kan worden en zal hij alarmeren. Het terugplaatsen van de canule is dan geboden. Een nieuwe poging om de canule langer uit te houden kan na enkele dagen plaatsvinden. Dit gebeurt altijd tijdens een (poli)klinische opname.

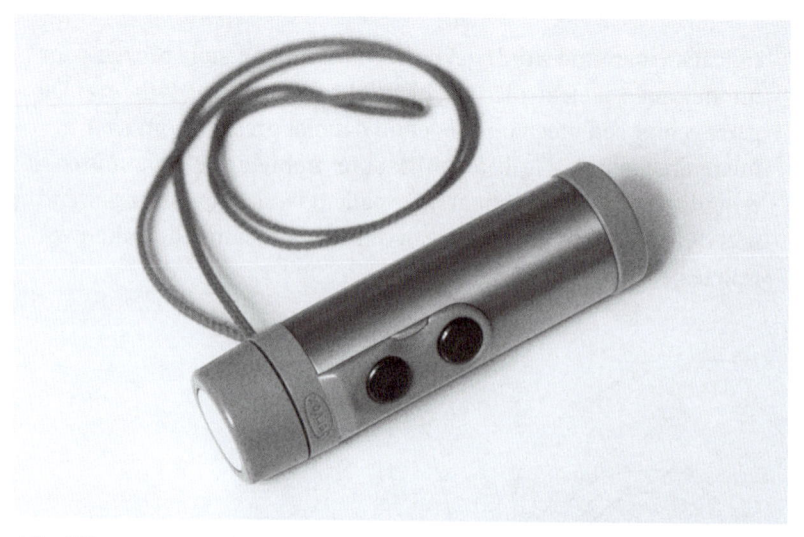

Afbeelding 9.3 *Spreekversterker voor patiënten na een laryngectomie.*

Ook een wondinfectie, pijn en onvoldoende ophoesten kunnen de ademhaling beperken.

Ineffectief ophoesten

Door uitdroging van de slijmvliezen van de luchtwegen kan het ophoesten van slijm moeite kosten. Hierdoor kunnen sputum en korstjes in de canule komen. Dit belemmert de ademhaling en er moet direct gehandeld worden. Belangrijk is dat de inademingslucht een vochtigheidsgraad heeft tussen zestig en tachtig procent. De luchtvochtigheid kan worden verhoogd met behulp van een ultrasone vernevelaar. Extra vochttoediening zorgt ervoor dat het sputum niet dik en taai wordt. Ook kan de patiënt door pijn, angst of onvoldoende techniek niet effectief hoesten. Ondersteuning van de fysiotherapeut met ademen en hoesten verbetert deze situatie. De bevochtigingsfunctie wordt nagebootst met een 'kunstneus' (afb. 9.4) op de canule. Dit hulpmiddel verwarmt en bevochtigt de lucht.

Als de canule is verwijderd, is het van belang dat de stoma wordt beschermd met een pleister met een cassette. Deze cassette is een houder met een luchtdoorlatend sponsje. Hierdoor ontstaan minder slijmproductie, minder hoestprikkel, een verbeterde longfunctie en verbeterde spraak. Het sponsje in de cassette kan echter verstopt raken door sputum en de cassette dient regelmatig gecontroleerd en verwisseld te worden, minimaal eens in de 24 uur. Er bestaan verschillende soorten pleisters: voor gewone, gevoelige en extreem gevoelige huid waarin de cassette past. Er bestaan verschillende cassettes die aangepast zijn aan de activiteiten van de patiënt.

Deze hulpmiddelen worden individueel aangemeten. Het is belangrijk om de luchtvochtigheid in de omgeving (van de patiënt) te controleren. Thuis wordt aangeraden om aan de verwarming waterbakken te hangen, ook is een waterverdamper in de slaapkamer aan te raden.

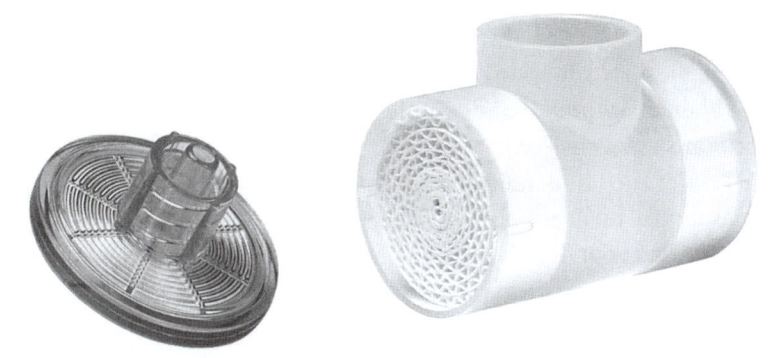

Afbeelding 9.4 *Kunstneus voor op de tracheacanule die de ingeademde lucht verwarmt en bevochtigt.*

9.5.2 DE ZORG EN DE ZELFZORG VOOR DE TRACHEACANULE

Direct na de operatie is de tracheacanule geplaatst om de stoma open te houden. Na enkele dagen kan de stoma overdag zonder canule blijven. Tijdens opname blijft de canule 's nachts in. Als de patiënt naar huis gaat, is de stoma ruim genoeg om zonder canule te zijn. Ook is het raadzaam om tijdens de bestraling een canule te laten dragen om de stoma niet te laten krimpen (zie par. 9.5.1).

Indien de patiënt een canule draagt, moet deze goed schoongehouden worden. Er kunnen snel sputum en/of korstjes in de binnenkant van de canule gaan zitten. In het begin zal de zorg voor de tracheostoma en de tracheacanule en de observatie van de ademhaling overgenomen worden door de verpleegkundige. De patiënt wordt aangeleerd de stoma en canule zelf te verzorgen. Volgens een stappenplan dat twee weken voor ontslag begint, moeten de patiënt en zijn naaste de zorg zelf kunnen doen. Zij krijgen uitgebreide mondelinge en schriftelijke informatie over de verzorging. De verpleegkundige geeft gefaseerd instructie over het verzorgen van de stoma en de canule. Vaak wordt de naaste gevraagd een aandeel in de verzorging op zich te nemen. Zeker als de patiënt aansluitend aan de operatie radiotherapie moet ondergaan, is de verzorging zwaar. Er wordt per patiënt bepaald of het wenselijk is thuiszorg in te zetten.

In twee weken leert meneer Bal omgaan met zijn stoma. Zijn zonen, die aanvankelijk erg ongerust waren, zien dat hun vader zichzelf kan helpen. Ook zij leren de stoma verzorgen en weten hoe de canule ingebracht kan worden.

Het leren spreken met de spreekbutton wordt de eerste tijd twee keer per dag ondersteund door de logopedist. Bij ontslag wordt een logopedist in de buurt van het woonadres gezocht, zodat de logopedie door kan gaan. Het schoonhouden van de button met een borsteltje wordt door de verpleegkundige in de laatste dagen voor ontslag aangeleerd.

Bij ontslag naar huis staat een pakket klaar met verpleegartikelen waarmee meneer Bol de stomazorg zelf kan doen. De naam van de firma voor deze hulpmiddelen is bekend bij de familie, de machtiging voor de hulpmiddelen is opgestuurd naar de ziektekostenverzekering.

De stoma kan overdag zonder canule: hij blijft mooi op grootte. Soms vergeet meneer Bol dat hij tijdens hoesten zijn hand niet voor de mond moet houden, maar voor de stoma. Het dragen van een stomapleister met cassette of een befje zorgt ervoor dat er geen sputum in het rond gehoest wordt. Door het dragen van de cassette wordt de longcapaciteit verbeterd en zal het hoesten verminderen.

De familie Bal neemt op de dertiende dag afscheid van de verpleegafdeling; een beetje spannend maar vol vertrouwen. De zonen nemen de taak op zich om vader te begeleiden en hebben in de eerste periode de verantwoordelijkheid voor de zaak. Meneer Bal heeft een sterke drang om het spreken goed onder de knie te krijgen. Hij wil over een halfjaar weer volledig in zijn zaak werken. Met de maatschappelijk werker heeft hij de situatie en de gevolgen van zijn ziekte en tijdelijke arbeidsongeschiktheid besproken. Zij weten wie op de polikliniek te bellen voor eventuele vragen, een controleafspraak voor over twee weken is gemaakt. Het team neemt afscheid en heeft vertrouwen in de voortgang van deze patiënt die een laryngectomie onderging. In een van de volgende weken zal de patiëntenvoorlichter van de patiëntenvereniging Tweede Stem/NSVG contact met de familie opnemen om te vragen hoe het gaat.

> **Wanneer neemt de patiënt contact op met het ziekenhuis?**
> – De stoma krimpt, moeilijker ademhaling, de canule kan niet meer teruggeplaatst worden.
> – Er komt bloed uit de stoma.
> – De spreekbutton is lek, er treedt een hoestprikkel op nadat er is gedronken.

9.6 Tracheotomie

9.6.1 INLEIDING

Een patiënt die een tracheotomie moet ondergaan, kan in alle zorgsettings voorkomen. Voor de ingreep, de tracheotomie zelf, is opname in het ziekenhuis noodzakelijk. Regelmatig komt de ingreep voor bij patiënten die voor ademhalingsproblemen in het ziekenhuis zijn opgenomen. Een tracheotomie kan acuut noodzakelijk of gepland zijn. Als een patiënt een tracheacanule draagt, is het in eerste instantie niet direct vast te stellen of hij een tracheotomie of een tracheostoma na een laryngectomie heeft. Er moet altijd duidelijkheid zijn over de diagnose. Bij een tracheotomie is het is medisch noodzakelijk dat de patiënt permanent een tracheacanule draagt, bij een tracheostoma hoeft dat niet.

9.6.2 TRACHEOTOMIE

De chirurgische handeling tracheotomie betekent letterlijk luchtpijpsnede (de opening die ontstaat, heet een stoma). Bij een tracheotomie wordt in de hals een incisie gemaakt in de trachea door de tweede, derde of vierde trachearing. Een tracheotomie is doorgaans tijdelijk en kan, afhankelijk van het ziektebeeld, weer worden opgeheven. Via de incisie, gemaakt in de luchtpijp in de hals, wordt een canule in de trachea gebracht waardoor de patiënt kan ademen. De tracheacanule houdt de luchtwegopening open. De tracheotomie vergemakkelijkt het ademhalen doordat de weerstand in de bovenste luchtwegen bij de in- en uitademing is opgeheven. Doordat de oorspronkelijke luchtweg intact blijft, is deze ingreep omkeerbaar (afb. 9.5).
De redenen voor een tracheotomie kunnen zijn:
– acute luchtwegobstructie door een vreemd voorwerp in de luchtweg (bijvoorbeeld een snoepje of voedsel);
– verlamming van de stembanden door een uitzaaiing van longcarcinoom of als een complicatie na een schildklieroperatie;
– epiglottisoedeem (bijvoorbeeld door een wespensteek);

- ernstige dyspneu als effect bij radiotherapie in het halsgebied;
- ademhalingsproblemen door een grote (inoperabele) maligne tumor;
- langdurige beademing, bijvoorbeeld bij een patiënt met een hoge dwarslaesie waardoor verlies van de ademhalingsfunctie of ernstig trauma is ontstaan.

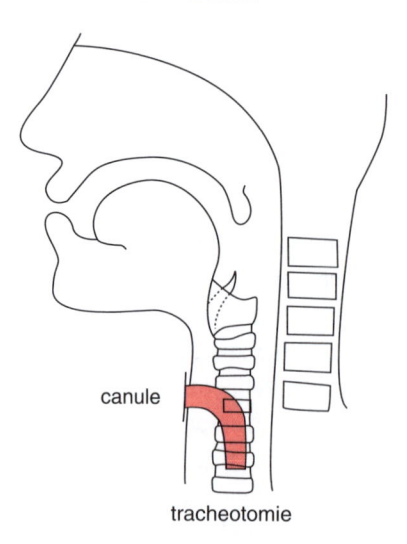

Afbeelding 9.5 *Tracheotomie met een canule in de luchtpijp om de ademhalingsweg open te houden.*

9.6.3 GEVOLGEN VAN EN BEPERKINGEN NA EEN TRACHEOTOMIE

Verminderde stembandfunctie

Het gevolg van een tracheotomie is dat de luchtweg onderbroken wordt en er niet zonder meer gesproken kan worden. De patiënt kan bij gevaar niet luid verbaal waarschuwen en is na de ingreep meest aangewezen op non-verbale en schriftelijke communicatie. Er kan angst en paniek ontstaan wanneer niet gereageerd wordt op signalen van benauwdheid of dreigende verstikking. Een elektronisch waarschuwings- en/of alarmsysteem is voor deze patiënten onmisbaar. De verpleegkundige moet de patiënt optimale veiligheid bieden door steeds in de buurt of bereikbaar te zijn en de patiënt nauwlettend te observeren. De patiënt behoudt de stembanden, bij een juiste instructie kan de patiënt spreken, door gebruik te maken van een spreekcanule (zie par.9.6.5).

Voorbereiding op de ingreep

In acute situaties is het nauwelijks mogelijk een patiënt voor te bereiden op een tracheotomie. Vaak vindt deze ingreep plaats op de afdeling Spoedeisende Hulp of zo nodig op bed. Op alle verpleegafdelingen is een steriele tracheotomieset aanwezig in de acute koffer, waarin zich alle benodigdheden voor een reanimatie bevinden.

Een geplande tracheotomie vindt plaats op de operatiekamer. Hier kan de ingreep aseptisch uitgevoerd worden. Bij een geplande tracheotomie legt de verpleegkundige de patiënt de ingreep uit aan de hand van schriftelijk materiaal en bereidt ze hem voor op het tijdelijke verlies van de stem. Van belang is dat de patiënt weet hoe het alarmsysteem werkt en dat er goed op hem gelet wordt na de ingreep, vooral op de doorgankelijkheid van de canule, zodat hij goed kan blijven ademen.

Ingreep

De ingreep kan plaatsvinden onder plaatselijke of algehele verdoving. De anesthesist brengt voor de ingreep een endotracheale tube in de luchtpijp in om de patiënt te beademen of van zuurstof te voorzien. Ook kan zuurstof toegediend worden via een zuurstofmasker. Voor de ingreep zelf wordt de patiënt plat op zijn rug gelegd met een kussen onder de schouders, zodat de hals gestrekt wordt en de incisieplaats goed bereikbaar is.

Nadat de incisie is gemaakt in het halsgebied tussen de trachearingen wordt een tracheacanule ingebracht en kan de patiënt via de canule ademen. De anesthesist verwijdert daarna de endotracheale tube. Rondom de wond onder de canule komt een steriel splitgaas. De canule wordt bevestigd met veterbandjes rondom de hals (zie kader). De voedingsweg is ongehinderd, hoewel vaak tijdelijk een voedingssonde wordt geplaatst.

Fixeren van de canule
Het is van het grootste belang dat de canule goed gefixeerd blijft. Wanneer deze er onverhoopt uitvalt, kan de trachea dichtklappen en kan de patiënt onvoldoende ademen (afb. 9.6). Bij het verwisselen van de gehele canule wordt de luchtpijpsnede tijdelijk opengehouden met een langbenig speculum (Killian), deze handeling vindt poliklinisch plaats.

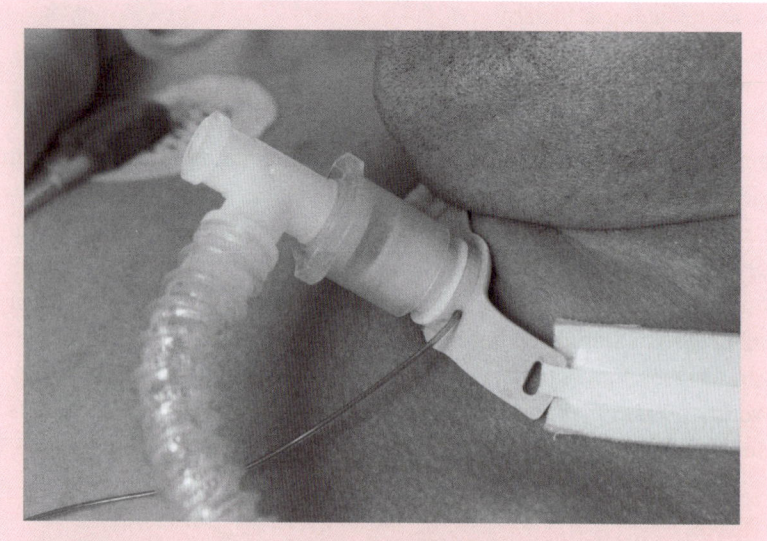

Afbeelding 9.6 Tracheacanule in de luchtpijp. Naast de opening van de buitencanule zitten twee gleufjes waardoor de canule met een band rondom de hals kan worden bevestigd.

9.6.4 POSTOPERATIEVE ZORG

De postoperatieve observaties zijn vooral gericht op het tijdig herkennen van ademhalingsmoeilijkheden. De ademhaling wordt geobserveerd, waarbij gelet wordt op de diepte, de frequentie, het geluid en de ademhalingsbeweging. Daarnaast let men op de wond, de bloeddruk, de polsfrequentie en de huidskleur van de patiënt. De binnencanule wordt regelmatig schoongemaakt.

Complicaties
Onvoldoende ademhaling
Dit kan veroorzaakt worden door een afsluiting van de tracheotomiecanule zelf, ophoping van sputumproppen of bloedstolsels in de canule of oedeemvorming rondom het uiteinde van de canule. Een tracheotomieopening is altijd een kleinere opening om door te ademen dan de normale luchtweg, omdat de canule ruimte inneemt in de luchtweg. De binnencanule moet goed schoongehouden worden, want er ontstaan snel korstjes in de binnenkant van de canule die de ademhaling belemmeren en dan direct moeten worden verwijderd. Ook de sputumproductie neemt toe. Door middel van een juiste ademhalingstechniek leert de patiënt goed op te hoesten.
De verpleegkundige maatregelen zijn er vooral op gericht om deze complicaties tijdig te herkennen. Dit kan door de ademhaling gericht te observeren en te letten op:

- toename van de ademhalingsfrequentie;
- intrekking van de thorax bij de inademing;
- de ongelijkmatige bewegingen van de thoraxhelften;
- toenemende polsfrequentie;
- het ontstaan van cyanose;
- geluid bij in- of uitademing;
- hoestbuien en benauwdheid;
- angst.

Nabloeding

Een nabloeding rondom de tracheotomiecanule en in het operatiegebied is tijdig te herkennen door gerichte observatie van de hoeveelheid bloed in het wondverband en in een opgezette hals, het versnellen van de polsslag en het dalen van de bloeddruk. De patiënt zal naar de operatiekamer moeten om de bloeding te stelpen. De eerste zes tot acht uur na de operatie hoest de zorgvrager sputum op met (spoortjes) bloed. Dit is een reactie op het inbrengen van de tracheotomiecanule in combinatie met de operatieve ingreep. Hoest de zorgvrager helder rood sputum op, dan moet direct een arts worden ingeschakeld.

Subcutaan emfyseem

Door de operatie aan de luchtwegen kan lucht binnendringen in het onderhuidse weefsel. De huid ziet er gezwollen uit. In eerste instantie is het moeilijk om subcutaan emfyseem te onderscheiden van oedeem of een onderhuidse bloeding, echter subcutaan emfyseem onderscheidt zich door de zogenoemde crepitatiegeluiden bij druk van buitenaf. Deze crepitatiegeluiden zijn te vergelijken met het geluid van lopen door verse sneeuw. Het gevaar van subcutaan emfyseem is dat het zich voortzet over de thorax tot aan het mediastinum, waardoor de patiënt ernstige ademhalings- en circulatoire problemen krijgt. Deze situatie kan leiden tot een acute dood. Opname op een intensivecare-unit is noodzakelijk.

Infectie van de wond

Om infectie te voorkomen wordt het wondverband verwisseld bij eventueel doorbloeden. De wond wordt droog verbonden met steriele splitgazen. Regelmatige inspectie op roodheid en zwelling zorgt voor tijdige signalering en behandeling van de infectie.

Luchtweginfectie

Na de operatie heeft de zorgvrager een verhoogde kans op een luchtweginfectie. De infectiegevoeligheid wordt hoofdzakelijk veroorzaakt door een verminderde hoestkracht, in combinatie met het feit dat de ingeademde lucht niet meer op een natuurlijke wijze wordt bevochtigd en van stofdeeltjes wordt gezuiverd.

Belangrijk is dat de inademingslucht een vochtigheidsgraad heeft tussen zestig en tachtig procent. De luchtvochtigheid kan worden verhoogd met behulp van een ultrasone vernevelaar. Extra vochttoediening zorgt ervoor dat het sputum niet dik en taai wordt. Het dragen van een 'kunstneus' op de canule zorgt voor vermindering van het risico op luchtweginfectie en waarborgt ook de luchtbevochtiging.

9.6.5 TRACHEACANULES

Er bestaan verschillende soorten tracheacanules (afb. 9.7). Tracheacanules kunnen gemaakt zijn van kunststof, van roestvrij staal of van zilver. Tracheacanules bestaan uit een buitencanule en een binnencanule. De binnencanule kan worden uitgenomen om schoon te maken. In de regel wordt gekozen voor een kunststof canule met een uitneembare binnencanule.

Soms is het nodig dat de arts een obturator gebruikt om de canule in te brengen, deze wordt standaard bijgeleverd. Naast de opening van de canule bevindt zich een schildje met aan beide zijden een gleuf waardoor de canule met een veterband rond de hals bevestigd kan worden (afb. 9.6).

Als een patiënt geen 'confectiemaat' heeft omdat bijvoorbeeld de kromming van de luchtpijp anatomisch anders is dan bij de meeste mensen, zal een aparte zilveren canule worden gemaakt. Ook wanneer een patiënt heel lang een tracheacanule zal moeten dragen, wordt gekozen voor een roestvrijstalen of zilveren canule. Afhankelijk van het ziektebeeld wordt een canule gekozen. Zo bestaan er speciale canules voor beademing. Om langs de normale ademhalingsweg te leren ademen en te praten zijn er canules met een kleinere diameter. Vaak worden die toegepast voorafgaand aan het opheffen van de tracheotomie. Voor een patiënt met een tracheotomie bestaat een zogenoemde spreek- of venstercanule: als het uiteinde van de canule wordt afgesloten, gaat de uitgeademde lucht via de gaatjes in de venstercanule direct naar de mondholte, waardoor geluid ontstaat.

Daarnaast bestaat er een canule met een cuff rondom (afb. 9.7). Deze cuff die aan de buitenkant om de canule ligt, kan worden opgeblazen om te voorkomen dat er bloed en/of speeksel in de luchtpijp loopt. De cuff die met een dun buisje is verbonden met eenzelfde cuff buiten het lichaam kan daardoor gecontroleerd worden opgeblazen. Zoveel lucht als je inspuit, zoveel wordt de cuff rond de canule in de luchtpijp opgeblazen. De cuff wordt in de regel om de vier uur ontlucht om decubitus in de luchtpijp te voorkomen. Het naar beneden zakkende sputum moet worden opgehoest. Naast de ophoesttechniek is meestal bronchiaal toilet nodig.

Het is raadzaam om een kunstneus op de canule te plaatsen om de luchtvochtigheid te waarborgen. Dit is een luchtdoorlatend sponsje waardoor de in- en uitgeademde lucht geblazen wordt. Het sponsje dient regelmatig verschoond te worden omdat sputum het kan verstoppen. Voor het toedienen van zuurstof aan een patiënt met een canule bestaat er een kunstneus met aansluitingsmogelijkheid voor het zuurstofslangetje (afb. 9.4).

Voor een patiënt met een tracheostoma na een laryngectomie bestaat er een canule van zachte kunststof, een larytube, waarop een cassette past. Deze canule heeft geen binnencanule en is makkelijk in te brengen en schoon te houden. Deze canule wordt individueel aangemeten en is te verkrijgen bij de verschillende hulpmiddelenorganisaties.

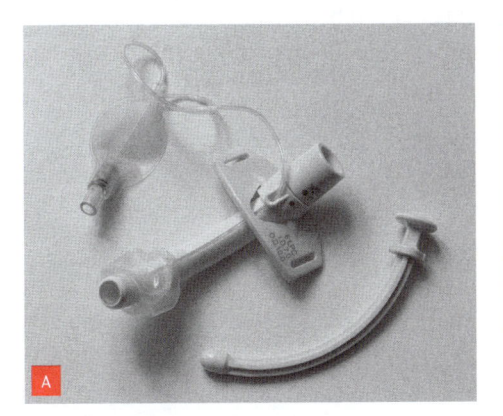

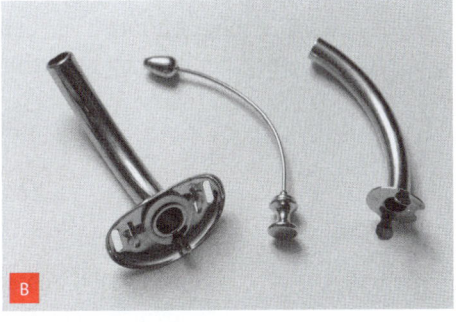

Afbeelding 9.7 *Tracheotomiecanules, van kunststof met een cuff (A) en van zilver (B), in het midden een obturator/binnencanule.*

Schoonhouden van de canule

Het schoonhouden van de binnencanule gebeurt op geleide van de korstjes/bloedresten in de canule. In principe wordt postoperatief om de drie uur de canule verzorgd, als de canule niet te vies is om de vier uur en mogelijk om de acht uur. Het is de verantwoordelijkheid van het verpleegkundig team dat de zorg voor een patiënt met een tracheacanule voor 100% gegarandeerd is. Ga direct na aanvang van de dienst langs bij de patiënt, laat hem weten dat de zorg gegarandeerd is. Dit geeft een veilig gevoel voor de patiënt, die immers afhankelijk is van de verpleegkundige. Het is belangrijk om inzicht te verkrijgen in hoe vaak de binnencanule schoongemaakt moet worden. Dat is afhankelijk van de sputumproductie en de ophoesttechniek van de patiënt. Het is echter een gouden regel: als de patiënt benauwdheid ervaart, is dat ook zo. Controleer direct de canule, haal de binnencanule eruit. Het schoonmaken om de zes uur is standaard, per patiënt wordt bepaald of dit voldoende is (zie kader).

Vaak zal er een hoestprikkel ontstaan, soms is het dan nodig om de canule weer schoon te maken. Dit is ook voor de patiënt vaak frustrerend. Vóór het schoonmaken van de canule is het raadzaam de patiënt te laten ophoesten, soms is het nodig het meeste slijm uit de canule af te zuigen. De hoestprikkel wordt opgewekt door het inspuiten van 1 à 2 ml fysiologisch zout in de canule. De patiënt wordt gevraagd diep in te ademen en op te hoesten. Blijf hierbij altijd naast de patiënt staan, het slijm komt soms met een enorme kracht uit de canule. Het kan terechtkomen op het bed of de bedgordijnen.

Instrueer de patiënt hoe bij een acute verstopping de binnencanule uitgenomen kan worden. Dit dient met de patiënt te worden geoefend. Voor de patiënt en zijn naasten is het van belang dat de informatie over het schoonhouden van een canule duidelijk op papier staat, na ontslag geeft het houvast in de thuissituatie.

Verzorging tracheacanule

Benodigdheden:
- bekken;
- handschoenen onsteriel;
- gaasje onsteriel 5 × 5 cm;
- bajonetpincet;
- canuleborsteltje;
- wastafel met stromend water.

Werkwijze:
- Haal de binnencanule uit, draai voorzichtig de binnencanule los zonder te wrikken, houd met de andere hand met de vingers op het schildje de canule tegen.
- Leg de binnencanule in het bekkentje en spoel de canule onder stromend water schoon.
- Trek met behulp van de bajonetpincet natte 5 × 5 cm gaasjes door de canule, net zo lang tot de canule schoon is. Zorg ervoor dat de binnenkant niet beschadigt, want daardoor zullen er sneller korstjes achterblijven.
- Gebruik zo nodig een canuleborsteltje.
- Sla het aanhangend water af en plaats de canule weer terug.
- Verzeker je ervan dat de canule goed gefixeerd is.

Literatuur

Klaren AD, Meer CA van der (red). Oncologie. Handboek voor verpleegkundigen en andere hulpverleners. Houten: Bohn Stafleu van Loghum, 2004.

Websites

www.kwfkankerbestrijding.nl
www.oncoline.nl
www.nwhht.nl Nederlandse Werkgroep Hoofd-Hals Tumoren
www.nsvg.nfk.nl/Patiëntenvereniging voor stembandlozen
www.atosmedical.com hulpmiddelen voor gelaryngectomeerden
www.cbo.nl laryngxcarcinoom conceptrichtlijn 2009

Neurologie

10

C.M. Harrison-Hilhorst en A. Mastenbroek

10.1 Multiple sclerose

10.1.1 INLEIDING

Multiple sclerose (MS) is de meest voorkomende neurologische ziekte bij jongvolwassenen. MS is een aandoening van het centraal zenuwstelsel die bij patiënten leidt tot uitvalsverschijnselen en beperkingen. Bij het ontstaan van de ziekte spelen zowel erfelijke als omgevingsfactoren een rol.

De ziekte kent van patiënt tot patiënt een zeer wisselend beloop. Over het beloop zijn dan ook alleen statistische uitspraken te doen, die voor een individuele patiënt weinig voorspellende waarde hebben. Een aanzienlijk percentage van de mensen met MS is ook na twintig jaar nog niet rolstoelafhankelijk, anderen zijn na vijf jaar geheel op hulp van anderen aangewezen.

Verpleegkundigen verlenen in het ziekenhuis zowel klinische als poliklinische zorg aan mensen met MS. Ze begeleiden en ondersteunen mensen die intensieve lichamelijke zorg behoeven in het ziekenhuis, in het verpleeghuis, de thuiszorg en in speciale woonvormen voor mensen met bepaalde lichamelijke beperkingen. Het uitgangspunt voor de zorg is het eigen verhaal van de patiënt met MS en de vragen over MS of de gevolgen van de ziekte. Mensen met MS zijn veelal jong en actief. Dit geeft een extra dimensie in de beleving en zorg die geboden wordt aan mensen met MS.

Met het voortschrijden van de ziekte neemt de kwaliteit van leven verder af. Ook hier is het zo, dat deze verslechtering van kwaliteit van leven vooral samenhangt met lichamelijke problemen. In de verschillende fasen van de ziekte multiple sclerose is multidisciplinaire zorg nodig. Onder anderen de fysiotherapeut, revalidatiearts, ergotherapeut, neuroloog en psycholoog, zijn bij de zorg betrokken. Voor de verpleegkundige is het van groot belang de individuele zorgvraag van mensen met MS goed in kaart te brengen en af te stemmen met andere disciplines.

10.1.2 ZIEKTEBEELD

Multiple sclerose (MS) is een auto-immuunziekte die het centrale zenuwstelsel betreft. Dit betekent dat de myeline in de hersenen en het ruggenmerg door onbekende oorzaak aangetast worden. Zenuwbanen zijn omgeven door witte stof ofwel myeline. Myeline zorgt voor isolatie van het axon, waardoor de impulsgeleiding sneller verloopt. Door nog onduidelijke oorzaak verdwijnt bij mensen met MS op verschillende plaatsen de myeline in het centrale zenuwstelsel. Dit noemt men laesies. Hierdoor wordt de prikkeloverdracht vertraagd, de prikkel kan niet meer snel worden doorgegeven. Voorkeursplaatsen voor demyelinisatie zijn rond de oogzenuwen, periventriculair, cerebellair, hersenstam en ruggenmerg,
Als de demyelinisatie toeneemt en axonen bloot komen te liggen, bestaat de kans dat de axonen geheel verdwijnen. Op dat moment is de invaliditeit definitief. Er ontstaat atrofie van het hersenweefsel die ook op de MRI zichtbaar is en blackholes worden genoemd.
Typerend voor multiple sclerose (MS) is de grote variatie van tijdelijke en blijvende uitvalsverschijnselen en beperkingen. In de beginfase van de ziekte zijn uitvalsverschijnselen en beperkingen van voorbijgaande aard. Naarmate de ziekte langer duurt, zijn ze blijvender.

Prevalentie en incidentie

Op 1 januari 2007 waren er in Nederland 14.000 mensen met MS. In dat jaar kwamen er 1800 nieuwe patiënten bij. De verhouding vrouwen : mannen is 2 : 1. In 2007 overleden 186 mensen (73 mannen en 113 vrouwen) met multiple sclerose als primaire doodsoorzaak (bron: Nationaal Kompas). De ziekte openbaart zich meestal tussen het twintigste en dertigste levensjaar. De ziekteduur is gemiddeld dertig tot vijfendertig jaar. Kinderen, voornamelijk meisjes, kunnen de ziekte ook krijgen. De meeste mensen met MS hebben een normale levensverwachting. In een enkel geval is de ziekte agressief en fataal. De oorzaak van overlijden is niet de ziekte MS zelf, maar vaak complicaties zoals longontsteking of ernstige urineweginfecties.

Verschillende vormen van MS

Relapsing remitting multiple sclerosis (RR-MS) komt bij 60-70% van de mensen met MS voor. Deze beloopsvorm kenmerkt zich door periodes van aanvallen afgewisseld door periodes van herstel. Er is dus geen progressie van de ziekteverschijnselen. Binnen deze groep heeft ongeveer 10% van de mensen een milde vorm van MS, die zich kenmerkt door langere periodes zonder aanvallen.

Na verloop van tijd (jaren) gaat bij ongeveer 50% van de patiënten RR-MS over in een *secundair progressief* stadium. Dit is een overgang van de RR-vorm. Deze fase kenmerkt zich door toenemende beperkingen en er kunnen ook acute verslechteringen optreden.

Progressive relapsing MS kent vanaf het begin toenemende beperkingen met duidelijke verslechteringen. Deze vorm komt bij ongeveer 5% van de mensen met MS voor.

Bij een *primair progressief* beloop is er een geleidelijke neurologische achteruitgang zonder aanvallen. Deze vorm komt voor bij ongeveer 10% van de mensen met MS.

Tot slot is er nog een zeldzame, maligne variant van MS (Marburg's variant) die een snelle en ernstige verslechtering laat zien.

Een relaps is een verslechtering (schub). Deze schub houdt langer dan 24 uur aan, is ten minste dertig dagen gescheiden van de vorige schub. Deze verslechtering kan zich kenmerken door zowel nieuwe verschijnselen als verergering van bestaande klachten. Deze verschijnselen kunnen volledig herstellen of er kunnen restverschijnselen achterblijven. Dit proces is onafhankelijk van medicatie. De relaps kan enkele dagen, weken en soms maanden duren. Een behandeling met methylprednisolon kan de duur van de relaps verkorten, maar heeft geen invloed op de restverschijnselen.

De relaps kan worden uitgelokt door koorts, stress, vermoeidheid en warmte. Als de oorzaak van een relaps een infectie is, moet deze eerst behandeld worden met antibiotica. Na een paar weken kan er alsnog methylprednisolon gegeven worden op de afdeling of dagbehandeling.

Factoren die bijdragen aan MS
Erfelijke factoren

Bij recent internationaal onderzoek is een nieuw gen gevonden dat betrokken is bij de ontwikkeling van multiple sclerose (MS). Het ontdekte gen speelt een rol bij de neurodegeneratie die optreedt in de loop van de ziekte. Het belang van de genetische invloed blijkt wel uit het feit dat kinderen van patiënten met MS een twintig keer hogere kans hebben de ziekte te ontwikkelen.

Immunologische factoren

Genen waarvan eerder een relatie met MS is aangetoond, zijn alle gerelateerd aan het immuunsysteem. Aanleiding om oorzaken van MS vooral te zoeken in auto-immuniteit. Het nieuw ontdekte gen, KIF1B, komt echter tot expressie in het zenuwstelsel. Het speelt een rol bij het transport van moleculen over de lange zenuwvezels in de hersenen en het ruggenmerg. Dit draagt bij aan het bewijs dat neurodegeneratieve processen bij MS een rol spelen en biedt belangrijke uitgangspunten voor verder onderzoek.

Omgevingsfactoren

MS komt vaker voor in landen met een gematigd klimaat dan in warme landen. In Nederland komt MS bijvoorbeeld minder vaak voor dan in Zweden, maar vaker dan in Italië. Het is niet duidelijk hoe dat komt. Iemand die voor zijn vijftiende levensjaar van een warm land naar bijvoorbeeld Nederland verhuist, heeft dezelfde kans op het krijgen van MS dan iemand die in Nederland is geboren en opgegroeid. Verhuis je na je vijftiende levensjaar, dan neemt deze kans af.

Verschijnselen bij MS
- Vermoeidheid.
- Oogklachten.
- Sensibiliteitsstoornissen.
- Motorische stoornissen.
- Pijn.
- Incontinentie of obstipatie.
- Cognitieve stoornissen.
- Seksuele stoornissen.

De prognose bij een eerste verschijnsel van de ziekte MS, een clinically isolated syndrome (CIS), op het ontwikkelen van een definitieve MS, is 30 tot 70%. Er zijn enkele factoren die kunnen voorspellen of MS zich ontwikkelt. Meerdere wittestofafwijkingen op de MRI, ook al hebben die in het verleden geen klachten veroorzaakt, vergroten de kans op definitief MS. De kans op beperkingen door MS is verminderd bij mensen met een CIS van neuritis optica of sensibiliteitsstoornissen, weinig of geen laesies op de MRI, een lange periode tussen de verslechteringen en het ontbreken van klachten na vijf jaar. Na een CIS wordt er na drie maanden nogmaals een MRI gemaakt om te kijken of er laesies bijgekomen zijn. Als dat het geval is, wordt de kans op definitieve MS zeer groot. Mensen met MS willen weten hoe groot de kans is dat ze in een rolstoel komen. Gelukkig is deze kans klein, ongeveer 25%.

10.1.3 DIAGNOSTISCHE FASE

Aan de hand van het verhaal van de patiënt (frequentie van eventueel eerder doorgemaakte relapses en beloop van de ziekte) en aanvullende onderzoeken wordt de diagnose gesteld. Aanvullend onderzoek in de vorm van een MRI van de hersenen en het wervelkanaal en een lumbaalpunctie zijn onmisbaar geworden. Nieuwe ontwikkelingen op het terrein van de MRI met vernieuwde McDonaldcriteria zorgen ervoor dat de diagnose MS al in een vroeg stadium en met meer zekerheid gesteld kan worden.

Een MRI-scan kan laesies in de hersenen en het ruggenmerg zichtbaar maken. Daarnaast kan met een MRI ook toename van laesies worden aangetoond. Door het toedienen van een contrastmiddel (gadolineum) worden acute laesies aangetoond. Dit contrastmiddel brengt de lekkage over een beschadigde bloed-hersenbarrière, optredend bij ontsteking, in beeld. Dit laatste is zeer belangrijk bij de behandeling van een relaps of schub.

Bij een lumbaalpunctie wordt cerebrospinaal (of spinaal) vocht uit het ruggenmerg gehaald. Hoewel de technieken geavanceerd zijn, zijn veel mensen bang voor de procedure. De punctie wordt uitgevoerd met een holle naald die in het centrale of spinale kanaal wordt gebracht tussen de doornuitsteeksels van het wervellichaam ter hoogte van de bekkenkam. Dat voorkomt mogelijke letsels aan het ruggenmerg, dat minstens 10 cm hoger eindigt. Een plaatselijke verdoving is niet nodig. De ruggenprik is essentieel om de diagnose MS te kunnen stellen. Deze procedure wordt uitgevoerd wanneer men het vocht wil onderzoeken op veranderingen die kenmerkend zijn voor MS (zoals toename van de hoeveelheid witte cellen, toename van de hoeveelheid eiwit, aanwezigheid van oligoklonale banden). Bij mensen met MS is het aantal ontstekingscellen in het spinale vocht gestegen. De IgG-index is dan verhoogd. Het liquor wordt tevens onderzocht op de aanwezigheid van oligoklonale banden, die bij ongeveer 90% van de MS-patiënten voorkomen in de liquor.

Verpleegkundige interventies
- Informeer de patiënt over het doel van het onderzoek.
- Leg uit wat het onderzoek inhoudt.
- De lumbale wervelkolom krommen:
  - Leg de patiënt op de zij met zijn benen opgetrokken. de schouders en het bekken liggen loodrecht ten opzichte van de onderlaag.
  - Een alternatief is het vooroverbuigen van de patiënt op de rand van het bed, met de benen op een stoel en een kussen op schoot.
- Stel de patiënt gerust, leg uit dat de prik door de huid pijnlijk is.

- Leg uit dat de prik een strekreactie tot gevolg heeft en dat de patiënt daarna de rug weer moet krommen.
- Assisteer de arts volgens protocol.
- Leg de leefregels voor de komende uren uit (een uur platte bedrust, op de rug of in zijligging).
- Geef informatie over postpunctionele klachten en de behandeling daarvan.
- Observeer na de punctie hoofdpijnklachten en lekkage van de punctieplaats.
- Evalueer de punctie.

> **Liquorlekkage na lumbaalpunctie**
> Soms blijft er liquor weglekken, dit zijn postpunctionele klachten. De patiënt krijgt hoofdpijn als hij rechtop gaat zitten of gaat lopen. Dit is niet gevaarlijk, maar wordt door de patiënt wel als zeer belastend ervaren. De behandeling bestaat uit platliggen en veel drinken.
> In sommige gevallen wordt er een 'bloodpatch' gezet. Hierbij neemt de anesthesioloog bloed af bij de patiënt, dat in de spinale ruimte wordt teruggespoten om het gaatje waardoor de liquor lekt, te dichten.

10.1.4 BEHANDELING VAN MS

Er is nog geen genezing mogelijk van MS. De behandeling is met name gericht op vermindering van de ziektelast. Er zijn mogelijkheden om de ziekteactiviteit en de progressie van de ziekte af te remmen. Immunomodulerende middelen beïnvloeden het immuunsysteem in gunstige zin en sturen juist die reacties die een rol spelen bij MS bij (moduleren). Middelen kunnen zijn: interferon-β en glatirameeracetaat. Deze middelen worden per injectie gegeven.

Immunosuppressiva onderdrukken nagenoeg alle aspecten van het immuunsysteem, zonder onderscheid te maken tussen functies die wel of geen rol spelen bij MS. Mitoxantron en methotrexaat zijn voorbeelden van immunosuppressiva. Het zijn chemotherapeutische middelen (cytostatica) die ontstekingsreacties onderdrukken. Beide medicijnen kunnen bij progressief verlopende MS het ziekteproces vertragen en stabiliseren. Deze behandeling wordt in de meeste ziekenhuizen door de oncoloog gegeven.

Corticosteroïden (prednison, methylprednisolon) worden gebruikt ter behandeling van acute exacerbaties. De intraveneuze methylprednisolonbehandeling is de standaardtherapie voor de behandeling van een terugval bij patiënten met RR-MS. Daarnaast hebben sommige mensen met progressieve MS tijdelijk baat bij deze behandeling. Tijdens een aanval worden patiënten behandeld met een hoge dosis (drie dagen 1000 mg per dag) intraveneus methylprednisolon. Dit verkort de duur en de ernst van de aanval en versnelt het herstel. Er is echter nog geen overtuigend bewijs dat de mate van het algehele herstel beter is of dat het langetermijnverloop van de ziekte erdoor verandert (voor werking en bijwerkingen zie Farmacotherapeutisch Kompas, www.fk.cvz.nl).

Meneer Verhagen (28) komt via de spoedeisende hulp op de afdeling. Die ochtend wilde hij opstaan uit bed, maar viel daarbij naast het bed op de grond. Zijn rechterbeen was verlamd, hij had geen tintelingen in het been, ook geen doof gevoel. 'De kracht was er gewoon uit' volgens hem. De avond ervoor was hij nog met vrienden wezen stappen en had hij ongeveer tien biertjes gedronken in vier uur tijd.

Hij dacht dat hij 'verkeerd' had gelegen waardoor de kracht uit zijn been is gegaan. Zijn vriendin belde de dokter nadat hij na een uur nog steeds niet kon staan. Deze heeft overleg gehad met de neuroloog, waarnaar meneer Verhagen in een ambulance naar de spoedeisende hulp kwam. Hij wordt verdacht van een hersentumor of een herseninfarct in de linkerhersenhelft. Hij en zijn vriendin zijn van deze mededeling behoorlijk van streek. Op de spoedeisende hulp is een CT-scan gemaakt en bloed afgenomen. Dit is onderzocht op bezinking, Hb, Ht, leukocyten, MCV, MCH, RDW, trombocyten, ureum, calcium, Na, K, creatinine, ASAT, ALAT, gamma-GT, CK, TSH, glucose.

Het neurologisch onderzoek geeft levendige reflexen, medical research Council (MRC) rechterbeen graad 2, linkerbeen en linkerarm graad 5. Rechterarm graad 4. De rompbalans heeft een afwijking naar rechts. Bij navraag kan meneer Verhagen wel rechtop gaan zitten. De sensibiliteit is goed in alle extremiteiten. Verder geeft het neurologische onderzoek geen afwijkingen. De patiënt rookt niet, gebruikt geen medicatie en is nergens allergisch voor. De uitslag van de CT-scan laat geen afwijkingen zien en de bloeduitslagen zijn ook normaal. Er wordt een MRI-scan afgesproken voor dezelfde dag en meneer Verhagen wordt naar de afdeling gebracht.

Analyse van de casus

Meneer Verhagen kan niet op zijn rechterbeen staan. Zijn rechterarm heeft wel kracht, maar niet zoveel als links. Staan op het linkerbeen is mogelijk. De uitslag van de CT-scan hoeft een herseninfarct niet uit te sluiten, een vers infarct is vaak niet zichtbaar op de scan. Een hersentumor zou wel zichtbaar zijn op de scan. Deze diagnose kan dus worden uitgesloten.

Alle laboratoriumuitslagen zijn normaal binnen de referentiewaarden. Omdat er sprake is van een enkelzijdig probleem is een ontsteking niet waarschijnlijk. Bij lichamelijk onderzoek worden er geen rode plekken, bulten en andere ontstekingshaarden op de huid of subcutaan gezien. Het rechterbeen van meneer Verhagen is niet dunner en de huidskleur is hetzelfde als van het linkerbeen. Dit betekent dat er een centrale oorzaak is, boven het niveau van het ruggenmerg. Dit geeft krachtsverlies maar geen atrofie van spierweefsel.

De levendige reflexen zijn verdacht voor MS. Dit is echter niet een exclusief verschijnsel dat alleen bij mensen met MS voorkomt. De MRI-scan die gemaakt is, laat wittestofafwijkingen zien, verdacht voor een demyeliniserende aandoening. Er wordt niet aan het guillian-barré-syndroom gedacht omdat de klachten zich maar in één lichaamshelft bevinden en zich ook niet uitbreiden. Bij deze patiënt is er, naar aanleiding van de MRI-uitslag, een lumbaalpunctie verricht. De uitslag is over een aantal dagen beschikbaar.

Omdat er nu aan de diagnose MS gedacht wordt, het betreft een jonge man, krijgt hij een intraveneus infuus met 1000 mg methylprednisolon gedurende vijf dagen. Het infuus loopt in een uur in, daarna wordt het infuus afgekoppeld, maar de naald blijft in het bloedvat.

Deze patiënt heeft als eerste verschijnselen van de MS motorische stoornissen. Vaak manifesteert de ziekte zich echter met oogproblemen, neuritis optica. Dit geeft voor de patiënt klachten van gedeeltelijke blindheid en/of pijn achter het oog. Via de huisarts gaan de patiënten naar de oogarts, deze stuurt de patiënten naar de neuroloog.

Het is van belang dat de voorgeschiedenis goed nagevraagd wordt: heeft de patiënt al eerder klachten van onder andere krachtsverlies, oogproblemen of vermoeidheid gehad? Bij de gewaarwording van een eerste relaps kunnen er in het verleden al wel verschijnselen zijn geweest die weer over zijn gegaan. De pauzes die tussen verschijnselen zitten, kunnen een indicatie zijn voor de vorm van de ziekte. Als er een grote pauze zit tussen verschijnselen, soms wel meer dan tien jaar, is er waarschijnlijk sprake van een milde beloopsvorm. Bij een korte periode tussen de verschijnselen is er sprake van relapsing remitting MS.

10.1.5 VERPLEEGKUNDIGE DIAGNOSES, VERPLEEGPROBLEMEN EN INTERVENTIES

Verpleegproblemen behorende bij de casus zijn angst voor de diagnose en verminderde mobiliteit. Angst is een onbehaaglijk gevoel van ongemak of vrees, in dit geval voor de diagnose multiple sclerose. Angst voor het beloop van de ziekte, angst voor de grilligheid van symptomen, angst voor ernstige beperkingen. Een ongeneeslijke ziekte is een dreiging die onzekerheden en ingrijpende veranderingen in het leven met zich meebrengt. Vooral bij veranderingen in het ziekteproces of bij de aanvang van een nieuwe behandeling komen gevoelens van angst en spanning veel voor. In de casus hangt de angst onder andere samen met de vraag of de kracht in het rechterbeen weer terugkomt en met het wachten op de uitslag van de lumbaalpunctie.

Vaak is het moeilijk om angst bij een patiënt te herkennen. Er zijn veel vormen waarin angst zich kan uiten. Het gedrag van patiënten kan onderzoekend en waakzaam zijn. Er kan sprake zijn van motorische onrust, prikkelbaarheid en woede. Fysiologische kenmerken kunnen zijn: hartkloppingen, benauwdheid, slaapstoornissen, transpiratie en trillende stem.

Voor de verpleegkundige is het van belang om deze angst te herkennen en te beoordelen op een normale, reactieve angst of een pathologische reactie. Bij een normale, reactieve angst is de patiënt weliswaar waakzaam, maar nog in staat informatie op te nemen. Bij een pathologische reactie is de patiënt niet of nauwelijks in staat zijn gedrag te corrigeren en belemmert de angst zijn dagelijks functioneren.

Verpleegkundige interventies bij angst
- Bepaal hoe ernstig de angstgevoelens zijn. Vraag naar de intensiteit: is de angst continu aanwezig, is er naast de angst sprake van somberheid of andere psychische klachten, ligt de patiënt 's nachts wakker, piekert hij, is de angst allesoverheersend?
- Erken de gevoelens. Bied steun en geborgenheid door bij de patiënt te blijven. Stel geen eisen aan de patiënt. Blijf zelf rustig en kalm en toon empathie. Creëer een rustige omgeving.
- Ga na of de patiënt over de juiste informatie beschikt. Constateer of er sprake is van een tekort aan kennis op het gebied van zijn ziekte, symptomen, behandeling en/of prognose en vul kennistekort aan.
- Indien de angst binnen normale grenzen valt, stel de patiënt dan gerust.
- Geef voorlichting over hoe de patiënt zijn symptomen van angst kan leren herkennen en geef praktische adviezen hoe hij deze angst weer onder controle kan brengen. Laat de patiënt bijvoorbeeld ont-

spannings- en ademhalingsoefeningen doen of schakel zo nodig de hulp van een fysiotherapeut in.
- Let op! Te veel voorlichting en informatie kan averechts werken. Zorg altijd voor de individuele afstemming en vraag de patiënt wat hij/zij wel of niet wil horen en nodig heeft.
- Probeer samen met de patiënt de angstgevoelens te analyseren. Gebruik indien nodig de Hospital Anxiety and Depression Scale (HADS-schaal, www.psychischenwerk.nl).

Verminderde mobiliteit
Mobiliteit wordt gedefinieerd als het vermogen om het lichaam te bewegen en van houding te veranderen. Symptomen die aan de orde zijn bij een verminderde mobiliteit door MS kunnen zijn: spasticiteit, tremoren, ataxie, verlamming, balansstoornissen, pijn, vermoeidheid en duizeligheid. Meer dan 50% van de mensen met MS heeft een mobiliteitshulpmiddel nodig gedurende het beloop van hun ziekte. Omdat de factoren die invloed hebben op de mobiliteit sterk kunnen verschillen per patiënt, is het noodzakelijk om deze goed in kaart te brengen voordat de juiste interventies gekozen kunnen worden. Het is van belang dat de patiënt in staat is om op een veilige manier zo actief mogelijk te blijven, zonder te vallen of andere complicaties op te lopen.

Verpleegkundig onderzoek
- Bepaal de aard van de mobiliteitsproblemen.
- Bepaal het begin en de duur van de klachten.
- Bepaal de ernst van de klachten.
- Beschrijf de gerelateerde factoren zoals:
  - problemen met de balans;
  - struikelen;
  - vallen;
  - onvermogen om transfers te maken;
  - onvermogen te lopen;
  - bijwerking van spierverslappende middelen zoals baclofen, Rivotril®.
- Beoordeel de ernst van de mobiliteitsproblemen door de tijd te meten die de patiënt erover doet om 25 foot (7,62 m) af te leggen. Bepaal de score op het functionele systeem voortbewegen binnen de Expanded Disability Status Scale EDSS van Kurtzke (www.msweb.nl).
- Bepaal wat de invloed van de mobiliteitsproblemen is op andere MS-gerelateerde symptomen.

– Bepaal hoe de patiënt tot nu toe met de mobiliteitsproblemen omgaat. Bepaal zijn copingstijl.

Verpleegkundige interventies

Geef de patiënt voorlichting en informatie over:
- de oorzaken van verminderde mobiliteit;
- verlamming;
- verstoorde balans;
- verstoring van de sensibiliteit;
- problemen die kunnen optreden door verminderde mobiliteit: vallen, kans op fracturen, verminderd vermogen om veilig aan het verkeer deel te nemen;
- complicaties die op kunnen treden door verminderde mobiliteit: contracturen, decubitus, pijn.

Informeer de patiënt over therapeutische mogelijkheden ten aanzien van verminderde mobiliteit:
- revalidatie;
- aanpassing van de leefstijl;
- onderzoek en behandeling van loopstoornissen;
- hulpmiddelen om de mobiliteit te vergroten/verbeteren;
- strekoefeningen en oefeningen om de kracht te verbeteren;
- balanstraining;
- training om efficiënter met de beschikbare energie om te gaan;
- aanpassingen en hulpmiddelen in de woning.

Informeer de patiënt over de mogelijkheden die er zijn voor mensen met een verminderde mobiliteit (huisvesting, vervoer, toegankelijkheid). Draag zorg voor een regelmatige evaluatie van de veranderingen in de mobiliteit.

10.1.6 VERPLEEGPROBLEMEN IN EEN LATER STADIUM VAN MS

In deze paragraaf bespreken we problemen die in een later stadium van de ziekte MS kunnen optreden. Het gaat hier om:
- blaasstoornissen;
- darmstoornissen;
- vermoeidheidsproblemen;
- copingproblemen.

Blaasstoornissen

Ongeveer 75% van de mensen met MS ervaart een of andere blaasstoornis gedurende het beloop van de ziekte. Van twee neurologische systemen neemt men aan dat ze betrokken zijn bij de blaasfunctie: het ruggenmerg voor de opslagfunctie van de blaas en het mictiecentrum in de hersenstam voor de ledigingsfunctie van de blaas. Iedere onderbreking van deze systemen zal een blaasstoornis tot gevolg hebben.

Verpleegkundig onderzoek
- Bepaal de aanvang en de duur van de verschijnselen.
- Beschrijf de verschijnselen:
  - frequentie;
  - aandrang;
  - loze aandrang;
  - branderigheid;
  - incontinentie;
  - retentie.

Categoriseer de blaasstoornis in een van de volgende categorieën aan de hand van de gevonden verschijnselen.
- Stoornis in de opslagfunctie van de blaas (verhoogde frequentie, verhoogde aandrang en incontinentie).
- Stoornis in de ledigingsfunctie van de blaas (loze aandrang, druppelincontinentie, retentie en het gevoel niet volledig uit te plassen).
- Combinatie van een stoornis in de opslagfunctie en een stoornis in de ledigingsfunctie van de blaas (combinatie van de hierboven beschreven symptomen).

Inventariseer eventuele beïnvloedende factoren, zoals:
- aanwezigheid van andere pathologie (urineweginfecties, andere infecties);
- medicatie;
- verminderde mobiliteit;
- intake van voedsel en vocht;
- leefstijl.

Onderzoek de invloed van de blaasstoornis op aspecten van het dagelijks leven:
- sociale activiteiten en ontspanning;
- werk;
- seksualiteit.

Onderzoek de patiënt op de volgende complicaties:
- infectie;
- huidproblemen;
- nierstenen.

Inventariseer hoe de patiënt met de blaasstoornis omgaat, wat heeft de patiënt al gedaan en welke hulpmiddelen gebruikt hij nu? Beoordeel zijn copinggedrag.

Verpleegkundige interventies
Sluit een urineweginfectie uit door:
- urinesediment;
- urinekweek.

Beoordeel of er sprake is van een residu na mictie door middel van een bladderscan:
- laat de patiënt volledig uitplassen en meet het volume urine dat achterblijft in de blaas na mictie;
- eventueel kan de retentie gemeten worden door middel van eenmalige katheterisatie.

Laat de patiënt gedurende 24 uur een dagboek bijhouden ten aanzien van intake van vocht en de uitscheiding van urine. Geef de patiënt voorlichting over factoren die de symptomen kunnen beïnvloeden, zoals:
- cafeïne;
- aspartaam;
- alcohol;
- infecties;
- obstipatie.

Geef de patiënt voorlichting over de rol van medicatie ten aanzien van blaasstoornissen. Informeer de patiënt over medicamenteuze behandelmogelijkheden. Vaak worden patiënten naar de uroloog doorverwezen.

Darmstoornissen
Darmproblemen komen bij MS-patiënten veel voor. De meest voorkomende problemen zijn obstipatie, diarree en incontinentie (zie: Sesink & Jüngen, 2010). Voor de vaststelling of er sprake is van darmstoornissen zijn twee aspecten belangrijk: de defecatiefrequentie en de subjectieve gevoelens van de patiënt ten aanzien van de darmwerking:

buikpijn, misselijkheid, flatulentie, vol gevoel, moeilijke, pijnlijke of incomplete defecatie, harde feces, frequente aandrang tot defeceren. Er is geen uitspraak te doen over de mate van voorkomen van darmstoornissen in relatie tot de mate van handicap. Er lijkt wel een verband te bestaan tussen het optreden van darmstoornissen en de tijd dat iemand aan MS lijdt.

Als bij obstipatie de algemene behandeling onvoldoende resultaat oplevert of onmogelijk is, komt een medicamenteuze behandeling in aanmerking. Bij een goed functionerende darm kan de passagetijd worden verbeterd door stimulering van de peristaltiek en door verzachting van de feces. Stimulatie van de peristaltiek gebeurt bij uitrekking van de darmwand door toename van de darminhoud. Feces wordt zachter bij een hoger watergehalte. Voor de keuze van laxantia is van belang een onderscheid te maken tussen incidentele en chronische obstipatie. Pas zo mogelijk het medicijngebruik aan indien dat bijdraagt aan het in stand houden van de darmstoornis.

Verpleegkundig onderzoek

In een goede screening van darmproblemen dient te worden nagegaan welke klachten er zijn, welke impact deze klachten hebben op de kwaliteit van leven, welke oorzaken er zijn voor de darmproblemen en voor welke behandeling deze individuele patiënt in aanmerking komt.
- Bepaal de aanvang en de duur van de verschijnselen.
- Beschrijf de verschijnselen aan de hand van de Bristol Stool Chart (afb. 10.1):
  - obstipatie;
  - diarree;
  - incontinentie;
  - flatulentie;
  - opgeblazen gevoel;
  - krampen;
  - aandrang.

Categoriseer de darmstoornis in een van de volgende categorieën aan de hand van de gevonden verschijnselen:
- obstipatie;
- diarree;
- incontinentie.

Inventariseer eventuele beïnvloedende factoren, zoals:
- aanwezigheid van andere pathologie (urineweginfecties, andere infecties);

- intake van voedsel en vocht;
- medicatie;
- verminderde mobiliteit;
- leefstijl.

Bristol Stool Chart

1.	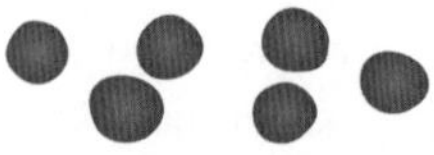	Verschillende kleine harde keuteltjes, worden moeizaam uitgescheiden. De ontlasting heeft een behoorlijke tijd in de darm doorgebracht en is uitgedroogd.
2.	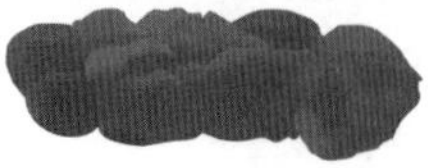	De ontlasting is in de vorm van een enkele keutel, maar hard en bobbelig.
3.	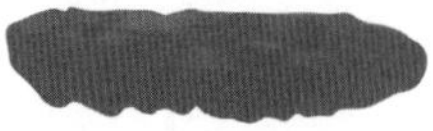	De ontlasting heeft de vorm van een worstachtige keutel, met barsten aan het oppervlak.
4.	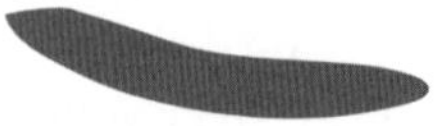	De ontlasting heeft de vorm van een gladde slangachtige keutel. Dit is normale ontlasting, en zal met weinig druk worden uitgescheiden.
5.	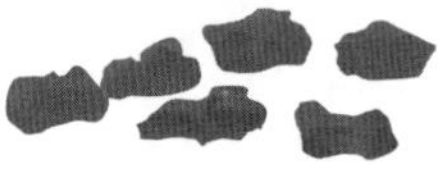	Zachte ontlasting die komt in meerdere kleinere zachte keutels, die eveneens makkelijk uitgescheiden wordt.
6.		Brijachtige zachte ontlasting met slechts enkele hardere stukjes erin.
7.	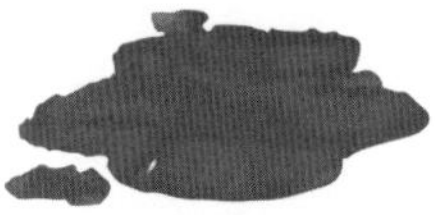	Waterige volledig vloeibare stoelgang.

Afbeelding 10.1 Bristol Stool Chart om de feces van de patiënt te beschrijven.

Onderzoek de invloed van de darmstoornis op de volgende aspecten van het dagelijks leven:
- sociale activiteiten en ontspanning;
- werk;
- seksualiteit.

Onderzoek de patiënt op de volgende complicaties:
- infectie;
- aambeien;
- anale fissuren.

Inventariseer hoe de patiënt met de darmstoornis omgaat, wat heeft de patiënt al gedaan en welke hulpmiddelen gebruikt hij nu? Beoordeel zijn copinggedrag.

Verpleegkundige interventies
Sluit een darminfectie uit door:
- feceskweek.

Laat de patiënt gedurende 24 uur een dagboek bijhouden ten aanzien van intake van vocht en eetpatroon. Geef de patiënt voorlichting over de oorzaken en factoren die de symptomen kunnen beïnvloeden, zoals:
- vochtintake van minstens anderhalve liter per dag;
- vezelrijke voeding;
- overmatig gebruik laxantia;
- beweging.

Informeer de patiënt over medicamenteuze behandelmogelijkheden. Bepaal de invloed van de darmstoornis op andere MS-gerelateerde symptomen. Pas zo mogelijk het medicijngebruik aan dat bijdraagt aan het in stand houden van de darmstoornis. Instrueer de patiënt toe te geven aan aandrang tot defeceren (dit bevordert de normale stoelgang). Geef voorlichting over de gastrocolische reflex die twintig tot dertig minuten na een maaltijd optreedt. Stel een individueel defecatieschema op dat past bij de omstandigheden van de patiënt. Adviseer de patiënt meer aan lichaamsbeweging te doen.

Specifieke interventies bij obstipatie
Adviseer de patiënt om vaste tijden voor de maaltijden aan te houden. Adviseer de patiënt om een goede houding aan te nemen tijdens de defecatie. De beste houding voor defecatie is licht voorovergebogen met opgetrokken knieën, die zich boven de heupen dienen te bevinden. Een voetensteun kan daarbij als hulpmiddel gebruikt worden. Adviseer de volgende aanvullende therapieën:
- preparaten die voor extra bulk zorgen (bijvoorbeeld Movicolon®);
- preparaten die de ontlasting zachter maken.

Specifieke interventies bij fecale incontinentie

Bevorder dat de patiënt op regelmatige tijden zorgt voor darmlediging. Sluit uit dat er een darminfectie aanwezig is (feceskweek). Instrueer de patiënt middelen te vermijden die irritatie van de darm kunnen veroorzaken:
- alcohol;
- cafeïne;
- gekruid eten.

Geef voorlichting over de invloed van angst en stress op het defecatiepatroon.

Vermoeidheid

Veel mensen met MS geven aan dat vermoeidheid de factor is met de grootste negatieve invloed op de kwaliteit van leven (QOL). Vermoeidheid wordt beschouwd als een continu aanwezige factor, die gepaard kan gaan met (nieuwe) neurologische symptomen. Vermoeidheid bij MS heeft in veel gevallen niets te maken met het activiteitenniveau van de patiënt. Het is een alom aanwezig gevoel van een gebrek aan energie. Over de oorzaak van MS gerelateerde vermoeidheid is nog niet veel bekend. Aangenomen wordt dat de verminderde prikkeloverdracht over de gedemyeliniseerde axonen en de aanwezigheid van circulerende cytokines in serum en liquor een rol spelen. Daarnaast kunnen ook veel andere aan MS gerelateerde factoren een rol spelen, zoals: depressiviteit, pijn, slapeloosheid, verminderde mobiliteit.
De behandeling van vermoeidheid bestaat vaak uit het aanpassen van de dagelijkse activiteiten, het verspreiden van energie over de dag, het krijgen van voldoende nachtrust. Ook is het van belang toch actief te blijven.

Verpleegkundig onderzoek

Beoordeel de ernst van de vermoeidheid door gebruik te maken van meetschalen voor vermoeidheid (Modified Fatigue Impact Scale (MFIS) of de Multiple Sclerosis Quality of Life Inventory (MSQLI)). Onderzoek de gevolgen van vermoeidheid op andere MS-symptomen. Bepaal hoe de patiënt tot nu toe met vermoeidheid omgaat: wat heeft hij al gedaan, hoe is zijn coping? Beoordeel de aard van de vermoeidheid en onderzoek of vermoeidheid een nieuw symptoom is. Onderzoek of de verschijnselen van vermoeidheid continu of in wisselende mate aanwezig zijn. Bepaal gerelateerde factoren zoals:
- relaps;
- medicatie;

- andere ziekte (infectie);
- pijn;
- activiteitenniveau;
- warmte;
- leefstijl;
- slaap;
- voedingspatroon;
- psychosociale aspecten.

Verpleegkundige interventies

Geef uitleg over de oorzaken van vermoeidheid. Pas interventies toe waarmee de patiënt energie kan besparen. Verwijs naar een ergotherapeut voor aanpassingen in de woning en op de werkplek. Informeer de patiënt over het aanpassen van zijn leefstijl met aandacht voor:
- voeding- en vochtbalans;
- slaappatroon;
- activiteiten- en rustpatroon;
- het stellen van prioriteiten;
- controle over de omgevingstemperatuur en vermijden van extreme temperaturen.

Verwijs de patiënt naar de fysiotherapeut voor een persoonlijk fitnessprogramma en loophulpmiddelen. Informeer de patiënt over het doel van de behandeling:
- beter begrip van vermoeidheid (het is een reëel probleem);
- oefeningen gericht op levensstijl en het doelmatig gebruik van energie.

Informeer de patiënt over therapieën die een bijdrage kunnen leveren aan het ontstaan en onderhouden van vermoeidheid, zoals spasmolitica, anti-epileptica en antidepressiva. Pas zo mogelijk het gebruik aan van medicijnen die aan de vermoeidheid bijdragen. Informeer de patiënt over mogelijkheden van medicamenteuze behandeling van vermoeidheid (amantadine of modafinil) en over de bijwerkingen van deze medicijnen. Help de patiënt met het stellen van realistische doelen.

Coping met onzekerheden over de ziekte

Iemand die gunstige copingstijlen gebruikt, zal zijn kwaliteit van leven positiever ervaren dan iemand die een ongunstige/negatieve copingstijl toepast. Ook iemand die veel support krijgt van dierbaren, zal de kwaliteit van leven positiever ervaren dan iemand die bijna geen support krijgt. Een positieve copingstijl is een probleem- en emotiegerichte

benadering waarmee problemen en emoties worden aangepakt en verwerkt. Een negatieve copingstijl is vermijdend gedrag. Het vermijden van problemen en emoties zorgt ervoor dat ze niet opgelost worden en vroeg of laat, en vaak erger, terugkomen. De acceptatie van de aandoening bij de patiënt speelt de belangrijkste rol in het copingproces. Bepaalde emoties en gedachten kunnen een stresssituatie veroorzaken waardoor de verschijnselen van MS verergeren:
- Ik ben ziek, ik wil niet ziek zijn.
- Ik wil ... (kan van alles zijn), ik kan niet ... als ik ziek ben.
- Alweer spuiten.
- Ik vind het verschrikkelijk dat ik bepaalde dingen niet kan doen.
- Alweer naar het ziekenhuis.

Naast copingstijlen is het hebben van depressie van invloed op hoe de MS ingepast kan worden in het leven van mensen met MS. Depressies komen veel voor bij mensen met MS. Het daadwerkelijk optreden van een ernstige depressie gedurende het beloop van de ziekte varieert van 25 tot 50%. De onzekerheid over de toekomst in combinatie met het verlies van een normaal leven zorgt er bij veel patiënten voor dat zij zich regelmatig gedeprimeerd voelen. Symptomen van een depressie zijn: gevoel van uitzichtloosheid, wanhoop en schuld, vermoeidheid, slapeloosheid, zelfmoordgedachten.

Bij mensen met MS kan een depressie onder andere worden veroorzaakt door:
- psychosociale reacties op de veroordeling tot een chronische ziekte;
- de neuropathologie van het ziekteproces;
- vermoeidheid;
- angst, gerelateerd aan de onzekerheid over toekomstige gebeurtenissen;
- verdriet over het verlies van de vroegere identiteit.

Verpleegkundig onderzoek

Bepaal de aard van negatieve copingstijl. Bepaal of er sprake is van een reactieve depressie naar aanleiding van de diagnose MS (DSMIV). Onderzoek de invloed van de MS op de volgende aspecten van het dagelijks leven:
- familie;
- sociale activiteiten en ontspanning;
- werk.

Verpleegkundige interventies

Onderzoek of de patiënt suïcidale gedachten heeft. Onderzoek het slaap- en rustpatroon. Geef de patiënt voorlichting, zodat hij het gevoel krijgt meer controle te kunnen uitoefenen over zijn leven. Maak vermijdend gedrag bespreekbaar. Moedig mensen met MS aan de regie in eigen hand te nemen. Verwijs de patiënt zo nodig naar een counseler. Verwijs, indien noodzakelijk, naar de arbeidsdeskundige via de bedrijfsarts. Buig een negatieve copingstijl om naar een positieve copingstijl. Schakel daarbij eventueel een psycholoog in.

10.1.7 CONTINUÏTEIT VAN ZORG

Ketenzorg is de opeenvolging van verschillende soorten zorg die diverse zorgaanbieders aanbieden aan de patiënt/cliënt en waarbij die zorgaanbieders gezamenlijk zorgen voor een vloeiend verloop. Binnen de gezondheidszorg en de sociale zorg zijn de verschillende disciplines voor goede resultaten van elkaar afhankelijk. Ketenzorg kan leiden tot een efficiënter gebruik van zorg door een betere coördinatie. Het zorgproces voor MS-patiënten wordt zo geoptimaliseerd en de patiënt staat centraal in dit proces.

Iemand die kortdurend ziek is, krijgt meestal alleen maar met de huisarts of de specialist te maken. Naarmate de ziekte ernstiger is en een langdurig verloop heeft, worden mensen behandeld door meer hulpverleners. Dat zijn er soms zoveel, dat de patiënt niet meer weet wie er voor hem bezig zijn. Ook de hulpverleners verliezen soms overzicht over welke instanties en hulpverleners actief betrokken zijn bij een behandeling. In de keten spreekt men onderling af welke zorg de diverse aanbieders leveren, wat de taken zijn van deze zorgaanbieders en hoe de onderlinge communicatie geregeld is.

10.2 Ziekte van Parkinson

10.2.1 INLEIDING

De ziekte van Parkinson vormt een van de belangrijkste oorzaken van neurologische invaliditeit bij patiënten boven de vijftig jaar. Mannen en vrouwen worden even vaak door de ziekte getroffen. De ziekte van Parkinson is een progressief verlopende aandoening waarvan de oorzaak niet geheel bekend is. Bewegingen die bij gezonde mensen automatisch verlopen, moet een parkinsonpatiënt doelbewust uitvoeren. Doordat patiënten met de ziekte van Parkinson te weinig dopamine aanmaken, wordt de aansturing van de spieren bemoeilijkt.

Erfelijke factoren spelen bij het ontstaan boven de vijftig jaar geen rol. In 10-15% van de gevallen komt de ziekte familiair voor. De kans op een genetische oorzaak stijgt naarmate de patiënt jonger is.

Een progressief degeneratieve ziekte zoals de ziekte van Parkinson heeft grote gevolgen voor het dagelijkse leven van de patiënt. Geeft de ziekte in het beginstadium weinig klachten, in een verder gevorderd stadium treden ernstige functiebeperkingen op door onder andere tremoren, loopstoornissen en slikproblemen. De ziekte heeft zeer veel invloed op het emotionele leven en het sociale functioneren. Voor de patiënt en zijn naasten is het omgaan met het ziekteverloop en de ernst van de klachten een grote opgave.

In deze paragraaf gaan we dieper in op de verpleegkundige zorg die enerzijds gericht is op de problemen die de ziekteverschijnselen en de behandeling met zich meebrengen en anderzijds de ondersteuning bij het omgaan met de ziektegevolgen.

10.2.2 VERSCHIJNSELEN VAN DE ZIEKTE VAN PARKINSON

Een aantal ziektes van het centrale zenuwstelsel gaat gepaard met veranderingen in de houding en de beweging, maar niet met verlammingen. Het automatisch zorgen voor houding en beweging wordt door het extrapiramidale systeem gereguleerd. Bij extrapiramidale ziektes is er altijd sprake van belangrijke veranderingen in de spierspanning. Dikwijls treden ook abnormale, onwillekeurige bewegingen op. De willekeurige motoriek wordt verzorgd door het piramidale systeem. De automatische (onbewuste) motoriek wordt verzorgd door het extrapiramidale systeem met de basale kernen (waaronder de substantia nigra en het corpus striatum) als belangrijkste centra. Wanneer het extrapiramidale systeem uitvalt, is er sprake van tremor (onwillekeurig beven van ledematen), spierstijfheid (rigiditeit) en afname van de bewegingen (hypokinesie).

De basale kernen spelen een rol bij:
- verrichten van automatische handelingen;
- aansturen van spontane bewegingen (plotseling opstaan uit stoel);
- expressie van de emotie;
- integratie van houding en motoriek.

Pathologisch-anatomisch is een verlies zichtbaar van een bepaald soort zenuwcellen, die normaal worden gekenmerkt door een zwarte substantie (substantia nigra). In de substantia nigra sterven neuronen af (atrofie en depigmentatie). Hierdoor vermindert de hoeveelheid geproduceerde dopamine (neurotransmitter die zorgt voor prikkeloverdracht van de ene naar de andere zenuwcel) en het gebrek aan deze neurotransmitter leidt tot de symptomen van de ziekte van Parkinson. Het evenwicht tussen dopamine en acetylcholine is verstoord. Dopamine speelt een belangrijke rol bij het functioneren van het extrapiramidale systeem. Bij een tekort aan dopamine lukken bepaalde bewegingen niet (Tervoort & Jüngen, 2009).

Ziekteverschijnselen

Voordat de ziekte zich manifesteert, is er al gedurende maanden of zelfs jaren sprake van weinig specifieke verschijnselen in de vorm van vage klachten over vermoeidheid en een 'lam gevoel' in de extremiteiten. Dikwijls heeft de patiënt pijn: diep gelokaliseerde, knagende pijn in de schouders, de heupen en de knieën. Als de ziekte manifest wordt, uit zich dat in motorische en vegetatieve verschijnselen en depressieve gevoelens. De ernst van de ziekte van Parkinson kan worden geclassificeerd met behulp van de schaal van Hoehn en Yahr (zie kader).

Schaal van Hoehn en Yahr
I   Verschijnselen aan één zijde, minimaal gehandicapt.
II Verschijnselen aan beide zijden, geen evenwichtsstoornissen.
III Evenwichtsstoornissen, maar ADL zelfstandig.
IV Ernstige verschijnselen, kan zelfstandig lopen, maar heeft enige hulp nodig.
V   Ernstig geïnvalideerd, verplaatsing met hulpmiddel (rolstoel) of bedlegerig.

Motorische verschijnselen

De ziekte van Parkinson wordt gekenmerkt door een aantal belangrijke symptomen: beven, spierstijfheid en traagheid, bewegingsarmoede en problemen met het evenwicht. De symptomen kunnen in verschillende volgorde ontstaan. Bij ongeveer de helft van de patiënten beginnen de symptomen aan één zijde van het lichaam. Tijdens onderzoek worden bij de patiënt ook vaak afwijkingen gevonden aan de andere lichaamshelft.

De motorische verschijnselen beginnen met een zekere mate van bewegingsarmoede, ook wel bewegingstraagheid genoemd (hypokinesie of bradykinesie). Daarnaast zijn er veranderingen in spierspanning. In rust is de spierspanning normaal, maar bij het aanzetten van een beweging neemt de spierspanning toe. Daarbij is de spanning van alle spieren verhoogd (rigiditeit). Het is lang niet altijd duidelijk welke klachten door de hypokinesie en welke door de rigiditeit worden veroorzaakt. Daarom spreekt men ook wel van een hypokinetisch-rigide syndroom.

De patiënt wordt trager in zijn bewegingen. Bij het lopen bewegen de armen niet meer mee. Lopen gaat met kleine pasjes en wordt schuifelend. De patiënt heeft moeite met het evenwicht, heeft een gestoorde houdingsbalans. De patiënt komt moeilijk op gang met lopen (startproblemen) en op het moment dat de patiënt eenmaal op gang is, dan is het moeilijk plotseling te stoppen (propulsie).

De gelaatsexpressie verdwijnt (maskergelaat). De spraak wordt anders en de patiënt praat met monotone, langzame, zachte en hoge stem. In ernstige gevallen is de patiënt vrijwel onverstaanbaar.

Het uitvoeren van de fijnere bewegingen kost meer moeite en tijd. Ook het handschrift verandert, de letters worden onvast en kleiner (micrografie).

De patiënt staat in een typische houding met gebogen ellebogen en knieën en een hoog-thoracale kyfose; de flexiehouding.

De toegenomen spierspanning is in afzonderlijke spiergroepen waar te nemen als het tandradfenomeen. Bij de uitvoering van een passieve beweging (bijvoorbeeld door de elleboog van de patiënt beurtelings te buigen en te strekken) zijn in de beweging kleine schokjes voelbaar.

Bij bijna alle patiënten komt een tremor voor. Kenmerkend is dat de tremor optreedt in rust, langzaam is en een frequentie heeft van 5-6 per seconde. De tremor kun je waarnemen aan de handen ('pillendraaien' of 'geld tellen'), maar ook aan het hoofd (de onderkaak) en de benen. Als er sprake is van spanning, emotie of vermoeidheid, neemt de ernst van het beven toe.

Vegetatieve verschijnselen

Doordat de ziekte het autonome zenuwstelsel aantast, moet de verpleegkundige bedacht zijn op een bloeddrukdaling bij het opstaan (orthostatische hypotensie). Slikproblemen ontstaan door verminderde spierfunctie. De patiënt kan mogelijk niet goed kauwen, kan het voedsel niet tot een bolus vormen en krijgt het vaak ook niet weg richting de keelholte. Ook veel speeksel in de mond kan het eten belemmeren. Doordat de reuk is verminderd, hebben parkinsonpatiënten vaak niet veel trek in eten. In gezelschap eten kan de patiënt afleiden en schaamtegevoelens bij hem oproepen. Veel patiënten klagen over speekselvloed en omdat het slikken moeilijker gaat, ontstaat er kwijlen. Verslikken komt vaker voor, de patiënt kan niet meer automatisch slikken. Hierbij moet de verpleegkundige alert zijn op een verslikkingspneumonie. De patiënt heeft last van nachtelijk transpireren. Hij heeft vaak een 'vettige' huid door overmatige talkafscheiding, vooral zichtbaar in het gelaat.

Bij de ziekte van Parkinson heeft de patiënt regelmatig te maken met mictie- en/of obstipatieproblemen. Het obstipatieprobleem ontstaat vaak door te weinig vochtinname, een verkeerde eetgewoonte (te weinig vezelrijk), een verandering in het eetpatroon, een verminderde mobiliteit/rigiditeit, een verminderde spieractiviteit in de darmen, vegetatieve ontregeling (transpireren), de parkinsonmedicatie en andere medicatie. Ook het urineren gaat moeilijk en er blijft urine in de blaas achter, urineretentie met het risico van een blaasontsteking. Ook anticholinergica hebben een negatieve invloed op de blaas en geven mictiestoornissen. De kans bestaat dat de patiënt vaak moet urineren, vooral in de nachtelijke uren. Het mictieprobleem wordt vaak veroorzaakt door een hyperreflexie van de blaaswand. Tevens vormt de obstipatie ook een probleem bij de mictie: door te volle darmen kost het moeite om de blaasspier te controleren en zal de mictie ook moeizamer verlopen. Het niet op tijd bij het toilet zijn, komt door cognitieve stoornissen (dementie, hallucinaties), moeilijkheden om de kleding op tijd los te krijgen, houdings- en evenwichtsstoornissen.

Een ander essentieel ziekteverschijnsel bij de ziekte van Parkinson is de stoornis in de spraak. De patiënt heeft vaak moeite met het formuleren van woorden en zinnen, moeite met het uitdrukken van gedachten in woorden en neemt niet meer deel aan de gesprekken, dus isoleert zich in gezelschap. Oorzaken hiervoor zijn de verandering in spraak, de patiënt praat vaak zachtjes en niet-gearticuleerd, een verandering in de taalverwerking, schaamtegevoelens, drukke omgeving, dementiële veranderingen, verwardheid en emotionele veranderingen. Andere verschijnselen zijn bijvoorbeeld een geforceerde sluiting van het ooglid en problemen met de seksualiteit.

Psychische verschijnselen

Depressie is een frequent voorkomend verschijnsel bij mensen met de ziekte van Parkinson. De klachten die hierbij optreden, kunnen een reactie zijn op de ziekte zelf. De behandeling van de depressieve klachten zal zich moeten richten op de beperkingen voor de patiënt en de acceptatie van de ziekte. Daarbij gaat het om functionele, psychische en sociale beperkingen.

Naast de depressie en de grotendeels door medicatie veroorzaakte psychotische kenmerken, doen zich bij een kwart van de patiënten ook angststoornissen voor. Deze kunnen worden veroorzaakt door het gebruik van medicatie en door de angst voor isolement of de angst om afhankelijk te worden.

Ook hebben patiënten met de ziekte van Parkinson verschillende cognitieve stoornissen, bijvoorbeeld een vertraging van de hersenactiviteit, waardoor het denken langzaam verloopt (bradyfrenie). Dit betekent dat de patiënt langzamer reageert en moeite heeft om op andere onderwerpen over te schakelen. Hierdoor is het ook moeilijk voor de patiënt om twee dingen tegelijk te doen. Andere cognitieve stoornissen zijn problemen met het geheugen, moeite met het herkennen van ruimtelijke situaties en gezichten, concentratieproblemen en in allerlei situaties het overzicht verliezen.

Bij ongeveer 15 tot 30% van de patiënten met de ziekte van Parkinson ontwikkelt zich langzaam een dementieel syndroom. De patiënt heeft ook regelmatig last van nachtelijke verwardheid, wanen en hallucinaties. Deze problemen worden veroorzaakt door de medicatie.

Sociale aspecten

De spierstijfheid en traagheid hebben vaak een grote invloed op de mobiliteit van de patiënt. Lopen, fietsen en autorijden kosten veel meer moeite of lukken niet altijd meer. Het minder kunnen bewegen kan samengaan met een vermindering van de sociale contacten. Daarnaast zijn een verminderde draagkracht, vermoeidheid en het tempo niet meer kunnen volgen beperkingen die kunnen leiden tot verminderde sociale contacten. Ook schaamte voor de zichtbare kenmerken van de ziekte speelt daarin mee, zoals het maskergelaat en overvloedig speekselverlies. Dit wordt verergerd als er ook sprake is van stress.

De patiënt moet steeds meer tijd besteden aan het zichzelf verzorgen, totdat ook dat niet langer mogelijk is en hij aangewezen is op hulp van anderen.

Het ene moment kan een patiënt zonder hulp lopen (on) en het volgende moment kan de patiënt dit niet zonder hulp van anderen (off), het on- en-off-fenomeen. De overschakeling kan zich op volstrekt onvoorspelbare momenten voordoen, beïnvloed door gebruik van medicatie. De patiënt kan hiervoor onbegrip vanuit de omgeving ervaren. Een dergelijke reactie is vaak het gevolg van te weinig kennis over de ziekte en de behandeling.

Ten onrechte wordt de mantelzorger van de patiënt nogal eens vergeten. De zorg voor de patiënt is een grote belasting en kan in de latere fasen van de ziekte uitgroeien tot een ware beproeving. De mate waarin de patiënt last heeft van depressies voorspelt vaak hoe groot de emotionele belasting voor de centrale mantelzorger is.

Bij meneer De Boer (60) is tien jaar geleden de ziekte van Parkinson vastgesteld. Meneer De Boer is getrouwd en heeft geen kinderen. Hij wordt opgenomen voor een screening van de Parkinson en aan de hand van de screening wordt hij opnieuw ingesteld op de medicatie. Op het moment van opname heeft meneer De Boer de volgende klachten: stijfheid ten gevolge van een liesbreukoperatie, sinds enkele dagen visuele hallucinaties, waarvoor de huisarts clozapine heeft voorgeschreven.

Bij opname is meneer De Boer aanspreekbaar. Hij komt vergezeld van zijn vrouw in een rolstoel op de afdeling. Hij is erg vermoeid en praat moeilijk, ook het slikken gaat slecht (zowel bij dun als bij dik voedsel). Tevens is hij incontinent. Hij heeft wel aandrang, maar moet dan onmiddellijk plassen. Thuis is meneer De Boer al enkele malen gevallen, ten gevolge van de stijfheid en de hallucinaties. Op zijn heup blijkt een rode plek met blaarvorming te zitten.

Medicijnvoorschriften
- Lactulose.
- Fraxiparine® 0,3 ml sc.
- Madopar® 62,5 mg 3 × dd.
- Clozapine 12,5 mg per os 1 × dd 's avonds.
- Sinemet® 125 mg 3 × dd.

Verpleegkundige aandachtspunten
- Delierobservatieschaal bijhouden in verband met de hallucinaties.
- Maatregelen nemen in verband met valrisico, meneer De Boer is meerdere malen gevallen.
- Zet het bed in een lage stand, zorg voor een bewegingssensor naast het bed, aanwezigheid familie, en frequent observeren door de verpleging. Voorzichtigheid is geboden met vrijheidsbeperkende maatregelen zoals fixeren.
- Controle van de bloeddruk in verband met het gebruik van Madopar® (veroorzaakt soms hypertensie).
- Overleg met de logopedist over de spraak- en slikproblemen.
- Overleg met de diëtist over eventuele sondevoeding.
- Fysiotherapie in consult in verband met de stijfheidsklachten.
- Observatie ADL door de verpleegkundige.
- Maatregelen in verband met decubitus 2de graad, overleg met decubitusconsulent over wond- en huidmaterialen. Voorkomen van druk op de betreffende heup (zie: www.wcs-nederland.nl).

10.2.3 VERPLEEGKUNDIGE INTERVENTIES
Afhankelijk van het stadium van de ziekte kan de verpleegkundige ondersteuning bieden. De verpleegkundige observeert de patiënt nauwkeurig, waarbij hij rekening houdt met de verschillende ziekte-

verschijnselen. Daarnaast is het van belang de mobiliteit van de patiënt te bevorderen.

Ondersteuning bij het lopen

Het is van belang om samen met de patiënt na te gaan wat zijn behoefte is bij het oplossen van het loopprobleem. Adviseer goed schoeisel en de kamerinrichting te vereenvoudigen. Indien de patiënt dit nodig heeft, geef dan begeleiding bij het lopen. Een tip is om bij startproblemen de patiënt over een voorwerp of voet van de verpleegkundige te laten stappen. Zo komt het lopen op gang.

Ook is het van belang om een fysiotherapeut in consult te roepen voor adviezen en oefeningen. Tijdens het lopen is het belangrijk dat de patiënt zich kan concentreren op het lopen, dus geen afleidende gesprekken voeren tijdens het lopen.

Bij klinische opname en observatie van de patiënt wordt vaak aan de patiënt gevraagd een meerwaldtkaart (afb. 10.2) in te vullen om op die manier inzicht te krijgen in de motorische fluctuaties. Op deze kaart worden de on- en offperiodes gescoord. Als de patiënt deze niet zelf bij kan houden, neemt de verpleegkundige het over. Op die manier kan de arts kijken in welke periode de medicatie verhoogd moet worden of juist niet. En in welke periode de patiënt juist meer begeleiding van de verpleegkundige nodig heeft. De meerwaldtkaart kan met een duidelijke uitleg en instructie ook thuis door de patiënt gebruikt worden. Voor patiënten kan het moeilijk zijn de terminologie goed te interpreteren.

Verpleegkundige interventies bij het slaappatroon

Een van de grote problemen bij patiënten met de ziekte van Parkinson is de neurologische veranderingen in het slaapritme. Soms gerelateerd aan lichamelijke onrust door bijvoorbeeld kramp in de benen of andere pijnklachten. Ook kan er sprake zijn van psychische onrust door bijvoorbeeld hallucinaties, depressie en het omdraaien van het dag-nachtritme. Een ander probleem waardoor het slaapritme verstoord wordt, is de veelvuldige aandrang om te plassen (nycturie). Het is belangrijk om een eventuele urineweginfectie uit te sluiten en zo nodig te behandelen. Tevens kan er een uroloog ingeschakeld worden om het onderliggende probleem te behandelen.

Ook hier is het weer van belang dat er nagegaan wordt wat de behoefte van de patiënt is. Zorg ervoor dat de medische oorzaken worden uitgesloten en bespreek met de arts het gebruik van slaapmedicatie en/of medicatie tegen de hallucinaties. Let wel: geen Haldol®, dit verlaagt de dopamine nog meer en dit bevordert de stijfheid van de patiënt. Als alternatief is er clozapine (Leponex®). Breng in overleg met de patiënt

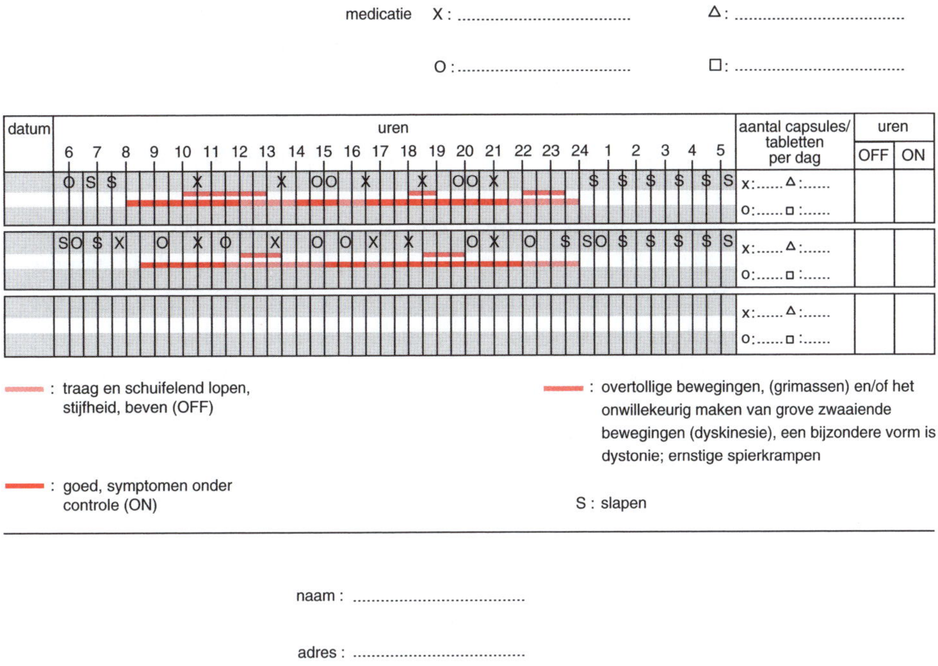

Afbeelding 10.2 *Meerwaldtkaart voor het scoren van de on- en offperiodes van patiënten met de ziekte van Parkinson.*

rustmomenten aan gedurende de dag. Adviseer het gebruik van koffie, thee of alcohol te vermijden of te verminderen voor de nacht.

Verpleegkundige interventies bij de spraak- en slikstoornissen

Bij spraak- en slikstoornissen is het van belang om de logopedist te consulteren. Door middel van logopedisch onderzoek wordt geïnventariseerd wat de problemen precies zijn. Daarop kunnen adviezen worden gebaseerd.

Stimuleer de patiënt de sliktechniek goed aan te leren. Hierbij valt te denken aan het geven van verbale instructie om te slikken. Adviseer de mond te bevochtigen of kunstspeeksel te gebruiken. Door het moeizame eetpatroon verliest de patiënt op den duur gewicht. Het is dus van belang om de patiënt wekelijks te wegen en daarnaast de diëtist te consulteren. Zij kan de samenstelling van de voeding en/of sondevoeding bepalen. Zorg voor een goede zithouding en uitgangspositie tijdens het eten, zodat de patiënt zo min mogelijk hinder ondervindt van de tremoren in rust. Adviseer om tijdens momenten van overbeweeglijkheid niet te eten of te drinken. Het is belangrijk dat de patiënt in een rustige ruimte met voldoende privacy eet. Aangezien de patiënt door de ziekte een beperkt reukvermogen heeft, is het goed om hem voor het eten enkele keren door de neus te laten ademen. Na iedere voeding controleert de verpleegkundige of de mond leeg is en attendeert zij de patiënt op mondhygiëne. Indien het slikken een ernstig probleem vormt, moet een sonde worden overwogen, zodat de patiënt voldoende voedingsstoffen binnenkrijgt.

Voor wat de spraakstoornissen betreft, zorgt de verpleegkundige voor rust en structuur in de omgeving en past het tempo van de interactie aan. Vraag na of de boodschap begrepen is door de patiënt. Adviseer bij voorkeur te communiceren met één persoon tegelijk. Van belang is het gebruik van korte zinnen. Laat de patiënt gebruikmaken van ondersteunende hulpmiddelen, zoals gebitsprothese, computer, fotoboek, schrijven (als dat nog lukt) en eventueel gebaren. Ook bij de communicatie is het belangrijk om een logopedist in consult te vragen en de mantelzorger de nodige informatie te geven.

Verpleegkundige interventie bij mictie- en/of obstipatieproblemen

Bij obstipatie zorgt de verpleegkundige ervoor dat de medische oorzaken worden uitgesloten. Adviseer voldoende vochtopname, stimuleer de patiënt zoveel mogelijk aan beweging te doen, bij aandrang de stoelgang niet uit te stellen en de tijd te nemen voor de toiletgang. Een laxerend dieet met vezelrijke voedingsmiddelen, snel gistend voedsel zoals zuurkool, pruimen, ontbijtkoek en het drinken van lauw water op de nuchtere maag, zullen de stoelgang bevorderen. Bespreek met de arts het gebruik van laxerende middelen.

De verpleegkundige geeft de patiënt advies over de mictie: bij aandrang niet te lang wachten, neem de tijd om te plassen, goede lichaamshygiëne, kleding aanpassen, eventueel gebruikmaken van incontinentiemateriaal en andere hulpmiddelen. Ga na of er sprake is van een blaasontsteking en consulteer de neuroloog over de medicatie. Indien er grote problemen zijn, kan eventueel een verblijfskatheter geplaatst worden.

Tabel 10.1 Symptomen en gevolgen van de ziekte van Parkinson.

symptoom	leidend tot	gevolgen
traagheid	start- en loopproblemen	afhankelijkheid, vallen, met als gevolg fracturen
bewegingsvertraging	stoornis van arm- en beenspieren	afhankelijkheid met betrekking tot ADL-functies
	stoornis van rompspieren	afhankelijkheid, niet kunnen omdraaien in bed, incontinentie, gewrichtsvergroeiing, longontsteking, doorliggen, trombose
	spraak- en slikstoornissen	isolering, vermagering, verslikpneumonie
gestoorde houdingsbalans	vallen, waardoor fractuur	heupfractuur, leidend tot bedlegerigheid, trombose, gewrichtsvergroeiing, longontsteking, decubitus
autonome functiestoornissen	bloeddrukdaling bij opstaan	rolstoel-, bedpatiënt; vallen
	slikstoornissen	vermagering, verslikpneumonie (longontsteking)
	blaasfunctiestoornis	urine-incontinentie, blaasinfecties, urosepsis, doorliggen
	overmatig transpireren	
	benauwdheid bij inademen	ernstige benauwdheid
dementering	afhankelijkheid, onaangepast gedrag	zelfverwaarlozing, afhankelijkheid, institutionalisering

Bron: Nationaal Kompas.

> **Ontslaglijst voor patiënten met de ziekte van Parkinson**
> Patiënten en hun mantelzorger zijn op de hoogte van het volgende.
> – De ziekte van Parkinson en de gevolgen op langere termijn.
> – Het medicatieregime en de bijwerkingen.
> – Veiligheidsaspecten zoals valpreventie.
> – Preventie van decubitus.
> – Omgaan met voeding, dieetadviezen.
> – Voorkomen van obstipatie- en/of mictieproblemen.
> – Omgaan met slikproblemen.
> – Preventie van verslikkings- en aspiratiepneumonie.
> – Loop- en balanstechniek. Hierbij valt te denken aan verbale instructie, bijvoorbeeld tellen tijdens het lopen. Je voet voor de voeten van de patiënt zetten en hem over je voet laten stappen, zet het lopen bij de patiënt in gang. Zeg de patiënt grote

stappen te zetten. Een visuele prikkel stimuleert de patiënt tot lopen, bijvoorbeeld het trappen lopen.
- Ademhalingstechniek. Hierbij valt te denken aan zingen, een goede zithouding.
- Spraaktechniek.
- Strategieën voor zelfzorg bij de ADL. Adviseer het gebruik van hulpmiddelen zoals een badborstel, aangepaste kleding. Voer geen afleidende gesprekken tijdens activiteiten. Geef enkelvoudige instructies, korte zinnen en doe de handeling voor.
- Activiteiten en onafhankelijkheid.
- Patiëntenvereniging.
- Geef advies aan mantelzorger en patiënt over het gebruik van medicatie en de bijwerkingen (vaak overbeweeglijkheid) ervan. De meeste patiënten ondervinden na een ziekteduur van ongeveer tien jaar complicaties van de medicatie, zoals bewegingsstoornissen (onwillekeurige schokkende bewegingen of juist een sterk verminderde bewegingsmogelijkheid) en psychische bijwerkingen, zoals hallucinaties.

10.2.4 VERLOOP VAN HET ZIEKTEPROCES

Wanneer de diagnose gesteld is en het zeker om de ziekte van Parkinson gaat, kan dat tot angstige, sombere toekomstverwachtingen leiden. De ziekte van Parkinson verloopt over de jaren geleidelijk en progressief. Maar het tempo waarin de klachten verergeren, kan van patiënt tot patiënt verschillen. In de regel verloopt de verergering van de klachten vrij traag. Er kan zelfs ogenschijnlijk lange tijd een soort stilstand zijn, waarbij de klachten niet merkbaar verergeren. Het is mogelijk dat de verschijnselen meer dan een jaar min of meer dezelfde blijven en niet merkbaar in ernst toenemen.

Maar ook kunnen er periodes van dagen tot weken van toegenomen traagheid voorkomen. Voor een dergelijke tijdelijke verslechtering is niet altijd een oorzaak te vinden.

Het hangt er ook vanaf hoe iemands algehele gezondheidstoestand is en op welke leeftijd zich de eerste ziekteverschijnselen voordoen. In het algemeen geldt dat het beloop van de ziekte bij ouderen wat sneller is dan bij mensen van jongere leeftijd. Ook wanneer de ziekte van Parkinson vroegtijdig optreedt (rond het veertigste levensjaar), is er niet automatisch kans op volledige invaliditeit. Dan zal het verloop bovendien meestal trager zijn, dan wanneer de ziekte op latere leeftijd ontstaat en zal men waarschijnlijk nog vele jaren lang een vrijwel normaal leven kunnen leiden.

Een plotselinge of snelle achteruitgang past niet bij het normale verloop van de ziekte van Parkinson. Wanneer toch plotseling verslechtering optreedt, kan er iets bijzonders aan de hand zijn, bijvoorbeeld een andere, bijkomende ziekte. Maar het is ook mogelijk dat men verkeerd reageert op gebruikte medicijnen.

10.3 Schedeltrauma en hersenletsel

10.3.1 INLEIDING

Een hersentrauma is een beschadiging van een deel van de hersenen veroorzaakt door geweld van buitenaf. Hersentrauma treedt veelal op na een ongeval. Letsels aan het hoofd kunnen dus de schedel, de hersenen of beide betreffen. Als er sprake is van een trauma, is het wenselijk om te weten of het gaat om een hoogenergetisch trauma (HET) of een laagenergetisch trauma (LET). Bij een HET kunnen ten gevolge van de hoge snelheid op het ene moment gevolgd door abrupte stilstand het volgende moment, verschillende letsels optreden, zoals fracturen, bloedingen, contusie en daardoor veel oedemen.

We kennen de volgende vormen van hersentrauma (afb. 10.3):
– epidurale bloeding;
– subdurale bloeding;
– commotio/contusio cerebri (hersenschudding/hersenkneuzing);
– schedelfractuur;
– schedelbasisfractuur;
– coma.

10.3.2 HERSENTRAUMA'S

Epidurale bloeding

Een epidurale bloeding is een bloeduitstorting die buiten de dura (harde hersenvlies), dus direct onder het schedelbot is gelegen. Ze ontstaat als gevolg van een klap op het hoofd waardoor een barst in de schedel is veroorzaakt. Het is dikwijls een arteriële bloeding en kan in enkele minuten tot stand komen. De epidurale bloeding kan al na enige uren leiden tot een grote bloeduitstorting met druk op de hersenen. Kenmerkend hiervoor zijn de toenemende hoofdpijn, later sufheid en ten slotte bewusteloosheid door inklemming van de hersenen. Het bloed kan immers niet door de schedel naar buiten en geeft dus druk op de hersenen, met alle gevolgen van dien.

Subdurale bloeding

De subdurale bloeding is gelegen tussen de dura en de hersenen. In geval van traumatisch hersenletsel spreken we van het acute subdurale hematoom. Dit wordt gezien direct in aansluiting aan een meestal ernstig ongeval met schedelletsel. Als het subdurale hematoom in het hoofd plaats inneemt door de grote van de bloeding, gaat dit ten koste van de hersenen. Dit geeft klachten zoals hoofdpijn, misselijkheid en soms braken. Gaat de aandoening verder, dan kan de patiënt verlamming van een arm of een been gaan vertonen, of hij kan spraakstoornissen vertonen (afhankelijk van de plek van het hematoom). Ook kan het voorkomen dat de patiënt verward wordt of dat er gedragsverandering plaatsvindt. Ten slotte kan de patiënt toenemend slaperig en suf worden en zelfs bewusteloos raken.

Commotio/contusio cerebri

Van een commotio cerebri (hersenschudding) is sprake als een patiënt dadelijk in aansluiting op een schedelletsel bewusteloos raakt. De bewusteloosheid mag niet langer duren dan vijftien minuten. Na een uur mag er geen posttraumatische amnesie (PTA) bestaan. Van belang is dat men weet hoe lang de patiënt bewusteloos is geweest. Omdat de amnesie bijna altijd ook een periode voor het ongeval beslaat, kan de patiënt zich niets over de toedracht van het letsel herinneren (retrograde amnesie). De retrograde amnesie neemt meestal in de loop van de uren of dagen na het ongeval af en de patiënt kan zich steeds meer herinneren. Vaak voorkomende verschijnselen bij een commotio cerebri zijn misselijkheid en braken, soms verergerd door verandering van lichaamshouding.

Men spreekt van een contusio cerebri (hersenkneuzing) wanneer de patiënt langer dan vijftien minuten bewusteloos is geweest en/of een PTA toont die langer duurt dan een uur. Bij een contusio cerebri is er altijd sprake van hersenletsel. Na een contusio cerebri kunnen problemen op diverse gebieden ontstaan die niet meer volledig herstellen. Dit kan effect hebben op allerlei dagelijkse activiteiten als lopen, praten, wassen, aankleden enzovoort.

Schedelfractuur

De lichtste vorm van beschadiging van de schedel is de barst in het schedelbot. De aanwezigheid van een barst zegt op zichzelf niets over de toestand van de hersenen, meestal zijn deze onbeschadigd en is de patiënt normaal bij bewustzijn. Er is echter wel een risico dat een slagadertje van het harde hersenvlies door een botsplinter wordt beschadigd. Er ontstaat dan een epiduraal hematoom. Op zichzelf behoeft een schedelbarst geen behandeling en binnen korte tijd is het bot weer aan elkaar gegroeid.

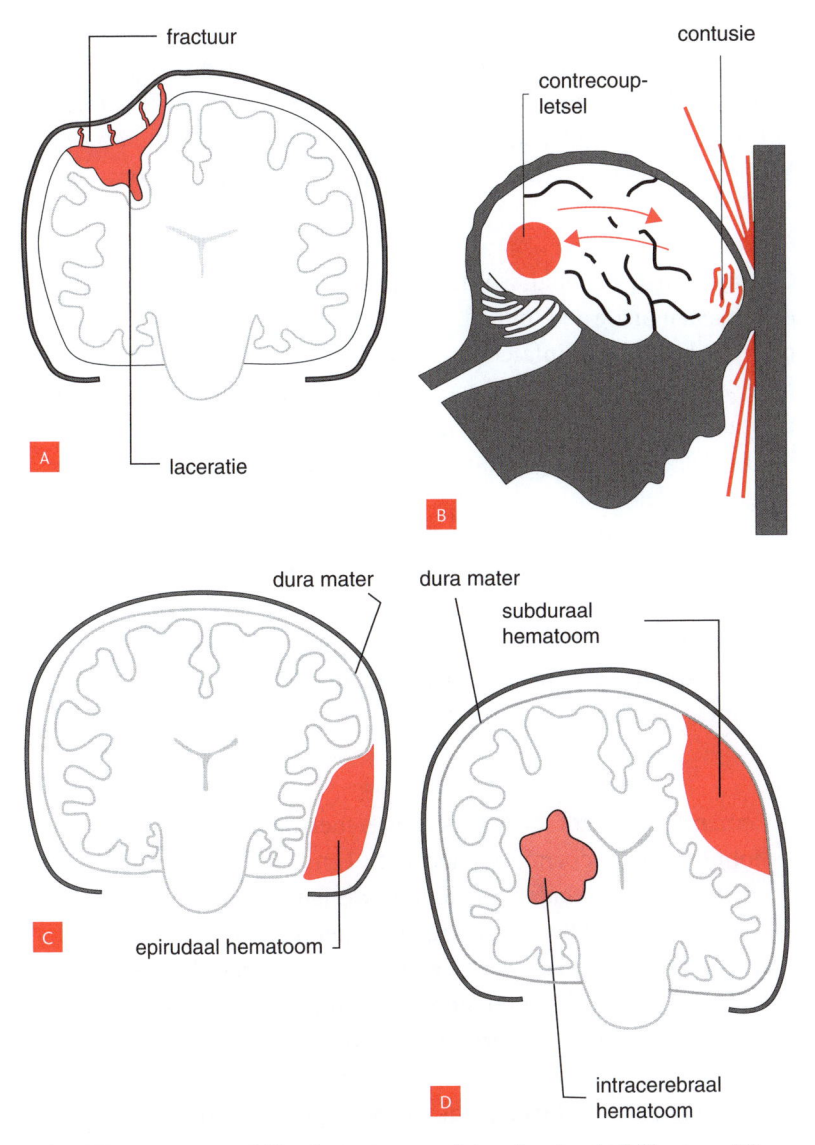

Afbeelding 10.3 Verschillende vormen van hersenletsel: schedelfractuur (A), contusio cerebri (B), epiduraal hematoom (C) en intracerebraal hematoom en subduraal hematoom (D).

Schedelbasisfractuur

De schedelbasisfractuur is een barst die in de schedelbasis is gelegen. Als de fractuur door het dak van de oogkassen loopt, krijgen de patiënten dik gezwollen 'blauwe ogen' doordat er een bloeduitstorting in de oogkassen is ontstaan. Een voorin gelegen schedelbasisfractuur kan ook in het dak van de neusholte verlopen, wat een open verbinding kan doen ontstaan tussen de neusholte en de schedelinhoud: de patiënten verliezen dan hersenvocht (liquor) uit de neus. Het risico hiervan is dat er bacteriën vanuit de neus in het hersenvocht komen en er een hersenvliesontsteking volgt. Een schedelbasisfractuur op zich behoeft geen behandeling, tenzij langdurige liquorlekkage ontstaat.

Coma

Coma, bewusteloosheid, wordt veroorzaakt doordat een deel van de hersenen niet werkt, of niet voldoende werkt ten gevolge van een ongeval, bloeding of infarct, infectieziekte van de hersenen, vergiftiging, zuurstofgebrek of vochtophoping in de hersenen. Coma is een toestand van verlaagd bewustzijn waaruit een patiënt niet te wekken is. Hoe lang een coma gaat duren, kan niemand zeggen. Er zijn drie mogelijkheden.

- De patiënt komt langzamerhand uit het diepe coma, totdat hij wakker is. Er wordt gezegd dat een diep coma maximaal twee maanden kan duren.
- Het diepe coma kan overgaan in een coma vigil (chronisch coma).
- De toestand van de patiënt gaat zodanig achteruit, dat de patiënt komt te overlijden.

> Lennard (18) wordt op de fiets aangereden door een bus. Zijn hoofd raakt de voorruit van de bus en Lennard raakt meteen bewusteloos. De ambulance is binnen vijftien minuten ter plaatse. Gedurende de rit (twintig minuten na het ongeval) komt Lennard weer bij bewustzijn en weet niet meer wat er gebeurd is. Een halfuur later arriveert de ambulance bij de spoedeisende hulp. Lennard stelt voortdurend dezelfde vragen, kennelijk vergeet hij de antwoorden op de vragen. Ook weet hij niet waar hij is. Hij heeft hoofdpijn, is duizelig en braakt. Boven zijn linkeroog heeft hij een flink hematoom, op de CT-scan is op die plek een schedelfractuur te zien. Tevens is op de scan een schedelbasisfractuur te zien in het dak van de neusholte, en een klein epiduraal hematoom. Na het neurologisch onderzoek en de CT-scan, wordt Lennard gepresenteerd op de afdeling Neurologie. Op het moment van opname heeft hij nog steeds hoofdpijn, is duizelig en braakt.

Medicijnvoorschriften
- Paracetamol 4 × daags 1 gram.
- Primperan®, indien nodig.

Verpleegkundige aandachtspunten
- Nuchter blijven tot nader order.
- Totale vochtintake 2 liter i.v.
- Bijhouden Glasgow Coma Scale (EMV, zie tabel 10.2), ieder uur.
- Pupilcontrole, ieder uur.
- Controle van de bloeddruk, pols, temperatuur en ademhaling, ieder uur.
- Bij verslechtering de dienstdoende arts bellen.

Tabel 10.2 EMV-score (Glasgow Coma Scale).

E	openen van de ogen	spontaan	4
		bij aanspreken	3
		na pijnprikkel	2
		niet openen	1
M	beste motorische reactie	opdrachten uitvoeren	6
		lokaliseren van pijn	5
		terugtrekken na pijn	4
		buigen op pijn	3
		strekken op pijn	2
		geen reactie	1
V	verbale reactie	georiënteerd	5
		verward	4
		inadequaat	3
		onverstaanbaar	2
		geen reactie	1

Interpretatie EMV-score
Een score van 14 of 15 is functioneel. Iemand in coma heeft een score van 1-5-2 of lager. De motorische score moet aan beide lichaamshelften worden getest, om een hemiparese op het spoor te komen. Voor de bepaling van de comadiepte telt de beste motorische stoornis. Voorbeelden:
- EMV-score 4-1/1-5 (motorische score R en L = 1) hoort bij een tetraplegie.
- EMV-score 4-1/5-1 (motorscore R = 1 en L = 5) hoort bij een hemiplegie rechts en een afasie, dus bij een CVA in de linker hemisfeer.

10.3.3 VERPLEEGKUNDIGE INTERVENTIES

Na opname van Lennart op de afdeling Neurologie observeert de verpleegkundige hem nauwkeurig. Direct na het ongeval zijn het controleren van de vitale functies van het hoogste belang.

Bewaken van de neurologische toestand

Hieronder wordt verstaan: het verzamelen en analyseren van patiëntgegevens om neurologische complicaties te voorkomen of te beperken. Aangezien er bij Lennart op de CT-scan een epiduraal hematoom te zien is (verhoogd risico op inklemmen), is het van het hoogste belang om zijn neurologische toestand te bewaken. Allereerst worden zijn pupillen gecontroleerd op wijdte, symmetrie en reactie. Controleer of de pupillen even groot zijn en rond van vorm. Controleer tevens met een lampje of de pupillen op licht reageren. Een beginnende inklemming (toenemen van de druk in de schedel door bloeding of oedeem) wordt gekenmerkt door wijde, niet of slecht op licht reagerende pupil. Controleer de patiënt op visusstoornissen zoals dubbelzien, nystagmus (onwillekeurige ritmische beweging van de oogbollen), gezichtsveldbeperkingen, wazig zien en afwijkende gezichtsscherpte. Naast de pupilcontrole worden ook de bewustzijnsgraad en het oriëntatieniveau gecontroleerd met behulp van de EMV-score. Wees alert op klachten over hoofdpijn, controleer de spraak (dubbele tong, zachte spraak) en de reactie op geneesmiddelen. Bewaak de vitale functies. Onder vitale functies wordt verstaan: de bloeddruk, de ademhaling, de pols, de temperatuur en het bewustzijn. Bij de bloeddruk is het van belang dat de verpleegkundige let op de hoogte van de bloeddruk, een te lage bloeddruk kan duiden op een shock. Dit kan een teken zijn van een bloeding in het lichaam. In dat geval zal ook de pols vaak zwak voelbaar en versneld zijn. De ademhaling is ook versneld en kan oppervlakkig of snurkend zijn. Bij ernstig hersenletsel en/of inklemming is een cheyne-stokesademhaling vaak aanwezig.

Zorg voor de ademhaling

Hieronder wordt verstaan het vrijmaken en vrijhouden van de luchtweg. Bewaak de respiratoire en oxygenatietoestand van de patiënt. In het geval van Lennart braakt de patiënt frequent en regelmatig en is zijn bewustzijnstoestand gedaald. Bij deze combinatie van factoren is er een grote kans op aspiratie van braaksel en een verslechterde ademhaling.

Van belang is dat de patiënt in een goede houding wordt geholpen om een optimale ventilatie te bevorderen. Zuig zo nodig de mond-, keel- en neusholte uit om de ademweg vrij te houden. Een volgende stap is bronchodilatantia (zoals Fluimucil®, Combivent®) toedienen door verneveling. Indien het noodzakelijk is, kan men bevochtigde lucht of zuurstof toedienen. Een adequate vochtinname is belangrijk om een optimale vochtbalans te waarborgen.

Zorg bij braken

Hieronder wordt verstaan de preventie van en verlichting bij braken. Lennart braakt frequent vanwege een combinatie van factoren: hoofdpijn, duizeligheid, mogelijke invloed van de contusiehaarden. Beoordeel de kleur en de consistentie van het braaksel: bevat het bloed, hoe lang duurde het en hoe hevig was het? Schat of meet de hoeveelheid braaksel en stel de frequentie en de duur van het braken vast. Ga na of er factoren zijn die het braken veroorzaken of versterken (geneesmiddelen, onderzoeken en/of neurologisch factoren (druk op bepaalde hersendelen veroorzaakt ook braken, het zogenoemde projectielbraken). Zorg dat indien mogelijk effectieve anti-emetica (Primperan®, Zofran®) worden gegeven ter preventie van het braken. Ook is het belangrijk dat je omgevingsfactoren in de hand houdt die het braken oproepen, zoals visuele prikkeling (licht).
Positioneer de patiënt zodanig, dat aspiratie wordt voorkomen. Houd de orale toegang tot de luchtweg vrij. Wacht minstens dertig minuten na het braken voordat je de patiënt iets te drinken aanbiedt. Bewaak daarnaast de vocht- en elektrolytenbalans. Maak zo nodig in overleg met de diëtist gebruik van voedingssupplementen om het lichaamsgewicht op peil te houden.

Maatregelen bij risico op hersenoedeem

Hieronder wordt verstaan het beperken van secundair hersenletsel ten gevolge van een zwelling van het hersenweefsel. Aangezien Lennart een epiduraal hematoom heeft, is er een verhoogde kans op hersenoedeem. Een normale reactie van het lichaam is het epidurale bloed af te voeren en dus hier extra vocht heen te sturen om dit bloed af te voeren. Helaas is in dit geval het schedeldak een beperkende factor en te veel vocht drukt het gezonde hersenweefsel weg. Het is van groot belang om de patiënt neurologisch nauwkeurig te observeren. Controleer de patiënt op verwardheid, gewijzigde mentale activiteit (bijvoorbeeld trager in het denken), klachten over duizeligheid en syncope (collaps ofwel flauwvallen). Ga na op welke manier de communicatie met de patiënt verloopt. Bewaak de neurologische toestand nauwlettend en vergelijk de gegevens met de uitgangswaarden. Beperk de prikkels in de omgeving van de patiënt (zoals licht, geluid). Ook is het van belang om de ademhaling, frequentie, ritme en diepte, in de gaten te houden. Het is daarom goed om een bloedgasbepaling te doen.

Zet het hoofdeinde van het bed in een hoek van minimaal 30 graden om een goede doorstroming van het liquor te bevorderen. Houd goed de bloeddruk en de pols in de gaten en handhaaf een normale lichaamstemperatuur. Indien een van de vitale functies afwijkend is, moet dit onderzocht worden. Er kan namelijk sprake zijn van druk op de hersenstam, waardoor alle vitale functies ontregeld raken. Daarom is het ook belangrijk om de pupillen te controleren op lichtstijfheid en ongelijkheid (anisocorie, zie par. 10.3.2).

Zorg bij een delirium

Hieronder wordt verstaan het waarborgen van een therapeutisch milieu voor een patiënt die in staat van acute verwardheid verkeert. Een patiënt met hersenletsel heeft een verhoogde kans op een delirium, aangezien hij toch vaak al verward is door het hersenletsel en dan ook nog in een andere omgeving is. Tevens is een controle om het uur erg vermoeiend en vaak een trigger tot een delirium. Ga na wat de oorzaak is van het delirium. Stel therapieën in om de factoren die bijdragen tot het delirium terug te dringen of weg te nemen. Te denken valt aan het verminderen van de controles, indien mogelijk. Een positieve, realistische benadering bevordert het wegblijven van het delirium. Dien zo nodig medicatie toe om de angst of agitatie tegen te gaan. Onderken en accepteer de wijze waarop de patiënt de werkelijkheid ervaart of interpreteert. Verwijder zo mogelijk alle prikkels die tot misvatting leiden bij de patiënt. Zorg ervoor dat de omgeving goed verlicht is, zodat er zo weinig mogelijk scherpe contrasten en schaduwen zijn. Zet het bed in de laagste stand, zorg dat er iemand bij de patiënt blijft, voorkom fixeren met een onrustband in verband met de gevaren hiervan (zie: www.igz.nl). Stel geen oriëntatievragen die de patiënt toch niet kan beantwoorden. Geef de patiënt zo nodig informatie over personen, plaats en tijd.

Toediening van vocht via een maag- of een duodenumsonde

In het geval van Lennart zijn er twee medische redenen om een sonde in te brengen: het verlies van veel vocht door het braken en de bewustzijnsdaling. Breng volgens het protocol van het ziekenhuis een maagsonde in. Als er sprake is van een schedelbasisfractuur, zoals bij Lennart, breng je de sonde via de mond in. Bij een schedelbasisfractuur bestaat bij het inbrengen van een maagsonde het risico op een meningitis, omdat er een open verbinding met de buitenlucht is ontstaan. Controleer na het inbrengen de positie van de sonde. Dat kan met de auscultatietest na het inspuiten van 20 ml lucht, of/en het opzuigen van 2 ml maagsap en daarmee de pH-test te doen op een lakmoesstrookje. Een comapatiënt heeft een hoog risico op een verkeerde positie van de sonde. De sonde kan in de longen terechtkomen met risico van overlijden wanneer sondevoeding gegeven wordt. Daarom is het nodig niet alleen de positie te controleren, maar ook een X-foto te laten maken (zie: Neggers, Korpershoek & Vergunst, 2008).

Bewaak de vocht- en elektrolytenbalans van de patiënt. Leg een lijst aan en noteer de in- en output. Overleg met de diëtist over de juiste sondevoeding en de hoeveelheid. Voor je de voeding geeft, zet je de patiënt in de juiste houding om aspiratie te voorkomen. Het hoofdeinde van het bed wordt in een hoek van minimaal 45 graden gezet. De sondevoeding spuit je langzaam in de maag. In geval van diarree verlaag je de inloopsnelheid en/of de concentratie van de sondevoeding. Wees alert op een vol gevoel, misselijkheid en braken. Op een afdeling Neurologie wordt er veelal voor gekozen om porties sondevoeding te geven in plaats van een sondevoedingspomp. Vaak is het bewustzijn van de patiënt gedaald en kan de patiënt niet aangeven dat de sonde niet goed zit of dat hij een vol gevoel heeft. Ook zijn de patiënten vaak onrustig en trekken de sonde eruit. Het risico op aspiratie van sondevoeding is daarom erg groot.

Literatuur

Aulchenko YS et al. Genetic variation in the KIF1B locus influences susceptibility to multiple sclerosis. Nat Genet. 2008 Dec;40(12):1402-3.
Brønnum-Hansen H et al, Survival and mortality rates among Danes with MS. Int MS J. 2006 May;13(2):66-71.
Bulechek GM, McCloskey JC.Verpleegkundige Interventies. Amsterdam: Elsevier Gezondheidszorg, 2e druk 2001.
Keeken P van, Rood B. et al. (red.). Zorg rondom neurologie. Handboek voor de verpleegkundige praktijk. Houten: Bohn Stafleu van Loghum, 2010.
Kuks JBM, Snoek JW. Klinische neurologie. Houten: Bohn Stafleu van Loghum, 2007.
Miller D, Barkhof F, Montalban X, Thompson A, Filippi M. Clinically isolated syndromes suggestive of multiple sclerosis, part I: natural history, pathogenesis, diagnosis, and prognosis. Lancet Neurol. 2005 May;4(5):281-8.
Myhr KM, Mellgren SI. Corticosteroids in the treatment of multiple sclerosis. Acta Neurol Scand Suppl. 2009;189:73-80.
Neggers H, Korpershoek C, Vergunst M. Analyse van een protocol inbrengen maagsonde. TvZ/Tijdschr voor Verpleegk. 2008;9:47-51.
Oud NE, Merkus HP. NANDA International Verpleegkundige diagnoses 2009-2011. Houten: Bohn Stafleu van Loghum, 2011.
Sesink EM, Jüngen IJD (red). De verpleegkundige in de AGZ, Algemene verpleegkundige zorg. Houten: Bohn Stafleu van Loghum, 2010.

Tervoort MJ, Jüngen IJD. Medische Fysiologie en Anatomie. Houten: Bohn Stafleu van Loghum, 2009.
Wolters ECh, Groenewegen HJ. Neurologie Structuur, functie en dysfunctie van het zenuwstelsel. Houten: Bohn Stafleu van Loghum, 2004.

Websites

www.nationaalkompas.nl
www.fk.cvz.nl/Farmacotherapeutisch Kompas
www.nvkc.nl/tijdschrift/content/2003/nr%201/2003-01-p36.pdf
www.oncoline.nl
www.mult-sclerosis.org/DiagnosticCriteria.html
www.msweb.nl voor lotgenotencontact tussen mensen met MS
www.msresearch.nl
www.hersenbank.nl
www.ms-anders.nl stichting zet zich in voor de kwaliteit van leven voor MS-patiënten
www.mee.nl stichting Mee helpt mensen met een handicap
www.nationaalmsfonds.nl
www.parkinson-vereniging.nl
www.cerebraal.nl
www.igz.nl
www.wcs-nederland.nl

11 Bewegingsstelsel

E. Lemmens, IJ.D. Jüngen en E.M. Sesink

11.1 Fracturen

11.1.1 INLEIDING

Een fractuur of breuk kan in elk bot voorkomen. In 2006 zijn er in Nederland ruim 63.000 fracturen geregistreerd, waarvan de fractuur van de femurhals verreweg het meest voorkomt (ruim 17.500 per jaar). Daarnaast zijn enkelfracturen (ruim 6500), humerusfractuur (9000), radius- en ulnafractuur (5000) veel voorkomende fracturen (bron: Prismant).

Deze paragraaf gaat in eerste instantie over algemene fractuurleer. Wat voor soort fracturen zijn er, hoe zijn ze te diagnosticeren en welke behandelingen zijn er? Daarna zal deze paragraaf zich richten op de verpleegkundige zorg aan de patiënt met de meest voorkomende fractuur, te weten de femurfractuur.

11.1.2 ONDERVERDELING

Wanneer iemand een been breekt, kan dat door verschillende oorzaken, onder andere door trauma, of door pathologische breekbaarheid van de beenderen. Een bot kan in zijn geheel doormidden breken, inscheuren of verbrijzelen.

Fracturen zijn op verschillende manieren onder te verdelen.
1 *Anatomische lokalisatie.* Waar in het bot bevindt zich de breuk, in het gewricht (articulair), epifysair, metafysair of diafysair?
2 *Mate van verbrijzeling.* Is het bot lineair gebroken, is het bot gebroken met een los fragment (vlinderfragment), of is het bot verbrijzeld (communitief)?
3 *Wekedelenletsel.* Is er wekedelenletsel? Als er een fractuur is met een huidwond die de fractuur met de buitenwereld verbindt, dan spreekt men van een open fractuur. Is de huid nog gesloten, dan spreekt men van een gesloten fractuur.

4 *Soort trauma: direct trauma.* Wanneer het een direct trauma betreft, kunnen er drie typen onderscheiden worden:
– pareerfractuur: hier spreekt men van als bijvoorbeeld een kleine kracht kortdurend op een klein gebied inwerkt en er daardoor een fractuur ontstaat (bijvoorbeeld als door een klap op het onderarm de ulna breekt);
– communitieve fractuur is het tegenovergestelde van de pareerfractuur: een grote krachtinwerking op een relatief groot gebied (hierbij zie je vaak ernstige wekedelenschade en een verbrijzeling van het bot);
– penetrerende verwonding, denk hierbij aan een schotwond.
5 *Soort trauma: indirect.* Bij een indirect trauma zijn er vier onderverdelingen:
– avulsiefractuur: een fractuur die ontstaat als gevolg van tractie;
– compressiefractuur: bij compressie in de lengterichting van het bot ontstaan fracturen van de metafyse;
– torsiefractuur: ten gevolge van een draaibeweging van het bot ontstaat er een spiraalfractuur;
– angulatiefractuur: wanneer er een dwarse kracht wordt uitgeoefend op een bot, zal de buitenbocht van het bot onder trekspanning komen, terwijl de binnenbocht onder drukspanning of compressie komt te staan.
6 *Pathologische fractuur.* Het bot kan verzwakt raken door een onderliggende (bot)ziekte waardoor het zwakker wordt en makkelijker breekt. Denk hierbij bijvoorbeeld aan osteoporose of een bottumor.
7 *Stressfractuur.* Wanneer er een continue belasting is, kan dit leiden tot een stressfractuur ten gevolge van overbelasting.

11.1.3 DIAGNOSTIEK EN BEHANDELING

Wanneer bij het lichamelijke onderzoek en de röntgenfoto gebleken is dat de patiënt een fractuur heeft, zijn er verschillende soorten behandeling mogelijk. Allereerst kan het een keuze zijn om niets te doen. Sommige fracturen laten zich nu eenmaal moeilijk immobiliseren met bijvoorbeeld gips. Een voorbeeld hiervan is een ribfractuur. Deze geneest in principe altijd, ook al is er sprake van een continue beweging van de fractuurdelen. Andere voorbeelden van fracturen waar niets aan hoeft te gebeuren zijn: claviculafracturen en metartasaliafracturen (middenvoetsbeentje).

Wanneer er wel een behandeling nodig is, is het noodzakelijk om allereerst te bepalen of een repositie gewenst is. Dit gebeurt door middel van tractie en manipulatie. Wanneer de fractuurdelen goed staan, komen er verschillende methoden in aanmerking voor behandeling van de fractuur: tractie, externe spalk en interne spalk.

Tractie
Bij behandeling met tractie wordt de fractuur door middel van een gewicht gereponeerd en gestabiliseerd (samen met een gipsverband). Een langdurige bedrust en ziekenhuisopname zorgen ervoor dat dit een behandeling is waar nogal wat complicaties bij gezien worden, met name bij ouderen. Denk hierbij aan decubitus, trombosebeen, pneumonie enzovoort.

Externe spalk
Verreweg de bekendste vorm van een externe spalk is het zogenoemde gipsverband. Deze kan als spalk aangelegd worden maar ook als circulair gips. Na een trauma zal het gips eerst als spalk aangelegd worden, zodat er eventueel nog de mogelijkheid is tot zwellen. De spalk kan uiteindelijk, wanneer er geen verdere zwelling meer optreedt, vervangen worden door circulair gips. Deze geeft verreweg de meeste stabiliteit. Om een fractuur aan de arm te behandelen kan er ook gekozen worden voor een mitella, sling of cuff.
Een andere vorm van een externe spalk is de externe fixateur. Bij deze methode wordt de fractuur gereponeerd en gestabiliseerd. De belangrijkste indicaties hiervoor zijn de comminutieve distale intra-articulaire radiusfractuur of de comminutieve en/of gecompliceerde tibiafractuur. Bij een externe fixateur dient de patiënt iedere dag de pennen en de insteekplaats te reinigen met bijvoorbeeld alcohol. Ook kan de patiënt de insteekplaatsen schoon douchen.

Interne spalk
Een interne spalk wil zeggen dat de fractuur vanbinnen, dus met een operatieve ingreep, behandeld wordt met een schroef, plaat, draad enzovoort. Dit wordt gedaan bij breuken die niet onbloedig te reponeren zijn, breuken waarbij repositie met behulp van een gips niet behouden kan worden en wanneer het beoogde eindresultaat met een interne fixatie beter is dan een externe. Bijkomend voordeel is dat de patiënt snel gemobiliseerd kan worden en er daardoor minder risico is op de zogenoemde bedcomplicaties. Nadeel is dat er een risico bestaat op een eventuele infectie en dat er soms een reoperatie nodig is teneinde de fixatiemiddelen weer te verwijderen.

11.1.4 COMPLICATIES VAN FRACTUREN

Pseudoartrose
Hiervan is sprake als de fractuur niet genezen is binnen negen maanden. Dit dient behandeld te worden met absolute stabiliteit en decorticatie. Decorticatie wil zeggen dat de fractuuruiteinden met een beitel worden vrijgelegd. Door het creëren van een botwond rondom de pseudoartrose wordt de fractuurgenezing gestimuleerd.

Gewrichtsfunctiebeperking
Na de fractuurgenezing kan er een beperking van een gewricht ontstaan. Dit kan onder andere door kraakbeenschade en langdurige immobilisatie. Ook kan een mechanische beperking, bijvoorbeeld door deformatie, oorzaak zijn van een beperking. Als gevolg van een fractuur in een gewricht kan het proces van artrose versneld worden. Ook dit kan leiden tot een functiebeperking.

Complex regionaal pijnsyndroom
Soms kan het vegetatieve zenuwstelsel abnormaal reageren op een traumatische pijnprikkel. Dit kan pijn, abnormale gevoeligheid van de huid, zwelling en een functiebeperking veroorzaken. Na verloop van tijd kan dit gepaard gaan met een dunne atrofische huid, afbrokkelende huid, zweten en een veranderde huidtemperatuur. De precieze oorzaak van deze aandoening is niet bekend. De behandeling hiervan richt zich dan ook met name op symptoombestrijding.

Compartimentsyndroom
Een belangrijke en potentieel dodelijke complicatie na een fractuur, van bijvoorbeeld het onderbeen, is het compartimentsyndroom (logesyndroom). Een compartiment bestaat uit spieren, vaten en zenuwen omgeven door een stugge fascie. Volumetoename, door bijvoorbeeld een bloeding of een zwelling, is daardoor niet goed mogelijk. Wanneer dit toch gebeurt, heeft dit een verhoogde weefseldruk tot gevolg, met daardoor een verminderde lokale circulatie en ischemie. Necrose van dit spierweefsel kan resulteren in rabdomyolyse (spierafbraak), met als gevolg ernstige nierfunctiestoornissen, hyperkaliëmie, acidose en shock.

De verschijnselen waar de verpleegkundige op moet letten bij een verdenking van een compartimentsyndroom zijn buitenproportionele pijn, die niet goed reageert op pijnstilling, paresthesie, parese en verminderde pulsaties. Wanneer de verpleegkundige ook maar het vermoeden heeft van een eventueel compartimentsyndroom, moet direct de arts gewaarschuwd worden. Door middel van een drukmeter wordt dan bepaald of er inderdaad een verhoogde druk in het compartiment aanwezig is. De behandeling zal dan bestaan uit een fasciotomie. Dit houdt in dat de fascie operatief gekliefd word om zo de druk te doen dalen. De wondgenezing duurt hierna gewoonlijk één tot twee weken. Naast deze complicaties zijn er ook nog andere complicaties mogelijk, zoals een zenuwbeschadiging, vetembolie, heterotope botvorming, avasculaire necrose en een gewrichtsfunctiebeperking.

11.1.5 VERPLEEGKUNDIGE ZORG BIJ EEN FEMURFRACTUUR

Zoals al eerder vermeld, is de femurhalsfractuur (ook wel collumfractuur, afb. 11.1 a) de meest voorkomende fractuur in Nederland. De incidentie stijgt naarmate de groep patiënten ouder is. Naast leeftijd zijn er nog andere risicofactoren, zoals geslacht (vrouwen), medicatiegebruik (slaapmiddelen), alcoholgebruik en osteoporose. De klinische verschijnselen bij een collumfractuur zijn: pijn in de lies en daarbij het onvermogen op het aangedane been te staan, verkorting van het been en exorotatie van het been. Vaak zijn deze symptomen ontstaan na een trauma.

Wanneer de diagnose gesteld wordt, is het van belang om duidelijk te krijgen of het een intra- of extracapsulaire fractuur betreft. Wanneer het een intracapsulaire fractuur betreft, is de complicatiekans vele malen groter. De reden hiervoor is dat er vaak bij een intracapsulaire fractuur een hematoom ontstaat dat een verhoogde druk in het kapsel kan veroorzaken, hetgeen een mogelijk negatief effect heeft op de bloedvoorziening naar de heupkop. De kans op non-union (bot groeit niet aan elkaar), mal-union (bot groeit slecht aan elkaar) of een aseptische necrose is zeer groot.

De behandeling van een collumfractuur is afhankelijk van de locatie van de fractuur, de leeftijd van de patiënt en de mate van dislocatie. Bij een fractuur die niet gedisloceerd is, kan er een conservatief beleid worden afgesproken. Als er wel dislocatie heeft plaatsgevonden, is het afhankelijk van de leeftijd of gekozen wordt voor een repositie met fixatie (met een dynamische heupschroef) of voor een prothese. Bij patiënten ouder dan 65 jaar wordt veelal de heupkop vervangen door een kop-halsprothese (afb. 11.1b). Wanneer blijkt dat de heupkom ook is aangedaan (bijvoorbeeld door artrose), kan de hele heup vervangen worden door een totale heupprothese.

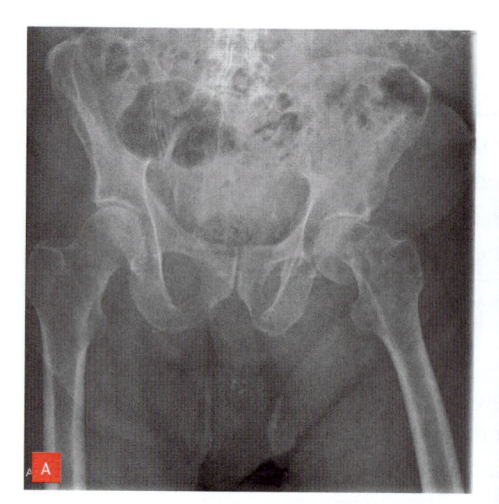

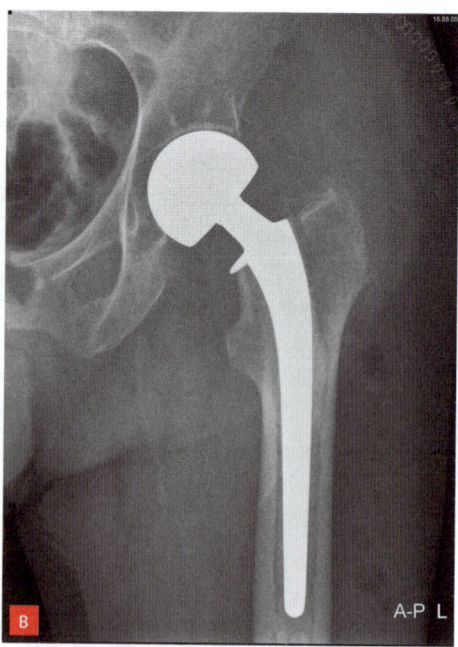

Afbeelding 11.1 Röntgenfoto met in de linkerheup een collumfractuur (A) en röntgenfoto na de operatie met een kop-halsprothese (B).

> Mevrouw De Wit (geboren in 1922) is afgelopen nacht binnengebracht op de Spoedeisende Hulp (SEH). Zij was thuis gevallen toen ze bezig was in de keuken. Zij bemerkte dat ze niet meer op kon staan en toen heeft haar echtgenoot de ambulance gebeld. Op de SEH is vervolgens een röntgenfoto gemaakt die een forse dislocatie liet zien van het linkercollum. Zij is deze ochtend geopereerd, waarbij een kop-halsprothese is ingebracht. Zij ligt nu op de uitslaapkamer en mag terug naar de verpleegafdeling. Bij terugkomst op de verpleegafdeling neemt de verpleegkundige de zorg over. Mevrouw De Wit heeft een blaaskatheter, een infuus, een wonddrain en een drukverband.

Complicaties, verpleegkundige diagnoses en verpleegkundige interventies

Naast de complicaties door de operatie is het van belang goed voor ogen te houden dat een collumfractuur veelal bij oudere patiënten voorkomt. Zij hebben een groter risico op het krijgen van complicaties, zoals een longontsteking, trombosebeen of decubitus. Wanneer het langer duurt voordat een patiënt, nadat hij bijvoorbeeld gevallen is, naar het ziekenhuis komt (soms worden patiënten pas na enkele dagen gevonden), neemt de kans op complicaties alleen maar toe, bijvoorbeeld door dehydratie en spiermassaverlies. Daarbij kunnen oudere mensen meerdere gezondheidsproblemen hebben, zoals bewegingsbeperkingen, achteruitgang van het geheugen en chronische ziektes zoals hartfalen of diabetes mellitus. Ook hebben oudere patiënten bij opname en behandeling in een ziekenhuis een groot risico op delier.

Patiënten kunnen na het plaatsen van een kop-halsprothese complicaties krijgen zoals wondinfectie en heupluxatie. Deze complicaties komen verder aan de orde in paragraaf 11.3.3.

Risico op decubitus

Door immobiliteit is er risico op decubitus, met name op de stuit en de hak. Patiënten die moeilijk instrueerbaar zijn, bijvoorbeeld door dementie of verwardheid, bewegen mogelijk met het been aan de aangedane kant, waardoor de hak over het matras schuift. Hierdoor kan een ernstige en pijnlijke decubitus ontstaan. Dit is tevens een belemmering voor de revalidatie. Gebruik een decubitusscorelijst en zorg voor een antidecubitusmatras en een antidecubitusschoen waarmee de hak vrij van druk is.

Dehydratie, spiermassaverlies en ondervoeding

Een patiënt kan pas laat gevonden worden na een val in huis. Uitdroging, ondervoeding en spiermassaverlies zijn ernstige situaties die de genezing en de revalidatie belemmeren. Van belang is het inschakelen van een diëtist voor een voedingsplan en voedingssupplementen. Naast de orale intake van vocht is een i.v.-infuus noodzakelijk om de uitdroging te compenseren. Leg ter controle een vochtbalans en een voedingslijst aan.

Delier

Risicofactoren zijn leeftijd (ouder dan zeventig) polyfarmacie, dehydratie, verstoring elektrolytenbalans, operatie met plaatselijke verdoving of algehele narcose. Als een van deze factoren aanwezig is, verhoogt dat al de kans op een delier. Observeer de patiënt op verschijnselen van delier, zoals verwardheid, onrust met name 's nachts, desoriëntatie en hallucinaties. Hiervoor kan een delierobservatieschaal gebruikt worden. Meld de verschijnselen van delier direct aan de arts. In overleg met een consulterend psychiater kan een behandeling afgesproken worden (zie: Sesink & Jüngen (red.), 2010).

11.2 Gewrichtsvervangende operaties

In deze paragraaf worden drie gewrichtsvervangende operaties beschreven: de heupprothese, de knieprothese en de schouderprothese. Voor al deze operaties geldt dat het grote ingrepen zijn met intensieve zorg voor en na de operatie. Patiënten met een gewrichtsvervangende ingreep krijgen een voorbereidingstraject, met voorlichting over de operatie, de voorbereiding, de nazorg en de revalidatie. De preoperatieve en de postoperatieve zorg kennen een aantal standaard verpleegkundige aandachtsgebieden, die in paragraaf 11.2.1 worden beschreven. De specifieke aspecten worden bij elke gewrichtsvervangende ingreep afzonderlijk behandeld.

11.2.1 BELANGRIJKE VERPLEEGKUNDIGE AANDACHTSGEBIEDEN

Preoperatieve voorbereiding

Om de patiënt zo goed mogelijk voor te bereiden op de operatie krijgt hij voorlichting van de orthopedisch chirurg, de verpleegkundig specialist/nurse-practitioner of de verpleegkundige. Veelal wordt de voorlichting in groepsverband gegeven, waarbij meer patiënten tegelijkertijd voorgelicht worden. Het doel is om de patiënt informatie te geven over:
- operatie en narcose;
- de opname in het ziekenhuis;
- revalidatie;
- leefregels.

Voorafgaand aan de ingreep dient de patiënt zelf, eventueel met hulp van de verpleegkundige, enkele zaken te regelen teneinde de opname en de revalidatie daarna zo voorspoedig mogelijk te doorlopen.
- *Eventueel inschakelen van thuiszorg voor na de opname.* De thuiszorg kan ingeschakeld worden voor ADL-hulp, wondverzorging en het eventueel toedienen van antistolling. Veelal gebeurt dit op het moment dat de patiënt opgenomen wordt in het ziekenhuis.
- *Inschakelen van fysiotherapie voor na de opname.* Na een gewrichtsvervangende operatie moet een patiënt ongeveer drie maanden revalideren. Hierbij wordt gebruikgemaakt van fysiotherapie.
- *Hulpmiddelen.* In verband met de bewegingsbeperking die een patiënt heeft na de operatie kunnen hulpmiddelen aangewezen zijn om toch zo zelfstandig mogelijk te kunnen functioneren. Hierbij valt te denken aan loopkrukken, een toiletverhoger en een lange

schoenlepel, soms ook een rollator. In paragraaf 11.3.5 zal hier uitvoeriger op worden ingegaan.

Postoperatieve zorg
Tijdens een gewrichtsvervangende operatie krijgt de patiënt een blaaskatheter. Het is noodzakelijk deze katheter het liefst de eerste dag postoperatief te laten verwijderen, in verband met het risico op een blaasontsteking. Het afnemen van een urinekweek en/of urinesediment na het verwijderen van de katheter is niet standaard nodig, dit gebeurt alleen op indicatie.
Om medicatie en vocht toe te dienen heeft de patiënt een infuus. Afhankelijk van de controles (pols en bloeddruk), wel of niet misselijk zijn en laboratoriumwaarden (denk aan een laag Hb) in verband met per- en postoperatief bloedverlies) wordt het infuus de eerste of tweede dag postoperatief verwijderd.
De wonddrain zorgt ervoor dat het teveel aan wondvocht en bloedverlies afgevoerd kan worden. Wanneer de wonddrain niet of nauwelijks meer produceert, kan hij verwijderd worden. Dit gebeurt in de regel de eerste dag postoperatief. Wanneer er gebruikgemaakt wordt van een retransfusiesysteem, kan het opgevangen wondvocht en bloed nadat het gefilterd is, teruggegeven worden aan de patiënt.
Het drukverband gaat een eventuele nabloeding en zwelling van de wond tegen. Wanneer de wond niet veel meer lekt, kan het verwijderd worden. Wel dient de wond nog verbonden te worden met een verband. Zolang de wond nog lekt en er nog hechtingen (of agraves) inzitten, dient de wond verbonden te worden met verband.

11.3 Heupprothese

Gedurende de afgelopen veertig jaar is totale heupvervanging een van de meest gebruikelijke verrichtingen in de orthopedie geworden. De klinische resultaten na totale heupvervanging zijn steeds beter geworden en de meeste patiënten hebben een uitstekende prognose ten aanzien van pijn en mobiliteit op de lange termijn. In Nederland is dit een van de meest voorkomende orthopedische ingrepen: per jaar krijgen meer dan 25.000 Nederlanders een nieuwe heup. Veelal betreft het patiënten ouder dan 65 jaar (bron: Prismant). Deze paragraaf gaat over de verpleegkundige zorg aan patiënten die een totale heupoperatie (ook wel total hip genoemd) zullen ondergaan.
De zorg aan patiënten die een totale heupoperatie ondergaan, is intensief. Patiënten worden opgenomen in het ziekenhuis, geopereerd en maken een start met de revalidatie. Waar de opnameduur vroeger

nog enkele weken bedroeg, is in de meeste ziekenhuizen deze periode ingekort tot ongeveer vijf dagen. De revalidatie vindt plaats in de eigen woonomgeving of in gespecialiseerde revalidatiecentra. De verpleegkundige moet tijdens de opnameperiode in het algemeen ziekenhuis de patiënt voorlichten, verplegen, revalideren en voorbereiden op ontslag. Daarbij gaat het vaak om ouderen met meerdere aandoeningen, bewegingsbeperking en een grotere kans op postoperatieve complicaties.

11.3.1 PATHOLOGIE

Coxartrose (coxa: heup) is de meest voorkomende indicatie voor een totale heupprothese. Dit kan primair zijn of secundair. Bekende oorzaken voor secundaire coxartrose zijn congenitale afwijkingen zoals heupdysplasie of de ziekte van Perthes. Fracturen in het heupgewricht, avasculaire femurkopnecrose (door bijvoorbeeld langdurig gebruik van corticosteroïden) en niet-bacteriële artritis kunnen de basis vormen voor het ontstaan van coxartrose.

Fracturen van het heupgewricht kunnen ook een reden zijn om het gewricht te vervangen, wanneer de fractuur niet op een andere wijze te behandelen is.

Klachten

Wanneer een heupgewricht aan het slijten is, zal dit langzaam maar zeker steeds meer klachten opleveren. Vaak begint het met pijn in de lies, eventueel uitstralend naar de bil of knie. Deze pijn treedt met name op bij bewegen, maar kan in een later stadium ook bijvoorbeeld in de nacht optreden. Op den duur ontstaan er functionele klachten, zoals stijfheid in het gewricht, verminderde actieradius en het niet meer goed kunnen bukken (beperkingen in de ADL zoals het aandoen van de schoenen).

De behandeling is in het begin conservatief van aard. Met fysiotherapie, eventuele gewichtsreductie en pijnstilling worden de meeste klachten, vaak tijdelijk, verholpen. Wanneer dit niet meer afdoende is, kan besloten worden om de heup te laten vervangen.

11.3.2 OPNAME

Een totale heupoperatie is een grote ingreep met, vooral de eerste maanden, veel gevolgen voor de patiënt. Zo zal de patiënt opnieuw moeten leren lopen, eerst met krukken of andere hulpmiddelen, later weer zelfstandig. De spieren rondom het aangedane heupgewricht zijn langdurig minder gebruikt dan de niet-aangedane heup, zodat de patiënt een lange periode moet trainen teneinde dit verschil zoveel mogelijk op te heffen.

> Mevrouw De Vries (84) is opgenomen op de verpleegafdeling. Zij heeft al gedurende twee jaar in toenemende mate pijn in haar rechterheup en rechterlies. Bij het bezoek aan de orthopedisch chirurg is vastgesteld dat haar rechterheup versleten is en dat deze vervangen dient te worden door een kunstheup. Zij zal morgen geopereerd worden.

De verpleegkundige neemt de standaard verpleegkundige anamnese af bij de patiënt. Tijdens het anamnesegesprek is het van belang ook in te gaan op de volgende aandachtspunten.
- Heeft de patiënt het voortraject doorlopen, zijn er nog vragen?
- Hoe ervaart de patiënt de ziekenhuisopname en operatie (denk hierbij aan angst, onzekerheid en motivatie)?
- Zijn er bepaalde risicofactoren: infecties, dementie, alcoholabusus, obesitas?
- Zijn er decubitusrisico's?
- Zijn de hulpmiddelen geregeld voor na ontslag?

11.3.3 OPERATIE

De operatie kan zowel onder algehele narcose als onder regionale (epiduraal) verdoving plaatsvinden. Na de lichamelijke voorbereidingen, zoals het nuchter zijn, premedicatie en laxeren kan de patiënt geopereerd worden. Tijdens de operatie ligt de patiënt op de zij. Allereerst wordt er een infuus ingebracht en krijgt de patiënt een verblijfskatheter. Na het maken van een incisie en het vrij preparen van het heupgewricht wordt de aangedane heup verwijderd. Hierna brengt de orthopedisch chirurg de nieuwe heupkop en -kom in. Deze kan gecementeerd of ongecementeerd geplaatst worden, dit is onder andere afhankelijk van de leeftijd van de patiënt. De mechanische sterkte van het cement waarmee de prothese wordt gefixeerd aan het bot, gaat in de loop der jaren achteruit. Dit is met name problematisch bij de jongere patiënt, vandaar dat deze gewoonlijk een ongecementeerde prothese krijgt.

Na de operatie gaat de patiënt naar de recovery. Wanneer alle controles stabiel zijn en de patiënt niet te veel pijn heeft, kan hij terug naar de afdeling. Naast het infuus en de verblijfskatheter heeft de patiënt een

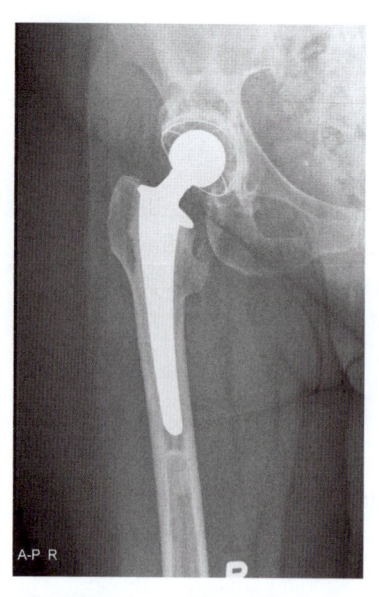

Afbeelding 11.2 Röntgenfoto met in de rechter heup een totale heupprothese.

wonddrain, een drukverband (spicaverband) en een abductiekussen. Dit abductiekussen is ter preventie van het luxeren van de heup (zie hierna bij complicaties).

Naast de klassieke, totale heupprothese is er sinds enkele jaren ook een andere methode om de aangedane heup te vervangen. Hierbij wordt de heupkop niet in zijn geheel verwijderd, maar wordt deze voorzien van een nieuwe (metalen) laag. Dit heet resurfacing. Bij resurfacing wordt alleen het beschadigde oppervlak van de heupkop verwijderd, waarna er een metalen bal op wordt geschoven. Het voordeel hiervan is, is dat deze heupkop groter is. Hierdoor is het risico van luxatie minimaal. Aangezien dit een behandeling is die maar voor een kleine groep patiënten mogelijk is en deze patiënten vaak korter revalideren en minder beperkingen hebben, wordt in dit boek alleen de klassieke heupprothese behandeld.

Postoperatieve complicaties
Luxatie

In de vroege postoperatieve fase (tot drie maanden postoperatief), en ook in mindere mate daarna, kan in 3% van de gevallen een luxatie van de prothesekop uit de kom optreden. Doordat bij de operatie het heupkapsel geopend is, is er na de operatie tijdelijk minder stevigheid en bescherming rondom de prothese. Het opstaan uit een diepe stoel, overstrekken van de heup, draaibewegingen van het geopereerde been bij het uit bed gaan of het aantrekken van schoenen zijn regelmatig provocerende momenten.

Tijdens de operatie zijn er twee operatie-incisies mogelijk: de laterale incisie (aan de zijkant van de heup) en de posterolaterale/dorsale incisie (meer naar achteren gericht). Bij de laterale incisie is de kans op luxatie het grootst wanneer de patiënt het been naar buiten draait (exorotatie). Bij de posterolaterale/dorsale incisie is de kans op luxatie het grootst als de patiënt het been naar binnen draait (endorotatie). Een abductiekussen na de operatie voorkomt dat de patiënt deze bewegingen maakt.

Bij het bewegen blijft het luxatiegevaar een van de grootste aandachtspunten. In bed draaien mag alleen over de niet-geopereerde zijde, waarbij er wel op gelet moet worden dat het geopereerde been in de goede stand blijft. Wanneer de patiënt uit bed gaat, dient dit wel te gebeuren aan de geopereerde zijde. Tevens moet ervoor gezorgd worden dat de hoek in het heupgewricht niet groter is dan 90°. Wanneer een heup luxeert, kan deze in de regel onbloedig (zonder operatie) gereponeerd worden. Dit gebeurt onder lichte spierrelaxatie, soms gepaard gaande met een narcose. Een enkele keer dient de heup operatief teruggeplaatst te worden. Wanneer er een verhoogd risico is op een recidief, kan een heupabductiebrace worden voorgeschreven.

Verpleegkundige interventies ter preventie van luxatie

- Informeer en instrueer de patiënt over bewegen, bewegingsbeperkingen en oefeningen: driemaal daags de oefeningen doen die de fysiotherapeut voorschrijft en geen bewegingen maken die de heup kunnen doen luxeren.
- De oefeningen die de patiënt krijgt van de fysiotherapie, zijn bedoeld om een goede beweging in het heupgewricht te krijgen, goed te leren lopen met krukken en eventueel de spieren te versterken.
- Observeer de bewegingsgewoonten en corrigeer verkeerde bewegingen.
- Zorg voor hulpmiddelen zoals een abductiekussen en krukken.
- Ondersteun de patiënt bij de ADL.

Patiënteninformatie voor het voorkomen van heupluxatie

- Houd de knieën altijd uit elkaar.
- Leg in bed een kussen tussen de knieën.
- Ga nooit met de benen over elkaar zitten.
- Voorkom vooroverbuigen in de stoel.

> - Voorkom vooroverbuigen/bukken om iets van de grond op te rapen.
> - Gebruik een hoge zitstoel en een verhoogd toilet.
> - Buig de heup niet om panty's, kousen, sokken of schoenen aan te trekken.
> - Neem een douche in plaats van een lig- of zitbad.
> - Gebruik een douchestoel bij het douchen.

Nabloeding

Het vervangen van een heupgewricht is een grote operatieve ingreep waarbij er kans bestaat op een nabloeding. Die kans wordt nog eens verhoogd door het gebruik van antistollingsmiddelen tegen trombose en het gebruik van sommige pijnstillers (NSAID's).

Verpleegkundige interventies

- Controleer en rapporteer de vitale functies, bloeddruk, pols, ademhaling, kleur. Geef afwijkende gegevens direct door aan de arts.
- Observeer het wondverband en de drainproductie. Geef aanhoudend en veel bloedverlies door aan de arts.
- Observeer de wond: let op pijnklachten, zwelling en spanning op de wondranden, die kan veroorzaakt worden door een hematoom in het wondgebied. Een hematoom wordt vanwege de kans op wondinfectie bij voorkeur niet ontlast. Afhankelijk van de grootte van het hematoom wordt er of afgewacht, of, als het hematoom echt te groot, is wordt het eventueel operatief ontlast.

Infectie

Wondinfecties kunnen ontstaan tijdens de operatie of via een al aanwezige infectie elders in het lichaam en door predisponerende factoren zoals diabetes, obesitas, ondervoeding en roken.

De aanwezigheid van een infectie elders in het lichaam is een contra-indicatie voor het uitvoeren van de operatie. Hierbij valt te denken aan tandheelkundige infecties, urineweginfectie, longontsteking, ingegroeide teennagels enzovoort. Wanneer de infectie zich openbaart (meestal pas vanaf de derde of vierde dag postoperatief, soms pas enkele weken later), dient de heupprothese verwijderd te worden en moet de wond zonder prothese één of meerdere malen gespoeld worden, vaak in combinatie met lokale en systemische antibiotica.

Verpleegkundige interventies

- Observeer en rapporteer de temperatuur. Geef koorts (> 38,0 °C) door aan de arts. Een temperatuurverhoging de eerste dag postoperatief is het gevolg van een verhoogde stofwisseling, afbraak en opbouw van weefsels.
- Let op het doorlekken van het verband. Vervang het verband wanneer wondvocht zichtbaar is.
- Observeer de wond en de insteekplaats van de wonddrain(s). Bij verschijnselen van ontsteking (roodheid, zwelling, pijn) contact opnemen met de arts.
- Drains dienen aangesloten te zijn op een steriel gesloten opvangsysteem.
- Verzorg de wond en de drains aseptisch volgens protocol (zie: www.wip.nl).

Trombose

Door het profylactisch toedienen van antistolling is de incidentie van longembolieën en/of diepe bekkenembolieën aanzienlijk gedaald. Kuitvenentrombose komt nog wel veelvuldig voor. Bij ongeveer 10-20% van de patiënten ontwikkelt zich een (meestal asymptomatische) diep veneuze trombose.

Beenlengteverschil

Tijdens de operatie wordt gestreefd naar een zo goed mogelijk anatomisch herstel van de beenlengte. Toch kan het voorkomen dat er postoperatief een beenlengteverschil wordt vastgesteld. Dit kan met name optreden bij patiënten met een abnormale weefselspanning. Een beenlengteverschil kan gecompenseerd worden door gebruik te maken van een inlegzooltje of hakverhoging.

Periarticulaire ossificaties

Botvorming in de spieren rondom het gewricht kan na de operatie optreden. In ernstige mate kunnen zij aanleiding geven tot pijnklachten en bewegingsbeperking. Profylaxe met NSAID's, zoals eenmalig Indocid® op de operatiekamer per zetpil toegediend, kan dit voorkomen.

11.3.4 POSTOPERATIEVE FASE

Mevrouw De Vries is inmiddels geopereerd. Zij ligt nu op de uitslaapkamer en mag terug naar de verpleegafdeling. Bij terugkomst op de verpleegafdeling neemt de verpleegkundige de zorg

> over. Mevrouw De Vries heeft een blaaskatheter, een infuus, een wonddrain en een drukverband.

De dagen na de operatie is de verpleegkundige zorg gericht op het stimuleren en ondersteunen van de zelfzorg. In samenwerking met de fysiotherapeut wordt de patiënt zo snel mogelijk gemobiliseerd. Dit begint in de regel de eerste dag na de operatie. Afhankelijk van de postoperatieve orders mag de patiënt het geopereerde been 50 tot 100% belasten. Door het snel mobiliseren en de relatief korte opnameduur behoren complicaties zoals decubitus, trombose en longontsteking steeds vaker tot het verleden. Toch moet de verpleegkundige hier wel op bedacht blijven, vooral omdat het vaak een oudere patiëntencategorie betreft.

11.3.5 VOORBEREIDEN OP ONTSLAG

De hele revalidatieperiode duurt ongeveer een halfjaar. Naast de revalidatie zijn er in de eerste drie maanden ook een aantal bewegingsbeperkingen die de patiënt opgelegd krijgt, om complicaties te voorkomen. Zo mag de patiënt de eerste drie maanden niet bukken en niet met de benen over elkaar zitten. Patiënten kunnen naar huis wanneer ze goed met de hulpmiddelen kunnen lopen, er geen postoperatieve complicaties zijn en de eventuele thuiszorg geregeld is. De thuiszorg kan bestaan uit wondverzorging, het toedienen van medicijnen, hulp bij de ADL en eventueel huishoudelijke hulp. Fysiotherapie na ontslag is bij alle patiënten geïndiceerd. De revalidatie duurt gemiddeld een maand of drie. Na drie maanden zijn de meeste patiënten in staat om zelfstandig, zonder hulpmiddelen, te functioneren. Daarbij is het de bedoeling dat de preoperatieve klachten, zoals pijn en stijfheid van het gewricht, tot het verleden behoren. Om de revalidatie en het verblijf te vergemakkelijken zijn er bepaalde hulpmiddelen die de patiënt kan kopen of lenen bij de thuiszorgwinkels of gespecialiseerde winkels voor medische en verpleegkundige hulpmiddelen.

- *Toiletverhoger*: deze zorgt ervoor dat het minder belastend is voor de patiënt om te gaan staan en te zitten. Hierdoor is het risico op luxatie van de heup minder.
- *Bedklossen*: wanneer het bed te laag is (moet minimaal 50 cm hoog zijn), bestaat er bij het in- en uitstappen een verhoogd risico op het luxeren van de heup. Bedklossen kunnen dit voorkomen.
- *Douchestoel*: om vallen en uitglijden te voorkomen is het veiliger om de eerste periode zittend te douchen.

- *Lange schoenlepel*: aangezien de patiënt de eerste drie maanden niet mag bukken (luxatiegevaar), kan een lange schoenlepel het aandoen van de schoenen vergemakkelijken.
- *Tenenwasser*: voor het wassen van de voeten.
- *Helping hand*: met deze grijper kan de patiënt zonder te bukken spullen oprapen van de grond.
- *Sokaantrekker*: hiermee kan de patiënt zonder te bukken de sokken aantrekken.

Bovengenoemde hulpmiddelen zijn niet verplicht, maar wel aan te raden aan de patiënt. Zij zijn voor drie maanden nodig, hierna is het luxatierisico zo goed als geweken.

11.4 Knieprothese

11.4.1 INLEIDING

Het vervangen van het kniegewricht is een veelvoorkomende orthopedische ingreep. De klinische resultaten na een knievervanging zijn goed. Na tien jaar functioneert meer dan 90% van de knieprothesen nog goed. Gemiddeld krijgen in Nederland ongeveer 18.000 personen per jaar een nieuwe knie. Veelal betreft dit personen ouder dan 65 jaar, een deel van hen heeft overgewicht (bron: Prismant). Deze paragraaf gaat over de verpleegkundige zorg aan patiënten bij wie het kniegewricht vervangen wordt door een knieprothese.

Patiënten worden opgenomen in het ziekenhuis, geopereerd en maken een start met de revalidatie. Waar de opnameduur vroeger nog enkele weken bedroeg, is in de meeste ziekenhuizen deze periode ingekort tot ongeveer vijf dagen (er zijn zelfs al ziekenhuizen waar dit in dagbehandeling gebeurt). Door deze kortere opnameduur is de intensiteit van de verpleegkundige zorg toegenomen. De revalidatie vindt plaats in de eigen woonomgeving of in gespecialiseerde revalidatiecentra. De verpleegkundige moet tijdens de opnameperiode in het algemeen ziekenhuis de patiënt voorlichten, verplegen, revalideren en voorbereiden op ontslag. Daarbij gaat het vaak om ouderen met meerdere aandoeningen, bewegingsbeperking en een grotere kans op postoperatieve complicaties.

11.4.2 PATHOLOGIE

Van artrose in de grote gewrichten is gonartrose (gony = knie) het meest voorkomend. Oorzaken hiervoor kunnen zijn: een eerdere meniscusruptuur, traumatische beschadiging van het kraakbeen of een standafwijking van de onderste extremiteit. In veel gevallen echter is er geen duidelijk aanwijsbare oorzaak voor de artrose, men spreekt dan van primaire artrose. Secundaire artrose treedt op bij overbelasting van het kraakbeen. Wanneer de meniscus verwijderd wordt, wordt de druk in het kniegewricht over een kleiner oppervlak van het kraakbeen verdeeld. Hierdoor treedt mechanische overbelasting op van het kraakbeen.

Klachten
Bij slijtage van het kniegewricht kunnen er verschillende, voor artrose kenmerkende verschijnselen optreden. Allereerst is dat de pijn. Deze treedt met name op bij belasting, zoals bij lopen. Dit heeft tot gevolg dat de loopafstand van de patiënt beperkt wordt. Naast de pijnklachten kunnen patiënten stijfheid ervaren van het gewricht, vooral na een periode van rust (ochtendstijfheid). De knie kan zwellen (hydrops) en er is sprake van crepitaties (kraken van het gewricht). Het klachtenpatroon verloopt nooit hetzelfde. Periodes met relatief veel klachten worden opgevolgd door klachtenarme periodes.
Door de slijtage van het kraakbeen treedt er ook een standverandering op in het been. Men spreekt dan van genu varum (O-been) of genu valgum (X-been).
De behandeling is in het begin conservatief van aard. Door fysiotherapie, eventuele gewichtsreductie en pijnstilling worden de meeste klachten, vaak tijdelijk, verholpen. De pijnstilling die gegeven kan worden aan patiënten varieert van paracetamol (eerste keus), NSAID's (tweede keus, let wel op contra-indicaties zoals maagulcus) of tramadol (wanneer NSAID's onvoldoende helpen of gecontra-indiceerd zijn). Een nieuwe ontwikkeling is het voorschrijven van glucosaminesulfaat ter behandeling van de pijnklachten. Hoewel het werkingsmechanisme van dit medicijn niet opgehelderd is, lijkt het een goede aanvulling te zijn op de reeds bekende medicijnen. Wanneer uiteindelijk medicatie en fysiotherapie niet of onvoldoende helpen, kan besloten worden om de knie te vervangen door een knieprothese (afb. 11.3b).

11.4.3 OPNAME
Een totale knieoperatie is een grote ingreep met vooral in de eerste maanden veel gevolgen voor de patiënt. Zo zal de patiënt opnieuw moeten leren lopen, eerst met krukken of andere hulpmiddelen, later zelfstandig. De spieren rondom het aangedane gewricht (met name de quadriceps) zijn vaak minder ontwikkeld dan die in de niet-aangedane knie, zodat de patiënt een lange periode moet trainen teneinde dit verschil zoveel mogelijk op te heffen. De hele revalidatieperiode duurt ongeveer een halfjaar. De patiënt krijgt voor de opname uitgebreide

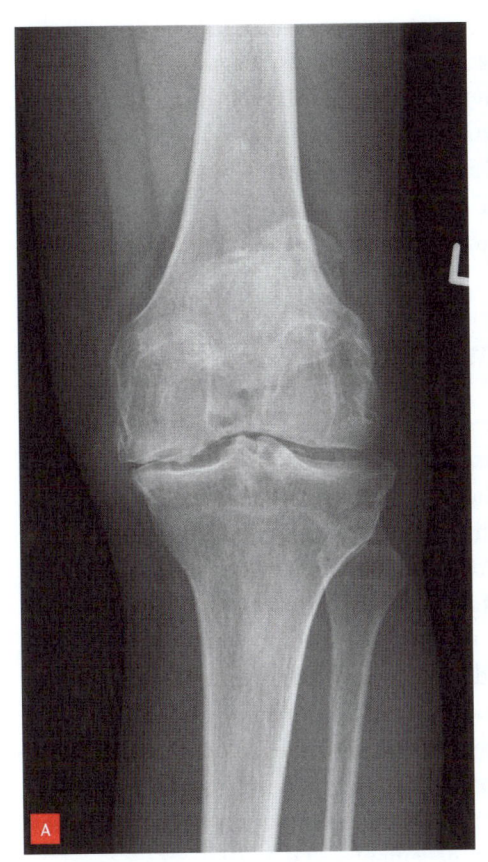

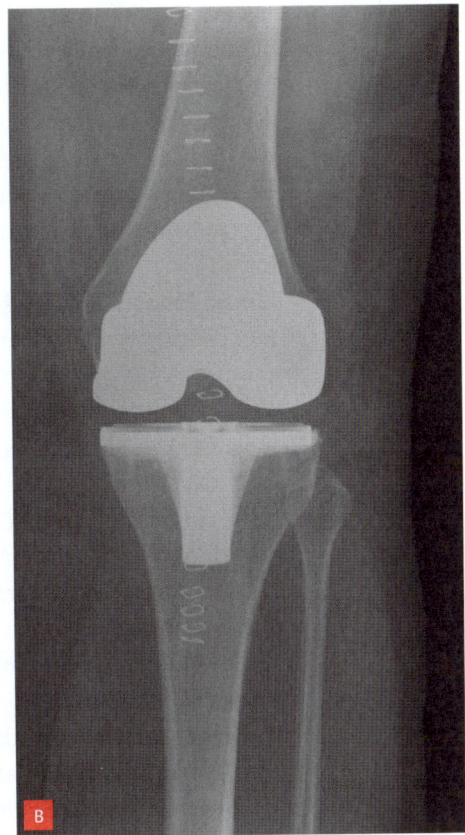

Afbeelding 11.3 Slijtage kniegewricht, mediaal artrose en osteofytvorming (A) en knieprothese (B).

voorlichting over de operatie, het verblijf in het ziekenhuis en de revalidatie (zie par. 11.2.1).

> Meneer Klaasen (76) is opgenomen op de verpleegafdeling. Hij heeft al gedurende vijf jaar in toenemende mate pijn in zijn linkerknie. Fysiotherapie hielp de eerste jaren goed tegen de pijnklachten, maar is de laatste maanden niet meer werkzaam. Bij het bezoek aan de orthopedisch chirurg is vastgesteld dat zijn linkerknie versleten is en dat deze vervangen dient te worden door een kunstknie. Hij zal morgen geopereerd worden.

De verpleegkundige neemt de anamnese af bij de patiënt. Wanneer de patiënt in het voortraject goed is voorgelicht, is het van belang tijdens het anamnesegesprek ook in te gaan op de volgende punten.
- Heeft de patiënt het voortraject doorlopen, zijn er nog vragen?
- Hoe ervaart de patiënt de ziekenhuisopname en operatie (denk hierbij aan angst, onzekerheid en motivatie)?
- Zijn er bepaalde risicofactoren: infecties, dementie, alcoholabusus, obesitas?
- Zijn er decubitusrisico's?
- Zijn de hulpmiddelen geregeld voor na ontslag?

11.4.4 OPERATIE

De operatie kan onder narcose of onder regionale (epidurale) verdoving plaatsvinden. Na de lichamelijke voorbereidingen, zoals het nuchter zijn, premedicatie en laxeren kan de patiënt geopereerd worden. Tijdens de operatie ligt de patiënt op de rug. Allereerst wordt er een infuus ingebracht en krijgt de patiënt een verblijfskatheter. Soms kan er ook besloten worden om een femoraliskatheter in te brengen. Dit is een katheter waarmee de nervus femoralis verdoofd kan worden om zo de postoperatieve pijnklachten te verminderen (zolang de katheter in situ is). Na het maken van een incisie en het vrij prepareren van het kniegewricht worden de aangedane gewrichtsvlakken bijgewerkt zodat de prothese hier precies op geplaatst kan worden. De prothese worden in principe altijd gecementeerd geplaatst.

Na de operatie gaat de patiënt naar de recovery (uitslaapkamer). Wanneer alle controles stabiel zijn en de patiënt niet te veel pijn heeft, kan hij terug naar de afdeling. Naast het infuus en de verblijfskatheter heeft de patiënt een wonddrain, een drukverband en eventueel een femoraliskatheter.

Naast de prothese voor het hele gewricht is er ook de mogelijkheid om alleen het mediale of laterale compartiment te vervangen, de zogenoemde unicompartimentele prothese of hemi-knie. Dit kan worden toegepast wanneer de artrose zich maar beperkt heeft tot alleen het mediale of laterale compartiment.

Complicaties na de operatie
Nabloeding

Het vervangen van een kniegewricht is een grote operatieve ingreep waarbij er risico bestaat op een nabloeding. Dit wordt nog eens verhoogd door het gebruik van antistollingsmiddelen tegen trombose en het gebruik van sommige pijnstillers (NSAID's). Een goede observatie van het wondverband en de drainproductie zijn daarom de eerste

24 uur geïndiceerd. Ook de bloeddruk en de polsfrequentie moeten regelmatig worden gecontroleerd. Een bloeding kan een hematoom veroorzaken dat door de spanning op de wond, de mobilisatie kan belemmeren, een verhoogd risico geeft voor infectie en pijnklachten kan veroorzaken.

Infectie

Wondinfecties kunnen ontstaan tijdens de operatie of via een al aanwezige infectie elders in het lichaam. Een infectie elders in het lichaam is een contra-indicatie voor het plaatsen van een knieprothese. Hierbij valt te denken aan een geïnfecteerd gebit, urineweginfectie, longontsteking, ingegroeide teennagels enzovoort. Wanneer de infectie zich openbaart (meestal pas vanaf de derde of vierde dag postoperatief, soms ook enkele weken later) dient de knieprothese verwijderd te worden en moet de wond zonder prothese één of meerdere malen gespoeld worden, vaak in combinatie met lokale en systemische antibiotica. Infecties komen vaker voor bij knie- dan bij heupprothesen.

Trombose

Door het profylactisch toedienen van antistolling is de incidentie van longembolieën en/of diepe bekkenembolieën aanzienlijk gedaald. Kuitvenentrombose komt nog wel veelvuldig voor. Bij ongeveer de helft van de patiënten ontwikkelt zich een (meestal asymptomatische) diep veneuze trombose.

Uitval nervus peroneus

De nervus peroneus is een zenuw die de spieren aanstuurt die de voet kunnen heffen. Uitval van deze zenuw kan lijden tot een klapvoet. Deze zenuw loopt aan de achterzijde van het been. Tijdens de operatie kan deze zenuw beschadigd raken (met name bij X-been). Deze uitval kan soms enige weken tot enkele maanden duren en herstelt meestal volledig. Uitval uit zich in het niet goed kunnen heffen van de voet, een doof gevoel in de voet (wattengevoel) en een verminderd gevoel in de eerste webspace (tussen grote teen en teen ernaast).

Slijtage polyethyleen

De knieprothese is een prothese van metaal en polyethyleen. Dit polyethyleen zal bij gebruik langzaam maar zeker gaan slijten. De slijtagepartikels (klein deeltje) die door beweging van de knie ontstaan, worden geabsorbeerd door macrofagen. Deze nestelen zich tussen het cement en de prothese, waardoor de prothese los gaat laten. Op een röntgenfoto is dit goed te zien. Tussen het cement en de prothese bevindt zich een donker lijntje (luscentie). Deze slijtage is niet te voorkomen. Wel is het zo, dat bij intensief gebruik de knie sneller zal slijten. Voorheen werd ook gedacht dat obesitas het slijtageproces deed versnellen (meer druk op het gewricht), maar uit recente studies is gebleken dat personen met obesitas over het algemeen minder bewegen, zodat de slijtage niet meer is als bij iemand zonder obesitas. Wanneer een prothese loslaat, dient deze vervangen te worden door een revisieprothese.

11.4.5 POSTOPERATIEVE FASE

> Meneer Klaasen is inmiddels geopereerd. Hij ligt nu op de uitslaapkamer en mag terug naar de verpleegafdeling. Bij terugkomst op de verpleegafdeling neemt de verpleegkundige de zorg over. Meneer Klaasen heeft een blaaskatheter, een infuus, een wonddrain en een drukverband (zie par. 11.2.1).

Na een operatie aan de knie is het van belang om zo snel mogelijk de knie weer in beweging te krijgen (flexie en extensie). Dit om te voorkomen dat spieren gaan inkorten en de patiënt uiteindelijk het been niet goed kan strekken of buigen. Wanneer voor de operatie een flexiecontractuur aanwezig is, is er na de operatie flexiebeperking. Het doel van de interventie is dat de patiënt de knie volledig kan strekken en de flexie is bij ontslag ongeveer 90 graden.

Verpleegkundige interventies
- Observeer extensie en flexie van de knie en rapporteer daarover.
- Oefen twee- tot driemaal daags met de patiënt, eventueel met gebruik van een CPM (continious passive motion, een apparaat dat de knie passief flecteert).
- Geef de patiënt uitleg over de noodzaak van oefenen om complicaties te voorkomen.

De dagen na de operatie is de verpleegkundige zorg gericht op het stimuleren en ondersteunen van de zelfzorg. In samenwerking met de fysiotherapeut wordt de patiënt zo snel mogelijk gemobiliseerd. Dit begint in de regel de eerste dag na de operatie. Afhankelijk van de postoperatieve orders mag de patiënt het geopereerde been 50 tot 100% belasten. Door het snel mobiliseren en de relatief korte opnameduur behoren complicaties zoals decubitus, trombose en longontsteking steeds vaker tot het verleden. Toch moet je als verpleegkundige hier wel op bedacht blijven, vooral omdat het vaak een oudere patiëntencategorie betreft.

11.4.6 VOORBEREIDEN OP ONTSLAG

Patiënten kunnen naar huis wanneer ze goed met de hulpmiddelen kunnen lopen, er geen postoperatieve complicaties zijn en de eventuele thuiszorg geregeld is. De thuiszorg kan bestaan uit wondverzorging, het toedienen van medicijnen, hulp bij de ADL en eventueel huishoudelijke hulp. Fysiotherapie na ontslag is bij alle patiënten geïndiceerd. De revalidatie duurt gemiddeld een maand of drie. Na drie maanden zijn de meeste patiënten in staat om zelfstandig en zonder hulpmiddelen te functioneren. Daarbij is het de bedoeling dat de pre-operatieve klachten als pijn en stijfheid van het gewricht tot het verleden behoren. Om de revalidatie en het verblijf te vergemakkelijken is er een aantal hulpmiddelen die de patiënt kan kopen of lenen (zie par. 11.3.5).

11.5 Schouderprothese

11.5.1 INLEIDING

Naast de mogelijkheid om de knie en heup te vervangen voor een kunstgewricht is het ook mogelijk andere gewrichten te vervangen voor een kunstgewricht, waaronder de schouder. Gemiddeld krijgen in Nederland ongeveer achtduizend personen per jaar een nieuwe schouder (bron: Prismant). Deze paragraaf gaat over de verpleegkundige zorg aan patiënten bij wie het schoudergewricht vervangen wordt door een schouderprothese.
Patiënten worden opgenomen in het ziekenhuis, geopereerd en maken een start met de revalidatie. De opnameduur is gemiddeld een dag of vijf. De revalidatie vindt plaats in de eigen woonomgeving of in gespecialiseerde revalidatiecentra. De verpleegkundige moet tijdens de opnameperiode in het algemeen ziekenhuis de patiënt voorlichten, verplegen, revalideren en voorbereiden op ontslag.

11.5.2 PATHOLOGIE

Een schouder kan vervangen worden wanneer hij niet meer goed functioneert en pijnklachten veroorzaakt door bijvoorbeeld artrose. De artrose in de schouder kan onderverdeeld worden in primaire artrose of secundaire artrose. Bij primaire artrose is er geen duidelijke oorzaak voor de artrose, secundaire artrose kan het gevolg zijn van een trauma, een al lang bestaande scheur van de rotatorencuff of aandoeningen zoals chondrocalcinosis.

Klachten

Verminderde functie en toenemende pijnklachten zijn de eerste verschijnselen van artrose. Door de verminderde functie is er een toenemende beperking in de bewegingen die een patiënt kan maken. Naast de pijn en de functiebeperking zijn er ook vaak radiologische afwijkingen te zien, zoals gewrichtsspleetversmalling, osteofyten en subchondrale sclerose (afb. 11.4).

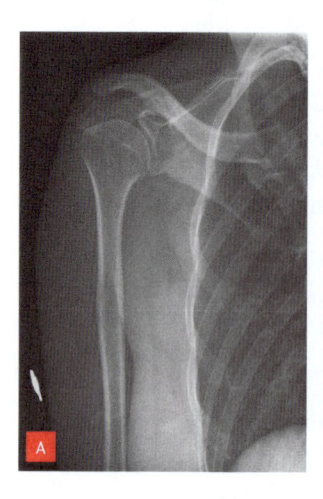

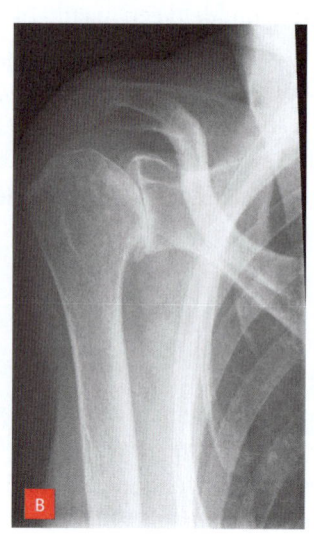

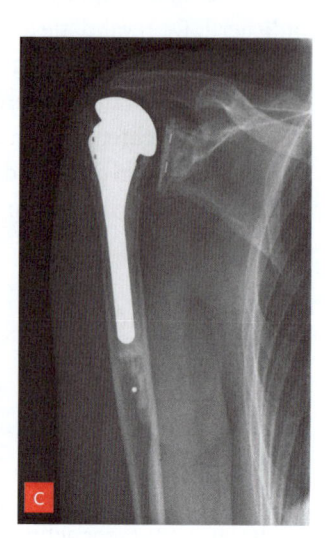

Afbeelding 11.4 *Normaal schoudergewricht (A), gewrichtspleetversmalling (B) en schouderprothese (C).*

De behandeling is in het begin conservatief van aard. Pijnstillers en ontstekingsremmers (NSAID's) helpen de pijn te verminderen. Daarnaast kunnen fysiotherapeutische oefeningen helpen om de bewegingsbeperkingen tot een minimum te beperken. Als de klachten niet of onvoldoende reageren op de behandeling, kan overwogen worden een schouderprothese te plaatsen.

11.5.3 OPNAME

Het vervangen van een schouder door een schouderprothese is een grote ingreep. De operatie duurt anderhalf tot tweeënhalf uur, afhankelijk van de soort prothese, en heeft de eerste maanden veel gevolgen voor de patiënt. Zo zal de patiënt de eerste paar weken de geopereerde arm niet kunnen en mogen gebruiken. De spieren van de schoudergordel rondom het aangedane gewricht zijn vaak minder ontwikkeld dan die in de niet-aangedane schouder, zodat de patiënt een lange periode moet trainen teneinde dit verschil zoveel mogelijk op te heffen.

> Meneer Fluiter (56) is opgenomen op de verpleegafdeling. Hij heeft al zes jaar in toenemende mate pijn in zijn linkerschouder ten gevolge van primaire artrose. Fysiotherapie en pijnstilling hebben een tijdlang voldoende hulp geboden, maar werken de laatste maanden onvoldoende. Samen met de orthopedisch chirurg heeft hij besloten de schouder te vervangen door een schouderprothese.

De verpleegkundige neemt bij de opname de anamnese af bij de patiënt. Wanneer de patiënt in het voortraject goed is voorgelicht, is het tijdens het anamnesegesprek vooral van belang in te gaan op de volgende punten.
– Hoe ervaart de patiënt de ziekenhuisopname en operatie (denk hierbij aan angst, onzekerheid en motivatie)?
– Zijn er bepaalde risicofactoren: infecties, dementie, alcoholabusus, obesitas?

11.5.4   OPERATIE

De operatie vindt altijd onder een algehele narcose plaats. Dit wordt soms aangevuld met een prik in de schouder (schouderblock) om pijn na de operatie zo goed mogelijk te stillen. De orthopedisch chirurg zal de schouder doorgaans van voren benaderen, dat wil zeggen dat de snede aan de voorzijde van de schouder zit. Er zijn in principe drie soorten prothesen mogelijk: de totale schouderprothese, de resurfacingprothese en de omgekeerde schouderprothese. De keuze voor een van deze prothesen is afhankelijk van de leeftijd van de patiënt, de kwaliteit van spieren en pezen en de graad van slijtage.
– *Totale schouderprothese.* Hierbij wordt de gehele schouderkop vervangen door een metalen kop (die vastgezet wordt in de humerus). Het glenoïd kan vervangen worden door een kommetje van ethyleen. Bij reumatoïde artritis wordt het kommetje meestal wel vervangen, bij artrose meestal niet. Deze prothese kan geplaatst worden als de spieren en pezen rondom het schoudergewricht nog intact zijn (afb. 11.4c).
– *Resurfacingprothese.* Hierbij wordt alleen het beschadigde kraakbeen van de schouderkop vervangen. De schouderkop zelf blijft intact.

Er wordt als het ware een nieuw gewrichtsoppervlak aangebracht, gemaakt van metaal. Over het algemeen wordt de kom hierbij niet vervangen. De resurfacingprothese kan geplaatst worden als er nog een goede botkwaliteit is. Het voordeel is dat er bij een eventuele revisieoperatie nog voldoende bot aanwezig is voor een conventionele prothese.
- *Omgekeerde schouderprothese.* Deze prothese wordt omgekeerd geplaatst in vergelijking met de normale schouderprothese: waar het glenoïd zich bevindt, wordt de kop geplaatst en waar de schouderkop zich bevindt, wordt het kommetje geplaatst. Dit type prothese wordt toegepast als er naast de artrose ook een onherstelbare peesscheur bestaat van de rotatorcuff (peesaanhechting op de schouderkop). Door de prothese omgekeerd te plaatsen is er meestal toch een goede functie van de schouder, ook al is de schouderpees afwezig.

Na de operatie gaat de patiënt naar de recovery. Wanneer alle controles stabiel zijn en de patiënt niet te veel pijn heeft, kan hij terug naar de afdeling. Naast het infuus heeft de patiënt een wonddrain en een drukverband.

Complicaties na de operatie
Infectie

Wondinfecties kunnen ontstaan tijdens de operatie of via een al aanwezige infectie elders in het lichaam. Een infectie elders in het lichaam is een contra-indicatie voor het plaatsen van een schouderprothese. Hierbij valt te denken aan een geïnfecteerd gebit, urineweginfectie, longontsteking, ingegroeide teennagels enzovoort. Wanneer de infectie zich openbaart (meestal pas vanaf de derde of vierde dag postoperatief, soms ook pas enkele weken later), dient de schouderprothese verwijderd te worden en moet de wond zonder prothese één of meerdere malen gespoeld worden, vaak in combinatie met lokale en systemische antibiotica.

Luxatie

In de vroege postoperatieve fase (tot drie maanden postoperatief) kan in enkele gevallen een luxatie van de prothesekop optreden. Doordat bij de operatie het schouderkapsel geopend is, is er na de operatie tijdelijk minder stevigheid en bescherming rondom de prothese. Afhankelijk van de operatietechniek krijgt de patiënt specifieke oefeningen en restricties mee. Door de schouder te oefenen wordt de kans op luxatie steeds kleiner.

Frozen shoulder

Na een operatieve ingreep aan de schouder is het noodzakelijk om direct postoperatief te beginnen met fysiotherapie. Wanneer de schouder na de operatie onvoldoende wordt bewogen, bestaat er een risico op het verstijven van het gewricht, ook wel frozen shoulder genoemd. De klachten waarmee dit gepaard gaat, zijn voornamelijk pijn en een verminderde beweeglijkheid van het gewricht. Met een conservatieve behandeling van pijnbestrijding, ontstekingsremmers en fysiotherapie is dit vaak goed te verhelpen.

11.5.5 POSTOPERATIEVE FASE

> Meneer Fluiter is inmiddels geopereerd. Hij ligt nu op de uitslaapkamer en mag terug naar de verpleegafdeling. Bij terugkomst op de verpleegafdeling neemt de verpleegkundige de zorg over. Meneer Fluiter heeft een infuus, een wonddrain, een drukverband en een mitella.

Om medicatie en vocht toe te dienen, heeft de patiënt een infuus. Afhankelijk van de controles (pols en bloeddruk), wel of niet misselijk zijn en laboratoriumwaarden (denk aan een laag Hb door per- en postoperatief bloedverlies) wordt het infuus de eerste of tweede dag postoperatief verwijderd.

De wonddrain zorgt ervoor dat het teveel aan wondvocht en het bloedverlies afgevoerd kunnen worden. Wanneer de wonddrain niet of nauwelijks meer produceert, kan deze verwijderd worden. Dit gebeurt in de regel de eerste dag postoperatief.

Het drukverband gaat een eventuele nabloeding en zwelling van de wond tegen. Wanneer de wond niet veel meer lekt, kan de drain verwijderd worden. Wel dient de wond nog verbonden te worden met een verband. Zolang de wond nog lekt en er nog hechtingen (of agraves) inzitten, dient de wond verbonden te worden met verband. Om te zorgen dat de schouder voldoende rust krijgt, zit de geopereerde arm van de patiënt in een mitella. Deze dient de patiënt voor enkele weken te gebruiken.

De dagen na de operatie zal de patiënt tijdens fysiotherapie oefenen om voldoende beweging te krijgen in het gewricht. Deze oefeningen zijn in het algemeen de eerste zes weken passief en op geleide van de pijn. De schouder is wel beperkt ten aanzien van de bewegingen die gemaakt mogen worden. Tot zes weken mag de schouder bewegen tot

90 graden abductie, 90 graden anteflexie en 20 graden exorotatie. Na de zes weken mag de patiënt gaan uitbreiden met actieve abductie- en elevatieoefeningen. Wanneer het een omgekeerde prothese betreft, mag de patiënt al na een week starten met actieve oefentherapie.

11.5.6 VOORBEREIDEN OP ONTSLAG

Patiënten kunnen naar huis wanneer er geen postoperatieve complicaties zijn en de eventuele thuiszorg geregeld is. De thuiszorg kan bestaan uit wondverzorging, het toedienen van medicijnen, hulp bij de ADL en eventueel huishoudelijke hulp. Fysiotherapie na ontslag is bij alle patiënten geïndiceerd. De revalidatie duurt gemiddeld drie maanden.

Literatuur

Bloem JL, Roos A de. Leerboek radiologie. Houten: Bohn Stafleu van Loghum, 2002.
Ensing GT, Knobben BAS, Houweling ST et al. Probleemgeoriënteerd denken in de orthopedie; praktijkboek voor de opleiding en de kliniek. Utrecht: De Tijdstroom, 2004.
Nederlandse Orthopedische Vereniging. Diagnostiek en behandeling van heup- en knieartroplastiek. Nijmegen, 2007.
Lonner JH, Deirmengian CA. What's New in Adult Reconstructive Knee Surgery. J Bone Joint Surg Am 2007;89:2828-37.
Sesink EM, Jüngen IJD (red). De verpleegkundige in de AGZ, Algemene verpleegkundige zorg. Houten: Bohn Stafleu van Loghum, 2010.
Shimmin A, Beaule PE Campbell P. Metal-on-Metal Hip Resurfacing Arthroplasty. J Bone Joint Surg Am 2008;90:637-54.
Verhaar JAN, Linden AJ van der. Orthopedie, Houten: Bohn Stafleu van Loghum, 2004.

Websites

http://www.prismant.nl/Informatie-expertise/Thema's/Ziekenhuisstatistieken
www.wip.nl Werkgroep Infectiepreventie

Register

AAA 136
  –, behandeling 138
  –, endovasculaire behandeling 141
  –, open behandeling 140
  –, risicofactoren 137
abductiekussen 462
ACE-remmer 87
acquired immunodeficiency syndrome 347
acute ischemie 127
acute luchtwegobstructie 401
acute lymfatische leukemie (ALL) 146
  –, behandeling 148
  –, diagnostiek 147
  –, verschijnselen 147
acute nierschade 257
  –, oorzaken 257
  –, postrenaal 257
  –, prerenaal 257
  –, renaal 257
acute verwardheid 213
acuut coronair syndroom 68, 71
acuut hartfalen 84
acuut myocardinfarct 71
  –, verschijnselen 71
ademhalingsproblemen 402
aids 347
aids case definition 350
albumine 255
aldosteronantagonist 88
ALL 146
allergenen 367
amputatie 142
anaplastisch schildkliercarcinoom 232
aneurysma van de abdominale aorta 136
angina pectoris (AP) 69
  –, verpleegkundige interventies 74
angiografie 256
angst 62

angulatiefractuur 452
antibioticazalf 373
antihistaminica 373
aortaklepinsufficiëntie 108
aortaklepstenose 108
aortaklepvervanging 110
AP 69
AP-pijnschaal van de NYHA 72
arteriële insufficiëntie
  –, onderzoeken 127
arteriële trombose 134
arthritis psoriatica 380
asteatotisch eczeem 365
astmacentrum 39
asymptomatische hiv-infectie 349
atelectase 118
atherosclereuze plaque 77
atherosclerose 69, 211
  –, risicofactoren 128, 129
atopisch syndroom 366
atrioventriculair blok 120
atriumfibrilleren 120
atriumflutter 120
auscultatietest 449
avulsiefractuur 452

balansverstoring
  –, oorzaak 26
beenlengteverschil 465
bekkenbodemanamnese 303
bekkenbodemfysiotherapie 306
bekkenbodemoefeningen 307
bekkenbodemtraining 307
benigne prostaathyperplasie (BPH) 282
beperkte inspanningstolerantie 230
bètablokker 87
bewegingsbeperking van de schouder 331
bewustzijnsgraad 446

binnencanule 406
biofeedback 308
biologische klep 111
blaascarcinoom 270
   –, beeldvormende onderzoeken 274
   –, behandeling 275
   –, biopsie 273
   –, cystoscopie 273
   –, diagnostiek 272
   –, echografie 273, 320
   –, niet-invasief 270
   –, risicofactoren 270
blaasperforatie 279
blaasspoeling 278
   –, na TURB 276
blaasstoornis 421
blaastraining 308
bladderscan 280, 312
bloeding 134
bloedspiegelconcentratie 266
borstkanker 318
   –, behandeling 321
   –, chemotherapie 337
   –, complicaties 331
   –, diagnose 341
   –, diagnostiek 319
   –, gemetastaseerde 345
   –, herstelfase 339
   –, hormonale therapie 337
   –, immunotherapie 338
   –, prognose 334
   –, psychosociale aspecten 325
   –, radiotherapie 336
   –, stadia 335
borstkanker en erfelijkheid 324
borstreconstructie 323
borstsparende operatie 322
botstofwisseling 254
bovenbeenamputatie
   –, complicaties 145
BPH 282
bradykinesie 431
BRCA1-genmutatie 324
BRCA2-genmutatie 324
bronchoscopie 48
buitencanule 406

CABG 109
   –, normaal herstel 112
canule met cuff 406
cardiogene shock 102
   –, interventies 102
   –, symptomen 102
cataract 212
CD4-cellen 348, 354
cerebrale complicaties 123
cholecystectomie 191
   –, conventionele 192
   –, laparoscopie 191
cholelithiasis 189
chronisch hartfalen 84
chronische arteriële insufficiëntie 126
chronische myeloïde leukemie 151
chronische nierschade 264
   –, complicaties 265
   –, dieet 267
   –, gevolgen 260
   –, kenmerken 259
   –, medicatie 266
   –, psychosociale aspecten 268
   –, vochtbalans 267
chronische nierschade (CNS) 251, 257
CNS 251
CO_2-laserbehandeling 390
cockcroftformule 256
cognitieve stoornissen 433
collumfractuur 455
colostoma 195
coma 444
commotio cerebri 442
communitieve fractuur 452
compartimentsyndroom 454
compressiefractuur 452
constitutioneel eczeem 363, 365
contacteczeem 364
contusio cerebri 442
COPD 24, 25, 41, 43
   –, behandeling 29
   –, chirurgische behandeling 39
   –, complicaties 29
   –, fysiotherapie bij exacerbatie 43
   –, medicamenteuze behandeling 32
   –, multidisciplinaire behandeling 39
   –, voeding 41
   –, zuurstoftherapie 37
coping 427
coronary artery bypass graft
   (CABG) 109
corticosteroïden 415
counseling 361
coxartrose 460
creatinineklaring 256
CT-geleide longpunctie 50
CT-scan 256, 390

CT-thorax 390
cytologische punctie 320

darmstoornissen 422
decubitus 215, 457
dehydratie 457
delier 457
delirium 448
dementie 433
demyelinisatie 411
depressie 433
dermatocorticosteroïden 370
detrusorfunctie 305
diabetes mellitus 205
    –, behandeling 208
    –, complicaties 211
    –, diagnose 207
    –, ontregeling 212
    –, verschijnselen 206
diabetesverpleegkundige 216
diabetische nefropathie 258
diabetische voet 212
digoxine 88
direct trauma 452
diuretica 88
diuretische therapie 288
DM type I 206
DM type II 206
dotteren 77
droge huid 231
droge zaadlozing 289
drug eluting stents 78
ductaal carcinoom 321
    –, in situ (DCIS) 321
duodenumsonde 448
duplex 127
dyspnée d' effort 97
dyspnée de repos 97
dyspneu 402
    –, bij longcarcinoom in de palliatieve fase 57
    –, klinisch beeld 57
    –, verpleegkundige interventies 59

ECG 85
echocardiografie 86
echografie 273, 320
echoscopie 390
eczeem 363
    –, behandeling 369
    –, diagnose 374
    –, fasen 367

–, gevolgen 368
–, oorzaken 366
–, verschijnselen 367
elektrocardiogram (ecg) 85
elektrolytenbalans 115
ELISA 351
EMG-meting 306
EMV-score 445
enkel/armindex 127
enzyme-linked immunosorbent assay 351
epidurale bloeding 441
epiglottisoedeem 401
EPO 254
ERAS-programma 196
ERCP (endoscopische retrograde cholangiopancreatografie) 185
erytropoëtine (EPO) 254
exoftalmie 220
externe spalk 453
extracapsulaire fractuur 455
extracorporal shockwave lithotripsy (ESWL) 295

fantoompijn 143
fantoomsensaties 144
fecale incontinentie 426
femurfractuur 455
    –, complicaties 456
fingertip unit 370
fixatie 455
flowmetrie 305
fluticason 35
folliculair schildkliercarcinoom 232
fractuur 451
    –, behandeling 452
    –, complicaties 454
    –, diagnostiek 452
frozen shoulder 477
functionele incontinentie 302

galsteenkoliek 190
galstenen 189
    –, behandeling 191
    –, symptomen 190
galstuwing 190
gedifferentieerd schildkliercarcinoom 232
gemengde incontinentie 302
gemetastaseerd longcarcinoom
    –, palliatieve fase 55
    –, pijnanamnese 55

–, pijnbestrijding 55
–, pijnklachten 55
genu valgum 468
genu varum 468
gewichtsverlies 359
gewrichtsfunctiebeperking 454
gewrichtsvervangende operatie 458
Glasgow Coma Scale 445
glatirameeracetaat 415
glomerulaire filtratiesnelheid 254
GOLD-criteria 27
gynaecologisch onderzoek 304

habit reversal 375
hallucinaties 433
hart- en vaatziekten 69
–, aantal sterfgevallen 69
hartfalen 81, 82
–, acuut 84
–, behandelfase 91
–, behandeling 86
–, chronisch 84
–, cognitieve stoornissen 92, 433
–, eindstadium 103
–, indeling 83
–, klachten en symptomen 82
–, leefstijladviezen 89
–, medicijnen 87
–, neurohormonale ontregeling 82
–, NYHA-classificatie 82
–, observaties 94
–, onderzoek 85
–, prevalentie en prognose 86
–, verpleegkundige begeleiding 90
–, verpleegproblemen 94
hartfalenzorgprogramma 82
hartklepoperatie
–, normaal herstel 112
hartoperatie 105
–, redenen 107
hartrevalidatieprogramma 79
hartritmestoornissen 248
harttamponnade 120
hematologie 146
hemithyreoïdectomie 243
hemodialyse 263, 265
–, complicaties 266
hemodynamische complicaties 119
hersenletsel 441
hersenoedeem 447
hersentrauma 441
–, interventies 446

HET 441
heupoperatie 460
–, interventies 463
heupprothese 459
hiv 347
–, behandeling 352
–, diagnose 351
hiv-remmers 353
hodgkinlymfoom 154
hoesten 60
–, verpleegkundige interventies 61
hoofd-halschirurgie 388
–, multidisciplinaire behandeling 392
–, multidisciplinaire werkgroep 393
hoogenergetisch trauma (HET) 441
huiddefect 214
hydronefrose 292
hydrops 468
hyperthyreoïdie 247
hypocalciëmie 246
hypokinesie 431
hypokinetisch-rigide syndroom 431
hyponatriëmie 287
hypothyreoïdie 225, 247
–, behandeling 228
–, diagnostiek 226
–, gevolgen 231
–, symptomen 225
hypoxemie 58
hypoxie 58

IAP 69
IDDM 206
ileostoma 195
ileostomadiarree 199
immunomodulerende middelen 415
immunosuppressiva 373, 415
inadequate sociale interactie 384
inadequate therapiediscipline 230
inadequate therapietrouw 99
incentive spirometer 118
incontinentie 289
–, behandeling 306
–, diagnostiek 302
incontinentiedagboek 304
indicatorziekten 350
indifferente middelen 372
indirect trauma 452
ineffectieve coping 376
infiltratieve oftalmopathie 219
inhalatie-instructie 35

inhalatiemedicatie
  –, voor- en nadelen 33
instabiele angina pectoris (IAP) 69
in-stent stenose 80
insuline 210
interferon- 415
international prostate symptom
  score (IPSS) 284
interne spalk 453
interventies hartfalen NYHA-klasse I-III
  –, IV 96
intracapsulaire fractuur 455
isthmusresectie 243

jejunumsonde
  –, verzorging 188
jeuk 184, 374, 384
JJ-katheter 299
jodium-123-scan 236
jodiumbeperkt dieet 238

kankergerelateerde vermoeidheid 64
ketenzorg 429
knieoperatie 470
  –, complicaties 470
  –, interventies 472
knieprothese 467
  –, slijtage 471
koliekaanval 191
koorts 213
kop-halsprothese 455
kortademigheid 97
  –, acute 98
  –, chronische 98
kritieke ischemie 127

laagenergetisch trauma (LET) 441
lagoftalmie 220
Lange Termijn Effect Registratie
  polikliniek 155
laryngectomie 391
  –, infectierisico 395
  –, interventies 395
  –, risico's 397
laryngoscopie 233, 390
larynxcarcinoom 388
  –, behandeling 390
  –, diagnostiek 390
larynxextirpatie 390
larytube 407
LATER-polikliniek 155
LET 441

lichaamsbeeld 384
lichttherapie 382
liquorlekkage 415
L-MIS 30
  –, interventiekaart 32
lobulair carcinoom 321
lobulair carcinoom in situ (LCIS) 321
lokale immunomodulatoren 370
longcarcinoom 46
  –, doorgroei tumor 46
  –, endocriene activiteit 47
  –, klinische verschijnselen 46
  –, metastasering 47
  –, paraneoplastische
    verschijnselen 48
longembolie 280
longemfyseem 26
  –, onderzoek 28
  –, oorzaak 26
  –, symptomen 28
looptest 127
looptrainingsprogramma 128
lower urinary tract symptoms
  (LUTS) 282
luchtpijpsnede 401
luchtweginfectie 116
luchtwegobstructie 59
lumbaalpunctie 414
luxatie 462, 476
lymfatische leukemie 151
lymfekliermetastasen 322
lymfoedeem 333

maagcarcinoom 166
  –, behandeling 167
  –, complicaties 168
  –, diagnostiek 167
  –, interventies 169
  –, klachten 167
  –, kwaliteit van leven 173
  –, risicofactoren 166
maaginfectie 166
maagonde 448
maagsappen
  –, teruggave van 179
maligniteiten hoofd-halsgebied 388
mal-union 455
mammacarcinoom 318
mammapolikliniek 325
mammografie 320
maskergelaat 432
mastectomie 322

maze-procedure 111
McDonaldcriteria 414
MDRD-formule 256
mechanische klep 111
mediastinitis 122
meerwaldtkaart 436
metabolisch syndroom 69
methotrexaat 415
micrografie 432
mictieproblemen 432
minimale interventiestrategie voor longpatiënten (L-MIS) 30
mitralisklepinsufficiëntie 109
mitralisklepplastiek 110
mitralisklepstenose 108
mitralisklepvervanging 110
mobilisatie 114
mobiliteit 419
MRI (magnetic resonance imaging) 107
MRI-scan 256, 414
MS 410
multinodulair toxisch struma 218
multiple sclerose 410
 –, behandeling 415
 –, diagnostiek 414
 –, erfelijke factoren 412
 –, immunologische factoren 412
 –, interventies 418
 –, maligne variant 412
 –, omgevingsfactoren 413
 –, prevalentie en incidentie 411
 –, verschijnselen 413
 –, ziektebeeld 411
myeline 411
myeloïde leukemie 151
myocardperfusiescintigrafie 106

nefropathie 211
nelatonkatheter 299
neuropathie 211
 –, interventies 153
neuropatische pijn na chemotherapie 153
nierbiopsie 256
nierdialyse
 –, ethiek 268
 –, shunt- en dialysekatheterzorg 269
nieren 253
 –, volumeregeling en klaring 253
nierfunctievervangende therapieën 262
nierschade
 –, acuut 257
 –, chronisch 257
 –, stadia 255
nierstenen 290
 –, behandelingen 295
 –, complicaties 299
 –, klachten 293
 –, onderzoeken 293
 –, ontstaan 291
 –, oorzaken 292
 –, percutane verwijdering 297
 –, samenstelling 291
 –, symptomen 293
 –, ureteroscopische verwijdering 297
niertransplantatie 262
nitroglycerinetoediening 77
noduli 232
non-hodgkinlymfoom 154
non-insulin depended diabetes mellitus 206
non-union 455

obstipatie 230, 425, 432
obturator 406
oesofaguscarcinoom 162
 –, interventies 164
 –, richtlijn 162
 –, risicofactoren 162
oestrogeen 308
okselklierdissectie 323
omgekeerde schouderprothese 476
ondervoeding 214, 457
oogproblemen 224
opportunistische infectie 349
orale anticoagulantia 124
orale bloedsuikerverlagende middelen 208
orale glucosetolerantietest (OGTT) 208
oriëntatieniveau 446
ortho-ergisch contacteczeem 364
orthopneu 97
overgangsklachten 343
overloopblaas 283

pacemakerpolen 115
palliatieve sedatie 65
palpatie 320
pancreascarcinoom 180
 –, interventies 182
 –, verschijnselen 181
pancreaskoptumor 181
 –, obstructie-icterus 181

pancreatitis 174
 –, behandeling 175
 –, diagnostiek 175
 –, interventies 176
 –, prevalentie 174
 –, symptomen 175
 –, voedingsondersteuning 178
papillair schildkliercarcinoom 232, 238
pareerfractuur 452
parodontitis 215
pathologische fractuur 452
PA-uitslag 324
PCI 77
penetrerende verwonding 452
percutane coronaire interventie (PCI) 77
periarticulaire ossificaties 465
pericardvocht 120
perifeer arterieel vaatlijden 142
perifere vaatvernauwing 125, 131
peritoneale dialyse 264, 265
 –, complicaties 265
pessarium/ring 308
PET/CT-scan 51
pijn 113, 385
pijn op de borst 74
 –, pijnanamnese 76
PJP 355
 –, behandeling 356
 –, diagnostiek 356
 –, interventies 357
 –, verschijnselen 356
plastechniek 308
pleuravocht 58, 118
Pneumocystis jiroveci 353, 355
 –, pneumonie 355
pneumonie 58, 116
pneumothorax 116
predialysepolikliniek 261
pressure flow-onderzoek 306
primaire hypothyreoïdie 225
progressive relapsing MS 412
prostaatspecifiek antigeen (PSA) 285
prothese 329
PSA 285
pseudoartrose 454
psoriasis 377
 –, behandeling 380
 –, diagnose 383
 –, kenmerken 377
 –, oorzaak 378

 –, prevalentie 378
 –, systemische behandeling 383
psoriasis guttata 379
psoriasis inversa 379
psoriasis unguium 380
psoriasis universalis 380
psoriasis vulgaris 379
psychotische kenmerken 433
PTC-drain (percutane transhepatische cholangiodrain) 186, 194
 –, leefregels 187
 –, pijn na inbrengen 187
 –, verzorging insteekplaats 187
 –, voorbereiding 186
pulmonale complicaties 116
pustuleuze psoriasis 380

RAAS 254
rabdomyolyse 454
radioactief jodium 234
reboundverschijnselen 382
rectaal toucher 284
relapsing remitting multiple sclerosis (RR-MS) 411
relaxatie 375
renine-angiotensine-aldosteronsysteem (RAAS) 254
repositie 455
resectoscoop 285
residubepaling 305
resurfacing 462
resurfacingprothese 475
retinopathie 211
retropubische prostatectomie volgens Millin 284
retrovirus 348
ritmeproblematiek 109

schaal van Hoehn en Yahr 431
schedelbasisfractuur 442
schedelfractuur 442
schedeltrauma 441
schildkliercarcinoom 231
 –, behandeling 234
 –, diagnostiek 233
 –, leefregels 238
 –, verpleegkundige diagnose 239
schildklieroperatie 243
 –, complicaties 245
 –, indicatie 241
 –, redenen 240

schildklierziekten 217
—, behandeling 220
—, diagnostiek 220
—, interventies 223
schildwachtklierprocecdure 323
schouderoperatie 475
—, complicaties 476
schouderprothese 473
seborroïsch eczeem 364
secundaire hypothyreoïdie 225
sikkelcelcrisis 156
—, interventies 158
sikkelcelziekte 156
slokdarmspraak 396
spanningspneumothorax 117
SPECT (single-photon-emission computerized tomografy) 106
spicaverband 462
spiermassaverlies 457
spirometrie 27
spoelkatheter 286
spontane mictie 280
spraakstoornis 433
spreek- of venstercanule 406
spreekbutton 396
spreekcanule 406
spreekversterker 398
stembandfunctie 402
stembandinspectie 390
stembandverlamming 246
sternumcontrole 114
stoma 194, 399
—, complicaties 199
—, geluid en geurtjes 202
—, problemen 200
—, prolaps 199
—, seksualiteit en intimiteit 202
—, voeding 201
stomaplaats 198
stressfractuur 452
stressincontinentie 300, 301
stressincontinentieoperatie 309
struma 231
subdurale bloeding 441
substantia nigra 430
subtotale thyreoïdectomie 243
symptomatische hiv-infectie 349

teerderivaten 370
teerzalf 373
tension-free vaginal tape (TVT) 309
tertiaire hypothyreoïdie 225

T-helpercellen 348
therapiediscipline 385
therapieontrouw 97, 376
—, interventies 99
thyreoïdectomie 234
thyreometica
—, (bij)werking 222
thyreostatica 220
—, (bij)werking 222
thyreotoxicose 218
TIM's 372
topische immunomodulatoren (TIM's) 372
torsiefractuur 452
totale schouderprothese 475
totale thyreoïdectomie 243
toxische nodus 218
tracheacanule 399, 406
tracheostoma 391
tracheotomie 401
—, complicaties 404
—, gevolgen 402
tractie 453
transurethrale resectie blaas (TURB) 275
transurethrale resectie prostaat (TURP) 281
tremoren 224
TRH (thyreotropin-releasing hormoon) 218
trombose 280, 465
TSH (thyreoïdstimulerend hormoon) 218
—, screening 233
TURB
—, complicaties 279
—, zie ook transurethrale resectie blaas 275
TURP 281, 285
—, complicaties 289
—, interventies 287
—, klachten 288
TUR-syndroom 287
—, interventies 288
TVT 309
—, complicaties 312
—, leefregels 314
TVT-ingreep 310
—, interventies 311

ureterkatheter 300
urethrastricturen 289

urge-incontinentie 301
urine-incontinentie 301
urineretentie 289
   –, acuut 283
   –, door BPH 282
urineweginfectie 122
urodynamisch onderzoek 305
urostoma 195
utravioletlichttherapie 370

vaatoperatie 131
   –, complicaties 133
vacuümdrain 329
valsalva-leakpointpressure 306
venstercanule 406
verhoogd valrisico 215
verlamming van de stembanden 401
vermoeidheid 94, 224, 341, 426
   –, interventies 95
verstoord lichaamsbeeld 342
verstoord slaappatroon 375
vingertopdosering 370
viral load 351
vochtbalans 115

vochttekort 214
voeding en COPD 41

weefselonderzoek 390
wondbehandeling 114
wonddehiscentie 145
wondinfectie 122

zelfbeeld 384
zelfmanagement 374
   –, bij chronische ziekte 40
ziekte van Graves 218
ziekte van Hashimoto 225
ziekte van Parkinson 429
   –, interventies 435
   –, ontslaglijst 439
   –, sociale aspecten 434
   –, symptomen 438
   –, verpleegkundige
      aandachtspunten 435
   –, verschijnselen 430
zuurstofbronnen 39
zuurstoftherapie 37
zwangerschapsdiabetes 208